Schattauer

Ausgewählte Arbeitsblätter zum Ausdrucken finden Sie unter
https://www.klett-cotta.de/40193-downloads

Martin Bohus

DBT-Skillstraining

Das Patienten-Manual

Unter Mitarbeit von Miriam Biermann, Tali Boritz, Arne Bürger, Anja Link, Shelley McMain, Julia Schmelz, Svenja Tebrügge, Ruben Vonderlin

Mit Grafiken von Jesse Finkelstein

Schattauer

Besonderer Hinweis:
Die Medizin unterliegt einem fortwährenden Entwicklungsprozess, sodass alle Angaben, insbesondere zu diagnostischen und therapeutischen Verfahren, immer nur dem Wissensstand zum Zeitpunkt der Drucklegung des Buches entsprechen können. Hinsichtlich der angegebenen Empfehlungen zur Therapie und der Auswahl sowie Dosierung von Medikamenten wurde die größtmögliche Sorgfalt beachtet. Gleichwohl sind die Leserinnen aufgefordert, die Beipackzettel und Fachinformationen der Hersteller zur Kontrolle heranzuziehen und im Zweifelsfall einen Spezialisten zu konsultieren. Fragliche Unstimmigkeiten sollten bitte im allgemeinen Interesse dem Verlag mitgeteilt werden. Die Leserin selbst bleibt verantwortlich für jede diagnostische oder therapeutische Applikation, Medikation und Dosierung.

In diesem Buch sind eingetragene Warenzeichen (geschützte Warennamen) nicht besonders kenntlich gemacht. Es kann also aus dem Fehlen eines entsprechenden Hinweises nicht geschlossen werden, dass es sich um einen freien Warennamen handelt.

Schattauer
www.schattauer.de
J. G. Cotta'sche Buchhandlung Nachfolger GmbH
Rotebühlstraße 77, 70178 Stuttgart
Fragen zur Produktsicherheit: produktsicherheit@klett-cotta.de

Cover: Bettina Herrmann, Stuttgart
unter Verwendung einer Illustration von Jesse Finkelstein
Gedruckt und gebunden von Druckerei C.H.Beck, Nördlingen
Lektorat: Friederike Moldenhauer
Projektmanagement: Dr. Nadja Urbani
ISBN 978-3-608-40193-6
PDF-E-Book ISBN 978-3-608-20695-1

4. Nachdruck, 2026

Bibliografische Information der Deutschen Nationalbibliothek
Die Deutsche Nationalbibliothek verzeichnet diese Publikation in der Deutschen Nationalbibliografie;
detaillierte bibliografische Daten sind im Internet über https://portal.dnb.de abrufbar.

Prof. Dr. med. Martin Bohus
Prof. emeritus
an der Ruprecht-Karls-Universität Heidelberg
Zentralinstitut für Seelische Gesundheit Mannheim
J 5, 68159 Mannheim

Dr. Miriam Biermann
Zentralinstitut für Seelische Gesundheit Mannheim
J 5, 68159 Mannheim

Dr. Tali Boritz
Assistant Professor
Department of Psychology, York University
4700 Keele St., Toronto, Ontario, M3J 1P3

PD Dr. Arne Bürger
Klinik für Kinder und Jugendpsychiatrie
Universitätsklinikum Würzburg
Margarete-Höppel-Platz 1, 97080 Würzburg

Anja Link, Dipl.-Sozialpädagogin
BorderlineTrialog
Kontakt- und Informationsstelle
Hessestraße 10, 90443 Nürnberg

Prof. Dr. Shelley McMain
McMain Psychology Professional Cooperation
505 Eglington Avenue West, Suite 200, Toronto, Ontario, M5N 1B1

Julia Schmelz, Dipl.-Psychologin
Rotenwaldstrasse 60, 70197 Stuttgart

Svenja Tebrügge

Dr. Ruben Vonderlin
Zentralinstitut für Seelische Gesundheit Mannheim
J 5, 68159 Mannheim

Dieses Arbeitsbuch für Patientinnen und Patienten basiert im Wesentlichen auf den Entwicklungen von Marsha Linehan (2015).

Für die therapeutische Arbeit empfehlen wir den Band DBT-Skillstraining. Das Trainer-Manual.

VORWORT

Sometimes, the worst place you can be is in your own head.
George Santayana

Wahrscheinlich geht es Ihnen nicht sonderlich gut, sonst hielten Sie dieses Manual nicht in den Händen. Und trotzdem haben Sie die Hoffnung nicht aufgegeben, sonst hielten Sie dieses Manual nicht in den Händen. Wer auch immer es Ihnen empfohlen hat, oder ob es reiner Zufall war, jemand meinte es gut mit Ihnen.

Das DBT-Skillstraining wurde für Menschen entwickelt, die oft verzweifeln – an sich selbst oder an anderen. Und für Menschen, die trotzdem nicht aufgeben wollen. Wenn Sie also nach Möglichkeiten suchen, Ihr Leid zu lindern, mit sich selbst etwas Frieden zu schließen und Ihr Leben neu auszurichten, dann sollten Sie von diesem DBT-Manual profitieren.

Skills sind spezifische Fertigkeiten, die Sie erlernen, um Ihren psychischen Zustand zu verbessern und um schwieriges, automatisiertes Verhalten gezielt zu beeinflussen. Es geht also im besten Sinne um Selbstmanagement. Und wenn Sie sich das auf den ersten Blick nicht zutrauen, so sind diese Skills genau das Richtige für Sie.

Zugegeben, das klingt auch ein bisschen nach den üblichen billigen Werbesprüchen, aber es gibt einige gute Gründe, dieses Manual nicht zur Seite zu legen: Das Skillstraining wurde in den 1980er-Jahren von Marsha Linehan (University of Washington, Seattle, USA) als ein Baustein der Dialektisch-Behavioralen Therapie (DBT) entwickelt. Ursprünglich richtete sich dieses Training an chronisch suizidale Patientinnen mit Borderline-Störungen. Marsha Linehan hatte in ihrer Jugend selbst unter den Symptomen einer Borderline-Störung gelitten und mehrere Jahre in geschlossenen psychiatrischen Abteilungen verbracht. Nachdem sie so gut wie jede verfügbare Therapie erfolglos ausprobiert hatte, schworen sie sich, „den Weg aus der Hölle des Borderline-Lebens zu finden, um dann zurückzukehren, und anderen diesen Weg aus der Hölle zu zeigen“ (Linehan 2021).

Marsha Linehan war sicherlich nicht die erste Person mit einer Borderline-Störung, die einen Weg gefunden hat, ihre Ziele zu verwirklichen und ein sinnerfülltes Leben zu führen, aber sie war die erste, die eine Behandlung für diese Störung entwickelte. Und sie war auch nicht die erste Psychotherapeutin, die ihre eigenen leidvollen Erfahrungen gemacht hatte, aber sie war sicherlich eine der wenigen, die ihre eigenen Überzeugungen so lange hinterfragte, bis sie über wissenschaftlich überzeugende Daten verfügte.
Wenn die persönliche Erfahrung der Entwicklerin also ein erster Grund wäre, sich mit diesem Manual zu beschäftigen, so könnte die wissenschaftlich nachgewiesene Wirksamkeit ein zweiter wichtiger Grund sein. Es gibt viele psychotherapeutische Ansätze – alle sind gut gemeint, aber nur wenige sind wissenschaftlich nachgewiesen wirklich wirksam. Für die Dialektisch-Behaviorale Therapie konnte derzeit, also bis zum Jahr 2024, in fünfzehn kontrolliert randomisierten Studien gezeigt werden, dass die Betroffenen davon profitieren. Damit ist diese Behandlung das wissenschaftlich am besten abgesicherte Programm für Menschen mit Störungen der Emotionsregulation (Storebø et al., 2020).

Ein weiteres Argument? Das DBT-Skillstraining ist seit etwa 30 Jahren auf dem Markt, man könnte sagen, es ist gut gereift. Weltweit arbeiten Tausende von Therapeutinnen und Therapeuten nach diesem Konzept, und allein am Zentralinstitut für Seelische Gesundheit (ZI) Mannheim, Deutschland, haben wir seit 2014 etwa 2.000 Patientinnen und Patienten stationär mit DBT behandelt. Das klingt dann doch etwas abgestanden? Wir können Ihnen versichern, dass dem nicht so ist, denn die DBT ist kein fertiges Programm. Vielmehr unterliegt sie einem beständigen Wandel, orientiert sich an den neuesten wissenschaftlichen Erkenntnissen und die Psychologinnen und Psychologen, die mit der DBT arbeiten, versuchen, sie permanent zu verbessern. So wurden in den letzten Jahren die Skills ständig erweitert und angepasst, um eine Vielzahl von psychischen Störungen zu behandeln, die alle mit Problemen der Emotionsregulation in Verbindung stehen: Essstörungen, Trauma-Folgestörungen (PTBS), Störungen der Aufmerksamkeit und Hyperaktivität (ADHD), Suchterkrankungen, affektive Störungen, um nur einige zu nennen.

Sie werden in diesem Manual nicht alle Skills finden, die entwickelt wurden, aber die wichtigsten. Und auch aus dieser Vielfalt werden Sie einige Skills auswählen, die für Sie persönlich von besonderer Bedeutung sind. Einige werden Sie bald nicht mehr benötigen, andere werden Sie vielleicht Ihr Leben lang begleiten.

Manchmal geht es zunächst einfach darum, zu überleben, langfristig aber geht es immer darum, sein eigenes sinnerfülltes Leben zu entfalten. Ich hoffe, dass dieses Buch seinen Teil dazu beitragen kann.

Martin Bohus, Freiburg, 2024

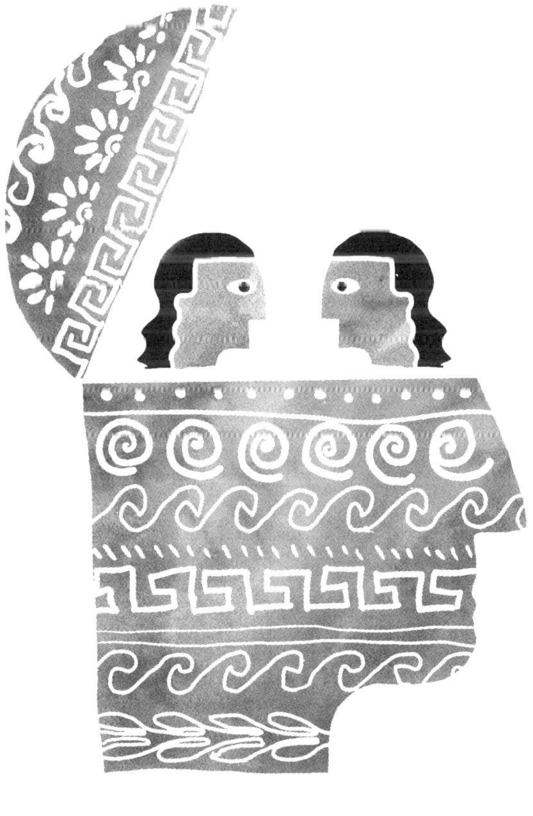

INHALT

1 EINFÜHRUNG

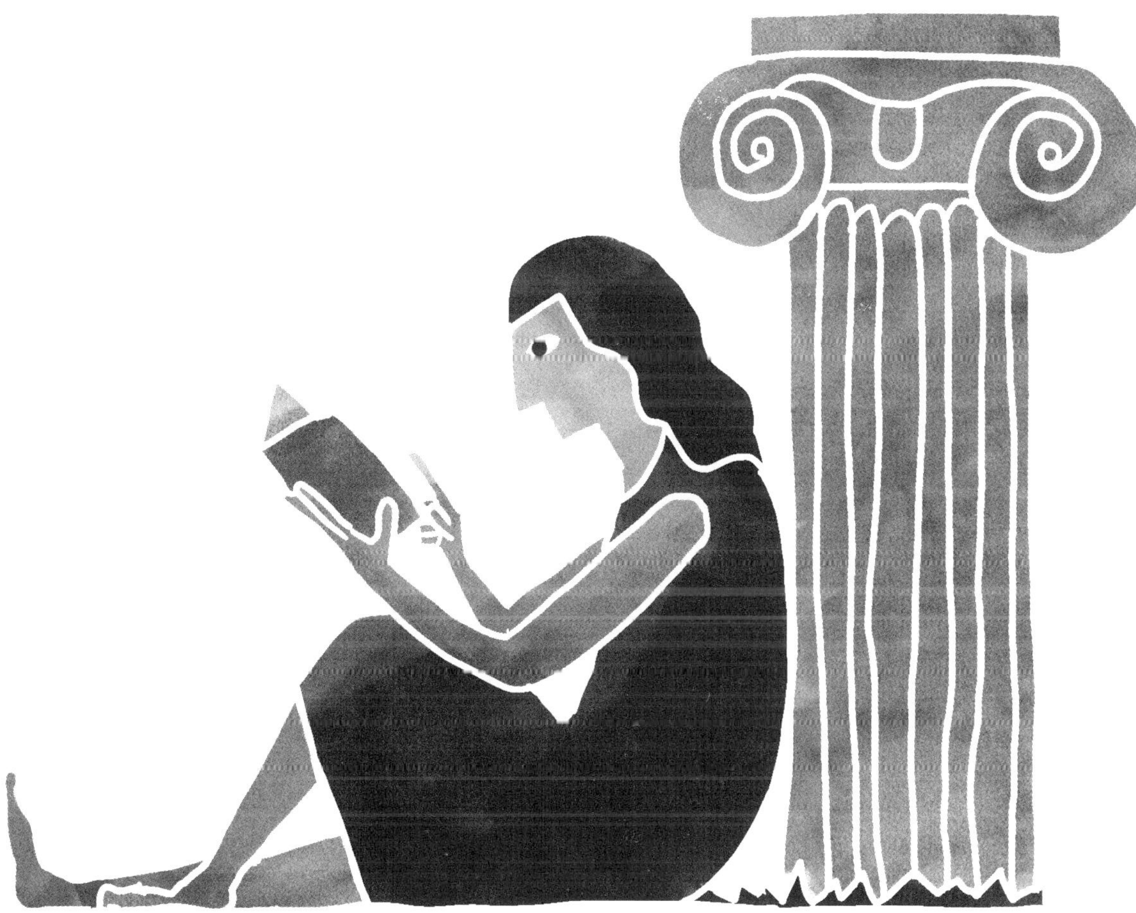

1.1 Was sind Skills?

Eine kleine Auswahl gefällig?
„Richten Sie Ihre Aufmerksamkeit auf Ihre Gedanken, versuchen Sie, diese zu beschreiben, in einer annehmenden Haltung, ohne zu bewerten." „Schätzen Sie das Ausmaß Ihrer Anspannung ein, auf einer Skala zwischen 1 und 100. Falls die Anspannung über 70 ist, tauchen Sie zunächst Ihr Gesicht in kaltes Wasser und massieren sich die Augen." „Versuchen Sie unbedingt, mindestens zweimal in der Woche Kraft- oder Ausdauersport zu machen." „Wenn Sie mit einem unbekannten Menschen ein Gespräch beginnen wollen, müssen Sie nicht über sich sprechen. Bringen Sie mit einfachen Fragen Ihr Gegenüber dazu, von sich zu erzählen."

Zugegeben, auf den ersten Blick scheinen Skills, also psychische und soziale Fertigkeiten, ein kaum zu überblickendes Sammelsurium an Tipps und Tricks zu sein, die zusammengetragen wurden, um den Alltag einer Patientin mit Borderline-Störung oder komplexen PTBS etwas erträglicher zu gestalten. Sieht man etwas genauer hin, so fällt auf, dass man die Skills der DBT in vier Gruppen (Module) einteilen kann: Achtsamkeit, Stresstoleranz und Dissoziation, Umgang mit Gefühlen und zwischenmenschliche Fertigkeiten. Und sieht man noch genauer hin, lassen sich alle Skills in zwei Wirkprinzipien gliedern:

1. Die **kurzfristige** bewusste Steuerung von automatisiertem Erleben und Verhalten.

2. Die **langfristige** Veränderung von innerem Erleben und Verhalten, also von unserer Einstellung gegenüber uns selbst und der Welt.

Wenn wir Skills lernen, so lässt sich dies vergleichen mit einem Kind, das lernt, sich im Straßenverkehr einer Großstadt zurechtzufinden. Ganz ohne Skills ist so eine Stadt ein lebensgefährlicher Ort – und alle Eltern folgen intuitiv denselben Regeln. Zunächst bedarf es klarer Ansagen:

Ganz egal, womit du dich gerade beschäftigst, ob du zu Fuß gehst oder mit dem Rad fährst, bei jeder Kreuzung hältst du an. Übersetzt: Ganz egal, welche Emotionen und Gedanken gerade in Ihnen aktiv sind, wann immer Ihre Anspannung höher als 70 ist oder Sie das Gefühl haben, unüberlegt zu handeln, halten Sie zunächst einmal inne.

Beobachte in aller Ruhe den Verkehr auf der Straße. Schau nach rechts, dann nach links und dann wieder nach rechts. Übersetzt: Beobachten Sie Ihre eigenen Gefühle und Gedanken und überprüfen Sie die Fakten.

Beobachte die Autos, bis sie stehen. Auch wenn du auf einem Zebrastreifen bist, oder deine Ampel auf Grün steht, gehe erst, wenn die Autos stehen geblieben sind. Wenn ein Auto weiterfährt, bleib stehen. Das Auto ist immer stärker als du. Übersetzt: Die Dinge sind so, wie sie sind, sonst wären sie anders. Entwickeln Sie eine annehmende Haltung, rennen Sie nicht mit dem Kopf durch die Wand.

Wenn du die Straße überquerst, tu dies rasch und zielstrebig, trödle nicht herum und beobachte währenddessen weiter den Verkehr. Übersetzt: Handeln Sie umsichtig, zielführend und flexibel. Bleiben Sie im Augenblick.

Die ersten Schritte in diesem Lernprozess im Verkehr werden die Eltern sehr eng begleiten und mit klaren Ansagen und Ermahnungen nicht sparen. Auch Merksprüche haben sich bewährt: „Stehen, Sehen, Gehen" oder „Schau links, rechts, links, dann gelingt's." Falls das Kind Fehler macht, werden die Eltern diese mit klaren Worten rückmelden. Sie benötigen dabei durchaus auch eigene Skills, um mit ihren Sorgen und Ängsten konstruktiv umzugehen. Außerdem sind Eltern auch darauf bedacht, dass das Kind regelmäßig übt.

Mit der Zeit wird dieses Verhalten dem Kind „in Fleisch und Blut übergehen". Es wird sich also **automatisieren**. Das Kind braucht sich diese Regeln dann nicht mehr beständig wiederholen, es wird mit der Zeit eine vorausschauende und umsichtige Grundhaltung entwickeln, die trotzdem ermöglicht, auf plötzliche Gefahren angemessen zu reagieren. Übersetzt: Zunächst werden Skillstrainerin oder Einzeltherapeutin einige wichtige Skills mit klaren Instruktionen versehen. Verhaltensanalysen helfen bei der Fehleranalyse oder bei der Planung von schwierigen Situationen in der Zukunft. Mit der Zeit wird sich das neue, durch Skills geregelte, Verhalten automatisieren. Und Sie werden eine vorausschauende und umsichtige Grundhaltung entwickeln, die es trotzdem ermöglicht, auf plötzliche „Gefahren" angemessen zu reagieren.

1.2 Die Module der Skills-Gruppe

1.2.1 Achtsamkeit

Die Übungen zur Achtsamkeit haben ihre Wurzeln in der Denkweise und Praxis des Zens. Die persönlichen Erfahrungen Marsha Linehans mit der heilsamen Kraft dieser Übungen haben sie bewogen, sie in die DBT zu integrieren. Mittlerweile nutzen viele moderne psychotherapeutische Verfahren Achtsamkeit, um die Wahrnehmung der eigenen Emotionen zu verbessern, um von den eigenen automatischen Reaktionen etwas Abstand zu gewinnen und um eine akzeptierende und gesündere Haltung gegenüber sich selbst und der Welt zu kultivieren.

Wir praktizieren Achtsamkeit, wenn wir uns bewusst und konzentriert für unsere innere und äußere Wahrnehmung öffnen. Also für das, was im gegenwärtigen Augenblick – gerade jetzt – in uns und um uns herum geschieht. Ohne dies zu bewerten, ohne daran zu haften, so, wie wir Musik hören können oder eine Landschaft betrachten.

Mit dieser „Eroberung des Augenblicks" können wir uns Momente schaffen, in denen wir uns von Grübeleien und Sorgen befreien. Wir können uns darin üben, die Dinge so anzunehmen, wie sie jetzt gerade sind, unabhängig davon, ob wir diese nun ändern möchten oder nicht. Dies ist jedoch nur ein Aspekt der Achtsamkeit.

In der DBT ist Achtsamkeit eingebettet in das Konzept von *Wise Mind.* Zugegeben, der Begriff wirkt auf den ersten Blick etwas seltsam und fremd. Es handelt sich um eine englische Übersetzung aus dem Sanskrit, einer uralten indischen Sprache. Marsha Linehan führte diesen Begriff ein, um damit zwei Aspekte zu verdeutlichen: zum einen ihre eigene tiefe Erfahrung, dass alle Wesen miteinander verbunden sind und dass Einsamkeit eine Illusion ist. Übungen zu *Wise Mind* helfen, sich für diese Erfahrung der Verbundenheit zu öffnen. Zum zweiten verkörpert *Wise Mind* eine geistige Haltung, sich selbst und der Welt gegenüber: liebevolle Güte, Mitgefühl, Freude für andere und Gelassenheit. Übungen zu *Wise Mind* helfen, diese Haltung als eine Art inneren Wegweiser zu entwickeln. Untersuchungen konnten zeigen, dass insbesondere Menschen, die sich mit Schuldgefühlen, Scham, und Selbsthass herumschlagen, davon profitieren.

Warum sollten Sie Achtsamkeit praktizieren?

- Sie werden die Hintergründe von *Wise Mind* noch besser verstehen und viele spezifische Übungen kennenlernen.
- Es wird leichter werden, im gegenwärtigen Moment zu leben.
- Sie können lernen, Ihre aktuellen Gefühle, Gedanken und Ihren Körper, aber auch die Welt und andere Menschen um Sie herum klarer zu erkennen.
- Sie lernen, den Einfluss der Vergangenheit zu reduzieren.
- Sie können inneren Abstand zu unangenehmen Erinnerungen, Gefühlen und Gedanken gewinnen, ohne deren Existenz zu leugnen. Es wird Ihnen leichter fallen, zwischen vergangenen Ereignissen und der Gegenwart zu unterscheiden.
- Sie werden lernen, auch in schwierigen Momenten eine akzeptierende, nicht wertende Haltung einzunehmen.
- Sie werden lernen, eine freundliche, mitfühlende und unterstützende Haltung sich selbst und anderen gegenüber einzunehmen.
- Es wird Ihnen leichter fallen, Ihre Verbundenheit mit sich selbst, mit anderen Menschen und mit der Welt zu erkennen.

Die Forschung zeigt, dass Achtsamkeit ein mächtiges Werkzeug in der Psychotherapie ist. Dabei geht es in erster Linie nicht um Lernen und Lesen, sondern immer um die eigene Erfahrung und um tägliches Üben. Ihre Skillstrainerinnen oder Therapeutinnen werden Sie ermutigen, täglich etwa 15 Minuten lang Achtsamkeit zu üben. Dies sollte zu einem Teil Ihres Alltags werden.

1.2.2 Stresstoleranz und Dissoziation

Die Skills zur Stresstoleranz verbessern die Fähigkeiten, Stress und Krisen zu ertragen und zu bewältigen, ohne die Situation zu verschlimmern. Linehan erläutert die Bedeutung von Stresstoleranz, indem sie betont, dass Schmerz und Leid Teil des Lebens sind, die sich niemals vollständig vermeiden oder beseitigen lassen. Wenn wir diese Tatsache nicht annehmen oder gar leugnen, so vergrößern wir damit Schmerz und Leid. Sie weist aber auch darauf hin, dass jede Bemühung, unser automatisiertes Erleben und Verhalten zu ändern, anfangs immer Unsicherheit, Sorgen und damit Stress mit sich bringt. Schließlich ist alles ungewohnt. Sind wir nicht bereit, diese kurze Phase von Stress und Anspannung zu tolerieren, wird es schwierig (Linehan 1993).

Unter Dissoziation versteht man die vorübergehende, stressabhängige Eintrübung der Wahrnehmung von sich selbst und der Welt. Meistens wirken die Dinge dann unwirklich, unsere Emotionen werden flacher und auch die Schmerzwahrnehmung verändert sich bis hin zur Unempfindlichkeit. Das ist an und für sich kein gefährlicher Zustand, aber wenn er unkontrolliert auftritt, kann dies äußerst unangenehm sein. Daher ist es hilfreich, Skills zu erlernen, mit denen sich eine Dissoziation unterbrechen oder verhindern lässt.

Warum sollten Sie die Fähigkeit zu Stresstoleranz und Dissoziation üben?

- Sie werden lernen, Krisenzustände zu unterbrechen.
- Sie werden lernen, Ihre innere Anspannung einzuschätzen und die entsprechenden Warnsignale zu erkennen.
- Sie werden lernen, wie Sie sehr hohe Spannungen mithilfe von Atemtechniken und starken sensorischen Reizen abbauen können.
- Sie lernen, wie Sie dissoziative Symptome unterbrechen können.
- Sie werden lernen, die Dinge und Umstände, die Sie nicht sofort ändern können, radikal zu akzeptieren.
- Sie werden lernen, wie Sie ihren Alltag angenehmer gestalten und Ihre Stimmung etwas aufhellen können.

1.2.3 Umgang mit Gefühlen

Viele Menschen mit Borderline-Störungen oder komplexer PTBS fühlen sich von ihren Emotionen überfordert. Oft werden diese als intensiv, unkontrollierbar, lange anhaltend oder bisweilen überwältigend empfunden.

Die Skills zum Umgang mit Gefühlen helfen dabei, die Verarbeitung von Emotionen zu verbessern. Dies führt zu einer Verringerung des emotionalen Leidens, zu einem besseren Umgang mit anderen und oft auch zu einem freundlicheren, respektvolleren Umgang der anderen mit einem selbst.

Die Auseinandersetzung mit der Angst vor dem Verlassenwerden und vor sozialer Zurückweisung oder mit Erinnerungen an traumatische Ereignisse ist ein Schlüsselelement der Einzeltherapie. Die Skills, die Sie in der Gruppe lernen, werden diesen Prozess unterstützen und erleichtern.

Warum sollten Sie Skills zum Umgang mit Gefühlen lernen und üben? Sie werden lernen,

- die grundlegenden Prinzipien von Emotionen und Emotionsregulation verstehen.
- Ihre aktuellen Gefühle zu beobachten, zu beschreiben und abzuschwächen.
- die Häufigkeit von ungerechtfertigten Emotionen zu verringern.
- zu erkennen, wenn alte emotionale Erfahrungen die Gegenwart bestimmen.
- Ihre emotionale Verletzlichkeit zu verringern.

1.2.4 Zwischenmenschliche Fertigkeiten

Viele Menschen mit Borderline-Störungen oder komplexer PTBS haben ernsthafte zwischenmenschliche Probleme. Sie fühlen sich entweder entfremdet, einsam und von anderen getrennt, oder sie fühlen sich zu nahe, ausgenutzt, unterdrückt, ungerecht behandelt und missverstanden. Manche sind zutiefst misstrauisch und ziehen deshalb ein Leben in Einsamkeit vor. Mit anderen Worten: Es gibt viel Raum für Verbesserungen.

Warum sollten Sie zwischenmenschliche Fertigkeiten trainieren?

Sie werden lernen,

- Ihr Bewusstsein für Ihre eigenen Bedürfnisse und die der anderen Menschen zu verbessern.
- echtes Verständnis und Mitgefühl für sich selbst und für andere zu empfinden, ohne eigene schmerzhafte Gefühle zu aktivieren.
- Ihre Ziele geschickt zu erreichen, ohne die Beziehung zu anderen zu zerstören oder sich in einer Weise zu verhalten, die Ihr Selbstwertgefühl bedroht.
- Ihre Kompetenz in der sozialen Zusammenarbeit zu verbessern.
- Beziehungen aufzubauen und destruktive Beziehungen zu beenden.
- Akzeptanz und Veränderung in Beziehungen auszubalancieren.

Dies sind die vier Kernmodule des DBT-Skillstrainings. Sie finden in diesem Band noch zusätzliche Info- und Arbeitsblätter, die sich weitgehend mit Hintergrundinformationen befassen.

1.3 Wie lernt man Skills?

Sie erinnern sich? Skills wirken auf zweifache Weise, kurzfristig und langfristig. Sie können mit Skills ihr aktuelles Erleben und Verhalten etwas besser steuern, Sie können aber auch ihre emotionale Verwundbarkeit verringern und Ihre Sichtweise auf sich selbst und die Welt verbessern. Im Kapitel 2 dieses Manuals finden Sie zwei Typen von Blättern: Info-Blätter (IB) und Arbeitsblätter (AB). Während die IB Ihnen die Hintergrundinformationen liefern, helfen Ihnen die AB, Ihre persönlichen Notizen anzufertigen.

Wenn mich Patientinnen fragen, wie sie Skills lernen sollen, antworte ich häufig mit einer einfachen Gegenfrage: „Haben Sie mal erlernt, ein Instrument zu spielen, oder eine andere schwierige Sache, vielleicht Ballett, Eislaufen, Basketball, eine Fremdsprache?" Jeder Mensch hat irgendetwas erlernt. „Und wie ist es Ihnen gelungen, das zu erlernen?" „Nun", antworten die meisten, „ich hatte einen Lehrer, oder einen Kurs, und dann musste ich eben üben." Dann stelle ich mich ein bisschen naiv: „Sie mussten üben, wie unangenehm, warum denn das?" Und dann beginnen wir ein Gespräch darüber, wie musikalisches und motorisches Lernen funktioniert: Die ersten Schritte sind oft äußerst mühsam, ungelenk und anstrengend. Das Gehirn muss uns jeden einzelnen Schritt einzeln anweisen. Wir kommen uns unbeholfen vor und viele geben in dieser Phase auch wieder auf. Es macht einfach keinen Spaß. Wenn es aber gelingt, regelmäßig zu üben, werden wir diese erste Phase überwinden. Das Gehirn wird beginnen, die Abläufe zu automatisieren. Sie fallen uns leichter, weil sie weniger Kontrolle benötigen und damit weniger Energie und schließlich wirken selbst sehr komplizierte Dinge spielerisch einfach und beginnen, Spaß zu machen.

Diese Grundprinzipien des motorischen Lernens lassen sich auch auf emotionales Lernen übertragen. Natürlich speichern wir auch *einmalige* emotionale Erfahrungen, besonders wenn sie sehr bedrohlich sind. Es wäre fahrlässig, sich nicht zu merken, an welchem Ort und zu welchem Zeitpunkt wir von einem Raubtier angegriffen oder von einem engen Vertrauten verraten wurden. Aber wenn es darum geht, *emotionale Gewohnheiten* aufzubauen, also emotionale Prozesse zu automatisieren, dann ist unser Gehirn auf *Wiederholungen* angewiesen. Wir benötigen viele ähnliche Erfahrungen, damit unser Gehirn diese als „normal" verbucht und automatisiert. Vergleichbar mit den Prozessen, die wir durchschreiten, wenn wir ein Instrument erlernen, vom mühsamen Beginn über tägliches Üben bis zur spielerischen Leichtigkeit, gestaltet sich auch das Erlernen von Skills.

Wenn Sie damit beginnen, Ihr automatisches Verhalten zu unterbrechen, wenn Sie versuchen, sich nicht mehr zu schneiden, auszurasten, mit Suizid zu drohen oder andere ins Unrecht zu setzen. Wenn Sie nicht mehr auf Ihre sozialen Ängste hören, sich nicht mehr zurückziehen. Wenn Sie sich dem Risiko aussetzen, auch mal einen Fehler zu machen oder an etwas zu scheitern, wenn Sie also damit beginnen, Skills anzuwenden, dann wird sich dies in etwa so anfühlen, wie wenn Sie das erste Mal auf einer Violine spielen. Das macht wenig Spaß.

Um diese Anfangsphase zu überwinden, um nicht die Flinte sofort ins Korn zu werfen, benötigen Sie zwei Dinge: ein bisschen *Motivation* und ein wenig *Disziplin*. Um Ihre Motivation zu verbessern, brauchen Sie ein Ziel. Eine Idee, wie Ihr Leben in Zukunft aussehen sollte, damit sich die Mühe lohnt. Deshalb haben wir die Info- und Arbeitsblätter im Modul 2.7 „Allgemeine Materialien" entwickelt.

Vielleicht finden Sie dort einige Anregungen, die Sie im Selbstmanagement oder in der Einzeltherapie bearbeiten.

Bezüglich der Disziplin ist es ein bisschen schwieriger. Um regelmäßig zu üben, benötigen die meisten Menschen *Unterstützung* oder zumindest *klare Strukturen*. Deshalb werden die Skills-Trainerinnen Ihnen regelmäßig Hausaufgaben mitgeben und diese auch in der Gruppe besprechen (siehe unten).

In der DBT-Einzeltherapie verhält es sich ähnlich. Gerade in der Skills-Gruppe können Sie sich aber auch gegenseitig erinnern und unterstützen. Versuchen Sie, die Skills, die Sie erlernt haben, so oft wie irgend möglich in Ihrem Alltag umzusetzen. Sie können sich spezifische Aufgaben vornehmen und diese in Ihrer Tagebuchkarte vermerken. Sie können sich aber auch vornehmen, die jeweiligen Gelegenheiten zu nutzen, die Ihnen Ihr Alltag zum Üben schenkt. Versuchen Sie besonders zu Beginn, sich an die „Skills-Sprache" zu gewöhnen. Geben sie den Dingen, die Sie tun, einen Namen: „Ich habe gerade meine kleinen Monster auf Diät gesetzt." „Ich wende jetzt den STOP-Skill an." „Ich frage *Wise Mind* um Rat."

1.4 Wie ist eine Skills-Gruppe aufgebaut?

Habe ich es schon gesagt? Die Skills-Gruppe wurde ursprünglich als ein Bestandteil der Dialektisch-Behavioralen Therapie (DBT) entwickelt.

Unter *ambulanten* Bedingungen werden die Skills *in der Gruppe* gelehrt und die Hausaufgaben besprochen. Die *Einzeltherapeutinnen* helfen dabei, die richtigen Skills auszuwählen, um ganz spezifische Probleme ihrer Patientinnen zu verbessern. Falls Sie sowohl an einer DBT-Einzeltherapie als auch der Skills-Gruppe teilnehmen, wird Ihnen Ihre Einzeltherapeutin dabei behilflich sein, die richtigen Skills zum richtigen Zeitpunkt einzusetzen. Auch wenn diese Kombination aus meiner Sicht wahrscheinlich die beste und einfachste Lösung darstellt, so ist sie bei Weitem nicht die häufigste. Viel wahrscheinlicher ist es, dass Sie eine Skills-Gruppe besuchen, ohne zeitgleich eine Einzel-Psychotherapie durchzuführen, oder dass Sie mit einer Psychotherapeutin arbeiten, die keine Zusatzausbildung in DBT hat.

Und schließlich besteht auch die Möglichkeit, dass Sie die Skills bei Ihrer Einzeltherapeutin lernen, ohne an einer Gruppe teilzunehmen – oder allein im Selbstmanagement. Alle diese Möglichkeiten können gut funktionieren, haben jedoch ihre eigenen Herausforderungen.

Die *ambulante Skills-Gruppe* findet in aller Regel einmal pro Woche statt, dauert zwei Stunden und erstreckt sich in Deutschland meist über zwölf Monate. Wenn man einfach rechnet, erstreckt sich jedes Modul über etwa drei Monate, wobei eine Vielzahl von Variationen möglich sind.

Die einzelnen Sitzungen in den Skills-Gruppen gliedern sich meist in zwei Teile. In den ersten 45 Minuten werden die Hausaufgaben besprochen und nach einer Pause beschäftigen sich die Teilnehmerinnen mit neuen Inhalten oder üben mithilfe von Rollenspielen. Neue Teilnehmerinnen können in aller Regel nach einem Vorgespräch jeweils zu Beginn eines neuen Moduls zur Skills-Gruppe stoßen.

Unter *stationären* Bedingungen werden Sie sicherlich eine deutlich kürzere Behandlungsdauer erleben, was natürlich auch die Auswahl der Skills beeinflusst: Im Rahmen von Kriseninterventionen erlernen Sie primär Skills zur Krisenbewältigung und Stresstoleranz, während Sie auf spezifischen DBT-Stationen im Verlauf von zwölf oder 14 Wochen eventuell das gesamte Skill-Repertoire kennenlernen. Auch hier ergeben sich Unterschiede, ja nach Spezialisierung der behandelnden Teams. Wenn bei Ihnen eine Posttraumatische Belastungsstörung im Zentrum steht oder eine Abhängigkeitserkrankung, werden Sie entsprechend unterschiedliche Skills erlernen.

1.5 Die Regeln in der Skills-Gruppe

Wenn man sich auf gemeinsame Therapie in einer Gruppe einlässt, ist es hilfreich, sich gegenseitig auf einige grundlegende Regeln zu verpflichten. Da Sie ja nicht alle gemeinsam beginnen, und daher die Regeln nicht aushandeln können, geben die Therapeutinnen die Regeln und Prinzipien der Gruppe vor.

- Alle Teilnehmerinnen, auch die Skillstrainerinnen, verpflichten sich, sich gegenseitig darin zu unterstützen, ihre jeweiligen Therapieziele zu erreichen, um ein sinnerfülltes Leben zu gestalten.
- Alle Teilnehmerinnen behandeln sich gegenseitig freundlich, mitfühlend, unterstützend und rücksichtsvoll und verleiten einander nicht zu problematischen Verhaltensmustern.
- Intrigen, Ausgrenzungen und Abfälligkeiten, wie Sie es vielleicht in Ihrem bisherigen Leben erlebt haben, sollten in der Skills-Gruppe keinen Platz haben. Jedes Gespräch über eine Teilnehmerin ist wie ein Gespräch mit dieser Teilnehmerin zu führen.
- Auch in Gruppenchats oder anderen Medien gelten die grundlegenden Prinzipien der Höflichkeit und Unterstützung. Jeder Kommentar sollte so geschrieben sein, dass jede Betroffene ihn jederzeit lesen könnte.
- Was in der Skills-Gruppe gesagt wird, muss auch in der Gruppe bleiben bzw. darf nicht nach außen gebracht werden. Dies betrifft insbesondere auch Filmaufnahmen und Audio-Mitschnitte sowie fremde Teilnehmende bei Online-Sitzungen.
- Wenn eine Teilnehmerin die Skills-Gruppe *vorzeitig* vollständig abbricht, sollte sie keinen Kontakt mehr zu den verbleibenden Mitgliedern der Skills-Gruppe aufrechterhalten.
- Alle Teilnehmerinnen verpflichten sich, pünktlich und regelmäßig zu kommen.
- Wir wenden die Skills auch innerhalb der Skills-Gruppe an.
- Wie in jeder DBT-Therapie müssen Sie sich verpflichten, während der Behandlung keinen Suizidversuch zu begehen, und eine Non-Suizid-Vereinbarung unterzeichnen.
- Sie verpflichten sich, nicht mit anderen Patientinnen über Suizidpläne zu sprechen (stattdessen sollten Sie Suizidgedanken unbedingt mit Ihrer Therapeutin besprechen)!
- Sie verpflichten sich, wenn Sie von Suizidplänen (und nur von solchen) anderer erfahren, diese den Gruppenleiterinnen zu melden.
- Sie verpflichten sich, sich an den Hausaufgaben zu beteiligen, und wenn das einmal nicht klappt, daran zu arbeiten, dass das in Zukunft funktionieren könnte.
- Es gibt kein Richtig und Falsch, sondern nur unterschiedliche Sichtweisen.
- Sie nehmen die Unterstützung der anderen an, auch wenn Sie zunächst das Gefühl haben, sie nicht zu verdienen.
- Verhaltensweisen anderer Personen (von Trainerinnen wie Teilnehmerinnen), die von Ihnen als störend empfunden werden, sollten möglichst freundlich und direkt an die jeweils Betreffende zurückgemeldet werden und nicht über Dritte (oder in anderer Form indirekt) kommuniziert werden.
- Auch unter Online-Bedingungen sollten Sie sich verhalten, als wären Sie live in der Gruppe. Sorgen Sie für einen ruhigen, geschlossenen Arbeitsplatz, an dem Sie sich konzentrieren können und die Schweigepflicht gewährt ist. Angemessene Kleidung und vorzeigbarer Hintergrund sollten selbstverständlich sein. Auch Haustiere sollten sich die zwei Stunden allein vergnügen und nicht vor dem Bildschirm herumturnen.

1.6 Noch ein paar Tipps für Insiderinnen

Skills-Gruppen sind keine Selbsterfahrungsgruppen, sondern eine Art „Unterricht für Erwachsene und Trainingslager“ für Menschen mit Störungen der Emotionsregulation. Es geht also im Grunde darum, eine möglichst unterstützende und wohlwollende Atmosphäre zu schaffen. Davon werden alle profitieren.

Wenn Sie sich dabei ertappen, wie Sie um die Aufmerksamkeit der Therapeutinnen kämpfen, indem Sie sich so hilflos und krank wie möglich darstellen, versuchen Sie, Ihre Bedürfnisse mitfühlend zu akzeptieren, aber versuchen Sie auch, Ihr Verhalten anzupassen. Vielleicht haben Sie einmal gelernt, dass ausgeprägtes Leiden in Ihrer Familie, bei Pflegekräften, Freundinnen oder früheren Therapeutinnen mit Aufmerksamkeit und Zuwendung belohnt wird. Natürlich brauchen Sie Aufmerksamkeit und Zuwendung – jeder braucht das. Es geht nur darum, sich bei dem Versuch, diese zu bekommen, nicht selbst zu zerstören – Sie haben bereits einen zu hohen Preis dafür bezahlt. In Skills-Gruppen wird der Versuch, sich aus dieser Hölle herauszuarbeiten, mit Aufmerksamkeit und Zuwendung belohnt.

Eine weitere Grube, die Sie sich selbst graben können, ist der Gedanke „Ich bin die Dümmste von allen“: Viele Menschen mit Borderline-Störungen und komplexer PTBS haben in ihrer Geschichte zu wenig Wertschätzung erfahren und viele mussten schwere Enttäuschungen und Demütigungen erleben. Es ist also leicht zu verstehen, warum sich jemand nicht als besonders klug oder attraktiv empfindet. Und wenn man vorgibt, dümmer zu sein, als man ist, läuft man schon mal nicht Gefahr, von anderen abgewertet zu werden. Allerdings zahlt man einen sehr hohen Preis: Nach und nach glaubt man das selbst, und mit der Zeit vermeidet man alle Situationen, in denen man herausgefordert wird: Aus Angst, sich zu blamieren, hat man aufgehört, das Leben zu probieren.

Eine der erfolgreichsten Techniken, sich dumm zu fühlen, besteht darin, sich stets mit den Besten zu vergleichen. Es gibt immer jemanden, der klüger, attraktiver, frecher, stärker, beliebter, erfolgreicher usw. ist. Es gibt also immer Gründe, sich dümmer, unattraktiver, schüchterner, bescheidener usw. zu fühlen. Aber Sie können sich auch aufraffen und sagen: „Wenn ich mich weiterhin als dumm, unattraktiv und unwürdig einschätze, dann haben all diejenigen gewonnen, die mir meine Kindheit und Jugend zur Hölle gemacht haben.“ Wollen Sie das? Gönnen Sie sich eine Pause. Wann immer Sie sich dabei ertappen, wie Sie sich selbst schlecht machen und sich zurückziehen wollen, sagen Sie sich: „Ich weiß das, das sind meine alten Gedanken, heute werde ich mich anders verhalten, heute werde ich etwas ausprobieren. Ich muss mich nicht mit den Besten vergleichen, auch ich habe starke Seiten.“

Die Skills-Gruppe wird auch dazu beitragen, dass Sie weniger um sich selbst kreisen. Wenn Sie ständig an sich selbst denken, an Ihre Position in der Gruppe, an die Aufmerksamkeit, die Sie gerne hätten, oder an den Vergleich mit anderen, werden Sie jedoch in diesem Teufelskreis verharren. Versuchen Sie stattdessen, sich auf die Probleme der anderen Mitglieder der Gruppe einzulassen. Beobachten Sie, wenn Ihre Gedanken von der anderen Person zu sich selbst und Ihren eigenen Problemen abdriften, versuchen Sie, sich wieder ganz dem Gegenüber zu widmen, und beschließen Sie, sich in diesem Moment ganz mit seinem Thema zu beschäftigen.

1.7 Zum Umgang mit digitalen Medien

Im folgenden Gespräch tauschen sich Dr. phil. Arne Bürger und Svenja Tebrügge zum Thema „Fluch oder Segen? Social Media und selbstverletzendes Verhalten“ aus. Die beiden kennen sich bereits seit der Zeit, in der Svenja Tebrügge als Jugendliche in der kinder- und jugendpsychiatrischen Ambulanz des Universitätsklinikums in Würzburg mit DBT-A erfolgreich behandelt wurde. Arne Bürger ist Leitender Psychologe der Ambulanz der Kinder- und Jugendpsychiatrie an der Universität Würzburg und DBT-A-Therapeut. Svenja Tebrügge unterstützt mittlerweile die Kinder- und Jugendpsychiatrie Würzburg als DBT-Peer-Coach und ist im Kollegium voll integriert. Als DBT-Peer-Coach kennt sie die Borderline-Persönlichkeitsstörung aus eigener Erfahrung. Sie hat gelernt, damit umzugehen, und ist durch die Weiterbildung qualifiziert, andere Betroffene u. a. mithilfe der DBT zu unterstützen sowie Fachleuten und Angehörigen von Betroffenen zur Seite zu stehen (ausführliche Informationen zum Thema Peer-Coach finden sich in Kapitel 4.2).

Svenja: Hey Arne, jetzt habe ich mich als DBT-Peer-Coach schon mit ziemlich vielen Themen in der DBT beschäftigt und dabei sind auch immer wieder Themen aufgetaucht, die sich um Social Media im Zusammenhang mit selbstverletzendem Verhalten drehen. Was sagt eigentlich Ihr Therapeuten und Therapeutinnen dazu? Und was ist der wissenschaftliche Blick auf das Thema? Ist es „falsch", dass selbstverletzendes Verhalten auf Social Media thematisiert wird?

Arne: Hi Svenja, über diese Frage streitet sich derzeit die Wissenschaft bzw. sie streitet sich generell über die Frage, ob Social Media eher eine Chance oder ein Risiko darstellen. Die einen sagen, dass Suizidalität und selbstverletzendes Verhalten (SVV) durch den Gebrauch von Social Media exponentiell gestiegen sind {Twenge, 2022 #2852}, und die anderen sagen, dass das Risiko von Social Media für die psychische Gesundheit so gering ist wie der Verzehr von Kartoffeln. Höchstwahrscheinlich liegt die Wahrheit in der Mitte, oder in DBT-Sprache in der dialektischen Mitte. Fakt ist, dass die Nutzerinnen durch den Einsatz von künstlicher Intelligenz bzw. Algorithmen in den sozialen Medien gezielt geleitet werden, ohne dass diese unterscheiden, was für die psychische Gesundheit günstig ist und was nicht. Dadurch kann in verletzlichen Momenten eine Glorifizierung und Normalisierung von SVV und suizidalem Verhalten stattfinden, obwohl diese triggernd sind.

Einstimmig wird in der Forschung betont, dass ein „richtiger Umgang" mit Social Media, was auch immer das heißt, eine Chance in Bezug auf gesellschaftliche Teilhabe, Identitätsarbeit sowie Freundschafts- und Beziehungspflege sein kann und damit die psychosoziale Entwicklung positiv beeinflusst.

Für dich oder uns können wissenschaftliche Studien manchmal nur begrenzt Antwort geben und daher erachten wir es als sinnvoll, bei der Beantwortung dieser Frage auch auf persönliche Erfahrungen Bezug zu nehmen. So wird deutlich, was Zahlen und Diagramme manchmal nicht schaffen.

Svenja: Da gehe ich in vielen Punkten durch meine Erfahrung mit. Gleichzeitig würde ich gerne, bevor wir uns anschauen, welche Skills und Methoden im Umgang mit Social Media helfen und SVV etc. im Feed weniger präsent machen, ganz dialektisch erst einmal die positive, validierende Seite beleuchten. Gibt's nicht? Doch!

Arne: Hier würde mich als Therapeut zuerst interessieren, wann und wieso du dich früher, als Patientin, auf diesen Seiten aufgehalten hast?

Svenja: Am meisten war ich früher sicherlich abends auf solchen Seiten unterwegs. Genau dann, wenn ich allein war und – viel wichtiger – mich wirklich allein gefühlt habe. Denn genau dann habe ich Instagram (oder vergleichbare Apps) geöffnet und bin auf das gestoßen, was mir meine Realität eigentlich nie geschafft hat zu geben: das Gefühl, endlich verstanden zu werden, gesehen zu werden, nicht allein mit meinen Gedanken zu sein. Das war für mich oft der einzige Rettungsanker, um nicht in einer Negativ-Spirale zu versinken. Ich konnte online mit Menschen sprechen, die mich genau so verstanden und angenommen haben, wie ich bin. Da ich mich oft im realen Leben nicht so richtig zugehörig gefühlt habe, war das wie eine Flucht in eine Welt, in der es mehr Menschen wie mich gibt. Und nicht nur einmal hat mich eine Konversation, die ich dort hatte, davon abgehalten, mir etwas anzutun.

Arne: Das hätte ich gar nicht gedacht, wie validierend es in Social Media zugehen kann. Gab es denn auch eine „dunkle" Seite, die dich eher getriggert hat und vielleicht gleichzeitig das Gefühl erzeugt hat, verstanden zu werden?

Svenja: Da muss ich vor allem erst einmal die Frage in den Raum stellen: Wann fühle ich mich getriggert und wann möchte ich mich mit voller Absicht triggern lassen? Darf ich das überhaupt zugeben, dass es Momente gibt, in denen ich mich absichtlich triggern lassen möchte? Du weißt genauso gut wie ich, dass die Meldung „sensibler Inhalt" schnell weggeklickt ist und die Hashtags nur anders geschrieben sein müssen,

damit die Inhalte angezeigt werden, die ich gesucht habe. Andere Selbstverletzungen zu sehen war in vielen Momenten schon eine Art Inspiration für mich. Auch ich habe Bilder von meinen Wunden auf Instagram gepostet und obwohl einige validierende, hilfreiche Reaktionen von meiner Online-Welt folgten, blieb eine Reaktion nie aus: „Du machst das doch alles nur wegen der Aufmerksamkeit. „Für mich war es allerdings vielmehr ein Hilfeschrei: „Glaub mir endlich, dass es mir wirklich schlecht geht!" „Sag mir nicht noch einmal, dass das nur eine Phase sei." Und vor allem auch: „Bitte sagt mir, dass ich nicht die Einzige bin, dass ich Verbündete habe, die mich verstehen." Ich bin also mindestens genauso oft auf Social Media unterwegs gewesen, um mir genau dieses Gefühl, verstanden zu werden, zu holen, wie ich auch dort war, um mich bewusst triggern zu lassen, um eine Art Ausrede zu haben, weshalb ich mich jetzt selbst verletzen „darf".
Ich hatte das zu diesem Zeitpunkt nie so richtig hinterfragt, warum ich mich immer wieder zurück auf solche Seiten geschlichen habe, aber sobald ich einmal in dieser Bubble drin war, kam ich da nicht mehr so einfach raus. Mein Algorithmus stellt sich auf mich und meine Mood ein und auf einmal sehe ich auch an Tagen, an denen ich an was anderes denken möchte, nur Tiktoks und Reels über den Schmerz, den ich gerade versuche zu verdrängen. Bilder, die mich an den Selbstverletzungsdruck erinnern, den ich gerade doch eigentlich im Griff hatte. Kommentare, die vergleichen, was die beste Stelle ist und wie ich sie am besten verstecken kann. Ich wollte doch nur mal kurz scrollen und schon versinke ich in einer Welt des Selbsthasses.

Arne: Für mich ist die Frage spannend, ob es dir geholfen hat, in der Therapie drauf hingewiesen zu werden, dass du auf einen „richtigen" Umgang mit Social Media achten sollst?

Svenja: Da gebe ich dir jetzt meine typische Therapie-Antwort: Rational betrachtet, verstehe ich, warum das sinnvoll ist, dies in der Therapie zu thematisieren, und gleichzeitig ist es unheimlich anstrengend, das Thema anzugehen, weil ich damals eben nicht wollte, dass mir genau dieser beschriebene Rückhalt, den ich online bekommen habe, weggenommen würde. Ich habe das auch lange nicht einsehen wollen, warum es so wichtig ist, einen „bewussteren Umgang" mit den ganzen Apps zu entwickeln. Bis ich gemerkt habe, dass es eigentlich sogar ziemlich krass ist, wie leicht mich Social Media beeinflussen kann, vor allem in meinem Umgang mit mir selbst.
Aber warum sollte ich an meinem Umgang mit mir selbst etwas ändern wollen? Das ist tatsächlich eine ziemlich gute Frage. Warum soll jemand einen neuen Weg einschlagen, wenn sie den alten doch kennt und sich da zumindest so weit gut zurechtfindet? Das ist doch allemal besser als etwas Neues, Unsicheres und Unbekanntes, oder? Und genau aus diesem Grund ist es tatsächlich sinnvoll, das Thema in der Therapie anzugehen. Vielleicht aber mehr mit dem Fokus auf die Fragen, weshalb Veränderung so viel Angst auslöst und warum sich ein neuer Weg so schwierig anfühlt.

Arne: Jetzt frage ich mich natürlich, wie du es geschafft hast, den „alten" Weg zu verlassen. Das war sicherlich nicht so einfach. Wie hast du das gemacht?

Svenja: Wie vorhin schon erwähnt, stellt sich ein digitaler Algorithmus sehr schnell auf mich ein. Um den alten Weg zu verlassen, muss ich mir also die Frage beantworten: Wie pole ich meinen Algorithmus um? Ein Vorschlag könnte folgendermaßen aussehen: „Nimm dir Zeit und am besten eine vertraute Person (einen guten Freund/eine gute Freundin, deine Therapeutin, einen Mitpatienten/eine Mitpatientin ...) und öffnet gemeinsam Social Media auf deinem Handy.

Jetzt kommt der schwierige Teil:

1. Ausmisten

Du folgst bestimmt einigen Seiten, die genau solchen, für dich triggernden, Content posten – jetzt heißt es entrümpeln und Abschied nehmen. Geh deine gesamte Liste durch und entfolge jedem Account, der Bilder und Videos postet, die den Selbstverletzungsdruck bei dir erhöhen. Vielleicht kannst du das nicht bei jedem direkt erkennen. Es kann hilfreich sein, sich einen Zeitraum festzulegen, in dem du ganz genau darauf achtest, welche Posts dir angezeigt werden und was sie mit dir machen. Wenn es ein schwieriges Gefühl auslöst, mache einen Screenshot und geht diese dann am Ende der Zeit gemeinsam durch und entscheidet. Lass dich von deiner ausgewählten Person begleiten bei diesem Prozess. Loslassen ist nicht leicht. Und aussortieren bedeutet auch nicht, dass das Thema gar keinen Raum mehr einnehmen darf. Nachdem du dich jetzt von einigen alten „Kleidungsstücken" verabschiedet hast, wird es Zeit, sich was Neues anzusehen.

2. Shoppen gehen

Damit dein Algorithmus versteht, dass er dir neuen Content ausspucken soll, musst du ihm erstmal zeigen, was du so sehen möchtest. Jetzt heißt es also aktiv in die Suchleiste eingeben, was du zukünftig mehr sehen möchtest, und die Videos, die gut sind, liken, damit mehr davon angezeigt wird. ... Ich zum Beispiel mag Kühe, das hat mein Algorithmus ziemlich schnell verstanden und meine ForYou-Page ist voll mit den süßen flauschigen Riesen.

Arne: Puh, das klingt toll und gleichzeitig ziemlich anstrengend. Wie hast du es geschafft, auf diesem „steinigen" neuen Weg zu bleiben?

Svenja: Das ist wirklich anstrengend und vor allem auch echt zeitintensiv und ich habe sicherlich den ein oder anderen Umweg über meinen alten Pfad gemacht. Wichtig war, dass ich mich bewusst dazu entschieden habe, etwas zu verändern. Gleichzeitig ist das, wie jeder Prozess, ein ganz schön intensives Unterfangen und nicht mal so eben an einem Tag erledigt. Das ist vielleicht ein bisschen vergleichbar damit, ein neues Hobby anzufangen. Hast du schon mal ein Makramee geknüpft? Wow, ist das aufwendig! Aber ich will meine Pflanze in so einem schicken Teil aufhängen. Also muss ich dafür erstmal aufstehen und in einen Laden gehen (oder wenn wir schon mal beim Thema sind: mein Handy nehmen und online suchen), ein Garn auswählen und kaufen, eine gute Anleitung finden, und dann die ersten Knoten knüpfen. Vielleicht klappt es nicht beim ersten Mal und ich schmeiße meinen verknoteten Haufen ins hinterste Eck meines Zimmers.
Eine Woche später sehe ich wieder ein Reel von einem Makramee in meinem Feed und ich denke mir: „Na ja, ich könnte es ja nochmal probieren." Das passiert meistens mehrmals, bis ich irgendwann tatsächlich eine Makramee-Ampel für meine Pflanze geknüpft habe. Das ist ein Prozess, und ich darf hier liebevoll mit mir selbst umgehen (ja, ich weiß, fühlt sich ziemlich schwierig an) und mir Zeit und Geduld geben, so wie ich es auch bei einer guten Freundin oder einem guten Freund machen würde.
Apropos Zeit: Ich habe, wie vermutlich die meisten, mein Handy 24/7 bei mir. Da findet wirklich viel von meinem Leben drauf statt: Kontakte, Erinnerungen, Termine ... Vielleicht sollten wir das Handy einfach mal in die Tonne treten und nur noch per Brieftaube erreichbar sein? Oder wir treffen uns in der Mitte und verschicken nur noch einmal im Monat eine Brieftaube und belassen es ansonsten doch bei der Kontaktaufnahme übers Handy. Was meinst du?

2 INFO- UND ARBEITSBLÄTTER

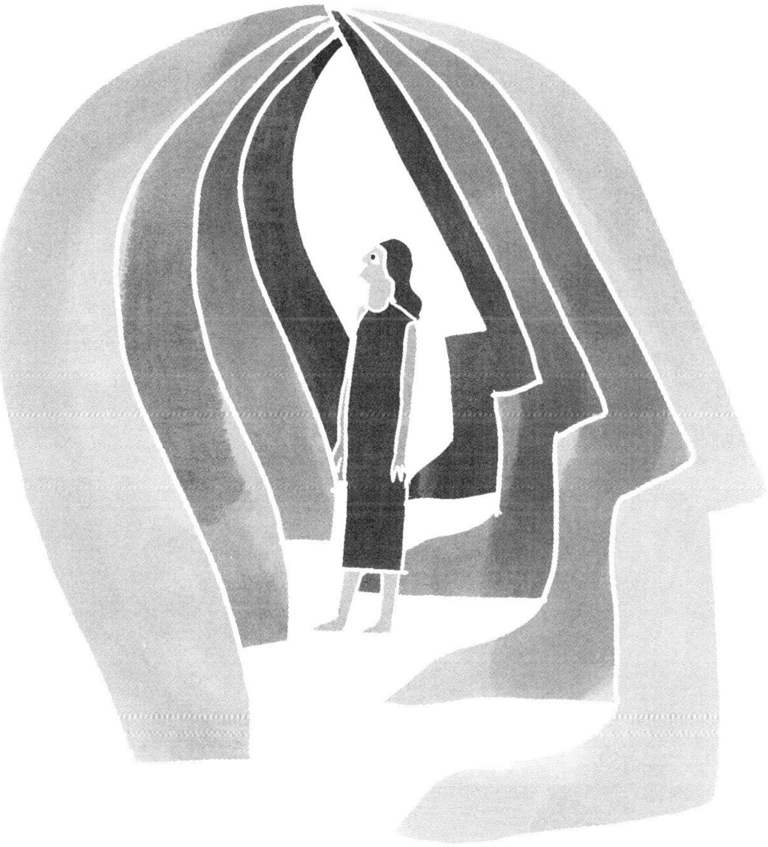

2.1 Hintergrundwissen

WAS IST EINE BORDERLINE-STÖRUNG?

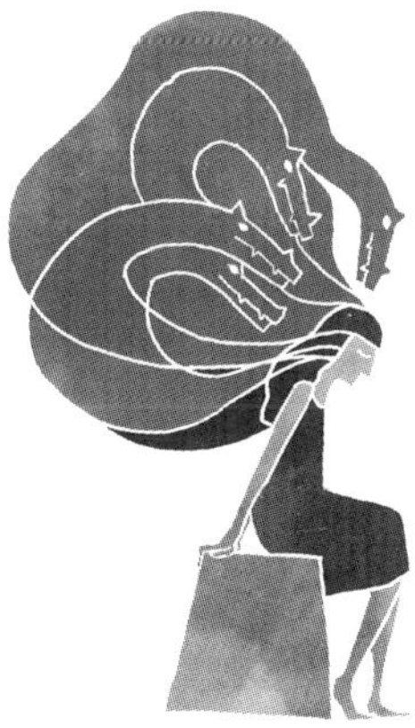

Liebe Patientin,

Sie denken darüber nach, an einer DBT-Skills-Gruppe teilzunehmen? Wahrscheinlich haben Sie viele gute Gründe dafür. Wenn Sie dieses Blatt lesen, wurde bei Ihnen vielleicht bereits eine Borderline-Störung oder eine komplexe Posttraumatische Belastungsstörung (PTBS) diagnostiziert. Oder Sie leiden an einer anderen psychischen Störung?

DBT-Skills-Gruppen haben sich in wissenschaftlichen Studien als wirksam erwiesen. Und wenn es sich um Borderline-Störungen handelt (aber nicht nur), so empfehlen alle Behandlungsrichtlinien weltweit DBT. Es ist normal, dass Sie sich ein wenig unsicher fühlen, ob dies auch für Sie die richtige Behandlung ist. Vielleicht möchten Sie ein wenig mehr darüber wissen, was Sie erwartet? Was die Therapeutinnen von Ihnen im Rahmen dieser Behandlung erwarten, und was Sie von ihnen erwarten können?

Wir haben einige Informationsblätter vorbereitet, um Ihnen bei Ihrer Entscheidung zu helfen. Wir ermutigen Sie, Ihrer Therapeutin alle Fragen zu stellen, die Sie zur Behandlung haben. Sicherlich ist es hilfreich, sich über die Diagnose der Borderline-Störung oder der komplexen PTBS und die entsprechenden Behandlungsmöglichkeiten gut zu informieren, damit Sie eine Vorstellung davon haben, was Sie bei dieser Psychotherapie erwartet.

Was sollte vor Beginn der Behandlung geschehen?

Wie bei allen medizinischen und therapeutischen Behandlungen sollten vor Beginn einer Therapie eine diagnostische Einschätzung stattfinden und einige wichtige Begleitumstände geklärt werden. Die folgenden Fragen sollten vor Beginn der Therapie (d.h. in der Vorbehandlungsphase) geklärt werden:

- Erfüllt die Patientin die Diagnose der Borderline-Störung?
- Erfüllt die Patientin die Diagnose einer komplexen PTBS?
- Erfüllt die Patientin die Diagnose einer anderen Störung der Emotionsregulation?
- Gibt es weitere psychische und/oder körperliche Erkrankungen?
- Ist die Patientin über ihre Diagnose aufgeklärt?
- Kennt die Patientin die Therapiemöglichkeiten und insbesondere DBT?
- Liegen lebensbedrohliche Verhaltensweisen vor?
- Ist die Patientin ausreichend motiviert, um die Behandlung zu beginnen?
- Kann sich die Patientin auf die Bedingungen der Behandlung (einschließlich der Non-Suizid-Vereinbarung) einlassen?
  Falls die Patientin lediglich an der Skills-Gruppe teilnimmt: Ist sie in weitere Versorgungsmöglichkeiten eingebunden?

In diesem Informationsblatt finden Sie einen kurzen Überblick über die Diagnose der Borderline-Störung. In den Informationsblättern 2.1 IB 2 bis IB 5 finden Sie weitere Informationen, insbesondere zur komplexen PTBS.

Wenn Sie sich entscheiden, an einer DBT-Skills-Gruppe teilzunehmen, wird Ihre Therapeutin mit Ihnen eventuell ein Vorgespräch führen und einen Behandlungsvertrag aufsetzen. Manche Menschen empfinden diesen Teil der Behandlung vielleicht als etwas formell, aber es ist häufig hilfreich, sich darüber im Klaren zu sein, worauf man sich mit dieser Behandlung einlässt und welches Engagement man im Gegenzug erwarten kann.

WAS IST EINE BORDERLINE-STÖRUNG?

Erfüllen Sie die Kriterien für eine Borderline-Störung?

- Haben Sie das Gefühl, dass Sie anders sind als alle anderen? Das Gefühl, dass Sie einfach nicht dazugehören?
- Fühlen Sie sich manchmal wie ein „Alien“?
- Sind Sie skeptisch und misstrauisch, wenn andere denken, Sie seien ein netter Mensch?
- Sind Sie sensibler als die meisten anderen, die Sie kennen?
- Erleben Sie Ihre Gefühle oft als sehr intensiv und Ihre innere Spannung als unerträglich?
- Können schon kleine Dinge starke Stimmungsschwankungen und negative Gedanken auslösen?
- Neigen Sie dazu, sich selbst schlechtzumachen? Sich selbst zu hassen? Fällt es Ihnen schwer, allein zu sein? Fällt es Ihnen aber auch schwer, enge Beziehungen zu pflegen?
- Wie gehen Sie mit Krisensituationen um? Lösen Sie diese mit Alkohol, Drogen, Selbstverletzungen, Essanfällen oder Hungerphasen?
- Denken Sie oft, dass es besser wäre, wenn es Sie nicht gäbe? Denken Sie immer wieder daran, sich umzubringen?

Wenn Ihnen diese Dinge bekannt vorkommen, leiden Sie möglicherweise an einer Borderline-Störung. Im Grunde kann man die Probleme der Borderline-Störung in drei Bereiche unterteilen:

1. **Probleme mit Gefühlen**
   Die Betroffenen erleben Gefühle oft als unkontrollierbar, widersprüchlich und intensiv, häufig in Form von sehr intensiver Anspannung. Viele Betroffene leiden unter der Angst davor, verlassen zu werden, oder auch vor sozialer Abwertung und Ausgrenzung. Die meisten entwickeln dabei im Laufe der Zeit bestimmte Verhaltensmuster, um diese Anspannungen zu vermeiden oder rasch zu beenden. Dazu gehören Selbstverletzungen, Essanfälle, Wutausbrüche, aber auch Medikamente oder Drogen und Alkohol.
   In der DBT lernen Sie, wie Sie mit hoher Anspannung und intensiven Emotionen umgehen können, ohne impulsiv Dinge zu tun, die letztlich die Probleme nur größer machen. Wir nennen dies Stresstoleranz. Sie werden auch lernen, Ihre Emotionen besser zu verstehen, angenehme Gefühle zu verstärken, Ihre Anfälligkeiten zu verringern. Sicherlich ist es auch hilfreich, unangenehme emotionale Erfahrungen zu akzeptieren und nicht immer im Schatten der Vergangenheit zu stehen.
2. **Probleme mit dem Selbstkonzept (Identität)**
   Menschen mit Borderline-Störungen sehen sich oft als minderwertig, schlecht oder unwürdig an. Sie schämen sich zutiefst für sich selbst und neigen manchmal zu Verachtung oder sogar Selbsthass. Viele fühlen sich innerlich leer, zerrissen.
   In der DBT lernen Sie, sich so zu akzeptieren, wie Sie sind. Sie werden verstehen, woher Ihre negative Selbsteinschätzung kommt, und Sie werden ein wohlwollenderes und positiveres Verständnis für sich selbst und andere entwickeln.
3. **Zwischenmenschliche Probleme**
   Das dritte Problemfeld ist der zwischenmenschliche Bereich: Die Betroffenen fühlen sich oft einsam und isoliert von anderen, haben aber große Probleme, allein zu sein, und eine stetige Angst davor, verlassen zu werden. Es ist oft schwierig für sie, Vertrauen aufzubauen, Verantwortung zu übernehmen und ein stimmiges Gefühl für die Bedürfnisse von sich selbst und anderen zu entwickeln.
   In der DBT lernen Sie, die Bedürfnisse und Absichten anderer besser zu verstehen, Empathie und Vertrauen aufzubauen und eine mitfühlendere Sichtweise auf andere zu entwickeln. Sie werden lernen, dass Sie nicht allein sind, und schließlich erlernen Sie wichtige Fähigkeiten, wie Sie Ihr Zusammenleben mit anderen verbessern und pflegen können.

WAS IST DIALEKTISCH-BEHAVIORALE THERAPIE?

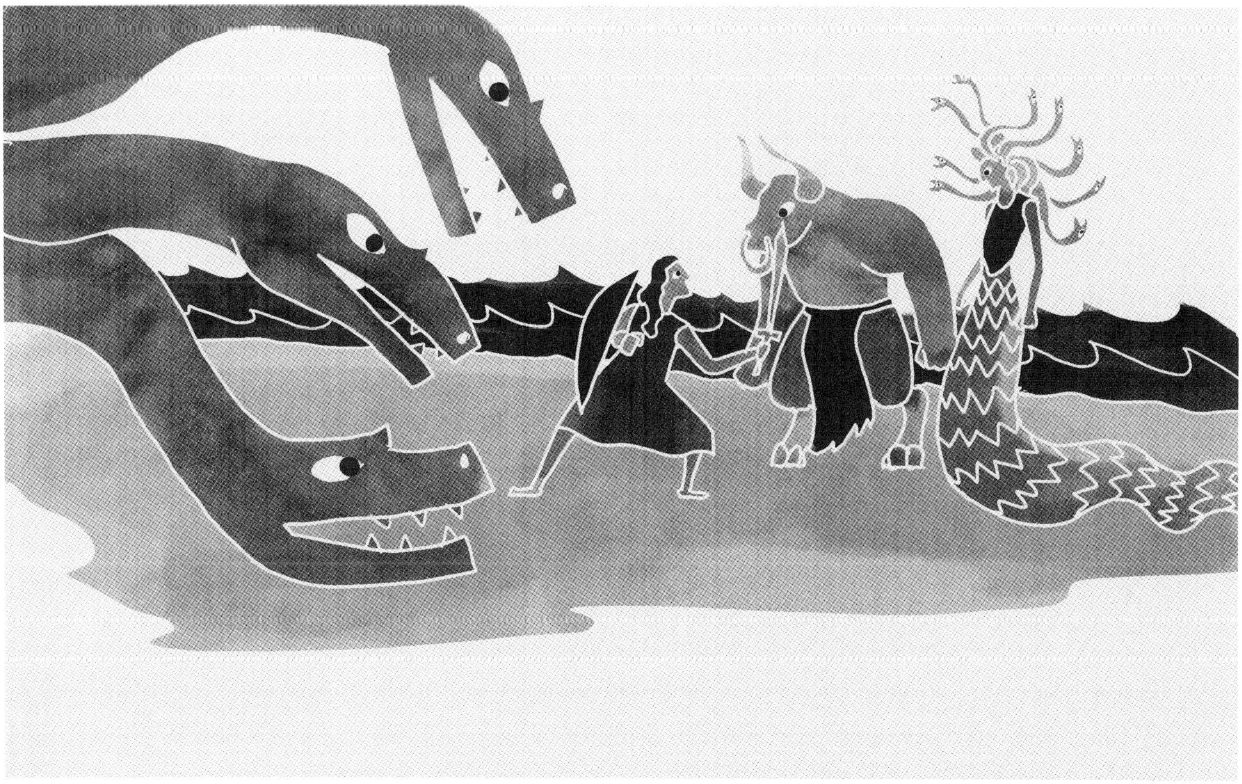

Die Dialektisch-Behaviorale Therapie (DBT) wurde von Dr. Marsha Linehan in den 1980er-Jahren entwickelt. In ihrer Biografie *Building a Life Worth Living* beschreibt Linehan, wie ihre Pionierarbeit durch ihre eigenen verzweifelten Kämpfe als junge Frau inspiriert wurde. In den letzten Jahrzehnten hat sich die DBT in zahlreichen wissenschaftlichen Studien als wirksam erwiesen, an denen Tausende von Klientinnen teilgenommen haben. Dementsprechend wird DBT heute weltweit als eine der Behandlungsmethoden der Wahl für Menschen mit Borderline-Störungen, komplexer PTBS oder anderen psychischen Störungen im Zusammenhang mit Problemen der Emotionsregulation empfohlen.

Die DBT setzt sich aus mehreren Therapiebaukästen (Modulen) zusammen, die meistens gemeinsam angeboten werden. Bisweilen können diese Therapiemodule auch einzeln angeboten werden.

Wie ist DBT aufgebaut?

Unter ambulanten Bedingungen besteht die DBT aus

- **Einzeltherapie**
  in der Regel eine Therapiestunde pro Woche*
- **Skills-Gruppe**
  in der Regel eine zweistündige Sitzung pro Woche
- **Selbstgeführte Hausaufgaben anhand eines individuellen Skills-Manuals**
  30 Minuten pro Tag, 5 Tage pro Woche
- **Telefon-Coaching, falls erforderlich**
- **Beratungsgruppe der Therapeutinnen**

WAS IST DIALEKTISCH-BEHAVIORALE THERAPIE?

Was sind die Behandlungsschritte?

In der Einzeltherapie:

- Zunächst wird Ihre Therapeutin einen kurzen Überblick über Ihre Lebensgeschichte sammeln.
- Sie und Ihre Therapeutin werden die Kernmerkmale der BPS besprechen und herausfinden, welche Ihrer Verhaltensweisen die BPS aufrechterhalten und was Sie tun können, um diese zu überwinden.
- Sie und Ihre Therapeutin werden über Ihre wichtigsten Werte sprechen und darüber, wie ein lebenswertes Leben aussehen würde, wenn Sie nicht an BPS leiden würden. Gemeinsam werden Sie untersuchen, inwiefern Ihre derzeitigen Verhaltensweisen Sie daran hindern, ein sinnerfülltes Leben zu gestalten.
- Falls erforderlich, werden Sie daran arbeiten, die Kontrolle über schwerwiegende krisenerzeugende Verhaltensweisen zu erlangen.
- Falls erforderlich, werden Sie mit Ihrer Therapeutin daran arbeiten, einige tiefgreifende unmittelbare soziale Probleme zu lösen.
- Gemeinsam mit Ihrer Therapeutin werden Sie die zwischenmenschlichen Erfahrungen, die Ihr Leben am stärksten geprägt haben, besprechen und aufarbeiten.
- Gemeinsam mit Ihrer Therapeutin werden Sie daran arbeiten, Ihre intensiven Gefühle besser zu handhaben. Sie werden lernen, diese früher zu erkennen, abzuschwächen oder auch zu bewältigen.
- Gemeinsam mit Ihrer Therapeutin werden Sie daran arbeiten, mitfühlender und solidarischer mit sich selbst zu werden, und Sie werden beginnen, biografisch bedingte Annahmen wie schuldig, schlecht oder verachtenswert zu sein, zu hinterfragen.
- Schließlich werden Sie daran arbeiten, sich ein sinnerfülltes Leben aufzubauen.

In der Skills-Gruppe:

- Sie werden Fähigkeiten in Bezug auf Achtsamkeit, Mitgefühl, Toleranz gegenüber Stress, Emotionsregulierung und zwischenmenschliche Kooperation erlernen.
- Sie werden Mitgefühl für sich selbst und andere üben.
- Sie werden gemeinsam mit anderen Gruppenmitgliedern zwischenmenschliche Kooperation üben. (Siehe Infoblatt 2.1 IB 5)

Das Skills-Manual:

Ihr Skills-Manual enthält umfassende Informations- und Arbeitsblätter sowie einige Hilfsmittel, mit denen Sie Ihre Verhaltensmuster besser verstehen und die Zukunft planen können.

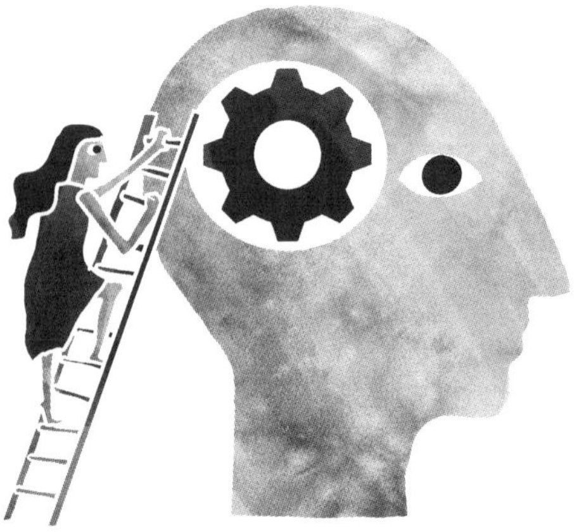

Wir hoffen, dass Sie beginnen zu erkennen, dass diese Behandlung, die schon so vielen Patientinnen mit Borderline-Störung oder komplexer PTBS geholfen hat, auch für Sie etwas bereithält. Auch Sie können es schaffen, ein Leben zu führen, das sich sinnvoll anfühlt. Nicht immer glücklich – das gibt es nicht. Aber intensiv und reich: Denn Menschen mit hoher emotionaler Empfindsamkeit haben auch die besondere Gabe, das Leben in all seinen Facetten intensiver wahrzunehmen als andere – im Unglück und im Glück. Und das ist ein großes Geschenk.

KOMPLEXE POSTTRAUMATISCHE BELASTUNGSSTÖRUNG

Dieses Informationsblatt gibt einen kurzen Überblick über das Störungsbild der komplexen Posttraumatischen Belastungsstörung (kPTBS). Falls Sie Fragen haben, wird Ihre Therapeutin Ihnen diese gerne beantworten.

Vielen Menschen, die in ihrer Kindheit oder Jugend schwerwiegende, oft länger andauernde zwischenmenschliche Gewalt erlebten, verarbeiten diese Erfahrungen auf ähnliche Weise. Dies betrifft zum einen die Erinnerungen an die traumatischen Erfahrungen, aber auch die Einstellungen und Erwartungen, die die Betroffenen sich selbst und anderen gegenüber entwickeln. Es handelt sich dabei um „normale" Reaktionen des Gehirns und der Psyche auf gänzlich unnormale Ereignisse. Die wichtigsten Symptome der komplexen Posttraumatischen Belastungsstörung betreffen:

Das Trauma-Gedächtnis

- Betroffene erleben häufig, und dann meistens unkontrollierbar, sehr lebendige Erinnerungen an die traumatischen Ereignisse in Form von Bildern, Gerüchen, Stimmen oder auch körperlichen Empfindungen. Manchmal können diese Erinnerungen so lebendig werden, dass sie das Gefühl haben, diese Ereignisse wieder zu erleben.
- Betroffene bemühen sich, möglichst viele Auslöser dieser Erinnerungen zu vermeiden.
- Betroffene kennen einige Möglichkeiten, diese Erinnerungen kurzfristig abzuschwächen.
- Betroffene leiden häufig an Schlafstörungen mit Albträumen.

Die Gefühle

- Betroffene entwickeln immer wieder intensive, lang anhaltende Gefühle wie Hilflosigkeit, Scham, Schuld oder Ekel.
- Betroffene erleben immer wieder sog. dissoziative Zustände, das heißt, sie erleben sich selbst und die Welt vorübergehend als weit entfernt und unwirklich.
- Betroffene erleben immer wieder längere Passagen von ausgeprägter Depressivität und Niedergeschlagenheit.

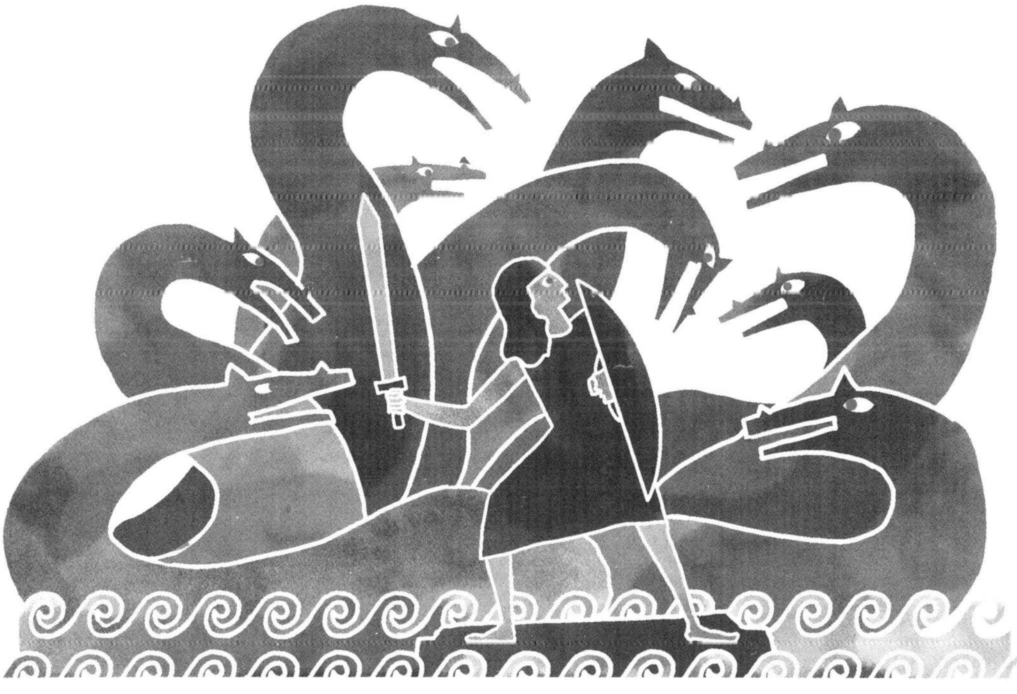

KOMPLEXE POSTTRAUMATISCHE BELASTUNGSSTÖRUNG

Die Einstellung zu sich selbst (Selbstkonzept)

- Betroffene denken schlecht über sich selbst und ihren Körper.
- Betroffene empfinden, dass sie „Schuld" haben an den Ereignissen; sie fühlen sich innerlich wie beschmutzt und ekelhaft und schämen sich für sich selbst und ihre Familie.
- Betroffene haben manchmal das unbestimmte Gefühl, dass sie schlecht und minderwertig oder gar „böse" sind.
- Betroffene haben das Gefühl, dass sie sich selbst und ihren Urteilen nicht richtig vertrauen können.
- Manchmal hassen Betroffene sich selbst.
- Suizidgedanken sind ihnen nicht fremd.

Die Einstellung zu anderen:

- Betroffene haben oft Schwierigkeiten, anderen zu vertrauen.
- Betroffene haben häufig das Gefühl, anders zu sein als alle anderen.
- Betroffene haben das Gefühl, andere denken schlecht über sie oder wüssten „irgendwie" Bescheid darüber, was ihnen widerfahren ist.
- Betroffene ziehen sich am liebsten von anderen zurück.

Viele Betroffene erleben die komplexe PTBS als sehr belastend. Bisweilen bestimmt diese Störung wesentliche Teile ihres Lebens. Und viele Betroffene versuchen über viele Jahre, diese Störung zu überwinden, ohne dass dies besonders erfolgreich wäre.

Wir haben nun ein Behandlungsprogramm entwickelt, das genau darauf zielt, die vier Problembereiche Trauma-Gedächtnis, Gefühle, Selbstkonzept und Einstellung zu anderen zu verbessern. Das Programm heißt DBT-PTSD und wurde in zwei großen Studien wissenschaftlich untersucht. Es zeigten sich ausgeprägte Verbesserungen in allen Bereichen. Von 100 Patientinnen, die diese Behandlung vollständig absolvierten, hatten nach Abschluss der Behandlung etwa 80 Patientinnen keine wesentlichen Probleme mehr mit Trauma-Folgestörungen und haben viele Bereiche ihres Lebens wesentlich verbessert.

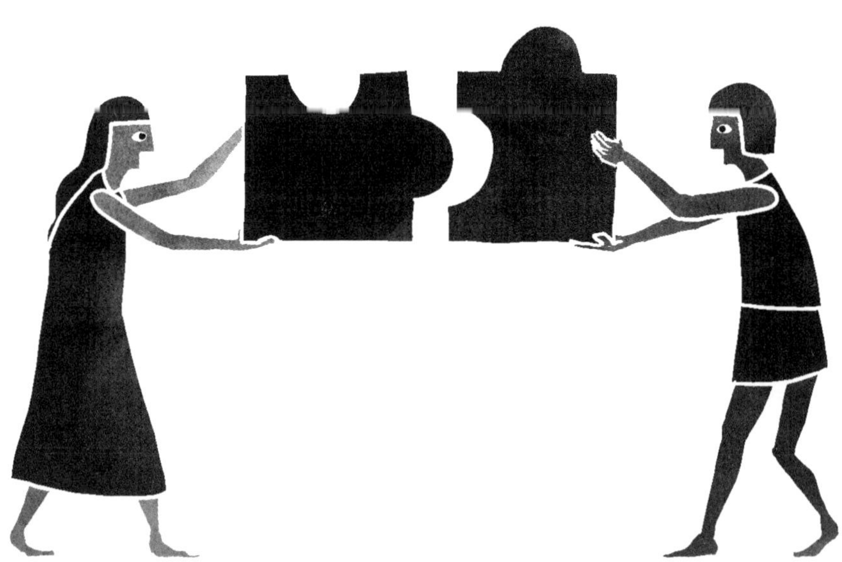

DIALEKTISCH-BEHAVIORALE THERAPIE FÜR KOMPLEXE PTBS

DBT-PTBS wurde entwickelt, um Menschen zu behandeln, die an den Folgen von zwischenmenschlicher Gewalterfahrung in Kindheit und Jugend leiden. Das Behandlungsprogramm wurde in zwei umfangreichen wissenschaftlichen Studien geprüft und erwies sich als sehr sicher und wirksam (Bohus et al., 2013; 2020).

Die drei Hauptziele der Therapie:

1. Unkontrollierbares Wiedererleben von traumatischen Erinnerungen in kontrollierbare Erinnerungen zu verwandeln.
2. Hilfestellungen zu geben, die Wahrnehmung von sich selbst und der Umstände neu zu überdenken.
3. Betroffenen zu ermöglichen, ein sinnerfüllteres Leben aufzubauen.

Wie lange dauert DBT-PTBS?

- Im stationären Setting dauert das Therapieprogramm ca. zwölf Wochen.
- Im ambulanten Bereich umfasst die Therapie etwa 45 Einzelsitzungen. Die Therapie kann im Verlaufe von sechs Monaten (zwei Sitzungen/Woche) oder einem Jahr (eine Sitzung/Woche) angeboten werden.

Wie ist die Therapie aufgebaut?

- Im ambulanten Setting gliedert sich das Behandlungsprogramm in die Module: Einzeltherapie; Skills-Training, Selbsthilfe-Manual; Krisenintervention. Das Skills-Training kann in der Gruppe erfolgen oder auch einzeln. Die Therapeutinnen nehmen an einer Beratungsgruppe teil, um sich Unterstützung zu holen und den Therapieerfolg zu verbessern.
- Im stationären Setting gliedert sich das Behandlungsprogramm in mehrere Module: Einzeltherapie; Selbsthilfe-Training; Bezugspflege; Skills-Gruppen; Basisgruppen; Körpertherapie; Ergotherapie und anderes.

Was geschieht während der Therapie?

DBT-PTSD gliedert sich in mehrere Phasen:

1. Zuerst geben Sie Ihrer Therapeutin einen kurzen Überblick über Ihre Lebensgeschichte.
2. Im Anschluss besprechen Sie gemeinsam Ihre wichtigsten Werte und Ziele und überlegen, inwiefern die komplexe PTBS Sie aktuell daran hindert, diese zu erreichen.
3. Sie lernen, wie sich die komplexe PTBS in Ihrem ganz persönlichen Fall entwickelte, welche Ihrer Verhaltensweisen die Störung aufrechterhalten, und wie Sie diese überwinden können.
4. Sie klären zusammen mit Ihrer Therapeutin, welche Erinnerungen Sie derzeit am stärksten belasten (Index-Erfahrung).
5. Sie arbeiten daran, mit sich selbst wohlwollender und unterstützender umzugehen (*Wise Mind*).
6. Sie erlernen Fertigkeiten zur Regulation von starkem Stress, Dissoziation und intensiven belastenden Gefühlen wie Angst, Scham, Schuld und Ekel.
7. Sie setzen sich gemeinsam mit Ihrer Therapeutin noch einmal intensiv mit Trauma-Erfahrung im sicheren Rahmen der Therapie auseinander. Sie werden lernen, dass diese Erfahrungen tatsächlich der Vergangenheit angehören, und erfahren, dass diese Erinnerungen ihren Schrecken mindern.
8. Sie werden feststellen, dass das Wiedererleben traumatischer Ereignisse und damit verbundene Gefühle wie Schuld, Scham und Ekel deutlich abnehmen. Sie lernen, die Ereignisse als Teil Ihres Lebens anzunehmen.
9. Abschließend arbeiten Sie daran, Ihr Leben entsprechend Ihren eigenen Werten und Ziele neu auszurichten.

DIE KOMPONENTEN DER SKILLS-GRUPPE

Skills-Gruppen wurden entwickelt, um in lockerer, freundlicher und wirkungsvoller Atmosphäre die wichtigsten Fertigkeiten zu vermitteln, die Menschen brauchen, um Störungen der Emotionsregulation, niedriges Selbstwertgefühl und Probleme mit anderen zu überwinden. Skills-Gruppen sind keine Selbsterfahrungsgruppen, sondern eine Art „Unterricht für Erwachsene“, eine Art Trainingsgruppe.

Die Teilnehmerinnen erhalten ein Manual, das Informations- und Arbeitsblätter zu allen Skills enthält. In der Gruppe werden Sie eine Auswahl dieser Materialien besprechen. Sie werden angeregt, diese zu Hause zu üben und schließlich eigenständig im Alltag anzuwenden.

Falls Sie zusätzlich eine DBT-Einzeltherapie durchführen, wird Ihre Therapeutin auf diese Skills zurückgreifen.

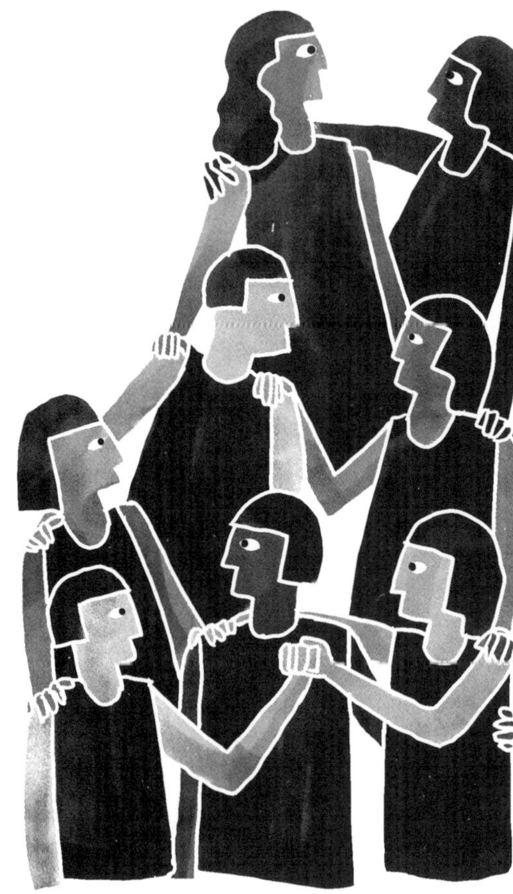

Die Bausteine der DBT-Skills

Die Inhalte der DBT-Skills gliedern sich in vier Bausteine:

- Achtsamkeit
- Stresstoleranz
- Emotionsregulation
- zwischenmenschliche Fertigkeiten

Zumeist werden diese Bausteine aufeinander aufbauend im Rahmen einer Gruppentherapie angeboten. Die einzelnen Module können aber auch getrennt vermittelt werden. Falls keine Gruppen zur Verfügung stehen, finden die Skills ihren Platz in der DBT- Einzeltherapie.

DIE KOMPONENTEN DER SKILLS-GRUPPE

Achtsamkeit

Die moderne Psychologie nutzt die Eigenschaften der Achtsamkeit, um die Wahrnehmung der eigenen Emotionen zu verbessern, Distanz zu mentalen Automatismen zu schaffen und eine akzeptierende und gesunde Haltung gegenüber sich selbst und der Welt zu kultivieren.

Warum sollten Sie Achtsamkeit praktizieren?

- Sie werden die Hintergründe von *Wise Mind* noch besser verstehen und viele spezifische Übungen kennenlernen.
- Sie werden lernen, Ihre aktuellen Emotionen, Gedanken und Ihren Körper, aber auch die Welt und andere Menschen um Sie herum klarer zu erkennen, und Sie werden lernen, den Einfluss der Vergangenheit zu reduzieren.
- Sie werden inneren Abstand zu unangenehmen Erinnerungen, Gefühlen und Gedanken gewinnen, ohne deren Existenz zu leugnen.
- Es wird leichter werden, im gegenwärtigen Moment zu leben.
- Es wird Ihnen leichter fallen, zwischen vergangenen Ereignissen und der Gegenwart zu unterscheiden.
- Es wird Ihnen leichter fallen, wahrzunehmen, wie Sie sich trotz aufkommender starker Gefühle eigentlich verhalten wollen.
- Sie werden lernen, auch in schwierigen Momenten eine akzeptierende, nicht wertende Haltung einzunehmen.
- Sie werden lernen, eine freundliche, mitfühlende und unterstützende Haltung sich selbst und anderen gegenüber einzunehmen.
- Es wird Ihnen leichter fallen, Ihre Verbundenheit mit anderen Menschen und mit der Welt zu erkennen.

Die Forschung zeigt, dass praktizierte Achtsamkeit ein mächtiges Werkzeug ist, deshalb sollten Sie täglich etwa 15 Minuten lang Achtsamkeitsübungen machen. Das ist ein Teil Ihrer Hausaufgaben.

Stresstoleranz

Die Fähigkeit zur Stresstoleranz erleichtert es, Krisen zu ertragen und zu bewältigen, ohne die Situation zu verschlimmern. Marsha Linehan erklärt, warum es wichtig ist, die Stresstoleranz zu erhöhen: „Erstens: Schmerz und Leid sind Teil des Lebens; sie lassen sich nicht vollständig vermeiden oder beseitigen. Die Unfähigkeit, diese Tatsache zu akzeptieren, vergrößert Schmerz und Leid. Zweitens ist die Stresstoleranz zumindest kurzfristig Teil jedes Versuchs, sich selbst zu ändern. Andernfalls werden die Bemühungen, dem Schmerz und dem Leid zu entkommen, Ihre Bemühungen um die gewünschten Veränderungen behindern." (Linehan, 2015, S. 313).

Warum sollten Sie die Fähigkeit zur Stresstoleranz üben?

- Sie werden lernen, Ihre innere Anspannung einzuschätzen und die entsprechenden Warnsignale zu erkennen.
- Sie lernen, wie Sie sehr hohe Spannungen mithilfe von Atemtechniken und starken sensorischen Reizen abbauen können.
- Sie werden lernen, wie Sie dissoziative Symptome blockieren können.
- Sie werden lernen, die Dinge und Umstände, die Sie nicht sofort ändern können, radikal zu akzeptieren.
- Sie werden lernen, wie Sie Ihren Geisteszustand angenehmer gestalten können.

DIE KOMPONENTEN DER SKILLS-GRUPPE

Emotionsregulation

Das Ziel der Emotionsregulation besteht darin, die Verarbeitung von Emotionen zu verbessern. Dies führt zu einer Verringerung des emotionalen Leidens, zu einem besseren Umgang mit anderen und zu einem besseren Umgang der anderen mit einem selbst. Die Auseinandersetzung mit vermiedenen Kernemotionen ist ein Schlüsselelement der Einzeltherapie. Die Fähigkeiten, die Sie in der Gruppe lernen, werden diesen Prozess unterstützen und erleichtern.

Warum sollten Sie Fähigkeiten zur Emotionsregulierung lernen und üben?

- Sie werden die Prinzipien von Emotionen und Emotionsregulation verstehen.
- Sie werden lernen, Ihre emotionalen Reaktionen zu reflektieren, zu beobachten und zu beschreiben.
- Sie werden lernen, die Häufigkeit ungerechtfertigter Emotionen zu verringern.
- Sie werden lernen, Ihre emotionale Verletzlichkeit zu verringern.
- Sie werden lernen, starke Emotionen abzuschwächen.

Zwischenmenschliche Fertigkeiten

Viele BPS-Betroffene haben ernsthafte zwischenmenschliche Probleme. Sie fühlen sich entweder entfremdet, einsam und von anderen getrennt oder sie fühlen sich zu nahe, ausgenutzt und unterdrückt, ungerecht behandelt und missverstanden. Mit anderen Worten: Es gibt viel Raum für Verbesserungen.

Warum sollten Sie zwischenmenschliche Effektivität trainieren?

- Sie werden Ihr Bewusstsein für Ihre eigenen inneren Zustände, Bedürfnisse und Kompetenzen und die anderer Menschen verbessern.
- Sie werden lernen, echtes Verständnis und Mitgefühl für andere zu empfinden, ohne eigene schmerzhafte Gefühle zu aktivieren.
- Sie werden lernen, Ihre Ziele geschickt zu erreichen, ohne die Beziehung zu anderen zu zerstören oder sich in einer Weise zu verhalten, die Ihr Selbstwertgefühl bedroht.
- Sie verbessern Ihre Kompetenz in der sozialen Zusammenarbeit.
- Sie werden lernen, Beziehungen aufzubauen und destruktive Beziehungen zu beenden.
- Sie lernen, Akzeptanz und Veränderung in Beziehungen auszubalancieren.

Wir hoffen, dass Ihnen diese kurze Zusammenfassung einen guten Überblick über die Inhalte der Skills-Gruppen gegeben hat, und möchten mit einem berühmten Zitat von Marsha Linehan schließen:

Wenn ich es schaffen kann,
kannst du es auch schaffen!

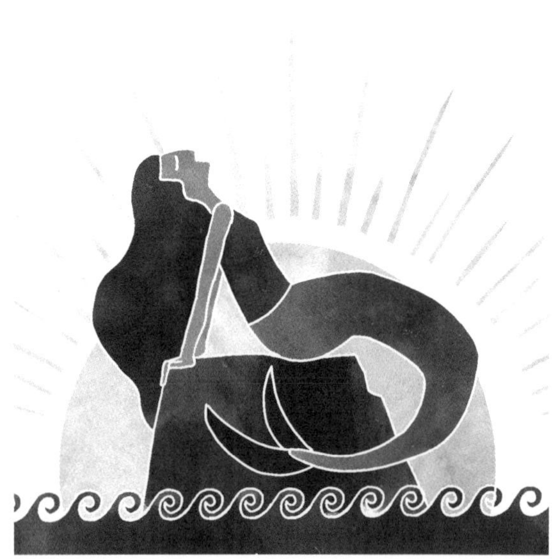

NOTIZEN

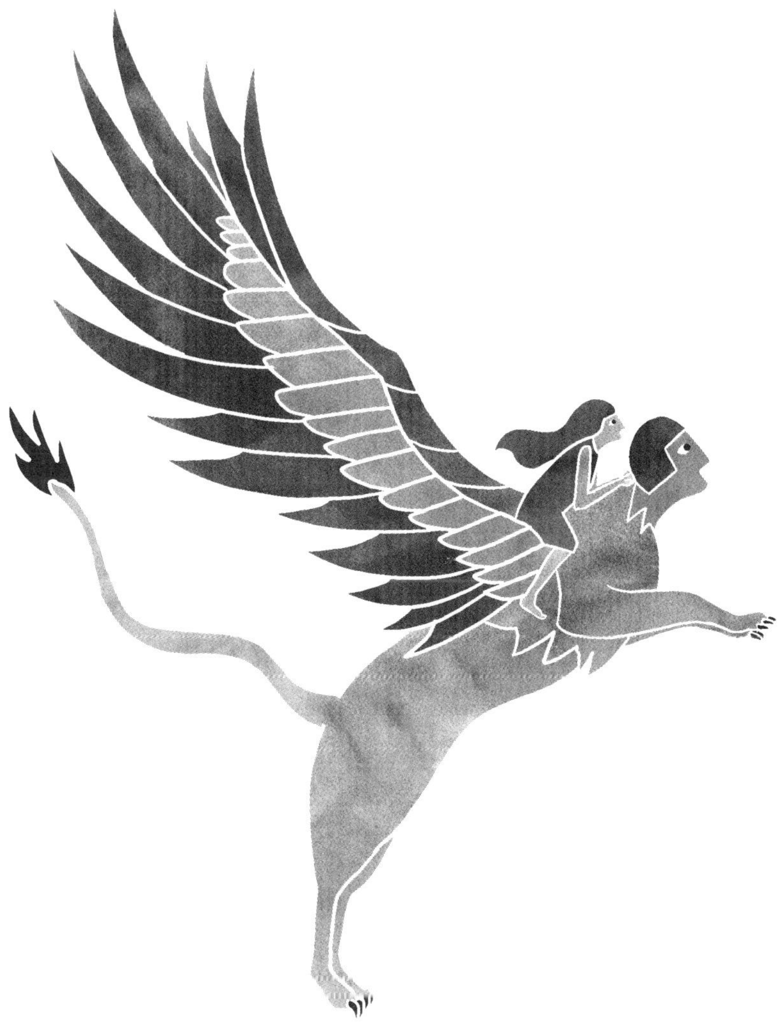

2.2 Einführung in das Skillstraining

WAS SIND SKILLS?

Zwei Ziele: kurzfristig und langfristig

Mit Skills können Sie zwei wichtige Ziele der Psychotherapie eigenständig ansteuern und umsetzen. Dabei wirken Skills sowohl kurzfristig als auch längerfristig.

Kurzfristige Skills

Mithilfe von Skills können Sie Ihr momentanes Denken, Ihre momentanen Gefühlszustände und Ihr momentanes Verhalten nach Ihren Wünschen verändern. Sie können Skills also anwenden, um alte automatische Muster des Denkens, Fühlens oder Verhaltens kurzfristig zu unterbrechen und durch zielführendes, also stimmigeres Verhalten zu ersetzen.

Beispiele

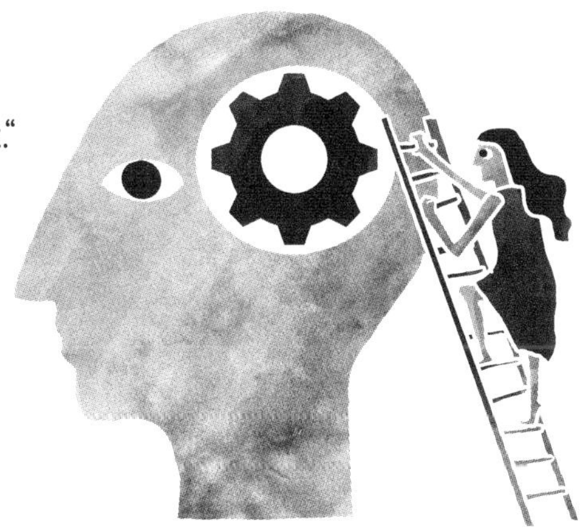

- Schritt 1: Nehmen Sie Ihre automatischen Gedanken wahr, z. B. „Andere werden über mich lachen. Ich bin verachtenswert."
- Schritt 2: Beschreiben Sie diese Gedanken, z. B. „Oh, eines meiner kleinen abwertenden Monster."
- Schritt 3: Wenden Sie einen Skill an, z. B. handeln Sie entgegengesetzt zur Scham.
- Schritt 4: Befragen Sie *Wise Mind* und setzen Sie Ihre Ziele in Handlungen um, z. B. „Ich gehe heute Abend auf eine Party."

oder:

- Schritt 1: Nehmen Sie Ihre automatischen Handlungsimpulse wahr, z. B. „Gleich greife ich meinen Freund an."
- Schritt 2: Beschreiben Sie diesen Handlungsimpuls. z. B. „Oh, meine Wut übernimmt gerade das Kommando."
- Schritt 3: Wenden Sie einen Skill an (STOP-Skill).
- Schritt 4: Befragen Sie *Wise Mind* und setzen Sie Ihre Ziele in Handlung um, z. B. „Ich sende ein Signal, indem ich den Raum verlasse."

Achtsamkeitsübungen helfen Ihnen,
Ihre automatischen Gedanken, Gefühle und Verhaltensmuster
zu beobachten, zu beschreiben und zu unterbrechen.
Wise Mind *führt Sie zu umsichtigen Entscheidungen.*

Langfristige Skills

Mithilfe von Skills können Sie eine wohlwollende und sorgsame Haltung gegenüber sich selbst und gegenüber der Welt entwickeln. Skills helfen Ihnen, emotional weniger verletzlich zu sein sowie Ihre Verbundenheit zur Welt und das Zusammenleben mit anderen zu verbessern. Sie können Skills auch nutzen, um einen besseren Zugang zu anderen zu finden, und eine gewisse Gelassenheit im Umgang mit Schwierigkeiten auszubilden. Mithilfe von Skills können Sie sich also Schritt für Schritt in die Richtung entwickeln, wie Sie eigentlich sein wollen.

Beispiele: Wenn Sie täglich 10 Minuten die *Wise-Mind*-Imaginationsübung machen, entwickeln Sie ein inneres Bild von liebevoller Güte, Mitgefühl, Freude und Gelassenheit sowie Verbundenheit mit der Welt. Der Skill ABC GESUND hilft Ihnen dabei, Ihre Empfindsamkeit für Emotionen zu verringern.

Die Umsetzung von Werten,
Achtsamkeit und zwischenmenschliche Kooperation
führen Sie zu einem sinnerfüllten Leben.

TEILNEHMENDE DER SKILLS-GRUPPE

Wenn Sie an einer DBT-Skills-Gruppe teilnehmen, treffen Sie auf andere Patientinnen, die ähnliche Erfahrungen wie Sie gemacht haben und ebenfalls unter Verhaltensmustern der Borderline-Störung oder der komplexen PTBS leiden. Das hat viele Vorteile und beinhaltet ein paar Herausforderungen.

Das Wichtigste vorweg

Für viele Betroffene ist es eine große Erleichterung, andere Menschen zu treffen, die Ähnliches erlebt haben und ähnlich denken und fühlen. Sehr schnell stellt sich ein Gefühl der Vertrautheit in der Gruppe ein. Man muss sich nicht immer rechtfertigen, und viele fühlen sich endlich einmal intuitiv verstanden. Manchmal beschreiben Betroffene diese Erfahrung als das erste Mal in ihrem Leben, dass sie das Gefühl haben, irgendwo dazuzugehören. Das kann sich sehr befreiend anfühlen, und in einigen Fällen entwickeln sich aus der Gruppe lebenslange Freundschaften. Die Kehrseite der Medaille ist, dass es sich manchmal so anfühlen kann, als sei die Gruppe der einzige wichtige Raum in Ihrem Leben. Manche fragen sich vielleicht, warum sie sich mit anderen Menschen oder Kollegen abgeben sollten, wenn es doch mit den anderen Betroffenen so viel einfacher ist.

Manchmal kann es in der Gruppe auch schwierig sein

Wie in allen anderen Gruppen kann es auch in Skills-Gruppen vorkommen, dass sich kleine Untergruppen bilden, oder dass einige Teilnehmende besser miteinander auskommen als andere. Und natürlich kann es auch vorkommen, dass es zu Streitigkeiten oder Meinungsverschiedenheiten kommt, oder dass sich einige Gruppenmitglieder ausgeschlossen fühlen. Wenn dies geschieht, können leicht alte Wunden aufbrechen – das altbekannte Gefühl, eine Außenseiterin zu sein, wird wieder aktiv.

Warum erwähnen wir das?

Es ist hilfreich, sich im Voraus sowohl auf die möglicherweise guten als auch die schwierigen Eigenarten einer Gruppe vorzubereiten. Es kann helfen, sich immer wieder ins Gedächtnis zu rufen, worum es in der Skills-Gruppe im Grunde genommen geht: **Die Skills-Gruppe ist eine Trainingsgruppe!** Die Teilnehmenden treffen sich, um neue Verhaltensweisen auszuprobieren, zu üben und Rückmeldung zu bekommen, wie sie bei anderen ankommen. Und alle Teilnehmerinnen sollten sich gegenseitig dabei unterstützen, die neuen Wege einzuschlagen und die alten Wege zu vermeiden. So wie man in einem Tanzkurs Tanzen lernen kann, auch wenn man nicht alle Kursteilnehmer mag, kann man in einer Skills-Gruppe lernen und üben, auch wenn man nicht immer alle Teilnehmenden mag.

Was ist zu tun, um die bestmögliche Erfahrung in der Gruppe zu machen?

Achten Sie auf Ihre eigene emotionale Anfälligkeit und Empfindlichkeit. Achten Sie auf unangemessen hohe Erwartungen an andere, auf Urteile und unkooperatives Verhalten Ihrerseits. Die Skills-Gruppe bietet eine wunderbare Gelegenheit, immer wieder zwischenmenschliche Fertigkeiten zu üben: Validieren, 6 Bs, die LIVE-Skills und viele andere. Beginnen Sie damit, über Ihre eigenen früheren Erfahrungen mit wichtigen Bezugspersonen und Gleichaltrigen nachzudenken, wie sich diese auf Sie ausgewirkt haben, mit welchen Erwartungen Sie in die Gruppe kommen und welche Stolpersteine auf Sie warten. Bearbeiten Sie das Arbeitsblatt 2.2 AB 2.

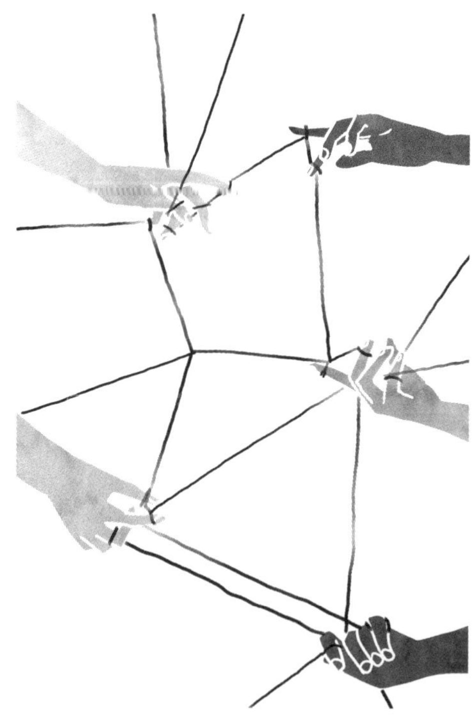

STOLPERSTEINE DER SKILLS-GRUPPE 1/2

In diesem Arbeitsblatt können Sie Ihre wichtigsten Erwartungen und Befürchtungen bezüglich der Skills-Gruppe aufschreiben. Es ist hilfreich, sich bereits zu Beginn der Gruppentherapie einige Gedanken darüber zu machen, was schieflaufen könnte. Besprechen Sie sie mit Ihrer Therapeutin – es sind mögliche Stolpersteine auf dem Weg zu einer erfolgreichen Therapie.

> Emotionale Unterstützung und Nähe

Wenn ich mich anderen Gruppenmitgliedern öffne und mich ihnen emotional nähere, dann könnten bei mir die folgenden Gedanken, Gefühle und Verhaltensmuster auftreten:

Gedanken	Gefühle	Verhalten

Wie kann ich mich dann trotzdem angemessen verhalten?

> Schwächen

Wenn andere Gruppenmitglieder bemerken, dass ich etwas nicht verstehe oder etwas falsch mache, dann könnten bei mir folgende Gedanken, Gefühle und Verhaltensmuster auftreten:

Gedanken	Gefühle	Verhalten

Wie kann ich mich dann trotzdem angemessen verhalten?

> Kritik und negative Gefühle

Wenn ich feststelle, dass andere Gruppenmitglieder, die mir wichtig sind, mich ausschließen, dann könnten bei mir folgende Gedanken, Gefühle und Verhaltensmuster auftreten:

Gedanken	Gefühle	Verhalten

Wie kann ich mich dann trotzdem angemessen verhalten?

STOLPERSTEINE DER SKILLS-GRUPPE 2/2

> Neid

Wenn ich feststelle, dass ein oder zwei Mitglieder der Gruppe klüger, hübscher oder erfolgreicher sind als ich, dann könnten folgende Gedanken, Gefühle und Verhaltensmuster in mir auftauchen:

Gedanken	Gefühle	Verhalten

Wie kann ich mich dann trotzdem angemessen verhalten?

> Eifersucht

Wenn ich merke, dass die Skills-Trainerin ein oder zwei andere Mitglieder der Gruppe zu bevorzugen scheint, dann könnten folgende Gedanken, Gefühle und Verhaltensmuster in mir auftauchen:

Gedanken	Gefühle	Verhalten

Wie kann ich mich dann trotzdem angemessen verhalten?

> Sonstiges

Gibt es andere problematische Situationen, die zu Stolpersteinen werden könnten?

Gedanken	Gefühle	Verhalten

Wie kann ich mich dann angemessen verhalten?

THERAPIEZIELE FESTLEGEN

Nur die, die ihr Ziel kennen, werden ihren Weg finden.

Laozi

Die meisten Menschen mit Borderline-Störung oder komplexer PTBS finden es zu Beginn der Therapie schwierig, ein konkretes Ziel für ihre Behandlung zu äußern. Vielen von ihnen geht es nicht gut. Viele haben Hoffnungen und Wünsche für sich selbst, wie „Es soll einfach besser werden." „Ich will nicht mehr unter meinen Emotionen leiden." „Ich will mehr Kraft, Mut und Energie, um dem Leben zu begegnen." „Ich will nicht so ängstlich und besorgt sein." „Ich möchte mich nicht mehr so einsam fühlen."

Das ist sehr verständlich. Wenn jemand starke Schmerzen hat, wünscht er sich auch nichts anderes, als dass die Schmerzen so schnell wie möglich nachlassen. Manche Schmerzpatientinnen wären sogar verärgert, wenn sie gefragt würden, welche Ziele sie sich im Leben setzen wollen – außer, diese Schmerzen endlich beenden zu können. Trotzdem möchten wir Sie bitten, sich bereits zu Beginn der Therapie auch mit Ihren positiven Zielen auseinanderzusetzen. Was soll sich Neues ergeben in Ihrem Leben? Auch wenn Sie sich zu Beginn der Therapie sehr belastet fühlen und vielleicht ganz andere Ängste und Sorgen haben, als sich Gedanken über Ihr zukünftiges Leben zu machen. Warum? Unsere Erfahrung und Forschungsergebnisse haben gezeigt, dass neben den „negativen" Zielen (also: „Was soll weniger werden?") gerade die „positiven" Ziele (also: „Was will ich erreichen?") sehr hilfreich sind für eine erfolgreiche Psychotherapie! Ihre Ziele sollten kleine Meilensteine auf dem Weg zu einem sinnerfüllten Leben sein. Ziele können Ihnen Orientierung und ein Gefühl von Selbstwirksamkeit geben. An diesen Zielen wird sich Ihre Therapie ausrichten.

„Wenn ich meine kleinen Ziele auf dem Weg kenne, wird es einfacher, den neuen Weg zu gehen."

Es hängt auch viel davon ab, wie Sie Ihre Ziele definieren:

SMART: Spezifisch – machbar und messbar – relevant für Ihre Werte – termingerecht

S	**Spezifisch:** Zunächst sollte Ihr Ziel spezifisch, also genau definiert werden. – Schlecht definiert: „Ich möchte nicht mehr so schüchtern sein." „Ich möchte mich nicht mehr an das Trauma erinnern." – Gut definiert: „Ich werde beim nächsten Eltern-Lehrer-Sprechtag Fragen stellen." „Ich möchte, dass die Intrusionen abnehmen."
M **A**	**Machbar und messbar:** Das Ziel muss machbar und messbar sein, ansonsten kann es schwierig einzuschätzen sein, ob Sie es erreicht haben. – Schlecht definiert: „Ich möchte besser schlafen und weniger Albträume haben." – Gut definiert: „Ich werde jeden Abend vor dem Zubettgehen Albtraumübungen machen."
R	**Relevant:** Es ist wichtig, dass Ihre Ziele für Ihre persönlichen Werte relevant sind, es sollten also Dinge sein, die Ihnen am Herzen liegen. – Schlecht definiert: „Ich möchte einen Vollzeitjob (obwohl mein Kind gerade mit der Schule begonnen hat und ich unbedingt Zeit für mein Kind haben möchte). Ich möchte nicht mehr aus dem Haus gehen müssen, obwohl mir soziale Anerkennung wichtig ist." – Gut definiert: „Zunächst möchte ich einen Teilzeitjob, weil ich nach der Schule für mein Kind sorgen möchte. Ich möchte eine soziale Arbeit ausüben, obwohl ich mich derzeit nicht aus dem Haus traue."
T	**Termingerecht:** Es ist wichtig, das Ziel innerhalb eines bestimmten Zeitrahmens zu erreichen – es muss realistisch und zeitnah machbar sein. – Schlecht definiert: „Ich möchte Führungsaufgaben übernehmen (ich bin derzeit arbeitslos)." – Gut definiert: „Ich werde den Umschulungskurs bis Ende August absolvieren."

THERAPIEZIELE FESTLEGEN

Versuchen Sie jetzt, Ihre Therapieziele aufzuschreiben. Orientieren Sie sich an der SMART-Methode.

> Erlebnis- und Verhaltensmuster

Ich möchte folgende Erlebens- oder Verhaltensmuster reduzieren:

	Spezifisch	Machbar	Messbar	Relevant	Termingerecht
Kurzfristig					
Am Ende der Therapie					

> Ziele

Ich möchte folgende Ziele verwirklichen:

	Spezifisch	Machbar	Messbar	Relevant	Termingerecht
Kurzfristig					
Am Ende der Therapie					

SMART

THERAPIE-AUFGABEN

Wir wissen, dass es schwierig ist, sich jeden Tag zu den Übungen aufzuraffen. Trotzdem ist dies ein wichtiger Baustein zum Erfolg der Therapie! Wir wissen, dass Sie Ihre Probleme nicht alle selbst verursacht haben, trotzdem haben nur Sie die Möglichkeit, diese zu lösen.
Oft ist es hilfreich, sich immer wieder vor Augen zu führen, weshalb Sie diese Therapie machen.

> Meine wichtigsten Ziele in dieser Therapie sind:

Therapie-Aufgaben für die Woche Nr. _______ vom __________ bis __________

> Thema:

Skill-Manual Seite: _______

> Spezielle Übungen:

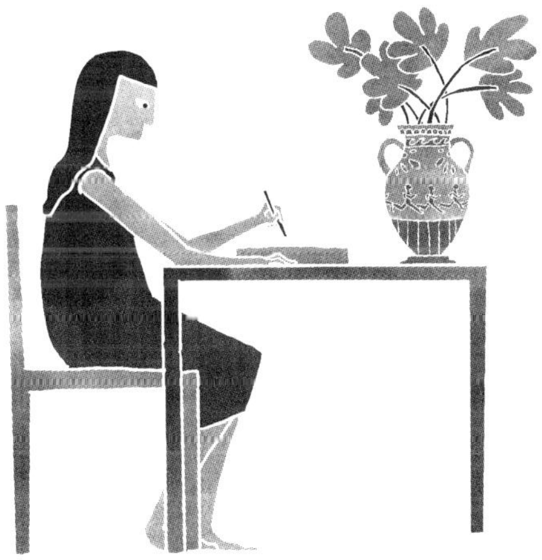

Unterschrift PatientIn

Unterschrift TherapeutIn

HAUSAUFGABEN NICHT GEMACHT?

Psychotherapie ist gezieltes emotionales Lernen in verdichteter Form

Das bedeutet, dass Psychotherapie Menschen befähigt, in relativ kurzer Zeit alte Denkmuster, inneres Erleben sowie ihr Verhalten zu verändern und durch neue Sichtweisen und neue Verhaltensmuster zu ersetzen. Traumatisierte Menschen sehen nicht nur die Welt als unberechenbar und gefährlich an, sondern häufig auch sich selbst als minderwertig, schlecht und verdorben oder gar gefährlich und böse. Es fällt ihnen schwer, anderen zu vertrauen und sich mit der Welt verbunden zu fühlen.
Die DBT wird Ihnen helfen, viele dieser alten, vertrauten Denk- und Verhaltensmuster zu hinterfragen und durch eine neue, wohlwollende, liebevollere Haltung gegenüber sich selbst und anderen zu ersetzen.

Wie kann dies funktionieren? Wie können Sie jahrelang geprägte und vielfach wiederholte Muster auflösen? Und wie können Sie neue Denk- und Verhaltensmuster entwickeln?

Sie werden dies bereits mit Ihrer Therapeutin besprochen haben: Unser Gehirn ist lernfähig. Wir können auch als Erwachsene lernen, Auto zu fahren, eine neue Sprache zu sprechen oder ein Instrument zu spielen. Natürlich erfordert all dies Übung. Das heißt, diese neuen Prozesse sind am Anfang ungewohnt, oft mühsam und auch anstrengend. Wenn wir das erste Mal Auto fahren, fühlen wir uns schier überfordert von all den Aufgaben, die gleichzeitig bewältigt werden müssen – und anschließend sind wir völlig erschöpft. Eine neue Sprache zu lernen ist anstrengend und anfangs gelingt es kaum, diese im Alltag anzuwenden. Und auch wenn wir ein neues Instrument lernen, so erfordert dies Mühe und oft klingt es zu Beginn ziemlich kläglich.
Aber je häufiger wir diese neuen Prozesse üben, desto rascher werden sie „automatisiert“: Nach einiger Zeit fahren wir wie selbstverständlich Auto, können nebenbei Radio hören und reagieren automatisch auf viele Signale. In der neuen Sprache beginnen wir uns zu unterhalten, und auch das Instrument klingt allmählich nach Musik – die Finger laufen wie selbstverständlich und es beginnt langsam, Freude zu machen.

Durch die Wiederholung – und nur durch die Wiederholung – beginnen wir, komplexe Prozesse zu automatisieren: Das Gehirn knüpft neue neuronale Netze. Damit verbrauchen wir weniger Energie, und dadurch werden neue Prozesse allmählich alltäglich und selbstverständlich.
Auch Psychotherapie funktioniert auf diese Weise: Alte, automatisch ablaufende Prozesse können blockiert werden, und neue können erlernt werden. Entscheidend dabei ist, dass Sie regelmäßig üben. Nur durch Üben und Wiederholen lernt das Gehirn, dass die alten Abläufe nicht mehr gebraucht werden, und neue Vorgehensweisen können sich automatisieren.

Psychotherapie ohne eigenständige Übungen ist wie Fahrschule ohne Autofahren

Erfolgreiche DBT erfordert etwa 30 Minuten eigenständige Übung pro Tag. Ihre Therapeutin wird Sie entsprechend ermutigen, außerdem können Sie diese Übungen in der Tagebuchkarte dokumentieren. Natürlich funktioniert das nicht immer. Dies geht allen Menschen so. Natürlich haben wir immer gute Absichten, aber es kommt vor, dass wir uns nicht so verhalten, wie wir es von uns selbst erwarten, oder wie wir es eigentlich sollten. Dies geschieht häufig, und kann jedem passieren.

In einem ersten Schritt ist es dann wichtig, anzuerkennen und zu akzeptieren, dass ein Entschluss noch nicht bedeutet, dass wir uns auch entsprechend verhalten. Wir sollten also Fehler oder Versäumnisse als Chance für weiteres Lernen und weiteres Üben sehen („Limonade aus Zitronen machen“).

In einem zweiten Schritt ist es sinnvoll, herauszufinden, was eigentlich schiefgelaufen ist oder was uns im Weg stand, damit wir es beim nächsten Mal besser machen können.

Sie könnten dieses Arbeitsblatt verwenden, um zu verstehen, wie und warum Sie sich nicht so verhalten haben, wie Sie es sich eigentlich vorgenommen hatten oder wie es von Ihnen erwartet wurde.

HAUSAUFGABEN NICHT GEMACHT? 2/2

Vielleicht beginnen Sie diese Analyse mit einer ***Wise-Mind*-Imaginationsübung?**

Fragen Sie sich dann selbst:

1. Was habe ich versäumt zu üben?

2. Wusste ich, was ich üben sollte, hatte ich die Aufgabe verstanden?

☐ **Ja** → gehen Sie zu **3.** ☐ **Nein** ↓

Falls nein: Warum habe ich die Aufgabe nicht verstanden?
(z. B. nicht aufgepasst; Notizen verloren; unklare Anweisungen; dissoziiert …)

Problemlösung: Was kann ich tun, um die Aufgabe beim nächsten Mal zu verstehen?
(z. B. antidissoziative Skills einsetzen, nachfragen …)

3. Habe ich überhaupt daran gedacht, die Aufgaben zu machen?

☐ **Ja** → gehen Sie zu **4.** ☐ **Nein** ↓

Falls nein: *Hatte ich mir einen Vermerk gemacht, einen Wecker gestellt oder Ähnliches? Oder hatte ich mich darauf verlassen, dass mir das schon einfällt?*

Problemlösung: *Was kann ich tun, um mich beim nächsten Mal zu erinnern?*
(z. B. Eintrag in Kalender; Wecker stellen; jemanden bitten, anzurufen …)

4. Wollte ich die Aufgaben machen?

☐ **Ja** → gehen Sie zu **5.** ☐ **Nein** ↓

Falls nein: *Was stand meiner inneren Bereitschaft im Weg, die Hausaufgaben zu machen?*
(z. B. Eigensinn; Unzulänglichkeitsgefühle; andere kleine Monster …)

Problemlösung: *Was kann ich tun, um meine innere Bereitschaft zu erhöhen?*
(z. B. an den neuen Weg denken; *Wise Mind* aktivieren; radikale Akzeptanz üben; entgegengesetzt handeln …)
Unter welchen Bedingungen würde ich es wirklich tun wollen?
Versuchen Sie zu beschreiben, wie Sie sich selbst davon überzeugen könnten, es wirklich zu wollen!

5. Gab es sonstige Gründe?

Problemlösung:

MEINE THERAPIE-GESCHICHTE

Wie schreiben Sie Ihre Therapie-Geschichte?

Sie haben gemeinsam mit Ihrer Therapeutin und in der Skills-Gruppe in den letzten Monaten hart gearbeitet. Nun, da sich die Therapie dem Ende zuneigt, ist es Zeit, sich noch einmal zurückzuerinnern und sich zu ermutigen. Sie können das, was Sie in der Therapie erarbeitet und gewonnen haben, auch langfristig für sich nutzen. Ihre Therapeutin wird Ihnen vorschlagen, dies in drei Schritten zu tun:

1. **Schreiben Sie einen Brief an sich selbst.**
   Nehmen Sie Kontakt auf zu *Wise Mind*, also zu Ihrem wohlwollenden Selbst.
   Und schreiben Sie diesen Brief an sich persönlich. Also etwa:
   „Liebe Luise, du bist nun nach zwölf Monaten Therapie am Ende angelangt, das ist einerseits traurig, andererseits hast du eine ganze Menge erreicht. Weißt du noch ...“
2. **Lesen Sie sich selbst diesen Brief laut vor.**
3. **Bringen Sie diesen Brief mit in die Therapiestunde oder in die Skills-Gruppe und lesen Sie ihn laut vor.**

Hilfreiche Fragen für die Therapie-Geschichte

(Sie müssen nicht alle Fragen beantworten – vielleicht finden Sie andere Dinge viel wichtiger ...)

- *Was habe ich im Laufe der Therapie über BPD oder die komplexe PTBS oder andere Symptome gelernt?*
- *Was war schwierig, was hat mir geholfen?*
- *Was waren meine wichtigsten problematischen Gedanken, Bewertungen und Überzeugungen? Was waren die Hindernisse, kleinen Monster und die Ruhepole?*
- *Welche kleinen Monster sind heute noch aktiv und wie gehe ich mit ihnen um?*
- *Was habe ich über meine Werte, Lebensmottos oder Wünsche gelernt?*
- *Welche Ziele habe ich bereits umgesetzt?*
- *Welche Ziele möchte ich in den nächsten sechs Monaten umsetzen?*
- *Was bzw. welche Ereignisse könnten bei mir in der Zukunft zu weiteren Krisen führen?*
- *Was kann ich in Bezug auf künftige Krisen vorbeugend bzw. bei deren Eintreten tun?*
- *Gibt es andere Dinge, die ich in der Therapie gelernt habe und an die ich mich erinnern möchte?*
- *Was hat mir in der Therapie am meisten geholfen?*
- *Was möchte ich den Mitgliedern der Skills-Gruppe noch mitteilen?*
- *Welchen guten Rat würde ich mir gerne selber auf den Weg geben?*

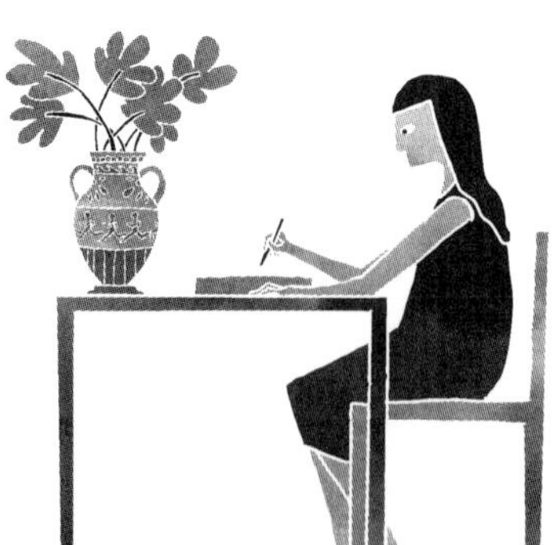

BEHANDLUNGSVERTRAG FÜR DBT-SKILLS-GRUPPEN

Sie haben sich entschieden, an einer DBT-Skills-Gruppe teilzunehmen.
Diese Skills-Gruppe wurde speziell für die Bedürfnisse von Menschen mit Borderline-Störung oder komplexer PTBS entwickelt und arbeitet nach den Grundlagen der Dialektisch-Behavioralen Therapie (DBT).
Im Grunde geht es darum, Ihnen einige Werkzeuge zu vermitteln, um ein sinnerfülltes Leben zu gestalten, das Ihren Vorstellungen entspricht und auch die Menschen in Ihrer Umgebung berücksichtigt.
In vielen wissenschaftlichen Studien konnte gezeigt werden, dass die meisten Teilnehmerinnen von Skills-Gruppen profitieren: Sie können lernen, mit ihren Gefühlen und mit Stress besser umzugehen, das Zusammenleben mit anderen wird einfacher, und die grundlegenden Einstellungen zu sich selbst und der Welt können friedvoller und wohlwollender werden.
Um Ihnen und allen Beteiligten einen möglichst angenehmen und erfolgreichen Verlauf zu ermöglichen, haben wir einige Prinzipien und Regeln entwickelt, an die wir uns gemeinsam halten.
Wir bitten Sie sowie alle Teilnehmerinnen, diese durchzulesen und zu unterschreiben. Falls Sie Fragen haben, wenden Sie sich bitte an Ihre Therapeutin.

Grundlegende Prinzipien

- Alle Teilnehmerinnen, auch die Skillstrainerinnen, verpflichten sich, sich gegenseitig zu unterstützen, ihre jeweiligen Therapieziele zu erreichen, und ein sinnerfülltes Leben zu gestalten.
- Wir behandeln uns gegenseitig freundlich, mitfühlend, unterstützend und rücksichtsvoll und verleiten einander nicht zu problematischen Verhaltensmustern. Intrigen, Ausgrenzungen und Abfälligkeiten, wie Sie es vielleicht in Ihrem bisherigen Leben erlebt haben, haben in der Skills-Gruppe keinen Platz.
- Verhaltensweisen anderer Personen (von Trainerinnen wie Teilnehmerinnen), die von Ihnen als störend empfunden werden, sollten Sie möglichst freundlich und direkt an die jeweils Betreffenden zurückmelden und nicht über Dritte (oder in anderer Form indirekt) kommuniziert werden.
- Insbesondere in sozialen Netzwerken (wie z. B. Facebook etc.) darf unter keinen Umständen abwertende Kommunikation über Teilnehmerinnen, die Therapie oder Therapeutinnen stattfinden. Diese Form des Cybermobbings halten wir für a) unsozial und b) therapiestörend und werden gegebenenfalls Konsequenzen ziehen. Auf keinen Fall dürfen persönliche Informationen über Teilnehmerinnen ohne deren Zustimmung (online) öffentlich gemacht werden.
- Wir bemühen uns, gute Lernvoraussetzungen in der Gruppe zu schaffen (z. B. Streitereien oder enge Beziehungen mit anderen Teilnehmerinnen, die die Situation komplex machen, zu vermeiden).
- Jede Teilnehmerin versucht, sich aktiv einzubringen.
- Wir versuchen, wann immer es passt, die Inhalte der Skills-Gruppe auch auf den Umgang untereinander, innerhalb der Skills-Gruppe anzuwenden.
- Alle Teilnehmerinnen verpflichten sich, zu versuchen, die jeweiligen Therapieaufgaben zu machen, und die erlernten Skills auch im eigenen sozialen Umfeld umzusetzen.
- Keine Teilnehmerin der Skills-Gruppe wird einen Suizidversuch unternehmen. Diese Vereinbarung gilt für den gesamten Verlauf der Skills-Gruppe und drei Monate nach deren Beendigung. Sollte es im Verlaufe der Therapie zu einer Zunahme von Suizidgedanken kommen, besprechen Sie dies bitte mit Ihrer Therapeutin und *nicht mit den Mitpatientinnen.*

BEHANDLUNGSVERTRAG FÜR DBT-SKILLS-GRUPPEN

Regeln

- **Non-Suizid-Vereinbarung:**
  Falls Sie von einem Gruppenmitglied erfahren, dass es ernsthafte Suizidabsichten hegt, so sind Sie verpflichtet, dies unverzüglich dem therapeutischen Team mitzuteilen.
- **Klarer Kopf:**
  Drogen, Alkohol oder unverordnete Medikamente dürfen nicht mitgebracht werden oder vor der Skills-Gruppe konsumiert werden. Wenn Sie mitbekommen, dass jemand damit Schwierigkeiten hat oder Ihnen Alkohol/Drogen anbietet, müssen Sie dies unverzüglich an ein Mitglied Ihres Behandlungsteams weitergeben.
- **Pünktlichkeit und regelmäßige Teilnahme:**
  Wenn Sie sich für einen Gruppentermin entschuldigen möchten, tun Sie dies bitte rechtzeitig, also **spätestens 24 Stunden vor dem Termin**. Wenn Sie unentschuldigt fehlen, findet ein klärendes Gespräch mit den Skills-Trainerinnen statt.
  Ebenso findet ein klärendes Gespräch statt, wenn Sie mehr als dreimal im Quartal (d. h. in 3 Monaten) fehlen – unabhängig, ob entschuldigt oder unentschuldigt.
- **Schweigepflicht:**
  Was in der Skills-Gruppe gesagt wird, muss auch in der Gruppe bleiben bzw. darf nicht nach außen gebracht werden. Dies betrifft insbesondere auch Filmaufnahmen und Mitschnitte oder fremde Teilnehmende bei Online-Sitzungen.
- **Consultation-Team:**
  Die Skills-Trainerinnen tauschen sich mit einer definierten kleinen Gruppe von therapeutischen Kolleginnen aus, um sich gegenseitig zu unterstützen und zu beraten. Die Teilnehmerinnen haben das Recht, zu erfahren, wer die Mitglieder des Consultation-Teams oder gegebenenfalls die Supervisoren sind.
- **Bei hoher Anspannung oder Dissoziation während der Skills-Gruppe:**
  1. Kommunizieren Sie, dass es Ihnen gerade nicht gut geht.
  2. Probieren Sie Skills während der Skills-Gruppe aus, um in der Gruppe bleiben zu können (z. B. kurz aufstehen, am Fenster stehen, Igelball holen, Chilischoten kauen).
  3. Wenn es überhaupt nicht geht: Verlassen Sie das Zimmer für ein paar Minuten.
     Wichtig: Geben sie bitte an, **was** Sie unternehmen werden (welchen Skill, z. B. „An die frische Luft gehen", „Hirn-Flickflack" usw.), und teilen Sie mit, **wann** Sie wieder zurückkommen.
     Falls Sie nach Hause gehen wollen, teilen Sie dies den Gruppenleiterinnen mit.
     Es geht natürlich um Ihre Sicherheit, aber auch darum, dass Sie niemanden in Sorge versetzen.

BEHANDLUNGSVERTRAG FÜR DBT-SKILLS-GRUPPEN

Zusätzliche Vereinbarungen:

Gegebenenfalls Umgang mit Video-Aufnahmen; Umgang mit Chat-Gruppen

Die Mitglieder des therapeutischen Teams stimmen dem Folgenden zu:

- Wir unternehmen jede sinnvolle Anstrengung, um eine kompetente und effektive Psychotherapie durchzuführen. Wir halten die festgesetzten ethischen und beruflichen Richtlinien ein. Wir wahren die Integrität der Rechte der Teilnehmerinnen und wir halten uns an die Schweigepflicht.
- Wir gehen mit unseren persönlichen Grenzen offen um. Wir holen uns Rat und Unterstützung, wann immer es notwendig ist.

Ich habe mich mit allen Punkten dieser Skills-Gruppen-Vereinbarung vertraut gemacht und stimme den oben genannten Prinzipien und Regeln zu.

Ort / Datum

Unterschrift Patientin

Skills-Trainerin 1

Skills-Trainerin 2

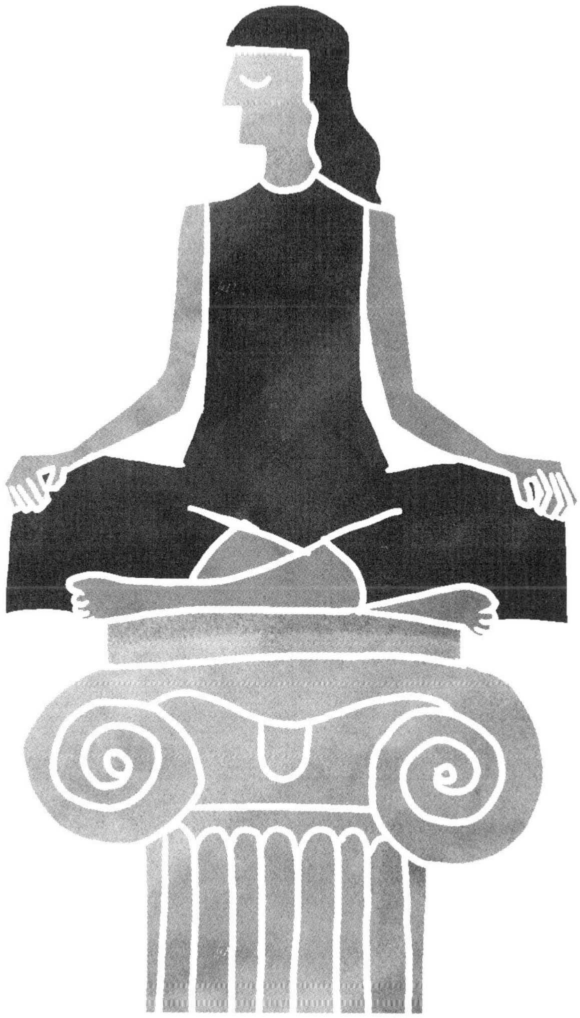

2.3 Achtsamkeit

ACHTSAMKEIT
IST DIE MUTTER ALLER SKILLS

Skills dienen zwei Zielen

1. **Kurzfristig:** Skills eignen sich dazu, Ihr momentanes Denken, Ihren momentanen Gefühlszustand und Ihr momentanes Verhalten nach Ihrem Wunsch zu verändern. Sie können Skills also kurzfristig anwenden, um automatische Muster des Wahrnehmens, Fühlens oder Verhaltens zu ersetzen.
2. **Langfristig:** Skills eignen sich auch dazu, Ihre geistige Haltung zu sich selbst und gegenüber der Welt zu verändern. Skills helfen Ihnen, Ihre emotionale Verletzlichkeit zu reduzieren, Ihre soziale Verbundenheit und Ihr Zusammenleben mit anderen zu verbessern. Sie können Skills nutzen, um einen Sinn für Lebensweisheit und ein gesundes Selbstgefühl zu entwickeln. Und um sich Schritt für Schritt in die Richtung zu entwickeln, wie Sie eigentlich sein wollen.

Sie können Skills nutzen, um mit sich selbst zu kommunizieren.

Beispiele für kurzfristige Skills

- → Schritt 1: Nehmen Sie Ihre automatischen Gedankengänge wahr. („Andere werden über mich lachen. Ich bin verachtenswert.")
- → Schritt 2: Beschreiben Sie diese Gedanken. („Oh, eines meiner kleinen Monster!")
- → Schritt 3: Wenden Sie einen Skill an. (Handeln Sie entgegengesetzt zur Scham.)
- → Schritt 4: Befragen Sie *Wise Mind* und setzen Sie Ihre Ziele in Handlungen um. („Ich gehe heute Abend auf eine Party.")

oder:

- → Schritt 1: Nehmen Sie Ihre automatischen Handlungsimpulse wahr. („Gleich greife ich meinen Freund an.")
- → Schritt 2: Beschreiben Sie diesen Handlungsimpuls. („Oh, meine Wut übernimmt gerade das Kommando.")
- → Schritt 3: Wenden Sie einen Skill an. (STOP-Skill)
- → Schritt 4: Befragen Sie *Wise Mind* und setzen Sie Ihre Ziele in Handlung um. („Ich sende ein Signal, indem ich den Raum verlasse.")

Achtsamkeitsübungen helfen Ihnen, Ihre automatischen Gedanken, Gefühle und Verhaltensmuster zu beobachten und zu beschreiben. Achtsamkeit führt Sie zu vernünftigen Entscheidungen.

Beispiele für langfristige Skills

- Das tägliche Üben der *Wise-Mind*-Achtsamkeitsübung für zehn Minuten schafft ein geistiges Bild von liebevoller Güte, Mitgefühl, Freude und Gelassenheit sowie Verbundenheit mit der Welt.
- Der Skill „ABC Gesund" hilft Ihnen, Ihre Empfindsamkeit für Emotionen zu verringern.

Achtsamkeit führt Sie zu einem sinnerfüllten Leben.

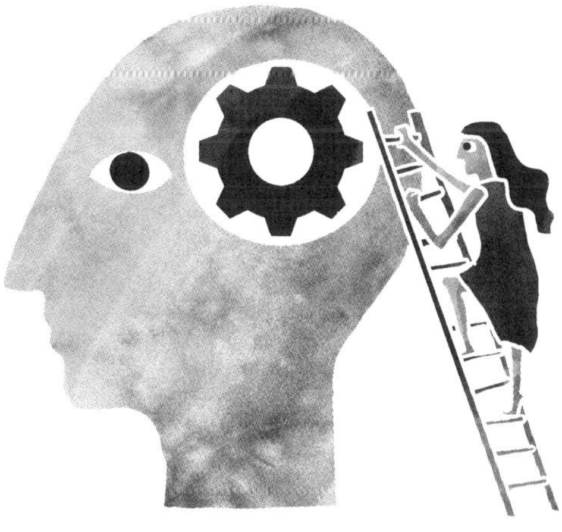

VORTEILE VON ACHTSAMKEIT

Das wahre Leben lernen wir nur im Hier und Jetzt kennen.
Die Vergangenheit ist bereits vorbei, die Zukunft hat noch nicht begonnen.
Nur im gegenwärtigen Augenblick können wir das Leben wirklich berühren.

Thich Nhat Hanh

Achtsamkeit ist im Buddhismus verwurzelt. Aber alle Religionen nutzen Achtsamkeitspraktiken. Auch die moderne Psychotherapie nutzt Achtsamkeit, um die Wahrnehmung der eigenen Emotionen zu verbessern, Abstand zu automatischen Verhaltensweisen zu entwickeln und eine akzeptierende, wertschätzende und verbundene Einstellung zu sich und der Welt zu pflegen. Achtsamkeit ist das fortwährende annehmende Beobachten des Stroms innerer und äußerer Wahrnehmungen.

Warum Sie Achtsamkeit üben sollten:

- Sie lernen, Ihre Gefühle, Gedanken und Ihren Körper, aber auch die Welt und andere Menschen klarer zu erkennen und den Einfluss der Vergangenheit sowie die Angst vor der Zukunft zu mildern.
- Sie werden inneren Abstand gewinnen zu unangenehmen Erinnerungen, Gefühlen und Gedanken, ohne leugnen zu müssen, dass diese existieren.
- Es wird einfacher werden, im gegenwärtigen Moment zu leben.
- Es wird einfacher, den Unterschied zwischen vergangenen Ereignissen und der Gegenwart zu erkennen.
- Sie lernen, auch in schwierigen Momenten eine annehmende, nicht bewertende Haltung einzunehmen.
- Sie lernen, eine freundliche, wertschätzende, mitfühlende und unterstützende Haltung zu sich selbst und anderen gegenüber einzunehmen.
- Es wird Ihnen leichter fallen, Ihre Verbundenheit mit anderen Menschen und mit der Welt zu erkennen.

Die meisten Menschen mit Borderline-Störungen oder komplexer PTBS versuchen, Gefühle, Gedanken und Erinnerungen an zwischenmenschliche traumatische Ereignisse so weit wie möglich zu vermeiden oder abzuschalten. Die Folge ist, dass das Gehirn nicht lernt, dass dieses Geschehen der Vergangenheit angehört, dass die Welt heute eine andere sein kann.

Viele Patientinnen haben Schwierigkeiten, anderen oder sogar sich selbst zu vertrauen. Sie fühlen sich von sich selbst und von anderen abgegrenzt. Die Selbstbezogenheit führt zu Entfremdung und Einsamkeit. Es entsteht ein Teufelskreis.

Es ist hilfreich, eine offen annehmende Haltung einzunehmen. So können Sie lernen, die eigenen Gefühle und Gedanken zu beobachten, ohne eingreifen zu müssen. So, als ob Sie ein fließendes Gewässer betrachten und beobachten, wie sich der Strom verändert. Sie sehen das wilde Wasser und Sie verleugnen es nicht, aber Sie werden nicht darin untergehen.

- Die Übungen der sieben Diamanten der Achtsamkeit helfen, eine freundliche, mitfühlende, freudige und gelassene Haltung sich selbst und anderen gegenüber zu entwickeln.
- Die Übungen der sieben Diamanten der Achtsamkeit helfen, Ihre Stimmungen, Gedanken und Handlungsabsichten bewusst wahrzunehmen, zu beschreiben und zu handhaben.

DER RING DER ACHTSAMKEIT

Achtsamkeit ist das Wunder, das unseren zerstreuten Geist blitzschnell zurückrufen kann und ihn zur Gesamtheit zurückführt, sodass wir jede Minute des Lebens erleben.

Thich Nhat Hanh

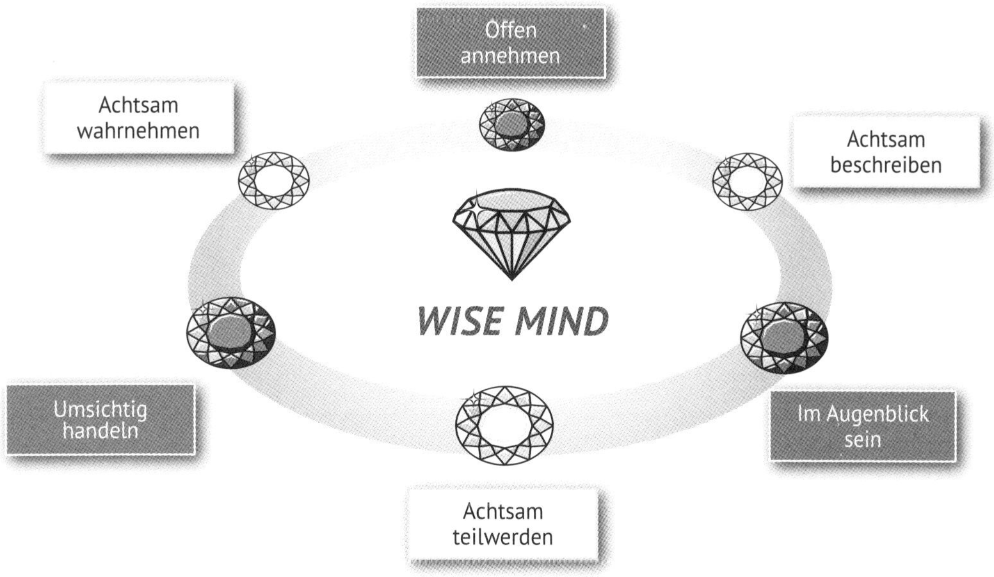

Der Ring der Achtsamkeit enthält sieben Diamanten, wobei sechs Diamanten den siebten in der Mitte umgeben. Diese Diamanten symbolisieren die sieben Dimensionen der Achtsamkeit:

- Die drei hellen Diamanten symbolisieren mentale Übungen.
- Die drei dunklen Diamanten symbolisieren die geistige Haltung.
- Der siebte Diamant schwebt in der Mitte und symbolisiert die geistige Verbindung zu sich selbst und zu den Dingen der Welt.

Sie können die Diamanten zum Leuchten zu bringen, also die Kräfte der Achtsamkeit entfalten, indem Sie die entsprechenden Übungen durchführen. Die Übungen beziehen sich jeweils einerseits auf Ihre eigene psychische Welt (also auf das Innen) und andererseits auf die Dinge um Sie herum (also auf das Außen).

Wie üben Sie Achtsamkeit?

Achtsamkeit stellt sich nicht von selbst ein und das ist auch gut so. Denn so können Sie einiges dafür tun, um Achtsamkeit zu erlangen. Achtsamkeit kann und muss auch geübt werden. Dazu gibt es vier Möglichkeiten:

- **Geführte Meditation** können Sie üben, indem Sie Texte hören, die Ihnen Ihre Therapeutin auf einen MP3-Player gesprochen hat. Oder Sie besorgen sich entsprechende Tonaufnahmen oder Apps.
- **Eigenständige Meditation** können Sie üben, indem Sie während eines klaren Zeitrahmens still und aufrecht sitzen und all Ihre Aufmerksamkeit auf eine einzige Sache – etwa Ihre Atmung – richten. Man kann einen Einführungskurs in einem Zen-Kloster besuchen oder Sie fragen Ihre Therapeutin.
- **Gezielte praktische Übungen**: Am besten nehmen Sie sich regelmäßig Zeit zum Üben und tragen Ihre Erfolge auf dem Achtsamkeits-Wochenprotokoll ein.
- **Gelegenheiten im Alltag:** Am schwierigsten sind Übungen, die man immer dann machen kann, wenn einem der Alltag die Möglichkeit dazu schenkt. Hier heißt es, aufmerksam zu sein und gemeinsam mit der Therapeutin immer wieder nach Gelegenheiten Ausschau zu halten.

ACHTSAM WAHRNEHMEN

Was bedeutet achtsam wahrnehmen?

- Achtsam wahrnehmen bedeutet, sich auf den gegenwärtigen Augenblick einzulassen. Das schließt die Welt um Sie herum und Ihr Innenleben mit all seinen Emotionen und Gedanken ein.
- Es bedeutet, dem, was Sie erleben, Aufmerksamkeit zu schenken, ohne es zu beurteilen oder darauf zu reagieren. Beobachten Sie, wie Ihre Emotionen und Gedanken kommen und gehen. Verdrängen Sie sie nicht und halten Sie sich nicht mit Ihnen auf.
- Nehmen Sie andere Menschen und die Welt um Sie herum wahr. Unterscheiden Sie zwischen Ihrer Beobachtung und Interpretation. Achten Sie auf Ihre Wahrnehmungen, ohne von diesen eingenommen zu werden.

Wenn Sie Ihre Aufmerksamkeit **nach außen** richten, nehmen Sie wahr, was Ihre Sinne Ihnen liefern. Schenken Sie allen Sinnen Aufmerksamkeit: Sehen, Hören, Riechen, Tasten, Schmecken.
Wenn Sie Ihre Aufmerksamkeit **nach innen** richten, erfassen Sie Ihre Gedanken, Gefühle und Körperempfindungen. Nehmen Sie wahr, welche Gedanken auftauchen und wie sich diese verändern. Halten Sie nicht an einzelnen Gedanken fest. Gedanken tauchen auf, verändern sich und vergehen wie ein Fluss, in dem das Wasser manchmal rauscht und dann wieder ruhig fließt. Achten Sie auf jede Emotion: Wo fühlen Sie sie in Ihrem Körper? Spüren Sie, wie sie intensiv wird und dann wieder verschwindet, wie eine Welle im Ozean.
Beginnen Sie mit Wahrnehmungsübungen, die nach außen gerichtet sind.
Wenn Sie beginnen, Ihre Aufmerksamkeit nach innen zu richten, nehmen Sie sich dafür Zeit und üben Sie Schritt für Schritt.

Übungen für achtsame Wahrnehmung

> Äußerlich: Das Orchester der Welt	> Äußerlich: Umhüllungen
> Äußerlich: Durch die Röhre schauen	> Innerlich: Den Atem beobachten
> Äußerlich: Der Kräutergarten	> Innerlich: Bedürfnisse beobachten
> Äußerlich: Kostproben der Welt	> Innerlich: Bodyscan
> Äußerlich: Sich berühren lassen	

> Das Orchester der Welt (achtsam hören)

Nehmen Sie sich fünf Minuten Zeit. Stellen Sie sich einen Wecker. Egal, wo Sie gerade sind, konzentrieren Sie sich auf die Geräusche, die an Ihr Ohr herangetragen werden. Achten Sie auf die Unterschiede und auf die feinen Nuancen zwischen den Klängen. Lauschen Sie, als ob dies eine neue, nie gehörte Musik wäre, die ausschließlich für Sie gespielt wird. Und das nur ein einziges Mal im Leben, genau jetzt. Und nur für Sie. Versäumen Sie keinen Moment. Entstehen dabei Gedanken, kehren Sie mit Ihrer Aufmerksamkeit zurück zum Hören.

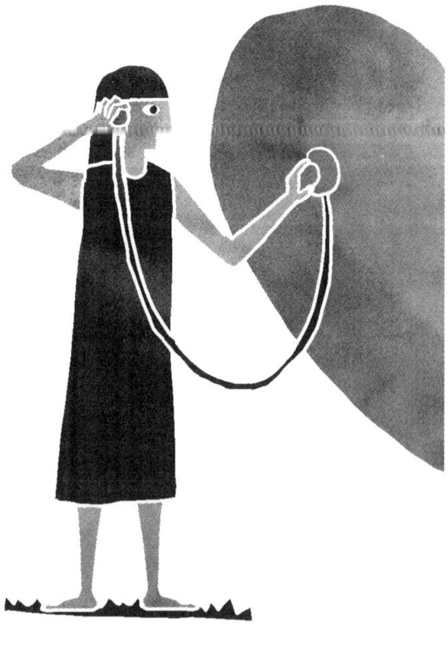

ACHTSAM WAHRNEHMEN

> Umhüllungen (achtsam spüren)

Schließen Sie für einen Moment die Augen. Achten Sie dann darauf, an welchen Stellen Ihre Kleidung Sie umhüllt. Achten Sie auf die Übergänge an den Armen, an den Füßen. Spüren Sie, wo Ihr T-Shirt oder Ihre Bluse Ihre Haut berührt, wie sich der Stoff anfühlt. Spüren Sie, wie sich Ihre Strümpfe, Strumpfhosen oder der Boden unter Ihnen anfühlen, wo Ihre Füße berührt werden und wo nicht. Fühlen Sie den Stoff Ihres Rockes oder Ihrer Hose. Versuchen Sie, sich etwa fünf Minuten darauf zu konzentrieren. Wann immer Gedanken und Gefühle kommen, heißen Sie sie willkommen und lassen sie wieder ziehen.

> Sich berühren lassen (achtsam spüren)

Diese Übung ist schwierig, aber sehr hilfreich und auch heilend. Suchen Sie eine vertraute, zuverlässige, liebevolle Person. Ziehen Sie Sportkleidung an, die Ihnen die Beine und die Arme frei lässt. Legen Sie sich auf den Bauch und bitten Sie Ihre vertraute Person, Sie sachte zu berühren. Ihre vertraute Person kann mit einem Stift oder einem Tuch beginnen und dann schließlich mit den Händen fortfahren. Die Berührungen sollen klar und präzise sein, nicht streichelnd. Richten Sie Ihre gesamte Aufmerksamkeit auf diese Berührung. Bleiben Sie dabei. Diese Übung sollte nicht länger als zehn Minuten dauern. Wann immer Gedanken und Gefühle kommen, heißen Sie sie willkommen und lassen sie wieder ziehen. Nach den zehn Minuten können Sie gerne tauschen.

> Durch die Röhre schauen (achtsam sehen)

Was sehen Sie in Ihrer unmittelbaren Umgebung? Nehmen Sie sich fünf Minuten Zeit, um das herauszufinden. Wo auch immer Sie gerade sind, formen Sie Ihre Hände zu einer Röhre und blicken Sie hindurch. Betrachten Sie diesen einen Ausschnitt mit einem Staunen, so, als ob Sie Ihre Umgebung noch nie gesehen hätten. Welche Formen nehmen Sie wahr? Welche Farben? Betrachten Sie die unterschiedlichen Farbtöne genau. Wandern Sie mit der Röhre langsam – sehr langsam – nach rechts. Wenn Bewertungen durch Ihren Kopf streifen, nehmen Sie diese wahr und kehren Sie zurück zu Ihrer Betrachtung. Die Dinge sind weder schön noch hässlich, sie sind, wie sie sind. Mit all ihren Unterschieden in Farbe und Form.

> Den Atem beobachten (achtsam atmen)

„Wenn wir einatmen, tritt die Luft in unsere innere Welt ein, wenn wir ausatmen, geht die Luft in die äußere Welt. Die innere Welt ist ohne Grenzen, und auch die äußere Welt ist ohne Grenzen. Wir sagen ‚innere Welt' oder ‚äußere Welt', aber in Wirklichkeit gibt es einfach nur eine ganze Welt. In dieser grenzenlosen Welt ist unsere Kehle wie eine Schwingtür. Die Luft kommt herein und geht hinaus, wie jemand, der durch eine Schwingtür tritt."* Nehmen Sie sich fünf oder zehn Minuten Zeit, stellen Sie sich den Wecker, nehmen Sie eine achtsame Sitzhaltung ein und beobachten Sie Ihren Atem – sonst nichts. Wann immer Gedanken kommen, lassen Sie sie gehen und wenden Sie Ihre Aufmerksamkeit wieder dem Atem zu.

**Suzuki, 2016*

> Der Kräutergarten (achtsam riechen)

Konzentrieren Sie sich fünf Minuten lang ganz auf Ihren Geruchssinn. Nehmen Sie sich drei verschiedene Küchenkräuter und legen Sie diese vor sich auf den Tisch. Schließen Sie wenn möglich die Augen. Riechen Sie an jedem einzelnen Kräuterblatt. Nehmen Sie den Geruch ganz auf, kehren Sie immer wieder zu den Gerüchen zurück. Diese Übung können Sie auch unterwegs machen: Auf freiem Feld können Sie den Geruch von frisch geschnittenem Gras wahrnehmen; auf dem Wochenmarkt die unterschiedlichen Düfte der Früchte, Blumen und Gemüsesorten. In einer Parfümerie können Sie sich drei verschiedene Duftproben geben lassen.

ACHTSAM WAHRNEHMEN

> Kostproben der Welt (achtsam schmecken)

Kochen Sie sich Ihren Lieblingstee, einen Kaffee oder nehmen Sie sich ein Stück Schokolade, eine Frucht, eine Rosine, worauf immer Sie im Moment Lust haben, solange es keine starken Gefühle auslöst. Setzen Sie sich, schließen Sie die Augen, führen Sie das Getränk oder das Essen zum Mund. Kosten Sie davon. Beobachten Sie genau, an welchen Stellen im Mund was passiert. Lassen Sie sich sehr viel Zeit und beobachten Sie die Veränderungen Ihrer Geschmackswahrnehmung.

> Eigene Bedürfnisse wahrnehmen (achtsame Wahrnehmung)

Bedürfnisse sind Impulse, die Ihr Geist produziert. Sie müssen Ihnen nicht gehorchen, aber Sie müssen sie auch nicht unterdrücken. Sie können sie wohlwollend beobachten. Nichts anderes. Nehmen Sie sich fünf Minuten Zeit, nehmen Sie eine achtsame Haltung ein, und beobachten Sie Ihre Bedürfnisse, sobald sie auftauchen. Sonst nichts. Vielleicht wollen Sie sich bewegen, sich kratzen, aufstehen, gähnen? Sie können diese Bedürfnisse wie ein vorbeiziehendes Fließband betrachten, auf dem sich verschiedene Ideen befinden. Nichts davon müssen Sie in die Tat umsetzen.

> Bodyscan

Setzen Sie sich bequem hin und atmen Sie tief durch die Nase ein und durch den Mund aus. Während Sie ausatmen, schließen Sie die Augen. Nehmen Sie wahr, wie sich der Körper gerade anfühlt. Beginnen Sie am Scheitelpunkt des Kopfes und lenken Sie Ihre Aufmerksamkeit sanft durch den Körper nach unten, achten Sie darauf, was sich angenehm und was sich unangenehm anfühlt. Denken Sie daran, dass Sie nicht versuchen, irgendetwas zu verändern, sondern nur wahrzunehmen, wie sich der Körper anfühlt, während Sie gleichmäßig nach unten wandern und jeden einzelnen Teil des Körpers wahrnehmen, bis hinunter zu den Zehen.

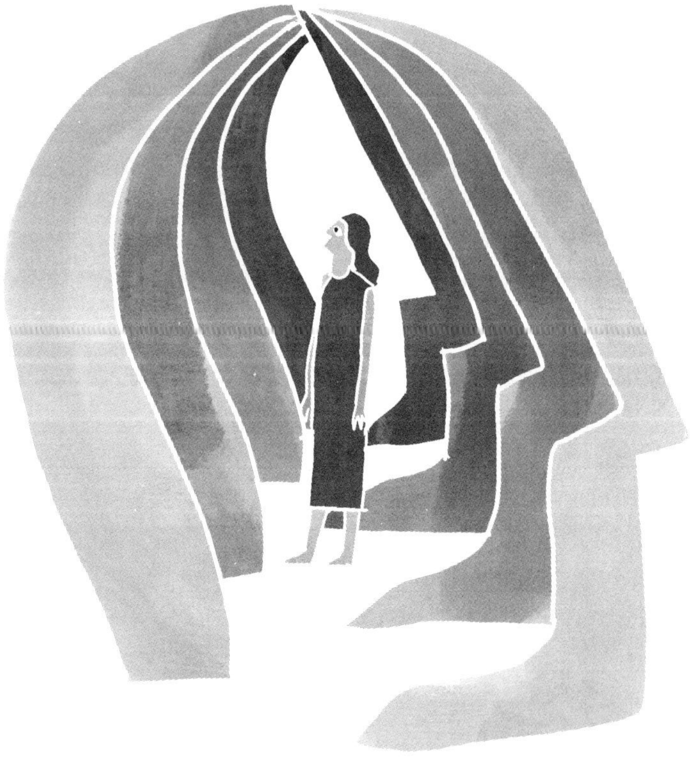

ACHTSAM BESCHREIBEN

Was bedeutet achtsam beschreiben?

- Beschreiben bedeutet, Worte für unsere Wahrnehmung zu finden.
- Worte zu finden für Gedanken, Gefühle, Körpereindrücke. Durch das Benennen schaffen wir Abstand von Gefühlen und Gedanken, weil wir nicht mehr mit ihnen verbunden sind.
- Man kann nur beschreiben, was man beobachtet.
- Niemand kann die Gedanken von anderen beobachten: „Du denkst, dass ich lüge" ist keine Beobachtung. „Ich denke die ganze Zeit, dass du meinst, dass ich lüge" ist eine Beschreibung einer Beobachtung.
- Wichtig ist, dass wir wertfreie Worte benutzen. Bewusst zu beschreiben bedeutet, dass wir nicht bewerten – also auf Kategorien wie gut oder schlecht, richtig oder falsch, positiv oder negativ verzichten. Wenn wir etwas beschreiben, dann fassen wir in Worte, was wir erleben. Dabei lassen wir uns nicht von dem Inhalt des Beschriebenen gefangen nehmen, wie dies beim Bewerten der Fall sein kann. Diese Fertigkeit kann Ihnen helfen, besser mit Ihren traumatischen Erinnerungen zurechtzukommen.

Die Übungen zum achtsamen Beschreiben eignen sich ausgezeichnet, um den Kontakt zur Gegenwart herzustellen. Menschen mit Borderline-Symptomen oder komplexer PTBS neigen manchmal dazu, die Gegenwart durch die „Brille der Vergangenheit" zu sehen, das heißt, Dinge aus Sicht der Vergangenheit zu interpretieren. Hier hilft der Skill „Neue Brille":

1. Beschreiben Sie ganz genau das, was Sie im Augenblick wahrnehmen.
2. Vergleichen Sie dies mit Ihren vergangenen Erfahrungen.
3. Benennen Sie die Unterschiede zwischen damals und heute.

Übungen zum achtsamen Beschreiben:

> Außen: Die Kamera	> Außen: Die Regisseurin
> Außen: Das Spiegelbild	> Innen: Nasentier
> Außen: Photoshop	> Innen: Mindsurfing
> Außen: Spielende Kinder	

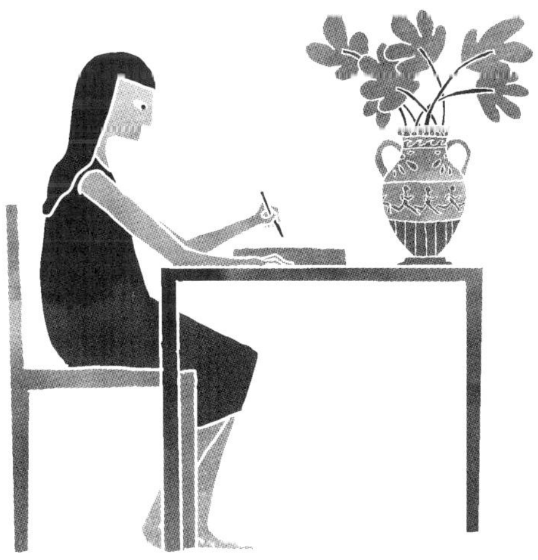

ACHTSAM BESCHREIBEN

> Die Kamera

Schauen Sie sich im Raum um. Beschreiben Sie ein Objekt im Detail, zum Beispiel einen Stuhl. Beschreiben Sie jemandem den Stuhl, als hätte Ihr Gegenüber noch nie diesen Gegenstand gesehen. Ihr Zuhörer sollte sich aufgrund Ihrer Beschreibung ein genaues Bild davon machen können. Versuchen Sie, sich ganz auf die Übung einzulassen. Wenn Gedanken wie „Das ist zu schwer. Das kann ich nicht. Das ist eine blöde Übung." auftauchen, nehmen Sie diese zur Kenntnis und kehren Sie unbeirrt zu Ihrer Beschreibung zurück. Sie können die Übung auch mit Blumen, mit einem Bild, draußen in der Natur usw. machen.

> Das Spiegelbild

Stellen Sie sich für diese Übung vor einen Spiegel. Sprechen Sie laut und beschreiben Sie, was Sie sehen. Beschreiben Sie Ihre Haarfarbe, Haarlänge, gehen Sie weiter zu Ihrer Stirn. Wie viele Zentimeter sind von der Stirn zu sehen? Wie ist die Hautfarbe? Wie breit und wie hoch ist Ihre Stirn? Gehen Sie weiter zu den Augen und Augenbrauen. Konzentrieren Sie sich auf Größenangaben, Formen, Abstände und Farben. Beschreiben Sie auf diese Weise Ihr Gesicht. Stellen Sie sich vor, jemand zeichnet es Ihren Beschreibungen folgend. Wenn es Ihnen hilft, sprechen Sie zu Beginn in der dritten Person: „Ich sehe eine Frau mit braunen Haaren ..." Achten Sie darauf, wertfrei zu bleiben. Wann immer Sie bemerken, dass Sie sich bewerten, nehmen Sie dies zur Kenntnis und formulieren Sie Ihre Aussage erneut. Zu einem fortgeschrittenen Zeitpunkt der Therapie können Sie diese Übung auch auf andere Teile Ihres Körpers ausdehnen: Oberkörper, Bauch, Becken, Beine.

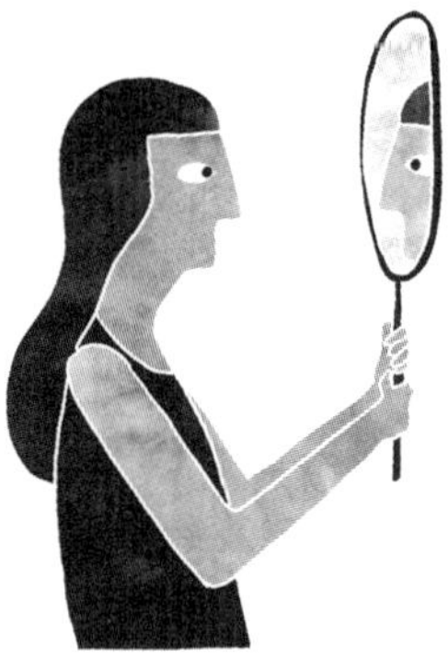

> Photoshop

Suchen Sie sich ein Foto eines Menschen, der Ihnen etwas unangenehm erscheint. Sie müssen ihn nicht kennen. Legen Sie das Foto vor sich hin und nehmen Sie sich fünf Minuten Zeit. Beschreiben Sie nun alle Details dieses Bildes, so als ob Sie dieses Bild einer Person schildern müssten, die ein Porträt anfertigt. Der Zeichner kann nur skizzieren, was Sie ihm zu dem Bild beschreiben. Vermeiden Sie alle bewertenden und beurteilenden Kommentare. Also: „Er hat so einen fiesen Blick" ist weniger hilfreich als „Er kneift sein linkes Auge zusammen, indem er die Augenbraue innen senkt, dadurch entsteht eine senkrechte Falte links über der Nasenwurzel."

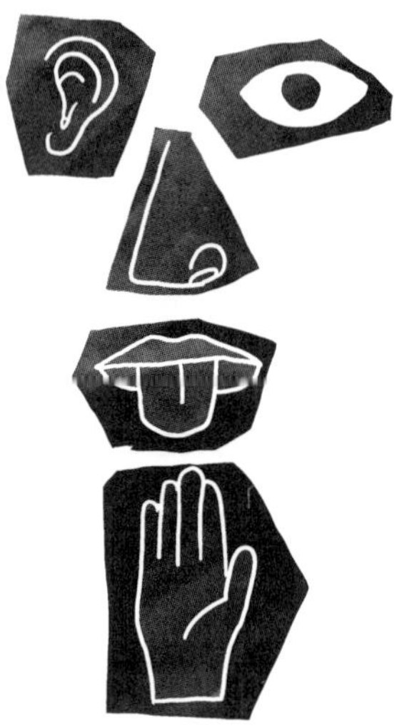

> Die Regisseurin

Suchen Sie sich im Internet (versuchen Sie es mit YouTube) zunächst eine lustige Video-Sequenz. Schauen Sie sich diese Sequenz einmal an. Beim zweiten Mal versuchen Sie, die Position der Kamera einzunehmen, die diese Sequenz filmt. Beschreiben Sie einer anderen Person, die diese Sequenz nicht sieht, ganz genau, was Sie sehen. Sie können das Video auch anhalten, um genauer zu beschreiben. Wenn Ihnen dies gelungen ist, suchen Sie sich eine Video-Sequenz, die Ihnen relativ unangenehm ist. Machen Sie das Gleiche mit dieser Sequenz. Achten Sie darauf, wie sich Ihre Gefühle ändern.

ACHTSAM BESCHREIBEN

> Spielende Kinder

Suchen Sie sich einen Spielplatz und dort einen Ort, wo Sie ungestört zusehen können. Nehmen Sie sich zehn Minuten Zeit, um eines der Kinder zu beschreiben. Versuchen Sie zunächst lediglich zu beschreiben, was Sie sehen, und nur, was zu beobachten ist. Verzichten Sie auf Interpretationen und Überlegungen. Im zweiten Schritt können Sie nun darauf eingehen, was Sie dabei denken. Bleiben Sie auch hier bei reinen Beschreibungen.

> Mindsurfing

Diese Übungen helfen Ihnen, Distanz zu automatischen Gefühlen zu entwickeln: Sie lernen, Ihre Gefühle zu beobachten, ohne in diesen gefangen zu sein. Sie lernen, dass diese Gefühle nichts sind als Gefühle, die auftauchen, wenn Ihr Gehirn bestimmte Signale empfängt oder wenn es bestimmte Gedanken denkt. Mehr nicht.

Die folgende Übung ist nicht einfach, aber sehr wirkungsvoll, um Distanz zu automatischen Gedanken zu bekommen. Sie lernen, Ihre Gedanken zu beobachten. Sie lernen, dass diese Gedanken nichts sind als Gedanken, die auftauchen, wenn Ihr Gehirn bestimmte Signale empfängt. Mehr nicht. Wie Rauchmelder, die piepsen, wenn Rauch im Raum aufsteigt. Und häufig gibt es Fehlalarm: Nicht jeder Gedanke, der in Ihrem Gehirn entsteht, ist wirklich wichtig oder richtig.

Suchen Sie sich im Internet eine Sequenz von Bildern zu einem für Sie angenehmen Thema. Vielleicht „Urlaub" oder „Vergnügen". Klicken Sie diese Bilder einzeln an und beobachten Sie, welche Gedanken Ihr Gehirn produziert, wenn Sie diese Bilder sehen. Versuchen Sie, diese Gedanken nicht zu bewerten. Versuchen Sie nur, diese Gedanken staunend zur Kenntnis zu nehmen. Schreiben Sie sie auf.

Im zweiten Schritt suchen Sie sich eine Bildsequenz zu einem eher unangenehmen, aber nicht persönlichen Thema. Vielleicht „Büro", „Chef" oder „Prüfung" oder „Müll". Klicken Sie wieder die Bilder einzeln an und schreiben Sie Ihre Gedanken in Stichworten auf.

Im dritten Schritt suchen Sie sich eine Bildersequenz zu einem für Sie persönlich unangenehmen Thema. Vielleicht „Gewalt". Klicken Sie diese Bilder wieder einzeln an und notieren Sie Ihre Gedanken. Eventuell können Sie diese Übung beim ersten Mal auch in der Therapiestunde durchführen.

Beenden Sie Ihre Mindsurfing-Trainings-Sitzung auf alle Fälle wieder mit einer Sequenz von sehr angenehmen oder lustigen Bildern!

> Nasentier

Besorgen Sie sich in einer Drogerie oder Parfümerie verschiedene Düfte. Manchmal kann man sie sich mischen lassen. Die Düfte sollten sehr unterschiedlich sein. Für die Übung nehmen Sie sich bitte ausreichend Zeit. Öffnen Sie ein Fläschchen, riechen daran, tauchen ein in den Duft und lassen ihn wirken. Welche Gefühle und Bilder tauchen in Ihnen auf? Schreiben Sie diese auf ein Blatt Papier, bevor Sie das nächste Fläschchen öffnen. Beenden Sie diese Übung mit Ihrem Lieblingsduft.

Machen Sie diese Übung öfter und beobachten Sie, wie sich Ihre Reaktion auf die Düfte auch von Tag zu Tag ändert. Gefühle sind Gefühle und sonst nichts. Wenn man sie beschreibt, nimmt ihnen das etwas die Wucht.

ACHTSAM TEILWERDEN

Was bedeutet achtsam teilwerden?

- Achtsam teilwerden bedeutet „aufgehen“ im gegenwärtigen Moment. Werden Sie eins mit dem, was Sie gerade tun und erleben – ohne zu grübeln, was sonst noch von Bedeutung wäre.
- Wenn Sie essen, dann essen Sie. Wenn Sie gehen, dann gehen Sie. Wenn Sie atmen, dann atmen Sie. Wenn Sie sich in einem Gespräch befinden, dann bleiben Sie mit Ihrer Aufmerksamkeit bei dem Kontakt mit der anderen Person. Tun Sie alles mit Ihrer ganzen Aufmerksamkeit.
- Wann immer andere Geschehnisse, Gedanken oder Gefühle Sie ablenken, kehren Sie zurück zu dem, was Sie gerade tun – immer wieder. Lassen Sie Ihre Gedanken kommen und gehen. Lächeln Sie ihnen zu und konzentrieren Sie sich wieder. Wenn Sie von Erinnerungen an traumatische Erfahrungen gestört werden, betrachten Sie diese als persönliche Herausforderung für Ihren Weg, achtsamer in Ihrem Alltag zu werden.
- Wenn Sie sich ganz auf den Moment einlassen, verlieren die Vergangenheit an Kraft und die Zukunft ihre Bedrohlichkeit.
- Das Leben liegt immer im Moment.

Patientinnen mit Borderline-Störung oder komplexer PTBS haben sich antrainiert, auf möglichst viele Reize in ihrer Umgebung zu achten, um Gefahren, Kränkungen oder Zurückweisungen rechtzeitig zu erkennen. Ihre Aufmerksamkeit ist dadurch sehr stark gefordert, sodass ihnen nur noch wenig Kapazität zur Verfügung steht, um sich auf eine bestimmte Sache voll und ganz konzentrieren zu können.

Übungen zum achtsamen Teilwerden helfen Ihnen, sich wieder auf das Erleben eines Momentes einzulassen. Dies ist besonders wichtig, wenn Sie häufig „wegdriften“, wenn Ihre Erinnerungen lückenhaft sind oder wenn Sie sich nicht erinnern können, wann Sie welcher Tätigkeit nachgegangen sind. Das Ziel dieser Fertigkeit liegt darin, Ihre Konzentration auf den Augenblick zu schulen und sich neue Erfahrungen während der Durchführung einer Tätigkeit zu ermöglichen. Häufig wird von einer Art freudig-fließender Leichtigkeit im Erleben berichtet. Es ist wichtig, dass Sie diese Fertigkeit so häufig wie möglich in Ihrem Alltag üben.

Übungen zum achtsamen Teilwerden:

> Außen: Achtsam gehen	> Außen: Ein Ei aufstellen
> Außen: Teezeremonie	> Außen: Hausarbeit mal anders
> Außen: Massage genießen	> Außen: Volkstanz
> Außen: Nackenmassage geben	> Innen: Die geschenkte Minute

> Achtsam gehen

Nehmen Sie sich mindestens 10 Minuten Zeit und konzentrieren Sie sich ganz auf das Gehen. Machen Sie jeden Schritt ganz bewusst mit voller Aufmerksamkeit. Nehmen Sie wahr, wie Sie den Fuß mit der Ferse aufsetzen, wie Sie über den Ballen und jeden einzelnen Zeh abrollen. Nehmen Sie wahr, wie der andere Fuß in diesem Moment zunächst mit der Ferse den Boden berührt. Nehmen Sie an jedem einzelnen Schritt teil. Lassen Sie aufkommende Gedanken wieder ziehen und fokussieren Sie sich auf das Gehen. Machen Sie diese Übung auch barfuß auf einer Wiese, im Sand, auf Kieselsteinen etc.

ACHTSAM TEILWERDEN

> Teezeremonie

Kochen Sie sich einen Tee oder Kaffee. Lassen Sie diese Tätigkeit zu einer kleinen Feier werden. Konzentrieren Sie sich auf jeden Handlungsabschnitt. Riechen Sie den noch trockenen Tee oder das Kaffeepulver, lauschen Sie, wie das Wasser langsam zum Kochen kommt. Betrachten Sie den Wasserstrom beim Eingießen und lauschen Sie dem Geräusch. Atmen Sie den Geruch des frisch aufgebrühten Tees oder Kaffees ein. Gehen Sie ganz in dieser Tätigkeit auf.

> Massage genießen

Heben Sie sich diese Übung für eine spätere Phase der Therapie auf, aber führen Sie sie unbedingt durch: Leisten Sie sich eine Massage. Wählen Sie eine Fachperson des Geschlechts, mit dem Sie sich wohlfühlen. Versuchen Sie, diese Massage schlicht und einfach auf sich wirken zu lassen. Tauchen Sie ein ins Erleben, wenn Gedanken und Gefühle kommen, lassen Sie sie einfach gehen und tauchen wieder ein.

> Nackenmassage geben

Für diese Übung benötigen Sie einen Partner oder eine Partnerin. Sie sollten ihn/sie über den Zweck und die Dauer der Übung informieren. Nehmen Sie sich etwa zehn Minuten Zeit. Es geht einfach darum, die andere Person zu massieren. Das heißt, eine wohltuende Massage zu geben, ohne intim oder sexuell erregend zu sein. Sicherlich können Sie auf YouTube nach einer geeigneten Anleitung finden (z. B. https://www.youtube.com/watch?v=sP5SmDftmQo). Stellen Sie sich während der Massage völlig auf die andere Person ein. Versuchen Sie, die Muskelstränge mit den Fingern zu ertasten, üben Sie den richtigen Druck aus, sodass Sie keine Schmerzen zufügen und trotzdem mögliche Verspannungen lösen. Fragen Sie nach, wenn Sie unsicher sind. Und versuchen Sie, Ihre Atmung an die Atmung der Person anzupassen.

> Ein Ei aufstellen

Sie brauchen für diese Übung ein rohes Ei. Ziel ist, das Ei aufrecht, mit der flachen Seite nach unten hinzustellen. Wichtig hierbei ist, dass Sie sich ganz auf das Ei konzentrieren und auf Ihre Aufgabe, es zum Stehen zu bringen. Wenn Sie bewertende Gedanken wie z.B. „Das werde ich nie schaffen" bemerken, lassen Sie diese ziehen und kehren Sie mit Ihrer Aufmerksamkeit zurück zur Übung. Wenn das Ei steht, betrachten Sie es und beobachten Sie, was Ihnen durch den Kopf geht. Welche Erfahrungen haben Sie gemacht? Wie gut ist es Ihnen gelungen, sich ganz auf diese Tätigkeit einzulassen?

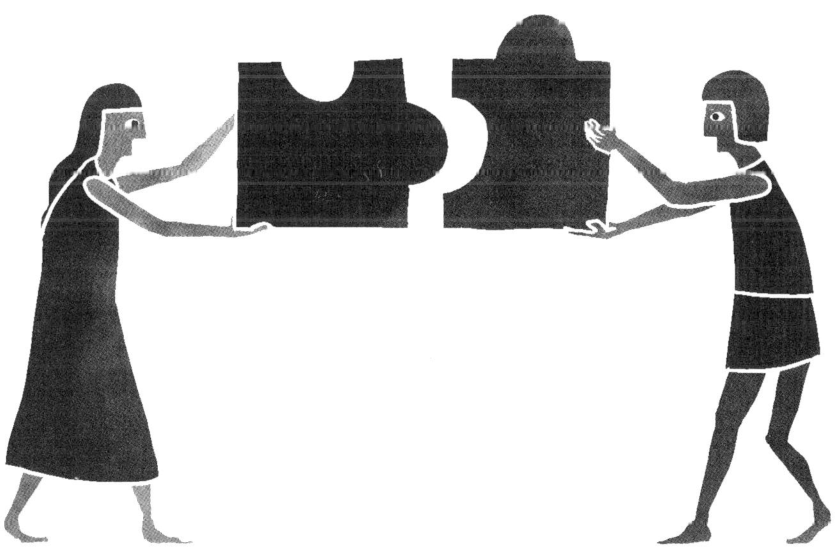

ACHTSAM TEILWERDEN

> Hausarbeit mal anders

Geben Sie sich selbst eine halbe Stunde Zeit für diese Übung, indem Sie einen Wecker stellen. Nun beginnen Sie ganz einfach, die Hausarbeit zu verrichten. Möglichkeiten sind zum Beispiel zu putzen oder Geschirr zu spülen. Bleiben Sie mit Ihren Gedanken sehr leicht bei Ihrer Tätigkeit. Beobachten Sie alle Ihre Handgriffe, Ihr Arbeitstempo, das, was eben passiert. Wann immer Sie abgelenkt werden, lächeln Sie darüber und richten Sie Ihre Aufmerksamkeit wieder auf Ihre Arbeit. Nur das. All das, was Sie erleben, erleben Sie nur jetzt. Diese Erfahrung gehört nur Ihnen.

> Volkstanz

Die meisten Volkstänze sind Gruppentänze, bei denen man sich mit anderen in Reihen oder Kreisen bewegt und sich dabei körperlich nicht zu nahe kommt, aber dennoch wunderbar gemeinsam mit anderen in das rhythmische Schwingen eintaucht. Probieren Sie es aus, werden Sie ein Teil des Ganzen. Volkstänze sind sehr leicht zu erlernen – schließlich sind sie für Dorffeste gemacht, wo wirklich jeder mittanzen kann.

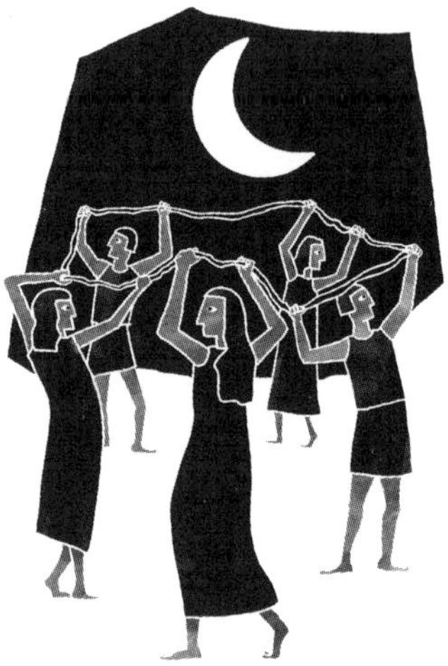

> Die geschenkte Minute

Wollen Sie eine wirklich einfache und wirksame Achtsamkeitsübung kennenlernen, die Sie jederzeit und überall einsetzen können? Diese „One Moment Meditation" dauert eine Minute. Oder genauer gesagt: 60 Sekunden – nicht mehr und nicht weniger.*

* *Boroson, M. (2009) One Moment Meditation: Stillness for People on the Go, 2nd ed., Winter Road Publisher.*

Der Grundgedanke ist einfach: Manchmal ist es sehr schwierig, über einen längeren Zeitraum achtsam zu sein. Manchmal dauern auch zehn Minuten sehr lange. Dann sitzt man und wartet, bis man sich konzentrieren kann, und ärgert sich, dass man mal wieder versagt. Aber wer sagt eigentlich, dass 15 Minuten wertvoller sind als eine Minute? Oder als 15-mal eine Minute über den Tag verteilt? Es geht darum, den Augenblick in seiner ganzen Gegenwart zu erleben. Und ein Augenblick ist sehr, sehr kurz.

Wie Martin Boroson sagt: „Eine Minute ist wie ein Augenblick mit zwei Henkeln. Sie wissen, wann sie beginnt und wann sie endet, das ist fassbar. Für eine Minute kann man sich konzentrieren. Eine Minute ist gnädig, sie verschlingt einen nicht, man geht nicht verloren, man kann sich voll und ganz darauf einlassen."

Der Trick ist: Stellen Sie sich einen Timer, der nach 60 Sekunden erklingt, und beenden Sie dann die Achtsamkeitsübung. Machen Sie keinesfalls länger als 60 Sekunden. Ihr Gehirn wird sich an diese 60 Sekunden gewöhnen und es wird versuchen, diese so intensiv wie möglich zu nutzen. Versuchen Sie, sich während dieser 60 Sekunden in ihren Atem fallen zu lassen. Also nicht beobachten, nicht beschreiben, sondern eintauchen in das Atmen, Teil werden und sich tragen lassen. Mehr nicht.

Sie könnten damit beginnen, dreimal am Tag eine Minute zu üben. Es ist erlaubt, zu einem späteren Zeitpunkt die Übung zu verlängern.

OFFEN ANNEHMEN

Was bedeutet offen annehmen?

- Versuchen Sie, die Situation, so wie sie im Augenblick ist, in ihrem „So-Sein" anzunehmen. Nehmen Sie sie wahr, ohne sie zu beurteilen. Es ist, wie es ist, sonst wäre es anders. Manchmal ist eine Situation schwierig oder gefährlich. Dann ist das so, und wir müssen entsprechend reagieren.
- Offen annehmen bedeutet nicht, jede Situation gutzuheißen. Es bedeutet, den gegenwärtigen Moment als solchen zu betrachten, wie eine Kamera, die einen Moment dokumentiert, in all seinen Nuancen und Eigenheiten. Ohne den Moment zu verurteilen, sondern in dem Bewusstsein, dass es sich um eine momentane Tatsache handelt.
- Das Gegenteil von offen annehmen ist bewerten: „Die Dinge hätten anders laufen müssen, sie hätten nicht passieren dürfen, ich bin doch zu blöde." Insbesondere negative Bewertungen können zu Verzweiflung und anderen starken, meist unangenehmen, Gefühlen führen. Ohne Bewertung hätten diese Gefühle wenig Macht.
- Auch wenn Sie Einfluss nehmen wollen auf Ihr inneres Erleben, so sollten Sie sich darin üben, die Dinge zunächst so anzunehmen, wie sie gerade sind, sonst können Sie nichts daran ändern.

Eine typische Alltagssituation, in der das Annehmen der Realität schwerfällt, ist beispielsweise eine Zugverspätung mit der Konsequenz, einen wichtigen Termin oder ein wichtiges Treffen zu verpassen. Der erste Gedanke in einer solchen Situation ist vermutlich ein Fluch. Ein offenes Annehmen der Situation im Sinne von „So ist es, das ist nicht zu ändern, ich akzeptiere diese Situation" fällt vermutlich zunächst schwer, reduziert jedoch das Stressempfinden und eine möglicherweise aufkommende Verzweiflung.

Patientinnen mit Borderline-Störungen und komplexer PTBS vermeiden oft aufkommende Erinnerungen an traumatische zwischenmenschliche Ereignisse und die damit verbundenen Emotionen. Gedanken wie „Das soll aufhören, ich will jetzt nicht daran denken" treten häufig auf. Diese führen dann meist zu Verzweiflung und zum Einsatz von Meidungs- und Fluchtstrategien. Skills zum offenen Annehmen sind ein wichtiger Schritt hin zu einer annehmenden Haltung vergangener Ereignisse mit dem Ziel, die Verzweiflung und Fassungslosigkeit über die Geschehnisse langfristig zu mindern.

Übungen zum offenen Annehmen:

> Außen: Annehmend Bilder ansehen	> Außen: Unterschiede annehmen
> Außen: Annehmend Filme sehen	> Außen: Gepfefferter Alltag

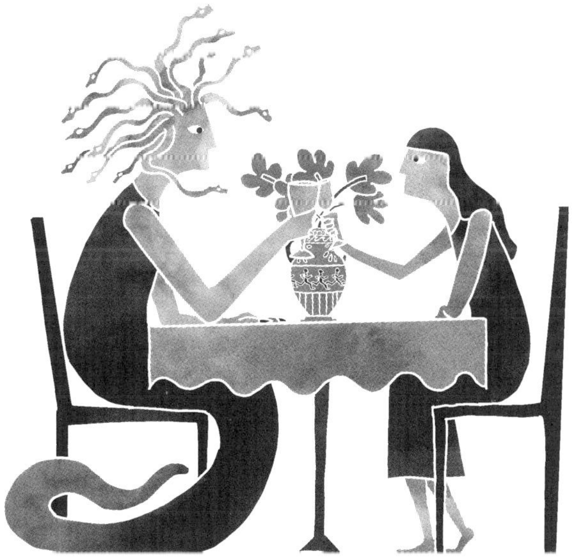

OFFEN ANNEHMEN

> Annehmend Bilder ansehen

Suchen Sie sich im Internet Bilder zu einem Thema, das Ihnen behagt. Klicken Sie die Bilder der Reihe nach durch und nehmen Sie Ihre Gefühle wahr. Lassen Sie sich Zeit, bis die Gefühle sich eingestellt haben. Begrüßen Sie diese Gefühle und sagen Sie sich laut: „Ja, das fühle ich. Ja, so ist das."
Suchen Sie sich im zweiten Schritt im Internet Bilder zu einem Thema, das Sie persönlich ein bisschen belastet. Auch hier klicken Sie sie der Reihe nach durch, nehmen Sie Ihre Gedanken und Gefühle wahr. Lassen Sie sich Zeit, bis die Gefühle sich einstellen, drücken Sie sie nicht weg. Öffnen Sie Ihre Hände, entspannen Sie Ihr Gesicht, legen Sie ein leichtes Lächeln auf Ihre Lippen und sagen Sie sich leise: „Ja, das fühle ich. Ja, so ist das."

> Annehmend Filme sehen

Suchen Sie sich im Internet (vielleicht versuchen Sie es mit YouTube) eine Filmsequenz mit einem objektiv unangenehmen Sachverhalt (z. B. ein Erdbeben). Schauen Sie sich diesen Ausschnitt in Ruhe, ohne Ablenkung oder Unterbrechung an. Nehmen Sie Ihre Gedanken und Gefühle wahr. Lassen Sie sich Zeit, bis die Gefühle sich einpegeln, drücken Sie sie nicht weg. Öffnen Sie Ihre Hände, entspannen Sie Ihr Gesicht, legen Sie ein leichtes Lächeln auf Ihre Lippen und sagen Sie sich leise: „Ja, das fühle ich. Ja, so ist das."
Suchen Sie sich im zweiten Schritt eine für Sie persönlich ein wenig unangenehme Filmsequenz. Schauen Sie sich auch diese Filmsequenz in Ruhe an. Nehmen Sie Ihre Gedanken und Gefühle wahr. Lassen Sie sich Zeit, bis die Gefühle sich einstellen, drücken Sie sie nicht weg. Öffnen Sie Ihre Hände, entspannen Sie Ihr Gesicht, legen ein leichtes Lächeln auf Ihre Lippen und sagen Sie sich leise: „Ja, das fühle ich. Ja, so ist das."

> Gepfefferter Alltag

Stellen Sie sich vor, Ihr ganz persönlicher Achtsamkeits-Trainer hat Ihnen ein Spezialtraining zu mehr Gelassenheit und zum offenen Annehmen zusammengestellt. Er wird dafür sorgen, dass Sie heute einiges Unbill erleben. Also Dinge, über die Sie sich ärgern können, die Ihnen blöde vorkommen, die Ihnen unpassend oder auch unverschämt erscheinen. Ihr Trainer ist sehr gewissenhaft, er hat den heutigen Tag mit Herausforderungen gespickt – und er will Sie damit überraschen. Sie wissen also nicht, wann diese Trainingseinheiten stattfinden.
Finden Sie es heraus! Wann immer Ihnen etwas Ungelegenes passiert, heißen Sie es willkommen als Möglichkeit, offenes Annehmen zu trainieren. Wenn Sie merken, dass Sie sich ärgern, wütend werden, gekränkt oder gedemütigt fühlen, öffnen Sie die Hände, atmen Sie tief in den Bauch, entspannen Sie Ihr Gesicht, senken die Augenbrauen und sagen mit einer warmen, freundlichen Stimme zu sich: „Ja, so ist das, ich ärgere mich jetzt. Danke für das Training!"

> Unterschiede annehmen

Die meisten Menschen sind ziemlich davon überzeugt, dass sie in fast allen Dingen recht haben. Das ist auch in Ordnung, doch manchmal ist es hilfreich, die Meinung eines anderen als „anders" stehen zu lassen und diese Unterschiede offen anzunehmen.
Sie werden Gelegenheit finden, sich mit jemandem auseinanderzusetzen oder auch zu streiten. Nutzen Sie dies, um unterschiedliche Standpunkte und Sichtweisen herauszuarbeiten. Lassen Sie diese so stehen: „Okay, du siehst die Sache so, ich sehe die Sache so. Halten wir das mal so fest, und jeder ist davon überzeugt, dass er recht hat." Atmen Sie dann tief in den Bauch, entspannen Sie Ihr Gesicht, senken die Augenbrauen und sagen mit einer warmen, freundlichen Stimme zu sich: „Ja, so ist das, der andere denkt anders. Danke für das Training!"

IM AUGENBLICK SEIN

Was bedeutet im Augenblick sein?

- Nur in diesem einen Moment wahrzunehmen, aufzugehen in diesem Augenblick Ihres Lebens und in dem, was Sie gerade tun.
- Die Vergangenheit ist vorbei, sie existiert nicht in der Gegenwart. Sicher, Sie haben vielleicht Bilder, Gedanken und manchmal Wahrnehmungen von früher in Ihrem Kopf. Manchmal grübeln Sie und wünschen sich, dass Ihre Vergangenheit anders gewesen wäre. Doch diese Gedanken, Bilder, Gefühle und Wahrnehmungen finden in der Gegenwart statt.
- Die Zukunft existiert noch nicht. Sie mögen Gedanken und Pläne, viele verschiedene Gefühle haben, wie Angst oder Aufregung, vielleicht sogar körperliche Reaktionen. All diese Empfindungen finden jedoch in der Gegenwart statt.
- Nur eine Sache auf einmal zu machen und sich ganz auf diese eine Sache konzentrieren.

Warum sollten Sie Im-Augenblick-Sein praktizieren?

Der gegenwärtige Moment kann zu einem Anker werden, ohne all den Schmerz aus der Vergangenheit oder Angst vor der Zukunft. Der gegenwärtige Moment kann wie das Auge eines Hurrikans wirken. Ein Ort der Ruhe und Sicherheit, auch wenn die Vergangenheit und die Zukunft voller Turbulenzen sind.
Der gegenwärtige Moment ist voll von unerwarteten Geschenken, die wir oft einfach nicht wahrnehmen: Weder riechen wir an den Rosen noch hören wir den Klang der Vögel. Wir haben uns im Alltag verloren.

Übungen zum Im-Augenblick-sein:

Eigentlich erfordern und trainieren alle Achtsamkeitsübungen das Im-Augenblick-sein.

> Außen: Das Zeitlupenbad	> Außen: Achtsam zuhören
> Außen: Achtsame Schritte	> Außen: Achtsam essen
> Innen: Werde eins mit deinem Atem	

> Das Zeitlupenbad

Nehmen Sie sich 30 bis 45 Minuten Zeit für ein Bad. Seien Sie dabei nicht eine Sekunde lang schnell. Von dem Augenblick, in dem Sie das Badewasser vorbereiten, bis zu dem Moment, in dem Sie saubere Kleidung anziehen, lassen Sie jede Bewegung leicht und langsam sein. Seien Sie bei jeder Bewegung achtsam. Richten Sie Ihre Aufmerksamkeit auf jeden Körperteil, ohne Unterscheidung oder Angst. Seien Sie sich je der Wasserströmung auf Ihrem Körper bewusst. Wenn Sie fertig sind, wird sich Ihr Geist so friedlich und leicht anfühlen wie Ihr Körper. Folgen Sie Ihrer Atmung. Stellen Sie sich vor, Sie befänden sich in einem sauberen und duftenden Lotusteich im Sommer.

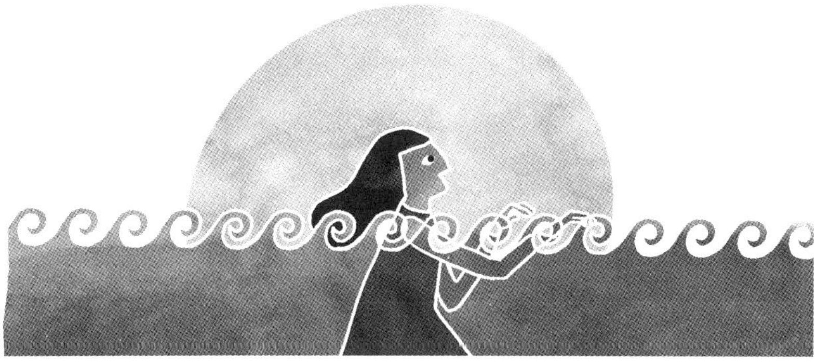

IM AUGENBLICK SEIN

> Achtsame Schritte

Achtsames Gehen steht uns zu jeder Zeit und an jedem Ort zur Verfügung. Es ist weder an ein Regelwerk noch an eine Voraussetzung gebunden. Das macht es zu einer geeigneten Achtsamkeitsübung für den Alltag. Wann immer Sie aufgeregt sind, können Sie diese Geh-Meditation nutzen, um Ihren Geist ins Gleichgewicht zu bringen und in Kontakt mit Ihrem *Wise Mind* zu kommen.

Bevor Sie den ersten Schritt machen, halten Sie einen Moment inne und spüren in Ihren Körper hinein. Dieses kurze Innehalten markiert den Wendepunkt zwischen dem anstrengenden alltäglichen Modus des Tuns und dem regenerierenden Modus des Seins. Lenken Sie dann Ihre Aufmerksamkeit auf Ihre Atmung und den Kontaktpunkt Ihrer Füße auf dem Boden. Öffnen Sie die Hände, zaubern Sie ein sanftes Lächeln auf Ihre Lippen und begrüßen Sie sich selbst in einem warmen, freundlichen Tonfall.

Zu Beginn starten Sie mit ein paar Schritten. Gehen Sie zehn Schritte langsam und mit Konzentration. Seien Sie sich jeder Empfindung in Ihren Füßen und Ihrer Atmung bewusst. Dann bleiben Sie stehen und drehen achtsam um. Dann gehen Sie wieder zehn Schritte – und so weiter. Im Laufe der Zeit können Sie die Schrittzahl allmählich erhöhen. Das Tempo des Gehens spielt dabei keine Rolle. Es ist jedoch einfacher, mit langsamen Schritten zu beginnen. Langsam gehen heißt jedoch nicht zu schlurfen. Versuchen Sie auch nicht, gestelzt zu schreiten, sondern sich natürlich zu bewegen. Auf diese Weise werden andere gar nicht bemerken, dass Sie die Geh-Meditation praktizieren, selbst wenn Sie diese Übung in der Öffentlichkeit durchführen.

Ihre Schritte sollten mit dem Rhythmus Ihres Atems verbunden sein. Lassen Sie Ihre Füße Ihrer Atmung folgen, nicht umgekehrt. Wenn Ihre Gedanken abschweifen – was zweifellos der Fall sein wird –, können Sie sie jederzeit wieder auf das Gefühl der Atmung und der Füße zurücklenken. Lächeln Sie während der achtsamen Schritte. Sie können ein Lächeln ganz natürlich aus sich selbst heraus entstehen lassen – vielleicht, indem Sie es aus einer tiefen Dankbarkeit für die Dinge, die Sie umgeben, entspringen lassen. Das funktioniert besonders gut in der Natur: Lächeln Sie für die Sonne, die durch die Blätter fällt, für die Bäume mit ihren majestätischen Kronen, für die Blumen am Wegesrand, für den Duft des Waldes und für die Vögel, die Sie mit ihrem Gesang erfreuen. Es gibt viele Dinge, denen Sie Ihr Lächeln schenken können. Vielleicht lächeln Sie auch sich selbst zu, weil Sie dabei sind, die tosende See Ihres Verstands zu beruhigen. Am Anfang fühlen sich die achtsamen Schritte manchmal ein wenig unsicher und wackelig an, wie die ersten Schritte nach langer Bettlägerigkeit. Das ist ganz normal. Bleiben Sie dran und Sie werden sehen: Mit etwas Übung werden Sie so geschmeidig gehen wie ein Tiger.

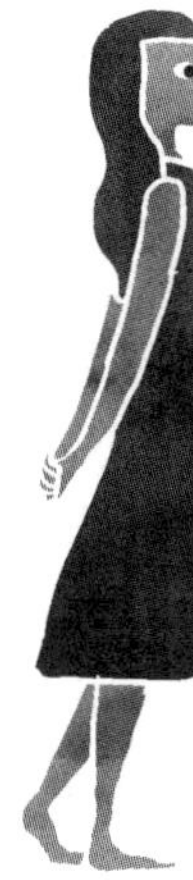

> Achtsames Zuhören

Achtsames Zuhören bedeutet, einer anderen Person unsere volle Aufmerksamkeit zu schenken. Das sollten wir immer tun, aber sehr oft sind wir bei unseren eigenen Gedanken, bei unseren eigenen Gefühlen und manchmal sind wir „auf dem Sprung“ Wenn wir achtsam zuhören, geben wir der anderen Person den Raum und die Wertschätzung, die sie verdient.

Versuchen Sie, diese Übung bewusst einzusetzen. Beginnen Sie mit ein paar tiefen Atemzügen: Sagen Sie beim Einatmen leise „*Wise*“, beim Ausatmen leise „*Mind*“. Nehmen Sie eine offene Körperhaltung ein, schauen Sie in das Gesicht Ihres Gegenübers und hören Sie zu, was er oder sie sagt und wie er oder sie es sagt. Gehen Sie davon aus, dass Ihr Gesprächspartner gute Gründe und das Bedürfnis hat, das zu sagen, was er ausspricht. Beobachten Sie Ihre eigenen Reaktionen darauf und lassen Sie diese Reaktionen zu, ohne sie sofort in Worte zu fassen. Versuchen Sie, ihn oder sie ganz zu verstehen. Was sagt er oder sie gerade, was versucht er oder sie auszudrücken, was ist sein oder ihr Bedürfnis in diesem Moment? Geben Sie zurück, was Sie verstanden haben. Fragen Sie nach, wenn Sie etwas nicht richtig verstanden haben. Bleiben Sie ganz bei Ihrem Gegenüber. In diesem Moment geht es ausschließlich um ihn oder sie.

Aufmerksam zuzuhören bedeutet nicht, dass Sie mit allem einverstanden sein müssen, was Ihr Gegenüber sagt. Sie können später streiten – nachdem Sie zugehört haben. Schenken Sie Ihrem Gegenüber zunächst diesen einen Moment des aufmerksamen Zuhörens.

IM AUGENBLICK SEIN

> Achtsames Essen

Achtsames Essen bedeutet, mit allen Sinnen, Gedanken und Gefühlen in diesem Moment beim Essen zu sein und nicht irgendwo anders. Das braucht Zeit und funktioniert nicht im Vorbeigehen. Auch Gespräche oder das Radio sind ablenkend. Achtsames Essen wird also nicht bei jeder Mahlzeit und nicht in jeder Situation möglich sein. Achtsames Essen hat viele Effekte. Es steigert den Genuss und die Freude am Essen ohne schlechtes Gewissen. Es setzt den Autopiloten außer Kraft, der uns dazu bringt, ohne nachzudenken zuzugreifen, und gibt uns die Freiheit zurück, zu entscheiden: „Will ich wirklich eine zweite Portion oder bin ich bereits satt?", „Brauche ich dieses Stück Kuchen oder eigentlich etwas anderes: Trost, Unterhaltung, eine Belohnung?".

Wenn Sie achtsam essen, können Sie tief in sich hineinspüren, wer gefüttert werden will: Ihr Körper oder Ihre Seele? Achtsames Essen kann helfen, Essgewohnheiten und Verhaltensmuster zu erkennen und zu verändern. Zum Beispiel: den Teller leer zu essen oder einen knurrenden Magen zu ignorieren.

Am besten beginnen Sie mit einer kleinen Übung: Entspannen Sie sich, schließen Sie kurz die Augen und achten Sie auf Ihre Atmung. Sagen Sie beim Einatmen leise *„Wise"* und beim Ausatmen leise *„Mind"*. Sie können auch kurz darüber nachdenken, wer dazu beigetragen hat, dieses Essen auf Ihren Tisch zu bringen. Vielleicht möchten Sie auch „Danke" sagen. Beginnen Sie dann, langsam und im vollen Bewusstsein des Augenblicks zu essen.

- **Essen Sie langsam:** Langsames Essen macht es einfacher, das Sättigungsgefühl zu bemerken. Es braucht auch Zeit, um eine Mahlzeit oder zumindest Teile davon achtsam und mit allen Sinnen zu genießen. Kleine Bissen nehmen, das Besteck ablegen, mit der nicht-dominanten Hand oder sogar mit Stäbchen essen – mit Tricks wie diesen lässt sich langsames Essen lernen.
- **Kauen Sie gründlich:** Gründliches Kauen setzt intensive Geschmacksempfindungen frei und lässt Sie die verschiedenen Texturen der Lebensmittel wahrnehmen. Einen Bissen fünfzehn bis dreißig Mal zu kauen, bevor man ihn hinunterschluckt, kann zu völlig neuen Sinneseindrücken führen. Natürlich kann dies im Alltag nicht bei jeder Mahlzeit von Anfang bis Ende durchgeführt werden, aber Sie können es immer wieder üben.
- **Füllen Sie den Magen angemessen:** Um nur so viel zu essen, dass wir uns angenehm satt fühlen, müssen wir achtsam essen und auf unseren Körper hören. Ganz praktisch: Kleine Portionen auf kleinen Tellern oder in kleinen Tassen helfen dabei.
- **Würdigen Sie Ihr Essen:** Gläubige Menschen bedanken sich vor dem Essen mit einem Gebet. Achtsames Essen kann auch den Blick über den eigenen Tellerrand hinaus weiten: Was steckt alles in diesem einen Apfel, in diesem Stück Fleisch auf meinem Teller? So kann die Achtsamkeit eine Brücke zur Wertschätzung von Lebensmitteln und hin zu einem nachhaltigen Lebensstil schlagen.

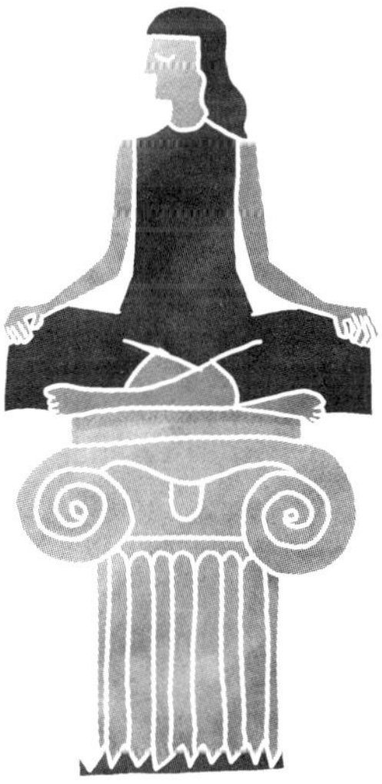

> Werde eins mit deinem Atem

Nehmen Sie sich fünf Minuten Zeit, stellen Sie sich einen Wecker oder Timer. Setzen Sie sich in eine aufrechte Position, die Ohren parallel zu den Schultern, öffnen Sie die Hände, erlauben Sie sich ein sanftes Lächeln und sagen Sie mit einem warmen und freundlichen Tonfall zu sich selbst „Hallo". Beobachten Sie zunächst Ihre Atmung, wie sie sanft ein- und ausströmt. Sagen Sie beim Einatmen leise *„Wise"* und beim Ausatmen leise *„Mind"*. Lassen Sie sich ganz in Ihrer Atmung versinken. Werden Sie eins mit Ihrem Atem. Lassen Sie alle Gedanken los und frei.

UMSICHTIG HANDELN

Was bedeutet umsichtig handeln?

- Die richtigen Dinge zum richtigen Zeitpunkt tun – für sich selbst und für andere.
- Umwege in Kauf nehmen auf dem Weg zum Ziel, wenn dies sinnvoller ist.
- Die eigenen Bedürfnisse vertreten, wenn es kurz- und langfristig sinnvoll ist.
- Die eigenen Bedürfnisse zurückstellen, wenn es langfristig sinnvoll ist.
- Geschmeidigkeit im Handeln entwickeln.

Warum sollten Sie umsichtig handeln?

Intensive Gefühle und starke Bedenken drängen uns dazu, spontan zu handeln. Je stärker die Gefühle sind, desto kürzer ist unser Vorausblick. Oft ist es dann schwierig, Dinge zu tun, die langfristig sinnvoll wären. Überwältigt vom Drang zu handeln, denken wir nicht über die Konsequenzen nach. Langfristig kann dies zum Problem werden. Das gilt auch für unsere Gewohnheiten: Je öfter wir das Gleiche denken und das Gleiche tun, desto wahrscheinlicher werden wir dies wiederholen. Gewohnheiten lieben sich selbst und wollen sich wiederholen. Es ist deshalb schwierig, neue Wege einzuschlagen.

Menschen mit Borderline-Störungen oder komplexer PTBS entwickeln Störungen der Emotionsregulation. Das heißt, die Gefühle werden als sehr stark und lange andauernd erlebt. Die Gefühle oder die daraus folgenden inneren Zustände sind der Antriebsmotor für rasches, kurzfristiges Handeln. Und häufig gehen diese inneren Zustände mit dem Gefühl einher, sehr zerrissen und angespannt zu sein. Deshalb wollen diese Zustände sehr rasch beendet werden. So ist es verständlich, dass Menschen, die von starken Emotionen betroffen sind, oft etwas kurzsichtige Entscheidungen treffen, ohne die Sinnhaftigkeit auf lange Sicht zu überdenken. Andererseits führen gerade invalidierende zwischenmenschliche Erfahrungen zu starken Ängsten und zu Misstrauen, was oft hinderlich ist, wenn es darum geht, das Leben in die Hand zu nehmen und eigene Ziele zu verwirklichen. Die Übungen zum umsichtigen Handeln helfen, den Blick zu weiten, um Dinge zu tun, die auch langfristig zielführend sind.

Übungen zum umsichtigen Handeln:

> Innen: Spiele nach den Regeln	> Außen: Entgegengesetzt handeln
> Innen: Menschen sind menschlich	> Innen und außen: Auch mal nachgeben
> Außen: STOP and GO	

> Spiele nach den Regeln (Play by the game)

„Spiel nach den Regeln" bedeutet, sich an die Regeln einer sozialen Interaktion zu halten, auch wenn es Ihnen im Augenblick schwerfällt, Sie völlig anderer Meinung sind, Sie sich ungerecht behandelt fühlen oder wenn Sie das Gefühl haben, sich dem Willen anderer unterwerfen zu müssen.

- Wenn Ihre Sozialarbeiterin Ihren Antrag noch nicht bearbeitet hat, ist es nicht unbedingt sinnvoll, diese anzuschreien.
- Wenn die Klassenlehrerin Ihrer Tochter möchte, dass Sie die Hausaufgaben abzeichnen, dann sollten Sie dies tun, auch wenn es Ihnen lästig ist.
- Wenn Ihre Therapeutin keine zusätzliche Zeit für Sie hat, sollten Sie dies akzeptieren.

UMSICHTIG HANDELN

> Menschen sind menschlich (People are people)

„Menschen sind menschlich" heißt, die Menschen so zu akzeptieren, wie sie sind. Mit ihren kleinen Macken, Vorlieben und Eigenheiten. Mit ihren kleinen Boshaftigkeiten, ihrer Egozentrik und all ihren Fehlern.

- Wenn Sie selbst gerne das Pausenbrot Ihrer Kinder mit Leberwurst bestreichen, die Kinderbetreuerin in der Kita jedoch auf veganes Pausenbrot besteht, dann sollten Sie ihr den Gefallen tun. Ihr Kind wird das überleben.
- Wenn der Oberarzt in einer Klinik mit „Herr Professor" angesprochen werden möchte, so tun Sie ihm diesen Gefallen, auch wenn Sie ihn nicht leiden können. Sie werden davon profitieren.
- Wenn Ihr Partner gerne Serien anschaut, die Sie nicht besonders toll finden, so könnten Sie ihm dennoch manchmal den Gefallen tun und gemeinsam mit ihm schauen.
- Hat Ihr Partner eine Vorliebe für Krimis, die Sie selbst nie lesen würden, so macht es trotzdem Sinn, ihm einen Krimi zu schenken, wenn Sie ihm eine Freude machen wollen.

> Entgegengesetzt handeln (Opposite action)

- Wenn Sie Angst davor haben, mit der Straßenbahn zu fahren, weil es sich nicht vermeiden lässt, im Gedränge dort manchmal Körperkontakt mit Männern zu haben, so sollten Sie dies dennoch tun.
- Wenn Sie denken, Sie sollten die Therapie abbrechen, weil Sie ohnehin scheitern werden, so sollten Sie diesen Gedanken als Gedanken benennen und mit Ihrer Therapeutin darüber sprechen (also die Therapie fortsetzen).
- Wenn Sie sich in einer sehr schädlichen Beziehung verfangen haben, aber keine Kraft finden, sich zu trennen, weil Sie annehmen, „alleine nicht zu überleben", so sollten Sie sich dennoch trennen.

> STOP AND GO

Wann immer Sie spüren, Sie würden eine wichtige Aufgabe, einen wichtigen Schritt jetzt lieber aufschieben oder gar nicht machen, obgleich jetzt der richtige Zeitpunkt dafür wäre, dann sollten Sie diesen Skill anwenden:

- **STOP:**
  Unterbrechen Sie Ihre Vermeidung!
- **AND GO:**
  Aber jetzt!
  1. Was soll mir gelingen? Was ist mein Ziel?
  2. Was hindert mich gerade?
  3. Dann mache ich das jetzt trotzdem!

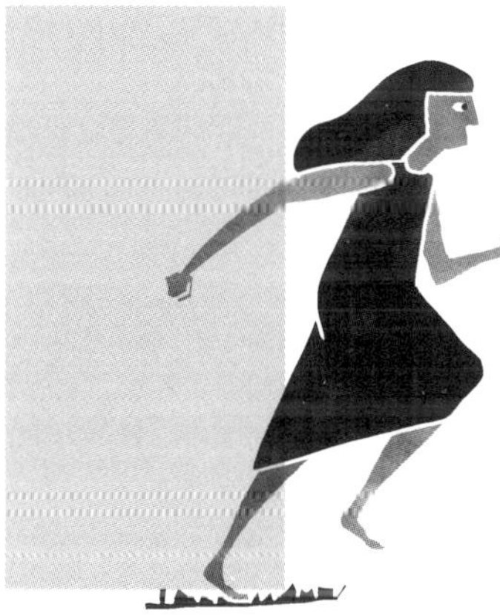

> Auch mal nachgeben

Auch mal nachzugeben, also nicht mehr rechthaberisch zu sein, heißt: Sie müssen sich zunächst bewusst machen, dass Sie jetzt in diesem Augenblick alles tun würden, um Recht zu bekommen. Das kann in einem Streit sein, wenn Sie sich unbedingt durchsetzen wollen oder weil Sie sich beleidigt oder zu ungerecht behandelt fühlen. Fragen Sie sich selbst: „Will ich einfach nur recht haben, oder worum geht es mir eigentlich? Was sind meine echten Bedürfnisse, was will ich erreichen? Wie möchte ich mich eigentlich gerne in dieser Situation verhalten?" Dann fragen Sie sich: „Ist die andere Person dazu bereit und in der Lage, mir das zu geben?" Wenn nicht: Akzeptieren Sie das und denken Sie über eine Alternative nach.

WISE MIND

Ein menschliches Wesen ist Teil des Ganzen, das sich Universum nennt. Ein Teil begrenzt in Zeit und Raum. Wir erfahren uns selbst, unsere Gedanken und Gefühle als etwas vom Rest Getrenntes. Doch das ist nur eine optische Täuschung unseres Bewußtseins. Diese Täuschung ist wie ein Gefängnis für uns – und auf unser persönliches Verlangen reduziert und auf die Zuwendung der wenigen uns nahe stehenden Menschen begrenzt. Unsere Aufgabe muß es sein, uns aus diesem Gefängnis zu befreien, durch das Ausweiten unseres Mitgefühls, sodaß es alle lebenden Kreaturen und die gesamte Natur in ihrer Schönheit umfaßt.

Albert Einstein: Ideas and Opinions, New York 1954

Was bedeutet *Wise Mind?*

- *Wise Mind* ist das Herzstück im Ring der Achtsamkeit. Hier bezieht sich die DBT auf ein altes Konzept der buddhistischen Psychologie.
- *Wise Mind* (Sanskrit: citta) meint eine Weisheit, die jeder Mensch in sich trägt und die jeden Menschen mit der ganzen Welt verbindet.
- *Wise Mind* wird manchmal beschrieben als eine von Natur aus leuchtende und reine Erfahrung; als fließend und offen.

Wie Sie sehen, handelt es sich um ein spirituelles Konzept, das sich einem nicht sofort erschließt, wenn man nur den Text liest. So wie man sich nicht recht vorstellen kann, wie ein Instrument klingt, das man noch nie gehört hat, oder wie eine exotische Frucht schmeckt, die man noch nie gekostet hat. Diese Dinge wollen erfahren werden. Auch *Wise Mind* kann letztendlich nur durch eigene Erfahrung erspürt werden. Diese Erfahrung ist durch Texte vermittelt, die – zugegebenermaßen – auf den ersten Blick manchmal etwas seltsam wirken. Also: Weshalb sollten Sie Übungen zu *Wise Mind* praktizieren oder sich an diese Erfahrungen herantasten, auch wenn Sie nicht an Spiritualität interessiert sind?

Viele Menschen, die unter Borderline-Störungen oder komplexer PTBS leiden, erleben sich als von anderen abgesondert, einsam und entfremdet. Oder wie Marsha Linehan mir einmal sagte: „Viele Borderline-Patientinnen spüren einen Riss zwischen sich und der Welt, und die Brücke über diesen Riss ist brennendes Heimweh nach anderen." Und als ich Marsha dann fragte, wie sie gelernt hätte, diesen Riss zu überwinden, sagte sie mir: „Ich habe *Wise Mind* geübt."

Wise Mind ist eine jedem Menschen innewohnende und universelle Erfahrungsquelle, die uns mit allen anderen Wesen der Erde und des Universums verbindet. Und das macht *Wise Mind* von Natur aus für alle zugänglich.

- Wenn Sie *Wise Mind* wahrnehmen, erleben Sie sich als Teil der ganzen Welt. *Wise Mind* kann die Illusion der Abgetrenntheit auflösen.
- *Wise Mind* ist eine gute Grundlage für Gesundheit und Wohlbefinden und für alle unsere sozialen Begegnungen. *Wise Mind* kann als intuitiver Kompass für alle Ihre Entscheidungen dienen. Fragen Sie *Wise Mind* – Sie werden eine gute Antwort erhalten. Dies ist ein weiterer wichtiger Punkt.

Man kann *Wise Mind* auch einfach als seine ganz persönliche „Homebase" betrachten. Als einen geistigen Ort, auf dem man sicher steht, verbunden ist mit seinen Werten und dabei offenen Zugang zu anderen hat. Auf dieser Homebase kann man gut alleine stehen, und man kann gut mit anderen zusammen das Leben gestalten. In all seinen Facetten.

Es gibt viele Möglichkeiten, Ihren Zugang zu *Wise Mind* zu üben, oder besser ausgedrückt: *Wise Mind* zum Klingen zu bringen. Der erste Schritt ist natürlich der Wunsch. Sie sollten *Wise Mind* erleben und ausüben *wollen*. Das ist nicht immer einfach, aber Sie sind nicht die erste Person auf diesem Weg. Millionen von Menschen sind ihn schon vor Ihnen gegangen und diese Menschen haben Spuren und gute Ratschläge hinterlassen.

WISE MIND

Marsha Linehan beschreibt die Anfänge von *Wise Mind* so: „Wenn man nach *Wise Mind* sucht, ist es wie die Suche nach einem neuen Radiosender. Am Anfang hört man viel Rauschen. Nach einer Weile ist das Gehör besser geübt und es erkennt die ersten Melodien, die man sucht. Mit der Zeit werden die Melodien immer deutlicher."

(Quelle: Persönliches Gespräch mit dem Autor)

- Weil *Wise Mind* das Herzstück unserer Menschlichkeit darstellt, kann dieser Zustand manchmal als ein bestimmter Ort im Körper erlebt werden. Das kann in der Körpermitte (Bauch) sein, in der Mitte des Kopfes oder auch zwischen den Augen. Sie können diesen Ort während Ihrer Atemübungen finden. So verankern Sie *Wise Mind* als einen aktuellen Geisteszustand, den Sie dann zunehmend einfacher aktivieren können.
- Sie können *Wise Mind* stärken, indem Sie die vier sogenannten „erhabenen Geisteshaltungen" ausüben. Diese buddhistischen Tugenden sind schon in den ältesten überlieferten buddhistischen Texten *(Pali-Kanon)* beschrieben.
- Diese Tugenden beinhalten ganz konkrete Lehren und Praktiken: die **liebevolle Güte** *(metta)*, **Mitgefühl** *(karuna)*, **mitfühlende Freude** *(mudita)* und **Gleichmut** *(upekkha)* stärken. Wenn Sie diese Tugenden üben, wird sich Ihre gesamte innere Befindlichkeit grundlegend ändern.

Liebevolle Güte (*metta*) bedeutet Freundlichkeit, Wohlwollen, Freundschaft, guten Willen und aktives Interesse am Glück aller. Es ist eine weiche Zuneigung und Fürsorge für andere ebenso wie für sich selbst. Es ist keine schwergewichtige, romantische Art der Liebe und keine Liebe, die extrem anhänglich ist oder die kontrollieren möchte. Es geht auch nicht darum, von anderen geliebt zu werden, es geht schlicht darum, selbst Freundlichkeit und Zuneigung auszustrahlen.

Mitgefühl (*karuna*) ist die Fähigkeit, sich in das Leid, andere Wesen einzufühlen und sich dafür zu engagieren, anderen zu helfen. Das bedeutet, das Leiden anderer zu erkennen und darauf zu reagieren und dann Maßnahmen zu ergreifen, um dieses Leiden zu lindern. Es ist wie ein großes Herz, das sich aktiv um jeden kümmert. Mitgefühl ist einer unserer grundlegendsten Wesenszüge. Er entspringt aus unserer Verbundenheit mit allen Dingen.

Mitfreude (*mudita*) bedeutet die Fähigkeit, das Glück und Wohlbefinden anderer Lebewesen zu schätzen und sich für sie zu freuen. Es kann als das Geschenk gesehen werden, freudige Momente mit anderen teilen zu können.

Gelassenheit (*uppekha*), die vierte Tugend, bedeutet freudigen Gleichmut, Unvoreingenommenheit und Besonnenheit. Es ist die Fähigkeit, allem mit einem offenen und ruhigen Herzen und Geist zu begegnen, egal, ob es sich um eine wünschenswerte und angenehme Erfahrung handelt oder nicht.

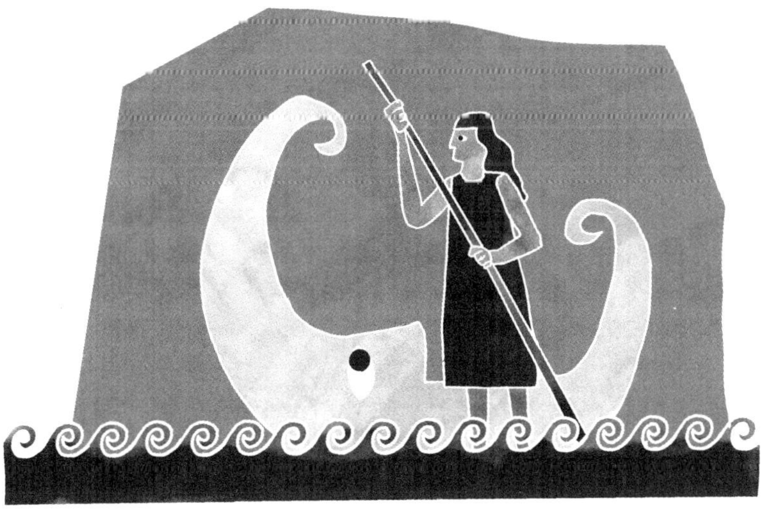

WISE MIND

Diese vier Geisteshaltungen als Ausdruck des *Wise Mind* sind also geistige Haltungen gegenüber anderen Wesen und auch gegenüber uns selbst. Wenn Sie diese üben, werden Sie gelassener, wohlwollender, mitfühlender und auch zufriedener mit Ihren eigenen Fähigkeiten und Handlungen.
Auch wenn Sie die vier Tugenden auf andere anwenden, wird *Wise Mind* Sie selbst darin einschließen. Sie sind ein Teil des Universums. Wenn wir uns um uns selbst kümmern, kümmern wir uns um die Welt. Wenn wir uns um die Welt kümmern, kümmern wir uns auch um uns selbst.

Übungen

A: Langfristige Pflege von *Wise Mind*

Entdecken Sie *Wise Mind* in sich selbst

> Inneres Bild von *Wise Mind* (Therapeutin; MP3)	> Offene Hände (Therapeutin; MP3)
> In der Mitte des Sees (Therapeutin; MP3)	> Die Wendeltreppe (Therapeutin; MP3)

Stärken Sie die vier Geisteshaltungen:

> Übung zur Liebenden Güte (IB 11)	> Übung zum Mitgefühl (IB 12)
> Übung zur Mitfreude (IB 13)	> Übung zur Gelassenheit (IB 14)
> *Wise-Mind*-Abendgebet	

B: Kurzfristige Übungen für die Pflege von *Wise Mind*

Wise Mind kann auch als ein bestimmter Geisteszustand gesehen werden. Wenn wir in den Zustand von *Wise Mind* eintreten, integrieren wir Gegensätze, wir bringen den emotionalen und den rationalen Verstand ins Gleichgewicht, wir sind offen dafür, die Realität so zu erleben, wie sie ist. Die folgenden Übungen sind dazu gedacht, *Wise Mind* im Alltag anzuwenden. Wo immer Sie sind und was immer Sie tun – *Wise Mind ist* bei Ihnen.

> *Wise Mind* – Innere Bereitschaft	> Drei Minuten *Wise Mind*
> Eine Frage an *Wise Mind*	

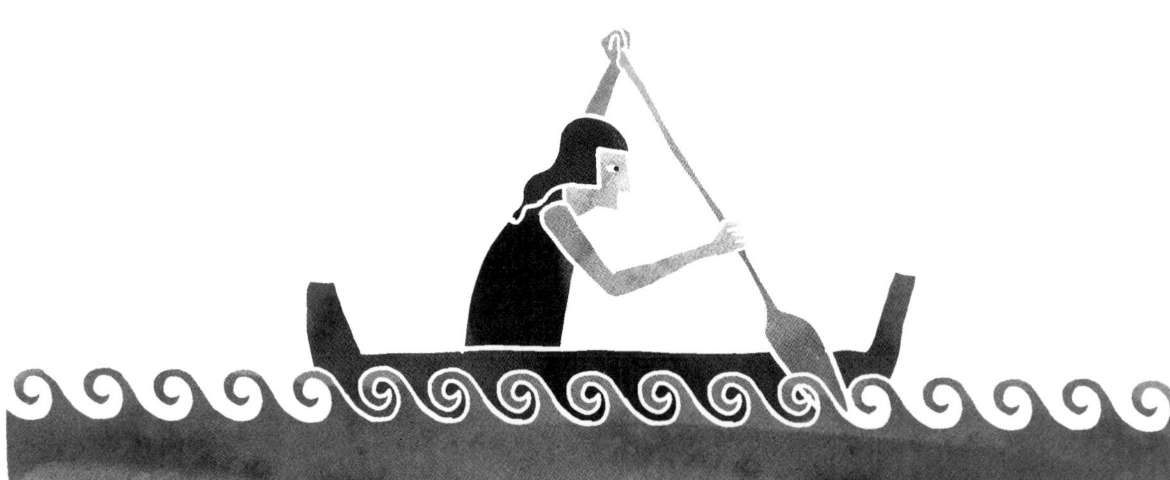

WISE MIND

> Inneres Bild von *Wise Mind*

Bitten Sie Ihre Therapeutin, zusammen mit Ihnen eine ganz persönliche Imaginationsübung zu *Wise Mind* zu entwickeln (siehe IB 7). Machen Sie eine Tonaufnahme dieser Übung und hören Sie diese täglich an. Die ersten Tage werden schwierig sein, dann wird es zunehmend einfacher werden, bis Sie diese Übung nicht mehr missen möchten. Sie ist ein Schlüsselelement für die erfolgreiche Therapie. Wenn Sie anfangs Schwierigkeiten haben, die Übung zu tolerieren, weil Ihnen Ihre kleinen Monster in die Quere kommen, bitten Sie Ihre Therapeutin um Unterstützung.

> Offene Hände

Anweisung: Bitten Sie Ihre Therapeutin, den Text als MP3-Datei aufzunehmen.

Nehmen Sie zu dieser Übung eine achtsame und friedvolle Haltung ein – idealerweise sitzen Sie aufrecht. Legen Sie Ihre Hände locker auf Ihre Oberschenkel, Handflächen nach oben, und zaubern Sie ein sanftes Lächeln auf Ihre Lippen. Sagen Sie ‚Hallo' zu sich selbst in einem warmen, freundlichen Tonfall. Vielleicht möchten Sie eine Hand dorthin legen, wo Sie *Wise Mind* am stärksten in Ihrem Körper spüren.

[Gong – Gong]

Schließe die Augen und atme einige Male tief ein und aus.
Versetze deinen Geist und deinen Körper in einen friedvollen Zustand.
Achte darauf, wie deine Atmung tiefer und tiefer wird.
Mit jeder Ausatmung ein wenig tiefer und entspannter.
Denke beim Einatmen sanft „*Wise*", beim Ausatmen denke sanft „*Mind*".
Einatmen: „*Wise*" – Ausatmen: „*Mind*".
Wise Mind
Achte nur auf die Atmung.

[Etwa 2 Minuten]

Während du weiter deine Atmung wahrnimmst,
achte nun auch auf das Gefühl der Wärme in deinen Handflächen.
Nimm beides wahr, deine Atmung und die Handflächen.

[Etwa 2 Minuten]

Während du die Atmung und die Handflächen wahrnimmst, weite nun deine Aufmerksamkeit auf die Geräusche um dich herum. Öffne deinen Geist. Achte auf alles gleichzeitig: Atmung, Handflächen, Geräusche.

[Etwa 3 Minuten]

Einatmen: „*Wise*" – Ausatmen: „*Mind*".
Kehre zu deiner Atmung zurück. Einfach auf den Atem achten.

[Etwa1 Minute]

Wise Mind

Wise Mind kann noch ein wenig nachwirken, wenn du die Übung nach dem Gong langsam ausklingen lässt.

[Gong]

WISE MIND

> Mitte des Sees

Anweisung: Bitten Sie Ihre Therapeutin, den Text als MP3-Datei aufzunehmen.

Nehmen Sie zu dieser Übung eine achtsame und friedvolle Haltung ein – idealerweise sitzen Sie aufrecht. Legen Sie Ihre Hände locker auf Ihre Oberschenkel, Handflächen nach oben, und zaubern Sie ein sanftes Lächeln auf Ihre Lippen. Sagen Sie ‚Hallo' zu sich selbst in einem warmen, freundlichen Tonfall. Vielleicht möchten Sie eine Hand dorthin legen, wo Sie *Wise Mind* am stärksten in Ihrem Körper spüren.

[Gong – Gong]

Schließe die Augen und atme einige Male tief ein und aus.
Versetze deinen Geist und deinen Körper in einen friedvollen Zustand.
Achte darauf, wie deine Atmung tiefer und tiefer wird.
Mit jeder Ausatmung ein wenig tiefer und entspannter.
Denke beim Einatmen sanft *„Wise"*, beim Ausatmen denke sanft *„Mind"*.
Einatmen: *„Wise"* – Ausatmen: *„Mind"*.
Wise Mind

Achte nur auf die Atmung.
Wise Mind

[Etwa 2 Minuten]

Stelle dir einen See vor, an einem Sommertag.
Achte auf die Größe des Sees, auf seine Oberfläche. Ob sie sich bewegt oder ob sie still ruht?
Vielleicht achtest du auf die Farbe des Wassers. Nimm dir Zeit, um das Bild dieses tiefen und ruhenden Sees lebendig werden zu lassen. Ein tiefer, ruhender See.

Stelle dir nun einen flachen, leichten Kieselstein vor,
der sanft auf das Wasser in der Mitte des Sees gelegt wird.
Ein tiefer, ruhender See.
Stelle dir vor, du wärst dieser Kieselstein.
Du kannst atmen unter Wasser und du gleitest ganz langsam nach unten.
Du gleitest sanft durch das Wasser,
sanft schaukelnd nach unten
in den tiefen, ruhigen See.

Du spürst die Temperatur, du spürst das Wasser um dich herum.
Das Wasser trägt dich, das Wasser lässt dich sanft tiefer sinken.
Treibend und sinkend ... treibend und sinkend, sanft hinab sinkend.
In den tiefen, ruhigen See.

Spüre, wie du ankommst auf dem Grund des Sees.
Spüre den weichen Boden, spüre, wie der Boden dich trägt und trotzdem sanft schwingt.
Die Ruhe und die tragende Bewegung. Das Wasser bewegt dich sanft,
so wie es alles im See sanft bewegt. Sanft im tiefen, ruhigen See.
Dein Atem bewegt das Wasser. Das Wasser bewegt alles.
Alle Wesen werden vom Wasser gehalten und umströmt. Hier findet alles zusammen,
hier ist die Tiefe und die Mitte. Hier kann alles seinen Ursprung nehmen.

Einatmen: *„Wise"* – Ausatmen: *„Mind"*.

Öffne dich für dein Bild vom *Wise Mind*.
Dieser Mittelpunkt ist tief in dir verankert, hier fließt die Weisheit der Welt zusammen.
Hier kannst auch du Rat einholen.
Wise Mind

Wise Mind kann noch etwas nachwirken, wenn du die Übung nach dem Gong langsam ausklingen lässt.

[Gong]

WISE MIND

> Die Wendeltreppe

Anweisung: Bitten Sie Ihre Therapeutin, den Text als MP3-Datei aufzunehmen.

Nehmen Sie zu dieser Übung eine achtsame und friedvolle Haltung ein – idealerweise sitzen Sie aufrecht. Legen Sie Ihre Hände locker auf Ihre Oberschenkel, Handflächen nach oben, und zaubern Sie ein sanftes Lächeln auf Ihre Lippen. Sagen Sie ‚Hallo' zu sich selbst in einem warmen, freundlichen Tonfall. Vielleicht möchten Sie eine Hand dorthin legen, wo Sie *Wise Mind* am stärksten in Ihrem Körper spüren.

[Gong – Gong]

Schließe die Augen und atme einige Male tief ein und aus.
Versetze deinen Geist und deinen Körper in einen friedvollen Zustand.
Achte darauf, wie deine Atmung tiefer und tiefer wird.
Mit jeder Ausatmung ein wenig tiefer und entspannter. Denke beim Einatmen sanft *„Wise"*,
beim Ausatmen denke sanft *„Mind"*. Einatmen *„Wise"*, Ausatmen *„Mind"*.
Wise Mind

Achte nun auf das Bild, das in dir entsteht, wenn du an eine Wendeltreppe denkst.
Eine alte Wendeltreppe. Die dich nach unten führt. Langsam hinab, hin zu deiner inneren Weisheit – hin zu *Wise Mind*.

Diese Treppe ist so, wie du sie dir vorstellst: die Beleuchtung, die Stufen, das Geländer.
Du kannst beginnen, diese Wendeltreppe langsam hinabzusteigen. Schritt für Schritt.
Langsam hinabsteigen. Achte beim Gehen auf deine Empfindungen.
Du gehst weiter – auf deiner eigenen inneren Wendeltreppe.
Mit jeder Stufe kommst du deiner inneren Weisheit ein Stück näher.

Wenn du eine Pause brauchst, setze dich auf eine der Treppenstufen und ruhe dich aus.
Ganz, wie es für dich gut ist.

Gehe weiter, bis du spürst, dass du angekommen bist. In der Mitte deines inneren Wesens.
An dem Ort, an dem all dein Wissen und deine Weisheit zusammenfließen.
Schicke deinen Atem an diesen Ort.
Wise Mind

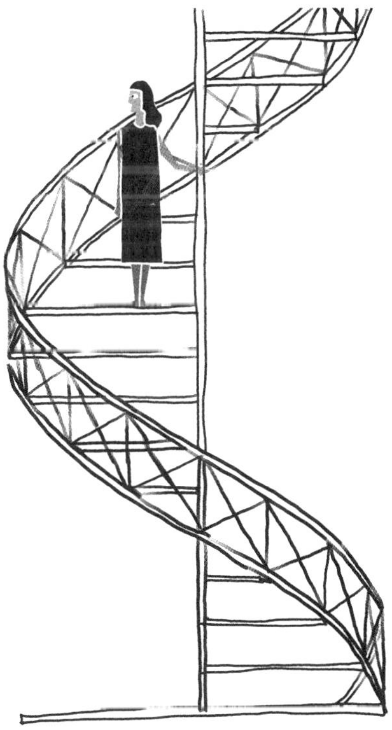

Dieser Mittelpunkt ist tief in dir verankert,
hier fließt alles zusammen.
Öffne dich für dein Bild von *Wise Mind*.
Wenn du eine Frage hast, frage *Wise Mind* und warte,
ob du eine Antwort bekommst.
Wise Mind

Wise Mind kann noch ein wenig nachwirken, wenn du die Übung nach dem Gong langsam ausklingen lässt.

[Gong]

> *Wise Mind* – Innere Bereitschaft

Innere Bereitschaft ist die Offenheit, auf jede Situation des Lebens weise und ohne Groll zu reagieren. Es ist auch die Bereitschaft, die eigenen Gefühle und Gedanken zunächst einmal anzunehmen als das, was sie sind: Gefühle und Gedanken. Sonst nichts. Innere Bereitschaft bedeutet auch Handeln aus dem *Wise Mind* heraus. Handeln von unserer *Wise-Mind*-Homebase. Sie können Ihre innere Bereitschaft üben, indem Sie das tun, was gerade notwendig ist, auch wenn Sie das nicht unbedingt wollen. Also wenn Sie um etwas gebeten werden oder wenn Sie sehen, dass etwas getan werden muss. Tun Sie, was nötig ist, mit einer Mischung aus Tun, Aufmerksamkeit und Eintauchen in die Aufgabe. Seien Sie dankbar, wenn Sie gebeten werden, anderen einen Gefallen zu tun.

Die Zen-Geschichte von Meister Hakuin (siehe 2.3 IB 14) illustriert den Gedanken von innerer Bereitschaft: Hakuin, der angeschuldigt wird, ein Kind gezeugt zu haben, und sich liebevoll um dieses Kind kümmert, bevor er gebeten wird, es wieder herzugeben. Oder kennen Sie Beppo, den Straßenkehrer aus Michael Endes *Momo*? *https://www.youtube.com/watch?v=3aOO3oBZnAY.*

> Drei Minuten *Wise Mind*

Vielleicht unterbrechen Sie Ihre Alltagstätigkeit für drei Minuten? Machen Sie sich den gegenwärtigen Moment durch eine „wache Körperhaltung“ bewusst: Legen Sie Ihre Hand auf die Stelle Ihres Körpers, wo Sie *Wise Mind* am besten spüren: aufrechte Haltung, sanftes Lächeln und entspanntes Gesicht.

Atmen Sie ein: Sagen Sie sanft „*Wise*“;
atmen Sie aus: Sagen Sie sanft „*Mind*“.
Öffnen Sie sich für das Bild Ihres *Wise Mind.* Andere Gedanken und Bilder in Ihrem Kopf können Sie loslassen.
Nehmen Sie jetzt alle Empfindungen in Ihrem Körper wahr.
Achten Sie auf die Bewegung Ihres Brustkorbs und des Bauches, entspannen Sie Ihren Körper.
Öffnen Sie Ihren Geist und nehmen Sie alles wahr, was Sie in diesem Moment sehen, hören und riechen können. Folgen Sie Ihrer Atmung und werden Sie eins mit der Welt um Sie herum.

Sagen Sie sanft und langsam mit jedem Atemzug ein Wort:
„Ich will gütig sein, mitfühlend, offen für andere und gelassen.“

Wenn Sie bereit sind, nehmen Sie Ihre unterbrochene Tätigkeit wieder auf
und handeln aus dem *Wise Mind* Ihres ganzen Körpers im gegenwärtigen Moment.

> Eine Frage an *Wise Mind*

(Dies ist einer der Lieblings-Skills von M. Linehan.)

Schließen Sie die Augen, legen Sie Ihre Hand auf die Stelle Ihres Körpers, wo Sie *Wise Mind* am besten spüren: Aufrechte Haltung, sanftes Lächeln und entspanntes Gesicht.
Atmen Sie ein: Sagen Sie sanft „*Wise*“; atmen Sie aus: Sagen Sie sanft „*Mind*“.
Öffnen Sie sich für das Bild Ihres *Wise Mind.*
Andere Gedanken und Bilder in Ihrem Kopf können Sie loslassen.
Stellen Sie *Wise Mind* eine Frage. Lauschen Sie der Antwort.
Hören Sie zu, aber geben Sie sich die Antwort nicht selbst.
Beantworten Sie nicht Ihre Frage; hören Sie nur zu.
Fragen Sie bei jedem Atemzug sanft weiter. Wenn keine Antwort kommt, versuchen Sie es ein anderes Mal.

> *Wise-Mind*-Abendgebet

Manche meinen, Abendgebete seien nur etwas für sehr fromme Menschen oder für sehr kleine Kinder. Aber in Wirklichkeit praktizieren viele Menschen in allen Kulturen überall auf der Welt Abendgebete – um sich zu sammeln, um sich zu trösten, um ruhiger zu werden, um sich sicher zu fühlen und um sich auf den nächsten Tag vorzubereiten. Marsha Linehan, ursprünglich eine katholische Nonne, lehrte mich das folgende *Wise-Mind*-Abendgebet.

Werden Sie sich des gegenwärtigen Augenblicks bewusst. Sie können aufrecht auf einem Stuhl sitzen oder sich ins Bett legen. Schließen Sie die Augen, lächeln Sie leicht und entspannen Sie Ihr Gesicht. Legen Sie eine Hand dorthin, wo Sie *Wise Mind* am stärksten in Ihrem Körper spüren.
Beim Einatmen sagen Sie sanft „*Wise*"; beim Ausatmen: Sagen Sie sanft „*Mind*".
„Liebevolle Güte, Mitgefühl, Freude für andere, Gelassenheit."

Beobachten Sie dann, was Ihnen in den Sinn kommt, wenn Sie an eine Situation denken, in der Sie sich heute nicht entsprechend *Wise Mind* (liebevoll, mitfühlend, mitfreudig, gelassen) verhalten haben. Betrachten Sie diese Situation wohlwollend und sagen Sie dann: „Okay, das ist heute passiert, das nächste Mal werde ich besser aufpassen."
Beobachten Sie dann, was Ihnen in den Sinn kommt, wenn Sie an eine Situation von heute denken, in der Sie sich liebevoll, mitfühlend, mitfreudig oder gelassen verhalten haben. Betrachten Sie diese Situation wohlwollend und sagen Sie dann: „Okay, das ist auch passiert, danke, das nächste Mal mehr davon."

Und schließlich sagen Sie leise zu sich selbst:

„Ich kann mich sicher fühlen,
ich kann mich leicht fühlen,
ich kann mich behütet fühlen.
Alle Wesen auf der Erde mögen sich sicher fühlen,
alle Wesen auf Erden mögen sich leicht fühlen,
alle Wesen auf Erden mögen sich geborgen fühlen,
heute Abend und für immer,
danke."

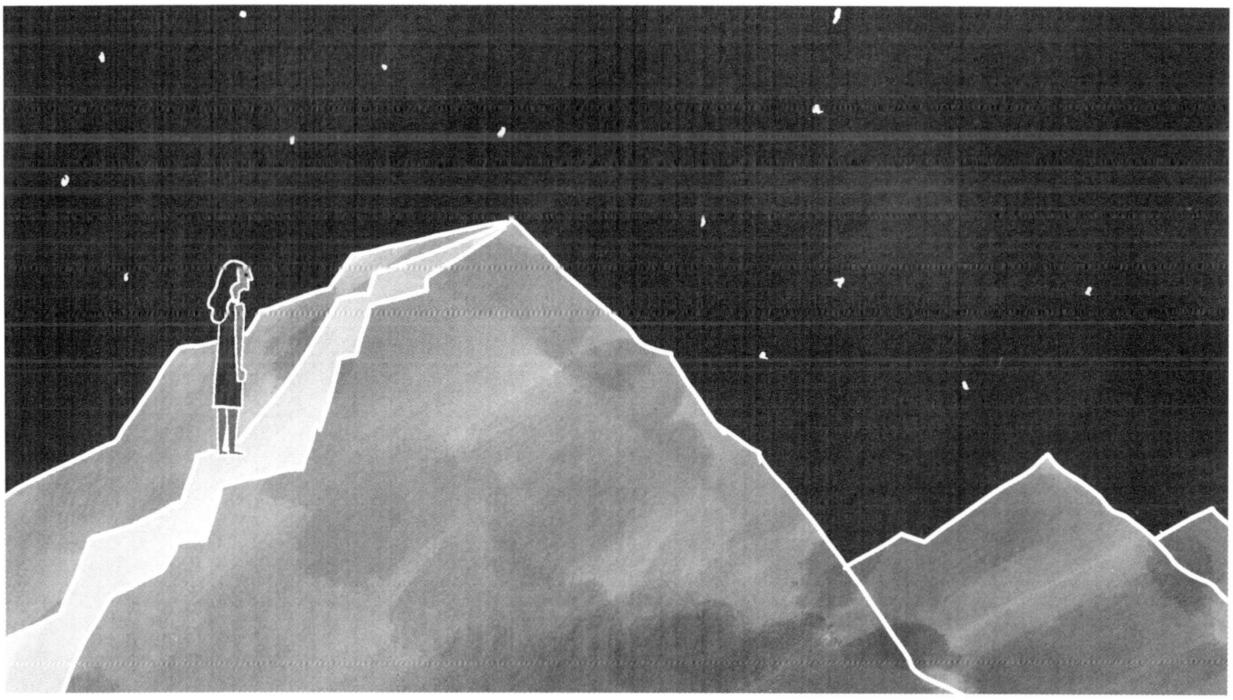

WISE MIND – LIEBEVOLLE GÜTE

Was bedeutet liebevolle Güte?

Liebevolle Güte (*metta*) ist eine der vier „erhabenen Geisteshaltungen" von *Wise Mind.*

- Liebevolle Güte bedeutet Freundlichkeit, Wohlwollen, Freundschaft, Gutmütigkeit, aktives Interesse und auch die Sorge um das Wohlergehen von anderen und sich selbst.
- Eine Geste, die Verbundenheit zeigt, die willkommen heißt und auch offen ist. Wie eine Mutter, die ihr neugeborenes Baby stillt. Es ist eine weiche, liebevolle Fürsorge für andere und für sich selbst. Es ist keine schwere, romantische Art der Liebe und keine Liebe, die große Anhänglichkeit will oder gar kontrollieren und vereinnahmen.

Wenn es Ihnen gelingt, sich für liebevolle Güte zu öffnen, werden Sie feststellen, dass Sie mit mehr Sanftheit, Leichtigkeit und auch Gewissheit leben. Ein Gefühl von tiefer werdendem Wohlwollen und Leichtigkeit begleitet diesen Prozess. Sie werden sich weniger belastet fühlen und gegenüber sich selbst und anderen weniger stur und böswillig. Es gibt viele Vorteile von liebevoller Güte, auf die sowohl in alten Schriften als auch in der modernen empirischen Wissenschaft hingewiesen wird:

- Man kann sich besser von schädlichen und kränkenden Erfahrungen lösen, die mit Abneigung, Ärger, Unwillen und Egoismus verbunden sind.
- Man erlangt einen tieferen Zustand der Verbundenheit mit anderen.

Für Menschen mit traumatischen zwischenmenschlichen Erfahrungen ist es zu Beginn oft schwer, liebevolle Güte für sich selbst zu üben. Viele sehen sich selbst als unwürdig, schlecht oder verachtenswert an – ein klarer Hinweis darauf, dass sie liebevolle Güte dringend benötigen.

Wenn während den Übungen negative Gedanken auftauchen wie „Das habe ich nicht verdient", „Das hatte ich noch nie" oder „Das ist alles so ungerecht" – lassen Sie diese Gedanken kommen und ziehen wie Wolken. Diese Gedanken oder Gefühle sind einfach da – lassen Sie sie los. Konzentrieren Sie sich wieder auf Ihre Übung.
Wenn das nicht funktioniert, so können Sie zunächst mit der Übung im Arbeitsblatt AB 5 (Liebevolle Güte für kleine Monster) beginnen, das macht den Anfang ein wenig einfacher. Machen Sie dann mit den anderen Übungen zu liebevoller Güte weiter. Seien Sie sich bewusst: Liebevolle Güte ist eine Geisteshaltung, die eine lebenslange Pflege erfordert, und dabei können wir natürlich alle von Zeit zu Zeit auch unsere Schwierigkeiten haben. Daher ist es gut, wenn Sie die liebevolle Güte als eine Art Versprechen sehen, das Sie sich selbst geben: „Ich will den Weg der liebevollen Güte gehen; ich will liebevolle Güte praktizieren – jeden Tag ein bisschen mehr." Die Liebevolle-Güte-Meditation ist frei von jeglichen Erwartungen oder Bindungen. Wir streben nicht danach, ein Ziel zu erreichen oder uns selbst etwas zu beweisen; es ist nur ein Prozess, den man erleben und genießen kann.

Übungen

Langfristige Übungen

> Zufällige Freundlichkeiten	> Geplante Freundlichkeiten für sich selbst
> Ehrenamt	> Mentale Verbindung zu anderen
> Meditation *https://jackkornfield.com/loving-kindness-meditation/*	> Liebevolle Güte – freie Imagination
> Kleine Münze – großer Effekt *https://www.youtube.com/watch?v=ceX5jJ5fggs*	> Liebevolle Güte – Imagination (1; 2)

Kurzfristige Übungen

> Perspektiven wechseln	> Hallo zur Herausforderung

WISE MIND – LIEBEVOLLE GÜTE

> Zufällige Freundlichkeiten

Ihr Alltag ist voller unerwarteter Gelegenheiten, liebevolle Güte zu üben. Versuchen Sie jeden Tag, einem Fremden unerwartete Freundlichkeit zu zeigen. Das kann ein Kompliment in der Bahn sein, eine nette persönliche Bemerkung am Tresen oder gegenüber der Person an der Kasse. Es kann auch ein kleines Geschenk für jemanden sein, der dies nicht erwartet; ein freundlicher und angemessener Ausdruck der Aufmerksamkeit. Achten Sie auf die Reaktionen Ihres Gegenübers. Sie können sich darüber freuen. Sich gut zu fühlen, ist nicht verboten. Vergessen Sie aber nicht, der anderen Person im Geiste dafür zu danken, dass sie Ihnen die Gelegenheit gegeben hat, freundlich zu ihr zu sein.

> Geplante Freundlichkeiten für sich selbst

Was Sie für andere tun können, das können Sie auch für sich tun. Es mag nicht so einfach sein, sich selbst zu überraschen, aber Sie können sich auch selbst etwas schenken. Machen Sie etwas, um sich glücklich zu machen, und schenken Sie sich etwas, als würden Sie es jemand anderem schenken. Freuen Sie sich über Ihre eigene Freude darüber. Danken Sie sich selbst dafür.

> Ehrenamt

Liebevolle Güte beinhaltet Wohltätigkeitsarbeit – für alte Menschen, für behinderte Kinder bis hin zur Fürsorge für Tiere. Finden Sie eine Aufgabe, bei der Sie sich regelmäßig engagieren können, um jemand anderem eine Freude zu machen. Versuchen Sie, diese Aufgabe wirklich regelmäßig und verantwortungsvoll auszuführen. Auch und gerade dann, wenn Sie schlecht gelaunt sind oder wenn Sie das Bedürfnis haben, sich gerade nur um sich selbst zu kümmern. Wie schön, dass es nicht immer nur um uns selbst geht.

> Mentale Verbindung zu anderen

Diese Übung ist besonders hilfreich, wenn Sie sich alleine und isoliert fühlen oder mal wieder „ganz anders als alle anderen". Sie können auch Ihre Therapeutin bitten, diese Übung als MP3-Datei zu speichern.
Setzen Sie sich auf einen Stuhl, eine Bank oder ein Kissen; wo immer Sie wollen. Nehmen Sie zu dieser Übung eine achtsame Haltung ein – idealerweise sitzen Sie aufrecht. Legen Sie eine Hand dorthin, wo Sie *Wise Mind* am stärksten spüren. Zaubern Sie ein sanftes Lächeln auf Ihre Lippen. Sagen Sie ‚Hallo' zu sich selbst in einem warmen, freundlichen Tonfall.

[Gong – Gong]

Schließe die Augen und atme einige Male tief ein und aus. Versetze deinen Geist und deinen Körper in einen friedvollen Zustand.
Achte darauf, wie deine Atmung tiefer und tiefer wird.
Mit jeder Ausatmung ein wenig tiefer und entspannter.
Denke beim Einatmen sanft „*Wise*", beim Ausatmen sanft „*Mind*".
Einatmen „*Wise*"; Ausatmen „*Mind*".
Wise Mind

Nun denke daran, wer an der Entstehung dieses Möbelstücks, auf dem du gerade sitzt, alles beteiligt war. Gehe zurück zu seinen Anfangen. Wer pflanzte den Baum, pflegte ihn, fällte ihn, bearbeitete das Holz, wer entwarf das Möbelstück, wer fertigte die Polsterung an, welcher Stoff wurde verwendet, woher kam das Leder? Nimm dir Zeit; erkunde all die verschiedenen Schritte und deren Zusammenhänge. Spüre nach, wie viele Menschen ihre Arbeit in das Möbelstück hineingesteckt haben, damit du es heute nutzen kannst.
Wenn du Dankbarkeit spürst, nimm sie an und sage sanft „*Danke*". du siehst: Das Alleinsein ist eine Illusion."

[Gong]

Sie können diese Übung auch mit einer Mahlzeit durchführen oder mit allem anderen, das Ihnen hilft, das Gefühl der totalen Isolation und Trennung von anderen zu verringern.

WISE MIND – LIEBEVOLLE GÜTE

> Imagination 1: Mutter mit Kind

Anweisung: Bitten Sie Ihre Therapeutin, diesen Text als MP3-Datei aufzuzeichnen.

Nehmen Sie zu dieser Übung eine achtsame Haltung ein – idealerweise sitzen Sie aufrecht. Legen Sie eine Hand dorthin, wo Sie *Wise Mind* am stärksten spüren. Zaubern Sie ein sanftes Lächeln auf Ihre Lippen. Sagen Sie ‚Hallo' zu sich selbst in einem warmen, freundlichen Tonfall.

[Gong – Gong]

Schließe die Augen und atme einige Male tief ein und aus. Versetze deinen Geist und deinen Körper in einen friedvollen Zustand. Achte darauf, wie deine Atmung tiefer und tiefer wird.
Mit jeder Ausatmung ein wenig tiefer und entspannter.
Denke beim Einatmen sanft „*Wise*", beim Ausatmen sanft „*Mind*".
Einatmen „*Wise*"; Ausatmen „*Mind*".
Wise Mind

Achte darauf, welches Bild dir in den Sinn kommt, wenn du an eine Mutter denkst, die ihr kleines Baby in den Armen wiegt. Manchmal dauert es eine Weile, bis ein solches Bild entsteht, manchmal entsteht das Bild einer Mutter mit ihrem Baby ganz natürlich.
Beobachte, wie die Mutter ihr Kind in ihren Armen anschaut. Spüre nach, was die Mutter fühlt. Achte darauf, wo in deinem Körper sich dieses Gefühl der liebevollen Güte verdichtet. Schicke deinen Atem dorthin und sage leise:
„Mögest du glücklich sein, mögest du wachsen und gedeihen, mögest du sicher und geborgen sein".
Beim Einatmen sage leise: „*Wise*"; beim Ausatmen sage sanft: „*Mind*".

Liebevolle Güte kann noch eine Weile nachschwingen, wenn du nach dem Gong dann langsam wieder die Augen öffnest.

[Gong]

> Imagination 2: Jungtier

Anweisung: Bitten Sie Ihre Therapeutin, diesen Text als MP3-Datei aufzuzeichnen.

Nehmen Sie zu dieser Übung eine achtsame Haltung ein – idealerweise sitzen Sie aufrecht. Legen Sie eine Hand dorthin, wo Sie *Wise Mind* am stärksten spüren. Zaubern Sie ein sanftes Lächeln auf Ihre Lippen. Sagen Sie ‚Hallo' zu sich selbst in einem warmen, freundlichen Tonfall.

[Gong – Gong]

„Schließe die Augen und atme einige Male tief ein und aus. Versetze deinen Geist und deinen Körper in einen friedvollen Zustand. Achte darauf, wie deine Atmung tiefer und tiefer wird.
Mit jeder Ausatmung ein wenig tiefer und entspannter.
Denke beim Einatmen sanft „*Wise*", beim Ausatmen sanft „*Mind*".
Einatmen „*Wise*"; Ausatmen „*Mind*".
Wise Mind

Achte auf das Bild, das in dir entsteht, wenn du an jemanden denkst, der ein Jungtier pflegt und füttert. Manchmal dauert es eine Weile, bis ein solches Bild entsteht, manchmal kommt das Bild von selbst.
Beobachte, wie die Person dieses Tier anschaut. Beobachte, wie die Person das junge Tier berührt. Spüre nach, was die Person fühlt. Beobachte, wo in deinem Körper sich dieses Gefühl der liebevollen Güte ansammelt. Schicke deinen Atem dorthin und sage leise:
„Mögest du geborgen sein, mögest du wachsen und gedeihen, mögest du sicher und geborgen sein".
Beim Einatmen sage leise: „*Wise*"; beim Ausatmen sage sanft: „*Mind*".

Liebevolle Güte kann noch eine Weile nachschwingen, wenn du nach dem Gong dann langsam wieder die Augen öffnest.

[Gong]

WISE MIND – LIEBEVOLLE GÜTE

> Freie Imagination

Anweisung: Bitten Sie Ihre Therapeutin, diesen Text als MP3-Datei aufzuzeichnen.

Nehmen Sie zu dieser Übung eine achtsame Haltung ein – idealerweise sitzen Sie aufrecht. Legen Sie eine Hand dorthin, wo Sie *Wise Mind* am stärksten spüren. Zaubern Sie ein sanftes Lächeln auf Ihre Lippen. Sagen Sie ‚Hallo' zu sich selbst in einem warmen, freundlichen Tonfall.

[Gong – Gong]

Schließe die Augen und atme einige Male tief ein und aus. Versetze deinen Geist und deinen Körper in einen friedvollen Zustand. Achte darauf, wie deine Atmung tiefer und tiefer wird.
Mit jeder Ausatmung ein wenig tiefer und entspannter.
Denke beim Einatmen sanft „*Wise*", beim Ausatmen sanft „*Mind*".
Einatmen „*Wise*"; Ausatmen „*Mind*".
Wise Mind

Beobachte das Bild, das entsteht, wenn du dir *Wise Mind* als jemanden oder etwas vorstellst, das dich bedingungslos liebt. Jemand, der freundlich, warm, sanft ist und dich trägt. Das kann eine menschliche Gestalt sein, aber auch ein Tier oder ein geistiges Wesen.
Wise Mind lässt dich Mitgefühl, Zuneigung, Freundlichkeit, Sanftmut, Fürsorge und Verständnis spüren.
Es verkörpert eine tiefe Zuneigung zu dir. Es schätzt und akzeptiert dich so, wie du bist. Dieses liebevolle *Wise Mind* verkörpert all die Dinge, die du brauchst oder die gut für dich sind. Beobachte, was dir in den Sinn kommt, wenn du an jemanden denkst, den du wirklich gernhast, der dir sehr nahesteht, jemanden, den du vielleicht liebst. Das kann ein Mensch sein, ein Tier, eine Pflanze oder vielleicht ein Buddha.
Fühle die Dankbarkeit und Liebe zu diesem Wesen. Warte, bis ein Bild dieses Wesens oder Gegenstandes bei dir auftaucht. Sage im Stillen zu diesem *Wise Mind*:

„Mögest du zufrieden sein. Mögest du geborgen sein. Mögest du Frieden finden, so wie du bist."
Öffne dich für die Bedeutung dieser Worte. Wiederhole die Worte langsam.
„Mögest du zufrieden sein. Mögest du geborgen sein. Mögest du Frieden finden, so wie du bist."
Wenn andere Gedanken kommen, lass sie ziehen.
Kehre einfach zu den Worten zurück und wiederhole sie wieder und wieder.
„Mögest du zufrieden sein. Mögest du geborgen sein. Mögest du Frieden finden, so wie du bist."
Denke beim Einatmen sanft „*Wise*", beim Ausatmen sanft „*Mind*".
Einatmen „*Wise*"; Ausatmen „*Mind*".
Wise Mind

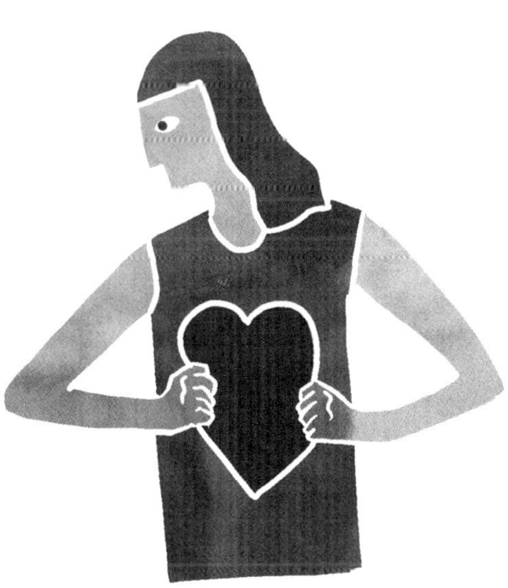

Wie würde es sich anfühlen, selbst geliebt und umsorgt zu werden? Gehalten, umsorgt, angenommen und unterstützt?

Nun stelle dir vor, wie *Wise Mind* in warmer und liebevoller Stimme zu dir spricht:

„Du darfst zufrieden sein, du darfst dich geborgen fühlen. Du darfst Frieden finden, so wie du bist."

Lasse das innere Bild deines liebevollen *Wise Mind* nun langsam verschwinden.

Wise Mind wird noch etwas nachklingen, wenn du nach dem Gong dann langsam die Augen wieder öffnest.

[Gong]

WISE MIND – LIEBEVOLLE GÜTE

> Kleine Münze – großer Effekt

Schauen Sie sich dieses Video an und achten Sie auf Ihre eigene Reaktion.
https://www.youtube.com/watch?v=ceX5jJ5fggs

> Perspektiven wechseln

Wenn Sie das nächste Mal wütend auf jemanden sind oder sich abgewertet, irritiert fühlen oder enttäuscht sind, nutzen Sie diese Gelegenheit zum Üben: Versetzen Sie sich in die Perspektive des anderen. Versetzen Sie sich in die Lage Ihres Gegenübers und überlegen Sie sich drei (!) gute, plausible Gründe, warum die andere Person die Dinge so sieht, wie sie es tut, oder sich so verhält, wie sie es macht und was ihre aktuellen Bedürfnisse sind. Versuchen Sie, diese Übung bei möglichst vielen verschiedenen Gelegenheiten und mit möglichst vielen verschiedenen Personen durchzuführen.

> „Hallo“ zur Herausforderung

Natürlich gibt es Schwierigkeiten im Leben – Sie sind ja nicht alleine auf der Welt. Sie verdanken Ihre Existenz und Ihr Überleben anderen. Natürlich haben andere manchmal ganz andere Interessen. Es ist sehr einfach, zu jemandem freundlich zu sein, der Ihnen wohlgesonnen ist. Aber es ist eine echte Herausforderung, zu jemandem freundlich zu sein, der Ihnen widerspricht, der Ihnen nicht das gibt, worum Sie gebeten haben, oder der sich Ihnen widersetzt.

Manchmal trifft man Menschen, die man einfach nur schwierig findet und mit denen man am liebsten nichts zu tun haben möchte. Genau diese Menschen sind perfekt, um liebevolle Güte zu üben: Wenn Sie jemandem begegnen, auf den Sie wütend sind, sagen Sie zu sich selbst: „Diese Person ist mir heute als Trainingspartner geschickt worden, um liebevolle Güte gegenüber anderen zu üben. Danke schön.“
Aktivieren Sie *Wise Mind* und sagen Sie leise zu sich selbst: „Mögest du zufrieden sein, so wie du bist.“ Darauf basierend müssen Sie nicht nachgeben oder sich unterwerfen. Sie können immer noch hervorragend verhandeln und Ihren Standpunkt und Ihre Meinung deutlich machen.

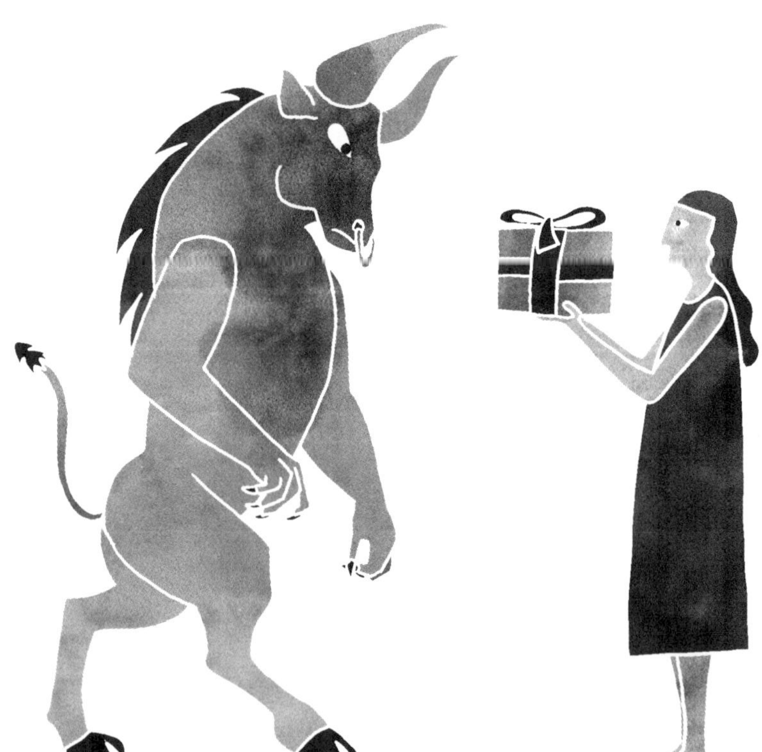

WISE MIND – MITGEFÜHL

Was bedeutet Mitgefühl?

Mitgefühl *(karuna)* ist eine der vier „erhabenen Geisteshaltungen" von *Wise Mind*. Mitgefühl meint hier nicht nur „Mitleiden". Mitgefühl in der DBT beschreibt vielmehr ein Gefühl, das aufkommt, wenn man das Leiden eines anderen bemerkt, und wenn man in sich spürt, dass man dieses Leiden teilen und lindern möchte. Dass man zu jemandem steht, dem es gerade schlecht geht.
Man kann es auch so ausdrücken: Mitgefühl ist das akzeptierende Gespür für das Leiden und die Not bei sich selbst und bei anderen, mit der Verpflichtung, dieses Leid zu lindern oder zu verhindern.

Der erste Teil von Mitgefühl beinhaltet:

- Verständnis dafür zu haben, dass schwierige oder traumatische Erfahrungen schmerzhafte Gefühle und Erinnerungen auslösen: Angst, Trauer, Ekel, Wut, Scham und Schuld.
- die innere Bereitschaft zu haben, diese Schwierigkeiten, Schmerzen und Leid als einen Teil des menschlichen Lebens anzunehmen.
- in der Lage zu sein, sich auch diesen Gefühlen in warmer, sanfter und fürsorglich tragender Weise zuzuwenden.

Der zweite Teil von Mitgefühl beinhaltet:

- den Wunsch und auch Verpflichtungen, Leid zu mindern.
- die Courage, die Kraft und das Selbstvertrauen, auch entsprechend zu handeln.

Was sind die sozialen Vorteile von Mitgefühl?

Während manche Zyniker Mitgefühl als gefühlsduselig oder irrational abtun mögen, haben Wissenschaftler begonnen, die biologischen Grundlagen dieses Gefühls zu entschlüsseln. Die Forschung hat gezeigt, dass sich unser Herzschlag verlangsamt, wenn wir Mitgefühl empfinden, dass wir das Bindungshormon Oxytocin ausschütten und dass bestimmte Regionen des Gehirns, die mit Empathie, Fürsorge und Gefühlen der Freude verbunden sind, aktiv werden. Das führt dazu, dass wir auf andere Menschen zugehen und uns um sie kümmern wollen.

Im Mitgefühl wendet sich unser Geist von der Beschäftigung mit unseren eigenen Freuden und Sorgen dem Leiden anderer fühlender Wesen zu. Wir werden davon berührt, fühlen ihren Schmerz als unseren eigenen, lernen, ihn mit ihnen zu ertragen, ohne uns durch Distanzierung oder die Verdrängung unserer eigenen Gefühle zu schützen. Wir erleben den tiefen Wunsch, das Leiden des anderen zu lindern und ihn zu schützen, fühlen uns verbunden und in tiefer Resonanz.

Auch wenn es aufgrund unserer einzelnen Körper so wirkt: Wir sind nicht getrennt. Gerade durch unsere Fähigkeit, Schmerz und Leid bei anderen zu fühlen, erleben wir unsere ureigene und vorbehaltlose Verbindung mit allen anderen Wesen. Neben dieser Seite des empathischen Mitschwingens hat Mitgefühl auch eine aktive Seite. Wir finden es unerträglich, passiv das Leiden anderer zu ertragen. Deshalb spüren wir den tiefen Wunsch: „Mögen durch mich, meinen Besitz und mein Handeln in der Gegenwart und Zukunft die Leiden der Lebewesen beseitigt werden!"

Mitgefühl hilft dabei, auch mit unseren eigenen schmerzhaften Emotionen und mit schwierigen oder traumatischen Lebensereignissen umzugehen und herauszufinden, was kurz- und langfristig hilfreich ist. Mitgefühl kann Wunden heilen und ermöglicht es uns, wieder eine positivere Lebenseinstellung zu entwickeln.

Menschen, die in unberechenbaren, entwertenden oder feindseligen Umgebungen aufgewachsen sind, die wenig emotionale Unterstützung und Wertschätzung erfahren haben, versuchen, damit zurechtzukommen und sich zu schützen. Sie entwickeln oft Skepsis und Misstrauen: „Niemandem kann man trauen, nicht einmal mir selbst. Wer weiß, was passieren wird. Nur nicht schwach werden!"

WISE MIND – MITGEFÜHL

Wir nennen diese sehr verständliche Haltung die „Wächterposition“: Immer auf der Hut sein, misstrauisch gegenüber allem und jedem, auch gegenüber den eigenen Bedürfnissen. Das ist sehr anstrengend, verbraucht viel Energie und ist ein Hindernis, wenn es darum geht, sein Leben zu gestalten.

Wenn es Ihnen gelingt, Ihre Vergangenheit als das zu akzeptieren, was sie ist – die Vergangenheit –, kann es Ihnen auch gelingen, eine wohlwollende Haltung sich selbst und anderen gegenüber einzunehmen. Mitfühlend zu sein bedeutet, die eigenen Schwächen zu akzeptieren, mit den eigenen Stärken zu arbeiten, um das Beste aus sich und für andere zu machen.

Anderen gegenüber mitfühlend zu sein, bedeutet, ihr Leiden zu erkennen und sich um sie zu kümmern.

Übungen

> Innerlich: Mitgefühl – Imagination 1 Krankes Kind	> Innerlich: Mitgefühl – Imagination 2 Verletztes Tier
> Innerlich: Mitgefühl Imagination 3 Trösten Sie einen Trauernden	> Innerlich: Mitgefühl – Freie Imagination (Therapeutin – MP3)
> Innerlich: Mitfühlendes Selbst (Therapeutin – MP3)	> Äußerlich: Tanzen Sie zu „Nada te turbe“ *https://www.youtube.com/watch?v=fvfTVxgkWpo*
> Innerlich: Wiegen Sie sich zu „Nada te turbe“ *https://www.youtube.com/watch?v=fvfTVxgkWpo*	> Ein mitfühlender Brief an Sie selbst (AB 1)

> Imagination 1: Krankes Kind

Anweisung: Bitten Sie Ihre Therapeutin, diesen Text als MP3-Datei aufzuzeichnen.

Nehmen Sie zu dieser Übung eine achtsame Haltung ein – idealerweise sitzen Sie aufrecht. Legen Sie eine Hand dorthin, wo Sie *Wise Mind* am stärksten spüren. Zaubern Sie ein sanftes Lächeln auf Ihre Lippen. Sagen Sie ‚Hallo‘ zu sich selbst in einem warmen, freundlichen Tonfall.

[Gong – Gong]

Schließe die Augen und atme einige Male tief ein und aus. Versetze deinen Geist und deinen Körper in einen friedvollen Zustand. Achte darauf, wie deine Atmung tiefer und tiefer wird.
Mit jeder Ausatmung ein wenig tiefer und entspannter.
Denke beim Einatmen sanft *„Wise“*, beim Ausatmen sanft *„Mind“*.
Einatmen *„Wise“*; Ausatmen *„Mind“*.
Wise Mind

Achte auf das Bild, das in dir auftaucht, wenn du an eine Mutter denkst, die sich um ein krankes Kind kümmert. Manchmal dauert es eine Weile, bis ein solches Bild entsteht, manchmal entsteht es ganz natürlich. Beobachte, wie die Mutter ihr Kind in ihren Armen ansieht, spüre nach, was sie fühlt. Vielleicht hörst du, wie die Mutter versucht, das Kind zu trösten. Beobachte, wo in deinem Körper sich dieses Gefühl des Mitgefühls sammelt. Schicke deinen Atem dorthin und sage leise:
„Mögest du gesund werden, mögest du sicher und geborgen sein, du kannst dich auf mich verlassen.“
„Ich bin für dich da. Ich helfe dir.“
Beim Einatmen sage sanft: *„Wise“*; beim Ausatmen: *„Mind“*.

Dieses Mitgefühl kann noch etwas nachschwingen, wenn du nach dem Gong langsam wieder die Augen öffnest.

[Gong]

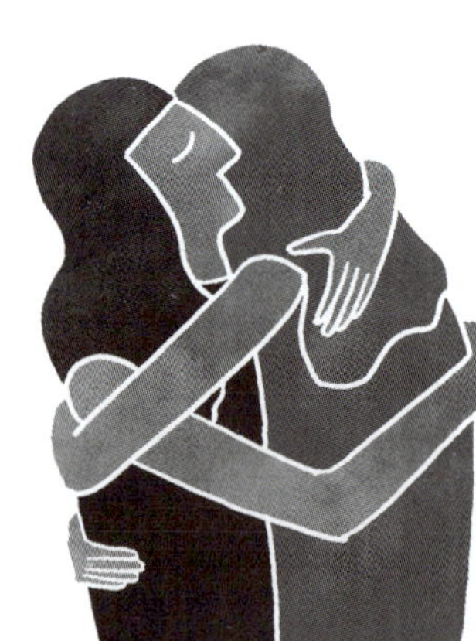

WISE MIND – MITGEFÜHL

> Imagination 2: Verletztes Tier

Anweisung: Bitten Sie Ihre Therapeutin, diesen Text als MP3-Datei aufzuzeichnen.

Nehmen Sie zu dieser Übung eine achtsame Haltung ein – idealerweise sitzen Sie aufrecht. Legen Sie eine Hand dorthin, wo Sie *Wise Mind* am stärksten spüren. Zaubern Sie ein sanftes Lächeln auf Ihre Lippen. Sagen Sie ‚Hallo' zu sich selbst in einem warmen, freundlichen Tonfall.

[Gong – Gong]

Schließe die Augen und atme einige Male tief ein und aus. Versetze deinen Geist und deinen Körper in einen friedvollen Zustand. Achte darauf, wie deine Atmung tiefer und tiefer wird.
Mit jeder Ausatmung ein wenig tiefer und entspannter.
Denke beim Einatmen sanft „*Wise*", beim Ausatmen sanft „*Mind*".
Einatmen „*Wise*"; Ausatmen „*Mind*".
Wise Mind

Achte darauf, welches Bild vor deinem geistigen Auge erscheint, wenn du an jemanden denkst, der ein verletztes Tier in den Armen hält. Das Tier hat offensichtlich Schmerzen und verhält sich ganz ruhig. Betrachte das Bild, wie diese Person das Tier tröstet, es warmhält und es vorsichtig berührt, um die Wunde zu versorgen. Spüre nach, wo in deinem Körper sich das Mitgefühl bemerkbar macht. Sende deinen Atem dorthin und sage sanft:
„Mögest du gesund werden, mögest du sicher und geborgen sein, du kannst dich auf mich verlassen."
„Ich bin für dich da. Ich helfe dir."

Beim Einatmen sage sanft: „*Wise*"; beim Ausatmen: „*Mind*".

Dieses Mitgefühl kann noch etwas nachschwingen, wenn du nach dem Gong die Augen wieder öffnest.

[Gong]

> Imagination 3: Trösten eines Trauernden

Anweisung: Bitten Sie Ihre Therapeutin, diesen Text als MP3-Datei aufzuzeichnen.

Nehmen Sie zu dieser Übung eine achtsame Haltung ein – idealerweise sitzen Sie aufrecht. Legen Sie eine Hand dorthin, wo Sie *Wise Mind* am stärksten spüren. Zaubern Sie ein sanftes Lächeln auf Ihre Lippen. Sagen Sie ‚Hallo' zu sich selbst in einem warmen, freundlichen Tonfall.

[Gong – Gong]

Schließe die Augen und atme einige Male tief ein und aus. Versetze deinen Geist und deinen Körper in einen friedvollen Zustand. Achte darauf, wie deine Atmung tiefer und tiefer wird.
Mit jeder Ausatmung ein wenig tiefer und entspannter.
Denke beim Einatmen sanft „*Wise*", beim Ausatmen sanft „*Mind*".
Einatmen „*Wise*"; Ausatmen „*Mind*".
Wise Mind

Achte darauf, welches Bild in dir entsteht, wenn du an jemanden denkst, der eine trauernde Person tröstet, die gerade einen wichtigen oder geliebten Menschen verloren hat. Manchmal dauert es eine Weile, bis so ein Bild entsteht, manchmal entsteht es ganz natürlich.
Nimm wahr, wie die mitfühlende Person aussieht. Höre auf ihre Stimmlage, beobachte ihre Gestik. Fühle das tiefe Mitgefühl, den Wunsch, den Trauernden zu trösten, das Leid von beiden.
Spüre nach, wo sich das Mitgefühl in deinem Körper bemerkbar macht. Senden deinen Atem dorthin und sage sanft:
„Ich fühle mit dir, das ist ein großer Verlust, ich weiß, wie du dich fühlst, ich bin für dich da, lass mich wissen, was du brauchst."

Beim Einatmen sage sanft: „*Wise*"; beim Ausatmen: „*Mind*".

Dieses Mitgefühl kann noch etwas nachschwingen, wenn du nach dem Gong die Augen wieder öffnest.

[Gong]

WISE MIND – MITGEFÜHL

> Imagination 4: Freie Imagination

Anweisung: Bitten Sie Ihre Therapeutin, diesen Text als MP3-Datei aufzuzeichnen.

Nehmen Sie zu dieser Übung eine achtsame Haltung ein – idealerweise sitzen Sie aufrecht. Legen Sie eine Hand dorthin, wo Sie *Wise Mind* am stärksten spüren. Zaubern Sie ein sanftes Lächeln auf Ihre Lippen. Sagen Sie ‚Hallo' zu sich selbst in einem warmen, freundlichen Tonfall.

[Gong – Gong]

Schließe die Augen und atme einige Male tief ein und aus. Versetze deinen Geist und deinen Körper in einen friedvollen Zustand. Achte darauf, wie deine Atmung tiefer und tiefer wird.
Mit jeder Ausatmung ein wenig tiefer und entspannter.
Denke beim Einatmen sanft „*Wise*", beim Ausatmen sanft „*Mind*".
Einatmen „*Wise*"; Ausatmen „*Mind*".
Wise Mind

Beobachte das Bild, das entsteht, wenn du dir *Wise Mind* als jemanden oder etwas vorstellst, das dich unterstützt. Als jemanden, der freundlich, warm, sanft ist und dich trägt. Das kann eine menschliche Gestalt sein, aber auch ein Tier oder ein geistiges Wesen. *Wise Mind* lässt dich Mitgefühl, Zuneigung, Freundlichkeit, Sanftmut, Fürsorge und Verständnis spüren.

Dieses mitfühlende *Wise Mind* verkörpert eine tiefe Zuneigung zu dir. Es schätzt und akzeptiert dich so, wie du bist. Es verkörpert all die Dinge, die du brauchst oder die gut für dich sind. Gleichzeitig versteht *Wise Mind* auch Probleme, Schmerzen und Leid.
Es versteht die Kämpfe, die du manchmal mit dir selbst ausfichst; die unangenehmen Gefühle, die dich plagen. Probleme und Schmerzen und auch Leid.
Dieses mitfühlende *Wise Mind* wird dich unterstützen und immer an deiner Seite sein.

Sage beim Einatmen leise: „*Wise*"; beim Ausatmen sage leise: „*Mind*".

Wie würde es sich anfühlen, getröstet, akzeptiert und unterstützt zu werden?
Gehalten, umsorgt, akzeptiert und unterstützt?

Nun stelle dir vor, wie *Wise Mind* in warmer und mitfühlender Stimme zu dir spricht:
„Es darf einfach für dich sein;
du darfst dich sicher fühlen;
du darfst freundlich zu dir selbst sein."

Lasse das innere Bild deines mitfühlenden *Wise Mind* nun langsam verschwinden.
Wise Mind wird noch etwas nachklingen, wenn du nach dem Gong langsam die Augen wieder öffnest.

[Gong]

WISE MIND – MITGEFÜHL

> Mitfühlendes Selbst

Anweisung: Bitten Sie Ihre Therapeutin, diesen Text als MP3-Datei aufzuzeichnen.

Nehmen Sie zu dieser Übung eine achtsame Haltung ein – idealerweise sitzen Sie aufrecht. Legen Sie eine Hand dorthin, wo Sie *Wise Mind* am stärksten spüren. Zaubern Sie ein sanftes Lächeln auf Ihre Lippen. Sagen Sie ‚Hallo' zu sich selbst in einem warmen, freundlichen Tonfall.

[Gong – Gong]

Schließe die Augen und atme einige Male tief ein und aus.
Versetze deinen Geist und deinen Körper in einen friedvollen Zustand.
Achte darauf, wie deine Atmung tiefer und tiefer wird. Mit jeder Ausatmung ein wenig tiefer und entspannter.
Denke beim Einatmen sanft „*Wise*", beim Ausatmen sanft „*Mind*". Einatmen „*Wise*"; Ausatmen „*Mind*".
Wise – Mind

Öffne deinen Geist für Wise Mind in dir. Öffne dich für den mitfühlenden, warmen, freundlichen, sanften und fürsorglichen Teil in dir.

Öffne dich für die Wärme, Sanftheit und Freundlichkeit, die du in dir trägst.

Öffne dich für all die Weisheit, die du in deinem Leben gesammelt hast, und all die Kämpfe, die du ausgestanden hast. du weißt, dass das Leben Schmerzen verursacht, und du weißt, dass diese Schmerzen gelindert und geheilt werden können.

Öffne dich für dein Vertrauen auf Veränderung und Wachstum.

Öffne dich für größeres Wohlbefinden und Glück.

Öffne dich für deine eigene Stärke, für deinen eigenen Mut, für das einzustehen, was gut ist.

Stelle dir vor, wie du mit all diesen Eigenschaften wie auf einem Berg thronst: stark, stabil und angenehm.

Stelle dir vor, wie du mit jedem Atemzug ein bisschen kraftvoller, reifer und weiser wirst.

Öffne dich für die Empfindungen in deinem Körper.

Wise Mind wird noch etwas nachklingen, wenn du nach dem Gong langsam die Augen wieder öffnest.

[Gong]

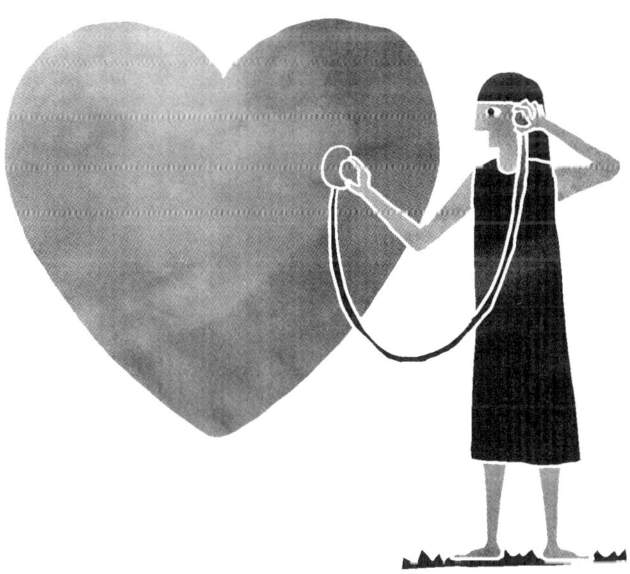

WISE MIND – MITGEFÜHL

> Tanzen Sie zu *Nada te turbe*

Hintergrund: Für Marsha Linehan ist dies eines der wertvollsten Musikstücke. Es ist eine Vertonung des geistlichen Gebets von Teresa von Ávila, einer bekannten spanischen Nonne und Mystikerin. Wann immer wir gemeinsam Workshops oder Retreats abhielten, bestand Marsha darauf, dass sich am Ende des Tages alle in der Meditationshalle versammelten und einen großen Kreis bildeten. Sie stellte sich in die Mitte, öffnete ihre Arme wie eine Wiege und erklärte, sie werde nun in ihrem Geiste eine Patientin einladen, mit ihr zu tanzen. Jede Person im Raum wurde ermutigt, im Geiste jemanden, die oder der ihr wichtig ist, ebenfalls einzuladen, mit ihr zu tanzen und sich wiegen zu lassen. Zuweilen war das eine sehr berührende und manchmal auch sehr tränenreiche Erfahrung.
Marsha Linehan hat mir das Versprechen abgenommen, diese Erfahrung mit Ihnen zu teilen. Das möchte ich hiermit tun. Sie können das Stück hier herunterladen: *www.youtube.com/watch?v=fvfTVxgkWpo;* oder, wenn Ihnen diese Version nicht gefällt, können Sie auch nach einer anderen Vertonung suchen.

Vielleicht stehen Sie auf, öffnen Ihre Arme wie eine Wiege und zaubern ein sanftes Lächeln auf Ihre Lippen. Sagen Sie ‚Hallo' zu sich selbst in einem warmen, freundlichen Tonfall.

Schließen Sie Ihre Augen und holen Sie ein paarmal tief Luft. Versetzen Sie Ihren Körper und Ihren Geist in einen friedvollen Zustand.
Achten Sie darauf, wie Ihre Atmung tiefer und tiefer wird.
Mit jedem Ausatmen ein wenig tiefer und ruhiger.
Denken Sie beim Einatmen sanft *„Wise"*. Beim Ausatmen denken Sie sanft *„Mind"*.
Achten Sie darauf, wie Ihr Atem ein- und ausströmt.
Bleiben Sie mit voller Aufmerksamkeit bei Ihrer Atmung.

Öffnen Sie nun Ihren Geist und laden Sie gedanklich jemanden ein, den Sie liebhaben, der Ihnen wichtig ist.
Starten Sie die Musik und bewegen Sie Ihren Körper so, wie die Melodie Sie bewegt.
Wenn das Stück zu Ende ist, bleiben Sie einen Augenblick in diesem Gemütszustand des Mitgefühls:
Beim Einatmen sagen Sie sanft: *„Wise"*; beim Ausatmen sagen sie sanft: *„Mind"*.

> Wiegen Sie sich zu *Nada te turbe*

Diese Übung ist fast identisch zur Übung „Tanzen Sie zu Nada te turbe". Der einzige Unterschied ist, dass Sie sich selbst wiegen und um sich kümmern.

Stellen Sie sich aufrecht hin und verschränken Sie sanft die Arme vor der Brust, so dass die Hände auf den Schultern ruhen. Es sollte sich gut anfühlen. Zaubern Sie ein sanftes Lächeln auf Ihre Lippen. Sagen Sie ‚Hallo' zu sich selbst in einem warmen, freundlichen Tonfall.

Schließen Sie die Augen und atmen Sie ein paarmal tief ein und aus.
Bringen Sie Ihren Geist und Körper in einen entspannten Zustand.
Achten Sie darauf, wie Ihre Atmung tiefer und tiefer wird.
Mit jedem Ausatmen ein wenig tiefer und ruhiger.
Denken Sie beim Einatmen sanft *„Wise"*. Beim Ausatmen denken Sie sanft *„Mind"*.
Achten Sie darauf, wie Ihr Atem ein- und ausströmt – bleiben Sie mit voller Aufmerksamkeit bei Ihrer Atmung.

Jetzt öffnen Sie Ihren Geist und laden Sie sich gedanklich dazu ein, sich von Ihnen selbst wiegen zu lassen. Starten Sie die Musik und bewegen Sie Ihren Körper so, wie die Melodie Sie bewegt.

Wenn das Stück zu Ende ist, bleiben Sie einen Augenblick in diesem Gemütszustand des Mitgefühls.
Beim Einatmen sagen Sie sanft: *„Wise"*; beim Ausatmen sagen Sie sanft: *„Mind"*.

WISE MIND – MITFREUDE

Warum machen Sie das Glück anderer nicht zu Ihrem eigenen Glück?
Es wird Ihre Chance um acht Milliarden zu eins erhöhen!

Dalai Lama

Was bedeutet Mitfreude?

Mitfreude *(mudita)* ist eine der vier „erhabenen Geisteshaltungen“, mit der wir uns *Wise Mind* öffnen.

Mitfreude bezeichnet die Freude, die entsteht, wenn wir uns darüber freuen, dass es anderen gut geht. Es ist ein Gemütszustand, bei dem wir mit dem Glück, dem Erfolg und dem Hochgefühl anderer mitschwingen. Ein schönes Beispiel für diesen Zustand ist die Reaktion von Eltern, die sich darüber freuen, wenn es den heranwachsenden Kindern gut geht. Mitfreude sollte nicht mit Stolz verwechselt werden. Ein Mensch, der Mitfreude empfindet, hat weder eigenes Interesse an den Errungenschaften des anderen, noch profitiert er davon. Mitfreude ist eine reine, von Eigeninteresse unverfälschte Freude – also das Gegenteil von Neid und Eifersucht, Undankbarkeit und Unzufriedenheit.

Wenn wir Mitfreude praktizieren, ist dies etwas anderes, als Vergnügen zu suchen. Geht es ausschließlich um Vergnügen, ist es schwierig, voll zu genießen, weil man auf einer gewissen Ebene weiß, dass es vorbei sein wird. Eine Person, die nicht am Vergnügen *hängt* und akzeptiert, dass angenehme und unangenehme Erfahrungen in ständigem Wechsel sind, kann einen schönen Moment tatsächlich voll genießen, weil sie keine Angst hat, ihn zu verlieren. Dies hat mit Im Augenblick sein zu tun: Eine Blume entfaltet ihre ganze Schönheit in diesem einen Augenblick. Sie wird verblühen. Wenn wir diesen einen Moment mit Muße betrachten, können wir ihn voller Freude wahrnehmen und so auch den drohenden Schatten des Verblühens.

Und wenn es in unserem Leben nichts Erfreuliches gibt? Nun, wir können die Realität durchaus wählen. Denn sie ist nicht objektiv, sondern dies ist genau das, worauf wir unsere Aufmerksamkeit lenken. Wir wählen den ganzen Tag über aus, was uns wichtig erscheint und was nicht. Der Mensch hat die Eigenart, sich auf das Negative zu konzentrieren und dies für die Realität zu halten. So machen wir oft den einen Augenblick, in dem unsere Gefühle verletzt wurden, zu einer Erinnerung an die gesamte Woche. Oder der eine Moment, in dem wir von jemandem enttäuscht wurden, bestimmt über Jahre hinweg unser Verhältnis zu dieser Person.

Mitfreude ist eine Übung, die dieser Gewohnheit entgegenwirkt. Es geht darum, nach dem Glück im Leben der Menschen zu suchen und sich darauf zu konzentrieren, darin zu schwelgen. Warum nicht eine Realität wählen, die zu wahrem Glück führt anstatt zu mehr Leiden?

Wie kultiviert man Mitfreude?

Das Ziel und die Ursache der Mitfreude ist ein anderes glückliches Wesen. Wer also Mitfreude entwickeln möchte, sollte ein Wesen auswählen, dem es psychisch und/oder materiell gut geht. Psychisches oder sogar spirituelles Glück stellt eine tiefere und beständigere Art der Zufriedenheit dar. Zu den materiellen Errungenschaften können Reichtum, Gesundheit oder auch einfach gutes Aussehen und so weiter gehören. Normalerweise ist es schwer, diese Einstellung zu entwickeln, besonders, wenn man sieht, dass es anderen besser geht als einem selbst. Es ist oft leichter, Gleichgültigkeit oder Neid zu entwickeln. Für den Anfang ist es also ratsam, diese Übung mit einer sehr vertrauten Person oder mit einem Tier zu beginnen. Durch die Nähe wird man sich eher an deren Glück erfreuen können.
Beginnen Sie die Übungen mit einer lebensfrohen Person, mit der Sie befreundet sind oder die Ihnen sehr nahesteht. Betrachten Sie diese Frohnatur mit Wertschätzung, und lassen Sie sich von ihr einnehmen. Wenn der Gefühlszustand der mitfühlenden Freude stark ist, dann richten Sie ihn auf eine andere geliebte Person, eine „neutrale“ Person und eine Person, die Ihnen Schwierigkeiten bereitet. Wenn Sie keine solche Person kennen, fällt Ihnen vielleicht ein Tier ein?

WISE MIND – MITFREUDE

Hindernisse

Manchmal verurteilen wir Menschen für Dinge, die sie glücklich machen: „Wie kann man nur so oberflächlich sein, sich über ein Kleid zu freuen?"; „Wie kann man so einfach gestrickt sein, dass man sich über ein Fußballergebnis zu freut?" Anstatt zu bewerten, sollten Sie lieber versuchen, sich in die Lage der anderen Person hineinzuversetzen. Man kann nicht gleichzeitig urteilen und verständnisvoll sein. Bei der Mitfreude geht es einfach darum, das Glück anderer Menschen zu spüren und sich darüber zu freuen. Mitfreude beruht auf der Erkenntnis, dass es gut ist, wenn wir Glück erleben. Natürlich wollen wir verletzendes oder bösartiges Verhalten nicht dulden. Wir müssen uns dagegen wehren.
Man kann die Mitfreude für einen sehr nahestehenden Menschen wecken, indem man spürt, wie glücklich und erfolgreich er ist. Wenn man diese Person glücklich sieht, freut man sich ebenfalls. Man drängt darauf, mehr solcher Momente zu erleben, sie zu vertiefen und zu sammeln.

Übungen zu Mitfreude

Langfristige Übungen

> Mitfreude – Imagination 1 Erste Schritte eines Kindes	> Mitfreude – Imagination 2 Nahestehende Person
> Glückliche Bilder	> Sei dankbar für das, was du hast
> Was soll so bleiben?	

Kurzfristige Übungen

> Glückliche Menschen	> Glückliche Pärchen
> Erfreuliche Talente	

Die folgenden Übungen helfen Ihnen, die Mitfreude zu trainieren. Wie bei allen *Wise-Mind*-Übungen geht es nicht darum, ein Gefühl künstlich hervorzurufen. Wir pflanzen Samen und bearbeiten den Boden mit unserem Leitsatz und dem Bild vom Glück eines Wesens. Aber wir versuchen nicht, das Glück zu erzwingen. Es wird von selbst entstehen.

> Imagination 1: Erste Schritte eines Kindes

Anweisung: Bitten Sie Ihre Therapeutin, diesen Text als MP3-Datei aufzuzeichnen.

Nehmen Sie zu dieser Übung eine achtsame Haltung ein – idealerweise sitzen Sie aufrecht. Legen Sie eine Hand dorthin, wo Sie *Wise Mind* am stärksten spüren. Zaubern Sie ein sanftes Lächeln auf Ihre Lippen. Sagen Sie ‚Hallo' zu sich selbst in einem warmen, freundlichen Tonfall.

[Gong – Gong]

Schließe die Augen und atme einige Male tief ein und aus. Versetze deinen Geist und deinen Körper in einen friedvollen Zustand. Achte darauf, wie deine Atmung tiefer und tiefer wird. Mit jeder Ausatmung ein wenig tiefer und entspannter.
Denke beim Einatmen sanft *„Wise"*, beim Ausatmen sanft *„Mind"*.
Einatmen *„Wise"*; Ausatmen *„Mind"*.
Wise Mind

Achte auf das Bild, das in deinem Kopf entsteht, wenn du an eine Mutter denkst, die sich über die ersten Schritte ihres Kindes freut. Manchmal braucht es ein wenig Zeit, bis dieses Bild auftaucht. Die Mutter freut sich, wie ihr Kind über das ganze Gesicht lacht und die Arme in die Luft wirft, wenn es nach seinen allerersten Schritten bei ihr ankommt; wie die Mutter jubelnd ihr Kind in den Arm nimmt, wie stolz das Kind auf seine ersten Schritte ist und wie es sofort weiterlaufen möchte.
Vielleicht gelingt es dir, die pure Freude der Mutter zu spüren?

WISE MIND – MITFREUDE

Lass diese Freude in dir wirken. Vielleicht gibt es eine Stelle in deinem Körper, wo diese Freude besonders stark zum Ausdruck kommt. Schicke deinen Atem dorthin; sage leise:

„Du sollst glücklich sein."
„Deine Freude soll lange anhalten."
„Du sollst deine Freude genießen."
„Ich freue mich so für dich."

Beim Einatmen, sage leise *„Wise"*; beim Ausatmen, leise *„Mind"*.
Wise Mind

Diese Freude kann noch etwas nachschwingen, wenn du nach dem Gong die Augen wieder öffnest.

[Gong]

> Imagination 2: Nahestehende Person

Anweisung: Bitten Sie Ihre Therapeutin, diesen Text als MP3-Datei aufzuzeichnen.

Nehmen Sie zu dieser Übung eine achtsame Haltung ein – idealerweise sitzen Sie aufrecht. Legen Sie eine Hand dorthin, wo Sie *Wise Mind* am stärksten spüren. Zaubern Sie ein sanftes Lächeln auf Ihre Lippen. Sagen Sie ‚Hallo' zu sich selbst in einem warmen, freundlichen Tonfall.

[Gong – Gong]

Schließe die Augen und atme einige Male tief ein und aus. Versetze deinen Geist und deinen Körper in einen friedvollen Zustand. Achte darauf, wie deine Atmung tiefer und tiefer wird. Mit jeder Ausatmung ein wenig tiefer und entspannter. Denke beim Einatmen sanft *„Wise"*, beim Ausatmen sanft *„Mind"*.
Einatmen *„Wise"*; Ausatmen *„Mind"*.
Wise Mind

Achte auf das Bild, das in deinem Kopf entsteht, wenn du an eine Person denkst, der du dich nahe fühlst. Denke an einen Moment, an dem diese Person sehr glücklich war. Lass diesen Moment in dir entstehen und öffne deinen Geist für das aufkommende Glücksgefühl. Vielleicht gibt es eine Stelle in deinem Körper, wo dieses Glück besonders gut zu spüren ist. Schicke deinen Atem dorthin; sage leise:
„Du sollst glücklich sein."
„Deine Freude soll lange anhalten."
„Du sollst deine Freude genießen."
„Ich freue mich so für dich."

Beim Einatmen sage leise *„Wise"*; beim Ausatmen leise *„Mind"*.
Wise Mind

Diese Freude kann noch etwas nachschwingen, wenn du nach dem Gong die Augen wieder öffnest.

[Gong]

> Glückliche Bilder

Anweisung: Bitten Sie Ihre Therapeutin, diesen Text als MP3-Datei aufzuzeichnen.

Nehmen Sie zu dieser Übung eine achtsame Haltung ein – idealerweise sitzen Sie aufrecht. Legen Sie eine Hand dorthin, wo Sie *Wise Mind* am stärksten spüren. Zaubern Sie ein sanftes Lächeln auf Ihre Lippen. Sagen Sie ‚Hallo' zu sich selbst in einem warmen, freundlichen Tonfall.

[Gong – Gong]

Schließe die Augen und atme einige Male tief ein und aus.
Versetze deinen Geist und deinen Körper in einen friedvollen Zustand.
Achte darauf, wie deine Atmung tiefer und tiefer wird.
Mit jeder Ausatmung ein wenig tiefer und entspannter.
Denke beim Einatmen sanft *„Wise"*, beim Ausatmen sanft *„Mind"*.
Einatmen *„Wise"*; Ausatmen *„Mind"*.
Wise Mind

WISE MIND – MITFREUDE

Öffne jetzt die Augen und wähle von diesen Bildern eines aus, das für dich am ehesten mit einem intensiven Glückserlebnis verbunden ist. Beobachte, wie sich das Glücksgefühl in dir ausbreitet, wenn du dich ganz auf dieses Bild einlässt. Vielleicht gibt es eine Stelle in deinem Körper, an der dieses Glücksgefühl besonders ausgeprägt ist. Schicke deinen Atem dorthin.
Beobachte, wie du an diesem Glück der andern teilhaben kannst. Und wenn dir dabei Tränen kommen, lass sie fließen. Sage leise:

„Ihr sollt glücklich sein."
„Eure Freude soll lange anhalten."
„Ihr sollt eure Freude genießen."
„Ich freue mich so für euch."

Beim Einatmen, sage leise „*Wise*"; beim Ausatmen, leise „*Mind*".
Wise Mind

Diese Freude kann noch etwas nachschwingen, wenn du nach dem Gong die Augen wieder öffnest.

[Gong]

> Sei dankbar für das, was du hast!

Anweisung: Bitten Sie Ihre Therapeutin, diesen Text als MP3 aufzuzeichnen.

Nehmen Sie zu dieser Übung eine achtsame Haltung ein – idealerweise sitzen Sie aufrecht. Legen Sie eine Hand dorthin, wo Sie *Wise Mind* am stärksten spüren. Zaubern Sie ein sanftes Lächeln auf Ihre Lippen. Sagen Sie ‚Hallo' zu sich selbst in einem warmen, freundlichen Tonfall.

[Gong – Gong]

Schließe die Augen und atme einige Male tief ein und aus.
Versetze deinen Geist und deinen Körper in einen friedvollen Zustand.
Achte darauf, wie deine Atmung tiefer und tiefer wird.
Mit jeder Ausatmung ein wenig tiefer und entspannter.
Denke beim Einatmen sanft „*Wise*", beim Ausatmen sanft „*Mind*".
Einatmen „*Wise*"; Ausatmen „*Mind*".
Wise Mind

Achte darauf, was dir in den Sinn kommt, wenn du daran denkst, welche guten Dinge dir heute oder in den letzten Tagen widerfahren sind. Kleine oder auch größere Dinge, die dir von anderen geschenkt wurden. Vielleicht eine kleine Aufmerksamkeit, ein Telefonat, ein Lächeln, ein Buchtipp, ein Witz, eine Zärtlichkeit? Lass diese Szenen in dir aufsteigen und spüre nach, wie sich dieses kleine Glück anfühlt. Vielleicht spürst du Dankbarkeit?
Sage leise zu dir selbst:
„Wie schön, dass ich das erleben durfte."
„Wie schön, dass ich mich darüber freuen kann."
„Danke, dass du mir das schenkst."

Beim Einatmen sage leise „*Wise*"; beim Ausatmen leise „*Mind*".
Wise Mind

Diese Freude kann noch etwas nachschwingen, wenn du nach dem Gong die Augen wieder öffnest.

[Gong]

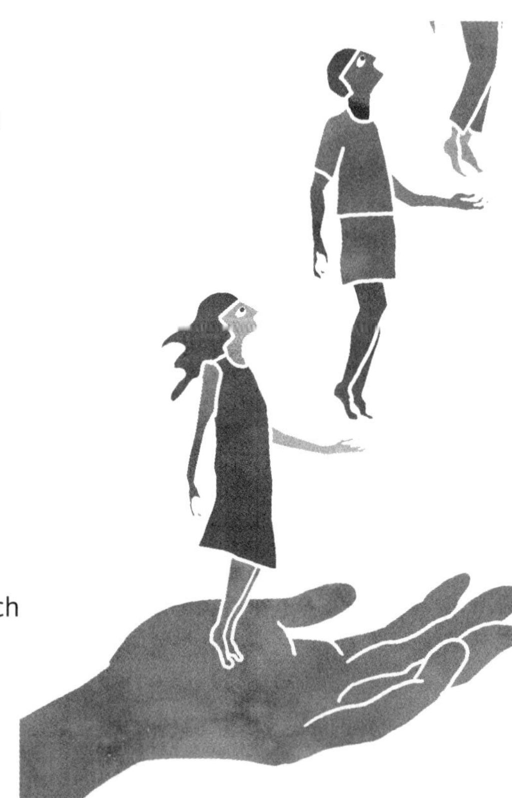

WISE MIND – MITFREUDE

> Was soll so bleiben?

Der Mensch hat die starke Neigung, sich auf das zu konzentrieren, was im Leben schiefläuft. Das gilt besonders für Personen, die in ihrer Vergangenheit schlechte Erfahrungen gemacht haben. Diese Verhaltensweise hat ihren Sinn: Wir versuchen, unsere negativen Erfahrungen nicht zu wiederholen und uns in der Zukunft davor zu schützen. Allerdings hat diese Aufmerksamkeit auf negative Aspekte des Lebens einen hohen Preis: Undankbarkeit und Unzufriedenheit. Manchmal ist es daher hilfreich, die Perspektive zu wechseln:

Setzen Sie sich zunächst hin und listen Sie zehn Dinge in Ihrem Leben auf, von denen Sie sich wünschen, dass sie so bleiben, wie sie jetzt sind. Geben Sie sich nicht mit weniger als zehn Dingen zufrieden.

Anweisung: Bitten Sie Ihre Therapeutin, diesen Text als MP3-Datei aufzuzeichnen.

Wenn Sie fertig sind mit der Liste, nehmen Sie eine achtsame Haltung ein – idealerweise sitzen Sie aufrecht. Legen Sie eine Hand dorthin, wo Sie *Wise Mind* am stärksten spüren. Zaubern Sie ein sanftes Lächeln auf Ihre Lippen. Sagen Sie ‚Hallo' zu sich selbst in einem warmen, freundlichen Tonfall.

[Gong – Gong]

Schließe die Augen und atme einige Male tief ein und aus. Versetze deinen Geist und deinen Körper in einen friedvollen Zustand. Achte darauf, wie deine Atmung tiefer und tiefer wird.
Mit jeder Ausatmung ein wenig tiefer und entspannter.
Denke beim Einatmen sanft *„Wise"*, beim Ausatmen sanft *„Mind"*.
Einatmen *„Wise"*; Ausatmen *„Mind"*.
Wise Mind

Öffne nun die Augen und lese dir laut die zehn Dinge vor, die so bleiben sollen, wie sie sind.
Spürst du, wie gut es ist, dass diese Dinge so sind, wie sie sind? Spürst du Dankbarkeit?
Sage leise, aber ernst gemeint „Danke".
Diese Freude kann noch eine Weile nachschwingen, wenn du nach dem Gong dann langsam wieder die Augen öffnest.

[Gong]

> Glückliche Menschen

Wann immer Sie glückliche Menschen sehen, die lachen, lächeln und fröhlich sind, nehmen Sie dies zum Anlass, mitfühlende Freude zu üben. Versuchen Sie, sich zu freuen. Versuchen Sie, sich für diese Menschen zu freuen, und wünschen Sie ihnen im Geiste, dass sie noch viele solcher glücklichen Momente erleben werden. Wenn Sie Neid oder Eifersucht spüren, beobachten Sie diese Gefühle einfach und lassen Sie sie vorbeiziehen.

> Glückliche Pärchen

Wann immer Sie ein glückliches Liebespaar sehen, das Hand in Hand spazieren geht, sich auf einer Bank im Park oder in anderen Situationen gegenseitig Zuneigung schenkt, versuchen Sie, sich für das Paar zu freuen, und wünschen Sie ihm, dass es eine lang anhaltende und glückliche Beziehung haben möge. Wenn Sie Neid oder Eifersucht spüren, beobachten Sie diese Gefühle einfach und lassen Sie sie vorbeiziehen.

> Erfreuliche Talente

Wenn Sie jemanden treffen, der etwas sehr gut kann, z.B. ein Instrument spielen, tanzen oder eine bestimmte Sportart ausüben, versuchen Sie, sich für ihn zu freuen. Wünschen Sie derjenigen Person, dass sie weiterhin große Freude an ihren besonderen Talenten hat, dass sie erfolgreich und glücklich sein möge, und dass dies möglichst lange so bliebe. Wenn Sie Neid oder Eifersucht spüren, beobachten Sie diese Gefühle einfach und lassen Sie sie vorbeiziehen.

WISE MIND – GELASSENHEIT

Wenn du nicht bekommst, was du willst, bedeutet das nicht,
dass das Leben sich gegen dich verschworen hat, um dir zu verweigern, was du verdienst.
Es bedeutet einfach, dass es nicht an der Zeit ist, dass du das bekommst, was du willst,
oder sogar, dass dies gar nicht für dich bestimmt ist.

Avis Viswanathan

Was bedeutet Gelassenheit?

Gelassenheit *(upekkha)* ist eine der vier „erhabenen Geisthaltungen", mit der wir uns *Wise Mind* öffnen.

Gelassenheit beschreibt eine Geisteshaltung, die es uns erlaubt, auch inmitten von Schwierigkeiten, Stress, Anspannung und Provokation ruhig, besonnen und zuversichtlich zu sein. Gelassenheit ist ein geistiger Zustand von friedlicher Ausgeglichenheit und Klarheit. Gelassenheit bedeutet nicht, gleichgültig, losgelöst oder unbeteiligt gegenüber anderen Wesen oder sich selbst zu sein, es bedeutet auch nicht Resignation, sondern weder von Leidenschaften, Wünschen oder Vorlieben noch von Abneigungen beherrscht zu werden.

Das deutsche Wort Gelassenheit übersetzt zwei verschiedene altindische Begriffe:

Der erste altindische Begriff bedeutet „Überblicken" und bezieht sich auf die Gelassenheit, die aus der Kraft der Beobachtung entsteht – die Fähigkeit, zu sehen, ohne von dem, was wir sehen, gefangen zu sein, aber auch die Fähigkeit, zu akzeptieren, dass man nie den gesamten Zusammenhang eines Ereignisses verstehen kann, sondern immer nur einen kleinen, gegenwärtigen Ausschnitt des Geschehens.

Es gibt ein berühmtes Gleichnis von den blinden Männern und dem Elefanten:

> Einige blinde Männer, die noch nie einem Elefanten begegnet sind, versuchen zu lernen, wie dieser aussieht, indem sie ihn berühren. Jeder Blinde ertastet einen anderen Teil des Elefantenkörpers – aber eben nur einen Teil. Etwa die Flanke oder einen Stoßzahn. Anschließend beschreiben die Blinden den Elefanten. Und weil sie alle nur ihre eigenen begrenzten Erfahrungen machen konnten und ihre Beschreibungen sich unterscheiden, beginnen sie sich zu streiten: „Es ist ein Fächer", sagt der, der ein Ohr untersucht hatte. „Nein, es ist ein Speer", „es ist ein Baum", „nein, ein Seil", sagen andere, weil sie entweder einen Stoßzahn, ein Bein oder den Schwanz berührt hatten. Sie verdächtigen die anderen Personen sogar, unehrlich zu sein, und es kommt zu Handgreiflichkeiten..

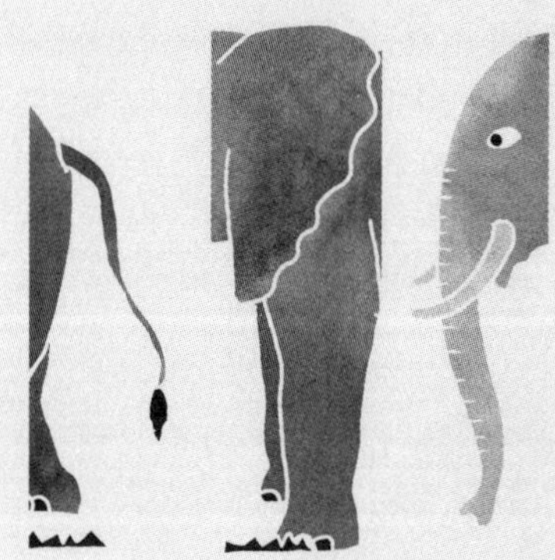

Wir alle lassen uns von unserer begrenzten, individuellen Erfahrung beeinflussen und ignorieren häufig die Erfahrungen anderer Menschen, die aber ebenso wahr sein können wie unsere. DBT-Achtsamkeitsfertigkeiten wie „Wahrnehmen", „Beschreiben", „Radikale Akzeptanz" und „Annehmende Haltung" leiten sich von dieser Weisheit ab.

Der zweite altindische Begriff, der mit „Gleichmut" übersetzt wird, bedeutet „in der Mitte von etwas zu bleiben". Dies bezieht sich auf das Gleichgewicht, auf das In-der-Balance-Bleiben bei allem, was geschieht. Das Gleichgewicht entsteht aus einer gewissen inneren Stärke oder Stabilität. Innere Stärke entwickelt sich zum Beispiel durch Achtsamkeit im Alltag und durch das Üben einer annehmenden Haltung.

WISE MIND – GELASSENHEIT

Warum sollten Sie Gelassenheit üben?

Die meisten Menschen mit frühen zwischenmenschlichen Traumatisierungen berichten, dass sie besonders unter ihrer instabilen psychischen Verfassung leiden. Positive und negative Emotionen erscheinen überwältigend und schlagen sehr rasch um – eine Achterbahn der Gefühle.

Wenn Sie die Gelassenheit in Ihrem Leben stärken, werden Sie zu mehr Stabilität finden, zu einem Zustand innerer Ausgeglichenheit, der nicht so leicht durch Gewinn und Verlust, Lob und Tadel, Stolz und Scham, Freude und Schmerz gestört werden kann.

Gelassenheit bedeutet nicht, kühl und unberührt von Leid, Gewalt oder Ungerechtigkeit gegenüber anderen oder sich selbst zu sein. Gelassenheit ist vielmehr eine Form von Ausgeglichenheit, die sich aus innerer Beständigkeit ableitet und eine tiefe Quelle warmherziger, mitfühlender Kraft darstellt. Die starke Präsenz von innerer Ruhe, Wohlbefinden, Vertrauen, Vitalität oder Integrität kann uns aufrecht halten, so wie Ballast ein Schiff bei starkem Seegang aufrecht hält. Die Praxis von Gelassenheit schafft ein Gleichgewicht zwischen Selbstbezogenheit, Eigensinn, Selbstverliebtheit und Selbstverleugnung, Unterwerfung und Selbsthass.

Wie stärken Sie Ihre Gelassenheit?

Es ist nicht ganz einfach, Gelassenheit zu üben. Aber es lohnt sich.

Zunächst ist es hilfreich, eine klarere Vorstellung davon zu entwickeln, was Gelassenheit eigentlich ist und wie sich diese anfühlt. Im zweiten Schritt ist es sinnvoll, eine Entscheidung zu treffen und sich selbst ein Versprechen zu geben: „Ich mache mich auf den Weg, diesen Gemütszustand zu pflegen, zu fördern und mich an ihm zu orientieren."

Hier finden Sie Übungen, mit denen Sie langfristig diese geistige Haltung entwickeln können, und solche, die man kurzfristig im Alltag einsetzen kann – sozusagen „Gelassenheit zum Mitnehmen".

Langfristige Übungen

> Gelassenheit – Imagination 1: Großmutter	> Gelassenheit – Imagination 2: Zuversicht und innere Stärke
> Gelassenheit – Imagination 3: Fürbitte	> Geschichte zur Gelassenheit 1: Der Garten des Königs
> Geschichte zur Gelassenheit 2: Der arme Mann und das Pferd	> Geschichte zur Gelassenheit 3: Der Fischer und der Kaufmann
> Geschichte zur Gelassenheit 4: Zen-Meister Hakuin und das Baby	> Geschichte zur Gelassenheit 5: Die Tugend der Sinnlosigkeit

Alltags-Übungen

> Limonade aus Zitronen	> Mit Gewissheit unsicher
> Akzeptanz von Dissonanz	> Gemeinsamkeiten
> Doppelter Gedanke	> Die Realität akzeptieren
> Gewinn und Verlust	> Freud und Leid
> Lob und Tadel	> Innere Bereitschaft vs. Kopf durch die Wand

WISE MIND – GELASSENHEIT

> Imagination 1: Großmutter

Anweisung: Bitten Sie Ihre Therapeutin, diesen Text als MP3-Datei aufzuzeichnen.

Nehmen Sie zu dieser Übung eine achtsame Haltung ein – idealerweise sitzen Sie aufrecht. Legen Sie eine Hand dorthin, wo Sie *Wise Mind* am stärksten spüren. Zaubern Sie ein sanftes Lächeln auf Ihre Lippen. Sagen Sie ‚Hallo' zu sich selbst in einem warmen, freundlichen Tonfall.

[Gong – Gong]

Schließe die Augen und atme einige Male tief ein und aus. Versetze deinen Geist und deinen Körper in einen friedvollen Zustand.
Achte darauf, wie deine Atmung tiefer und tiefer wird.
Mit jeder Ausatmung ein wenig tiefer und entspannter.
Denke beim Einatmen sanft „*Wise*", beim Ausatmen sanft „*Mind*".
Einatmen „*Wise*"; Ausatmen „*Mind*".
Wise Mind

Betrachte das Bild, das dir vor Augen tritt, wenn du an eine Großmutter denkst, die ihre Enkelkinder beobachtet, die an einem kalten Regentag mit viel Freude und Begeisterung in einer Wasserpfütze spielen. Natürlich spritzen sie sich ein wenig nass und natürlich wird alles schmutzig. Aber die Enkel sind extrem begeistert davon, wie schön das Wasser spritzt.

Stelle dir nun vor, wie die Großmutter beobachtet, dass ihre Tochter, also die Mutter der Kinder, kommt und mit den Kleinen zu schimpfen beginnt.
Stell dir vor, du siehst dies aus der Sicht der Großmutter:
Was möchtest du der Mutter jetzt sagen?
Welche Gefühle entstehen für die Kinder und die Mutter? Haben nicht beide irgendwie recht?
Vielleicht entsteht irgendwo in dir ein Gefühl der Milde, der Gelassenheit, der Freude und des Mitgefühls? Spüre nach, wie sich das anfühlt.
Beim Einatmen sage sanft: „*Wise*"; beim Ausatmen: „*Mind*".

Diese Gelassenheit kann noch eine Weile nachschwingen, wenn du nach dem Gong dann langsam wieder die Augen öffnest.

[Gong]

> Imagination 2: Zuversicht und innere Stärke

Anweisung: Bitten Sie Ihre Therapeutin, diesen Text als MP3-Datei aufzuzeichnen.

Nehmen Sie zu dieser Übung eine achtsame Haltung ein – idealerweise sitzen Sie aufrecht. Legen Sie eine Hand dorthin, wo Sie *Wise Mind* am stärksten spüren. Zaubern Sie ein sanftes Lächeln auf Ihre Lippen. Sagen Sie ‚Hallo' zu sich selbst in einem warmen, freundlichen Tonfall.

[Gong – Gong]

Schließe die Augen und atme einige Male tief ein und aus. Versetze deinen Geist und deinen Körper in einen friedvollen Zustand.
Achte darauf, wie deine Atmung tiefer und tiefer wird.
Mit jeder Ausatmung ein wenig tiefer und entspannter.
Denke beim Einatmen sanft „*Wise*", beim Ausatmen sanft „*Mind*".
Einatmen „*Wise*"; Ausatmen „*Mind*".
Wise Mind

Achte nun darauf, was in dir für ein Bild entsteht, wenn du an eine Begebenheit denkst, bei der du dich bewährt hast. Eine Sache, die für dich richtig schwierig war, wo du dich anstrengen musstest, bei der du vielleicht Angst, Scham oder Schmerzen und Erschöpfung überwinden musstest.
Das mag manchmal eine Weile dauern. Warte einfach, bis sich eine solche Szene einstellt.

WISE MIND – GELASSENHEIT

Wenn sich dieses Bild entwickelt hat, achte auf die Gefühle, die auftraten, als dir klar wurde, dass du dein Ziel erreicht hast. Spüre nach, wo sich in deinem Körper dieses Gefühl am stärksten ausprägt.
Schicke deinen Atem dorthin.
Vielleicht breitet sich ein Gefühl von Erleichterung oder Stolz aus?
Sage zu dir selbst, in deinen eigenen Worten:

„Ja, du kannst auch schwierige Sachen schaffen." „Ja, du kannst auch zuversichtlich sein."
Wenn kritische Gedanken kommen, begrüße sie und lass sie ziehen.
Versuche bei dem Gefühl der Zuversicht zu bleiben. Spüre nach, wie sich das anfühlt.
Beim Einatmen sage sanft: „*Wise*"; beim Ausatmen: „*Mind*".

Diese Zuversicht kann noch eine Weile nachschwingen, wenn du nach dem Gong die Augen wieder öffnest.

[Gong]

> Imagination 3: Fürbitte

Anweisung: Bitten Sie Ihre Therapeutin, diesen Text als MP3-Datei aufzuzeichnen.

Nehmen Sie zu dieser Übung eine achtsame Haltung ein – idealerweise sitzen Sie aufrecht. Legen Sie eine Hand dorthin, wo Sie *Wise Mind* am stärksten spüren. Zaubern Sie ein sanftes Lächeln auf Ihre Lippen. Sagen Sie ‚Hallo' zu sich selbst in einem warmen, freundlichen Tonfall.

[Gong – Gong]

Schließe die Augen und atme einige Male tief ein und aus. Versetze deinen Geist und deinen Körper in einen friedvollen Zustand.
Achte darauf, wie deine Atmung tiefer und tiefer wird.
Mit jeder Ausatmung ein wenig tiefer und entspannter.
Denke beim Einatmen sanft „*Wise*", beim Ausatmen sanft „*Mind*".
Einatmen „*Wise*"; Ausatmen „*Mind*".
Wise Mind

Sage in leiser, freundlicher Stimme zu dir selbst:
„Ich darf zur passenden Zeit gleichmütig sein."
„Ich darf offen, akzeptierend, ausgeglichen und friedlich sein."
„Ich kann den Aufstieg und Fall der Dinge mit Gleichmut sehen."
„Ich darf in Frieden mit mir selbst, mit anderen und mit der Welt sein."
„Ich kann ausgeglichen die Hindernisse des Lebens überwinden."
Beim Einatmen sage sanft: „*Wise*"; beim Ausatmen: „*Mind*".

Diese Gelassenheit kann noch etwas nachschwingen, wenn du nach dem Gong die Augen wieder öffnest.

[Gong]

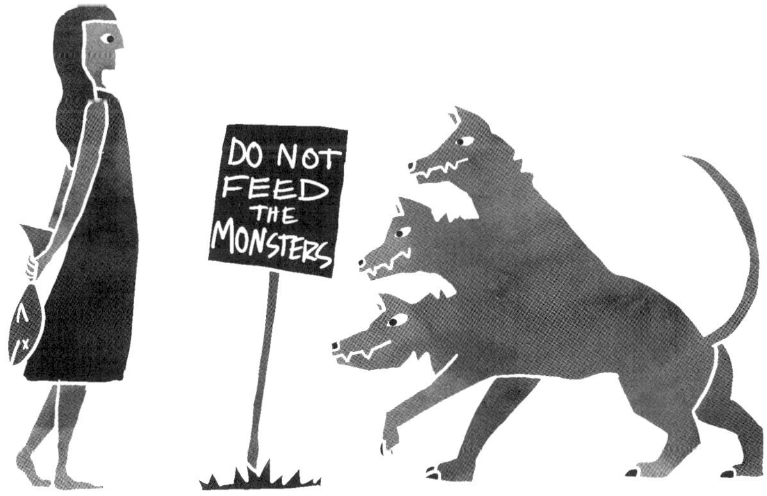

WISE MIND – GELASSENHEIT

> Geschichte 1: Der Garten des Königs

Anweisung: Bitten Sie Ihre Therapeutin, diesen Text als MP3-Datei aufzuzeichnen.

Nehmen Sie zu dieser Übung eine achtsame Haltung ein – idealerweise sitzen Sie aufrecht. Legen Sie eine Hand dorthin, wo Sie *Wise Mind* am stärksten spüren. Zaubern Sie ein sanftes Lächeln auf Ihre Lippen. Sagen Sie ‚Hallo' zu sich selbst in einem warmen, freundlichen Tonfall.

[Gong – Gong]

Schließe die Augen und atme einige Male tief ein und aus. Versetze deinen Geist und deinen Körper in einen friedvollen Zustand.
Achte darauf, wie deine Atmung tiefer und tiefer wird.
Mit jeder Ausatmung ein wenig tiefer und entspannter.
Denke beim Einatmen sanft „*Wise*", beim Ausatmen sanft „*Mind*".
Einatmen „*Wise*"; Ausatmen „*Mind*".
Wise Mind

Lausche einfach der folgenden uralten Geschichte und achte dabei auf deinen Gemütszustand:

Es war einmal ein König. Dieser ging eines Tages in seinen Garten. Und als er in den Garten kam, fand er nur verdorrte und sterbende Bäume, Sträucher und Blumen. Der König ging zu einer Eiche und fragte, was geschehen sei. Die Eiche sagte, sie liege im Sterben, weil sie nicht so hochwachsen könne wie die Tanne. Als der König sich an die Tanne wandte, ließ diese nur ihre Äste hängen, weil sie keine Trauben tragen konnte wie der Weinstock. Und der Weinstock lag ebenfalls im Sterben, weil er nicht blühen konnte wie die Rose. Doch endlich entdeckte der König ein Stiefmütterchen. Das Stiefmütterchen blühte und war frisch wie eh und je. Der König fragte das Stiefmütterchen, warum es das einzige sei, das nicht sterbe. Auf seine Frage erhielt er die folgende Antwort: „Ich wusste, dass du ein Stiefmütterchen wolltest, als du mich gepflanzt hast. Wenn du eine Eiche, einen Weinstock oder eine Rose gewollt hättest, hättest du eine Eiche, einen Weinstock oder eine Rose gepflanzt. Da du mich hier gepflanzt hast, dachte ich, ich sollte mein Bestes tun, um deinen Wunsch zu erfüllen. Und da ich sowieso nichts anderes sein kann als das, was ich bin, werde ich versuchen, ich zu sein, so gut ich das kann."

Beim Einatmen sage sanft: „*Wise*"; beim Ausatmen: „*Mind*".

Diese Gelassenheit kann noch eine Weile nachschwingen, wenn du nach dem Gong dann langsam wieder die Augen öffnest.

[Gong]

> Geschichte 2: Der arme Mann und das Pferd

Anweisung: Bitten Sie Ihre Therapeutin, diesen Text als MP3-Datei aufzuzeichnen.

Nehmen Sie zu dieser Übung eine achtsame Haltung ein – idealerweise sitzen Sie aufrecht. Legen Sie eine Hand dorthin, wo Sie *Wise Mind* am stärksten spüren. Zaubern Sie ein sanftes Lächeln auf Ihre Lippen. Sagen Sie ‚Hallo' zu sich selbst in einem warmen, freundlichen Tonfall.

[Gong – Gong]

Schließe die Augen und atme einige Male tief ein und aus. Versetze deinen Geist und deinen Körper in einen friedvollen Zustand.
Achte darauf, wie deine Atmung tiefer und tiefer wird.
Mit jeder Ausatmung ein wenig tiefer und entspannter.
Denke beim Einatmen sanft „*Wise*", beim Ausatmen sanft „*Mind*".
Einatmen „*Wise*"; Ausatmen „*Mind*".
Wise Mind

WISE MIND · GELASSENHEIT

Lausche einfach der folgenden uralten Geschichte und achte dabei auf deinen Gemütszustand:

Es war einmal ein armer Mann, der in einem Dorf lebte. Dieser Mann war zwar arm, aber er besaß ein Pferd, das so wunderbar war, dass sogar der König es ihm um jeden Preis abkaufen wollte. Aber der Mann weigerte sich beständig. Doch eines Morgens bemerkte er plötzlich, dass das Pferd verschwunden war. Alle Leute aus dem Dorf versammelten sich, um ihr Mitgefühl auszudrücken. Sie sagten: „Oh, was für ein Unglück, was für ein Vermögen hättest du mit diesem Pferd machen können, und dir wurde so viel dafür geboten! Aber du warst zu stur und zu dumm. Jetzt ist dein Pferd weg." Doch der alte Mann lachte nur und sagte: „Es ist, wie es ist. Alles, was man dazu sagen kann, ist, dass das Pferd jetzt nicht mehr in seinem Stall steht. Also lassen wir die Zukunft auf uns zukommen, dann werden wir sehen, was daraus wird." Nach ein paar Tagen kehrte das Pferd plötzlich in seinen Stall zurück. Und nicht nur das, es brachte auch noch eine ganze Herde wilder Pferde aus dem Wald mit. Wieder versammelte sich das ganze Dorf und sagte: „Unglaublich, der Mann hatte recht, sein Pferd ist tatsächlich zurückgekommen und es hat auch noch ein ganzes Dutzend Pferde mitgebracht. Jetzt kann er so viel Geld machen, wie er will." Und sie gingen zu ihm und sagten: „Es tut uns leid, dass wir das nicht vorhersehen konnten und die Wege Gottes nicht verstanden haben. Aber du bist unglaublich. du musst es irgendwie geahnt haben. Vielleicht kannst du sogar die Zukunft vorhersehen." „Was für ein Unsinn", antwortete der Mann. „Es ist, wie es ist. Ich weiß nur, dass das Pferd mit einer ganzen Herde zurückkam, und was morgen passiert, weiß nur der liebe Gott." Ein paar Tage danach fiel der einzige Sohn des Mannes, der auf einem der neuen Pferde ritt, herunter. Dabei brach er sich ein Bein, sodass er nicht mehr richtig laufen konnte. Die Leute kamen zurück zu dem alten Mann und sagten: „Du hattest recht. Man kann nie wissen. Die Sache mit den Pferden erwies sich als Fluch. Es wäre besser gewesen, sie wären gar nicht erst gekommen. Jetzt wird dein Sohn ein Leben lang verkrüppelt sein." Doch der alte Mann gab nur zurück: „Es ist, wie es ist. Wir werden sehen, was geschehen wird. Es gibt nur eines, was man dazu sagen kann, nämlich, dass mein Sohn sich das Bein gebrochen hat. Das ist alles." Ein paar Wochen später brach im Land ein Krieg aus und alle jungen Männer des Dorfes wurden zur Armee eingezogen. Nur der Sohn des alten Mannes durfte zu Hause bleiben, weil er nicht richtig laufen konnte und ungeeignet war für den Kriegsdienst. Wieder versammelten sich alle Leute des Dorfes und beklagten sich: „Unsere Söhne sind weg, und du hast immerhin noch deinen Sohn. Er mag sich das Bein gebrochen haben, aber er ist bei dir. Unsere Söhne sind weg und der Feind ist vielleicht viel stärker. Sie werden wahrscheinlich alle sterben. Jetzt werden wir niemanden haben, der sich im Alter um uns kümmert. Aber du hast ja noch deinen Sohn. Er wird sicher wieder gesund." Der alte Mann antwortete nur: „Es ist, wie es ist. Eure Söhne wurden eingezogen. Mein Sohn ist hiergeblieben. Aber das hat nichts zu bedeuten."

Beim Einatmen sage sanft: „*Wise*"; beim Ausatmen: „*Mind*".

Diese Gelassenheit kann noch eine Weile nachschwingen,
wenn du nach dem Gong dann langsam wieder die Augen öffnest.

[Gong]

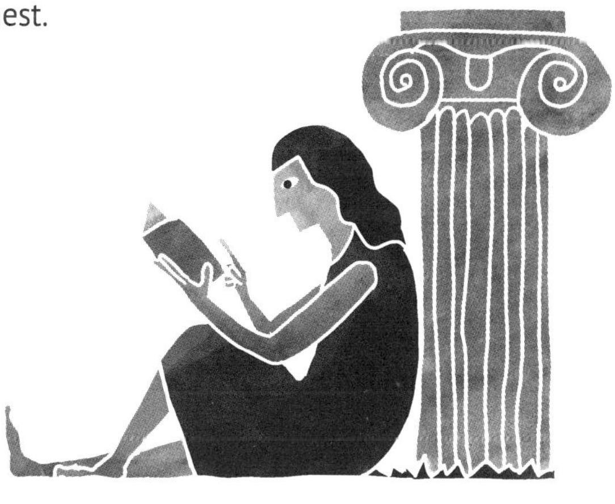

WISE MIND – GELASSENHEIT

> Geschichte 3: Der Fischer und der Kaufmann

Anweisung: Bitten Sie Ihre Therapeutin, diesen Text als MP3 aufzuzeichnen.

Nehmen Sie zu dieser Übung eine achtsame Haltung ein – idealerweise sitzen Sie aufrecht. Legen Sie eine Hand dorthin, wo Sie *Wise Mind* am stärksten spüren. Zaubern Sie ein sanftes Lächeln auf Ihre Lippen. Sagen Sie ‚Hallo' zu sich selbst in einem warmen, freundlichen Tonfall.

[Gong – Gong]

Schließe die Augen und atme einige Male tief ein und aus.
Versetze deinen Geist und deinen Körper in einen friedvollen Zustand.
Achte darauf, wie deine Atmung tiefer und tiefer wird.
Mit jeder Ausatmung ein wenig tiefer und entspannter.
Denke beim Einatmen sanft „*Wise*", beim Ausatmen sanft „*Mind*".
Einatmen „*Wise*"; Ausatmen „*Mind*".
Wise Mind

Lausche einfach der folgenden uralten Geschichte und achte dabei auf deinen Gemütszustand:

Ein Fischer sitzt am Strand, wo er mit seinem Boot angelegt hat. Es ist noch früher Nachmittag und er hat bereits drei Thunfische gefangen. Da kommt ein junger Mann, ein Kaufmann, vorbei und fragt ihn: „Warum fängst du nicht noch ein paar Fische, es ist doch noch ziemlich früh am Tag." Und der Fischer antwortet: „Ach, weißt du, ich habe heute noch ein paar schöne Dinge geplant. Ich möchte noch mit meiner Familie zusammen sein. Dann will ich mich mit ein paar Freunden treffen und etwas Wein trinken und Musik machen. Danach will ich mich hinsetzen und den Tag noch ein bisschen genießen und einfach nichts tun."
Der Kaufmann sagt zu ihm: „Ja, weißt du, ich habe eine wirklich tolle Idee für dich: Wenn du jeden Tag ein paar Stunden mehr arbeiten würdest, könntest du ein paar Fische mehr fangen, das Geld sparen und dir davon nach einiger Zeit ein größeres Boot kaufen. Mit dem größeren Boot könntest du dann noch mehr Fische fangen. Die größere Menge Fische könntest du direkt für mehr Geld verkaufen. du würdest größere Gewinne machen und könntest dann irgendwann selbst eine Fabrik kaufen. Nach einiger Zeit könntest du dann sogar an die Börse gehen und die Firma verkaufen – für Millionen. Dann wärst du Millionär und könntest das Leben genießen. du könntest den Tag mit deiner Familie verbringen, den Abend mit deinen Freunden, Musik spielen, Wein trinken und einfach nichts tun. Und dann hättest du auch noch Zeit, ein bisschen angeln zu gehen." Der Fischer hebt den Kopf und sieht dem Kaufmann in die Augen.

(Nach der „Anekdote zur Senkung der Arbeitsmoral" von Heinrich Böll, 1963)

Beim Einatmen sage sanft: „*Wise*"; beim Ausatmen: „*Mind*".

Diese Gelassenheit kann noch eine Weile nachschwingen,
wenn du nach dem Gong langsam wieder die Augen öffnest.

[Gong]

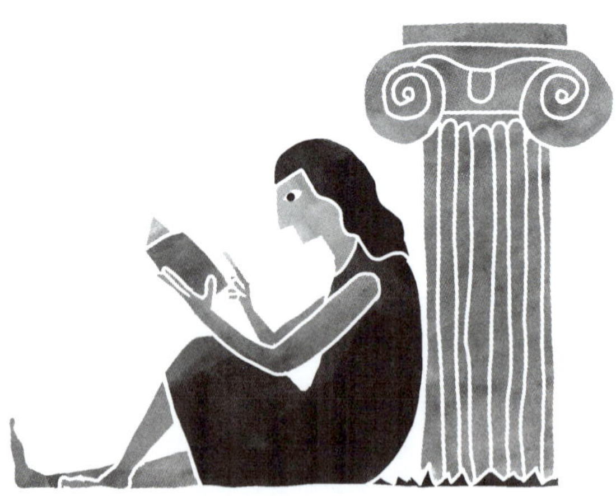

WISE MIND – GELASSENHEIT

> Geschichte 4: Meister Hakuin und das Baby

Anweisung: Bitten Sie Ihre Therapeutin, diesen Text als MP3 aufzuzeichnen.

Nehmen Sie zu dieser Übung eine achtsame Haltung ein – idealerweise sitzen Sie aufrecht. Legen Sie eine Hand dorthin, wo Sie *Wise Mind* am stärksten spüren. Zaubern Sie ein sanftes Lächeln auf Ihre Lippen. Sagen Sie ‚Hallo' zu sich selbst in einem warmen, freundlichen Tonfall.

[Gong – Gong]

Schließe die Augen und atme einige Male tief ein und aus. Versetze deinen Geist und deinen Körper in einen friedvollen Zustand.
Achte darauf, wie deine Atmung tiefer und tiefer wird.
Mit jeder Ausatmung ein wenig tiefer und entspannter.
Denke beim Einatmen sanft „*Wise*", beim Ausatmen sanft „*Mind*".
Einatmen „*Wise*"; Ausatmen „*Mind*".
Wise Mind

Lausche einfach der folgenden Geschichte und achte dabei auf deinen Gemütszustand:

Zen-Meister Hakuin lebte in einem Dorf und überall wurde er für seine edle Lebensweise gelobt. In diesem Dorf lebte auch ein schönes Mädchen. Sie war die Tochter eines Krämers, und eines Tages wurde sie schwanger. Der Vater des Mädchens war darüber sehr wütend und er wollte sie zwingen, ihm den Namen des Kindsvaters zu nennen. Um seiner Strafe zu entgehen, nannte sie schließlich einfach den Namen des berühmten Zen-Meisters Hakuin. Da konnte der Vater nichts mehr entgegnen. Aber als die Zeit kam und das Kind geboren wurde, nahm der Vater das Baby und ging zu Hakuin und legte ihm das Kind zu Füßen. Der Vater regte sich mächtig auf über die Schande und den Skandal, aber der Meister sagte nur: „Oh, ist das so?" Und er nahm den Säugling in seine Arme. Überall, wohin er nun ging, nahm er das Kind mit, eingewickelt in einen Ärmel seines Gewandes. Egal, ob es regnete oder stürmte: Er ging hinaus, um bei den Nachbarn um Milch zu bitten. Viele seiner einst treuen Schüler wandten sich von ihm ab, weil sie es für eine Schande hielten, dass Hakuin das junge Mädchen geschwängert habe. Er verlor jedoch kein einziges Wort darüber und er behandelte das Kind wie sein eigenes.
Irgendwann aber konnte die Mutter den Schmerz der Trennung von ihrem Kind nicht mehr ertragen und so gestand sie schließlich ihrem Vater den wahren Namen des Jungen, mit dem sie das Kind gezeugt hatte. Es kam aus dem Dorf. Der Vater des Mädchens eilte daraufhin zu Hakuin und warf sich vor ihm nieder, um ihn um Verzeihung zu bitten. Hakuin aber antwortete nur: „Oh, ist das so?" Und gab dem Mann das Kind zurück.

Beim Einatmen sage sanft: „*Wise*"; beim Ausatmen: „*Mind*".

Diese Gelassenheit kann noch eine Weile nachschwingen, wenn du nach dem Gong dann langsam wieder die Augen öffnest.

[Gong]

WISE MIND – GELASSENHEIT

> Geschichte 5: Die Tugend der Sinnlosigkeit

Anweisung: Bitten Sie Ihre Therapeutin, diesen Text als MP3-Datei aufzuzeichnen.

Nehmen Sie zu dieser Übung eine achtsame Haltung ein – idealerweise sitzen Sie aufrecht. Legen Sie eine Hand dorthin, wo Sie *Wise Mind* am stärksten spüren. Zaubern Sie ein sanftes Lächeln auf Ihre Lippen. Sagen Sie ‚Hallo' zu sich selbst in einem warmen, freundlichen Tonfall.

[Gong – Gong]

Schließe die Augen und atme einige Male tief ein und aus. Versetze deinen Geist und deinen Körper in einen friedvollen Zustand.
Achte darauf, wie deine Atmung tiefer und tiefer wird.
Mit jeder Ausatmung ein wenig tiefer und entspannter.
Denke beim Einatmen sanft *„Wise"*, beim Ausatmen sanft *„Mind"*.
Einatmen *„Wise"*; Ausatmen *„Mind"*.
Wise Mind

Lausche einfach der folgenden Geschichte und achte dabei auf deinen Gemütszustand:

Eines Tages wanderte Laozi mit seinen Jüngern und sie kamen zu einem Wald, wo Holzfäller damit beschäftigt waren, alle Bäume zu fällen. Nur ein Baum war noch nicht gefallen. Er stand ganz allein in der Mitte der gefällten Bäume. Es war ein riesiger Baum, so groß, mit so ausladenden Ästen, dass Tausende in seinem Schatten hätten sitzen können. Laozi bat seine Schüler, zu den Holzfällern zu gehen und sie zu fragen, warum sie den ganzen Wald gefällt hatten, aber nicht diesen einen Baum.
Also gingen die Schüler und fragten, warum dieser Baum nicht gefällt worden sei. Die Arbeiter antworteten, dass dieser Baum völlig nutzlos sei. Er hätte so viele Äste und Gabeln, dass es unmöglich sei, aus seinem Holz anständige Bretter zu machen. Auch als Brennholz sei er nicht geeignet, denn wenn man sein Holz verbrenne, entstehe ein unangenehmer Rauch, der so stark sei, dass man fast blind werde. Das sei der Grund.
Als die Schüler Laozi berichteten, lachte er und sagte: „Seid wie dieser Baum. Wenn ihr in der Welt überleben wollt, seid wie dieser Baum, seid nutzlos. Dann wird euch niemand etwas antun. Wenn ihr glatt und gerade seid, wird euch jemand für die Möbel in seinem Haus benutzen. Wenn ihr schön und gut aussehend seid, werdet ihr auf dem Markt verkauft, ihr werdet wie Waren gehandelt. Deshalb seid wie dieser Baum, völlig nutzlos. Dann kann euch niemand etwas anhaben, ihr könnt wachsen und groß werden, sodass Tausende von Menschen unter euch Schatten finden."

Beim Einatmen sage sanft: *„Wise"*; beim Ausatmen: *„Mind"*.

Diese Gelassenheit kann noch eine Weile nachschwingen, wenn du nach dem Gong dann langsam wieder die Augen öffnest.

[Gong]

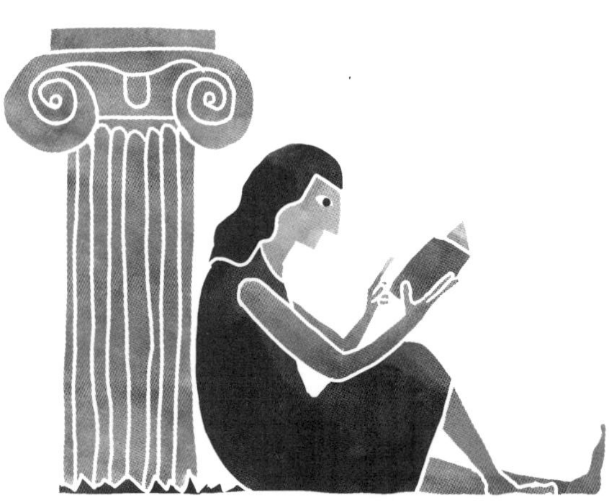

WISE MIND – GELASSENHEIT

Gelassenheit im Alltag üben

Wenn Sie eine Vorstellung davon haben, wie sich Gelassenheit anfühlt, und entschlossen sind, Gelassenheit zu trainieren, ist der Alltag voll von wunderbaren Momenten, die Sie mit ziemlicher Sicherheit stressen und herausfordern werden. Sie können diese Situationen als willkommene Gelegenheiten nutzen, um Gelassenheit zu üben. Es sind Gelegenheiten, in denen Sie dazu neigen, sich aus der Fassung bringen zu lassen, aufgeregt oder verärgert zu sein.

Versuchen Sie, offen und akzeptierend gegenüber allen Veränderungen, Ungewissheiten und Höhen und Tiefen des Lebens zu bleiben, und kultivieren Sie einen anpassungsfähigen, flexiblen und interessierten Geist, der auf jede Situation weise und geschickt reagieren kann. Einen Geist, der beständig ist und sein Gleichgewicht zu halten weiß, indem er die Dinge in der richtigen Perspektive sieht.

Folgende Haltungen können Sie als Motto verwenden, um Ihren Geist in die gewünschte Richtung zu lenken.

> Limonade aus Zitronen

Aus jeder schwierigen Situation lässt sich etwas herausholen. Im Englischen heißt es daher: „When life gives you lemons, make lemonade." Also: Wann immer die Dinge kompliziert werden, können Sie sich fragen: „Wofür kann ich dieses Problem jetzt nutzen?"

> In der Schwebe halten

Die tibetische Kagyü-Lehrerin Pema Chödrön sagte: „Um Gelassenheit zu kultivieren, üben wir uns darin, uns selbst zu fangen, wenn wir Anziehung oder Abneigung spüren, bevor sie sich an uns klammern kann oder zu Negativität verhärtet." *(P. Chödrön, 2001)*
Manchmal ist es weise, die Dinge in der Schwebe zu lassen. Sie müssen nicht immer genau wissen, was andere für Sie empfinden und ob Sie jemandem bedingungslos vertrauen können oder nicht. Sie müssen auch nicht jeden Streit ein für alle Mal beilegen. Manchmal ist es klüger, die Dinge „schweben" zu lassen.

> Innere Bereitschaft vs. Kopf durch die Wand

Innere Bereitschaft ist in *Wise Mind* verwurzelt und eine ausgezeichnete Möglichkeit, Gelassenheit im Alltag zu üben. Innere Bereitschaft bedeutet, auch stressige Momente zu ertragen, Veränderungen vorzunehmen, die notwendig sind; weiterzumachen, auch wenn es schwerfällt; tun, was funktioniert; Ungewissheit zu tolerieren; negative Gefühle anzunehmen, das Ego aufgeben. Innere Bereitschaft bedeutet, sich voll auf das Leben einzulassen und daran teilzunehmen.

> Akzeptanz von Dissonanz

Wenn jemand anderer Meinung ist als Sie, heißt das nicht unbedingt, dass er Sie nicht respektiert oder nicht mag. Die Kunst der Partnerschaft, der kollegialen Zusammenarbeit und der Interaktion im Allgemeinen besteht darin, die Meinung des anderen nicht nur anzuhören, sondern sie auch als wertvoll, d.h. für den jeweilig anderen stimmig, zu bewerten und dies auch mitzuteilen: „Ich glaube, wir haben jetzt unterschiedliche Meinungen zu diesem Punkt, und ich finde es spannend, dass wir das so offen diskutieren können."

> Gemeinsamkeiten suchen

Wann immer Sie das Gefühl haben, mit jemandem in einem heftigen Streit zu liegen, wichtige Dinge völlig anders zu sehen als der andere und nicht verstanden zu werden – denken Sie darüber nach, was Sie eigentlich gemeinsam haben und was Sie verbindet. Unter welchen Umständen würden Sie für den anderen kämpfen?

WISE MIND – GELASSENHEIT

> Doppelter Gedanke

Wenn Sie von etwas Wichtigem vollkommen überzeugt sind, wenn Sie von sehr starken Gefühlen überwältigt werden und wenn Sie im Begriff sind, eine sehr klare Position zu beziehen – versuchen Sie mal, genau das Gegenteil zu denken. Suchen Sie nach Argumenten gegen Ihre eigene Meinung; lassen Sie sich auf das Paradox ein. Schätzen Sie die Irritation wert und balancieren Sie Gegensätze aus.

> Die Realität akzeptieren

Alles ist unbeständig. Die Dinge verändern sich und sind abhängig von den Gegebenheiten. Sie befinden sich in einem Zustand des Wandels, entstehen und vergehen ständig. Es gibt nichts, an das wir uns klammern können. Halten wir uns das vor Augen, können wir leichter und weiser leben und wie ein Fisch im Wasser schwimmen. Wir kultivieren einen Geist, der offen und akzeptierend, flexibel und anpassungsfähig, wendig, beweglich, vielseitig und biegsam ist.

> Gewinn und Verlust

Manchmal gewinnen wir und manchmal verlieren wir. Manchmal haben wir Erfolg und manchmal scheitern wir. Jeder liebt den Gewinn und niemand genießt es, Verlust zu erleiden. Aber niemand kann ständig Erfolg haben. Die Dinge ändern sich je nach den Umständen. Wenn wir also einen Verlust oder einen Misserfolg erleiden, sollten wir in der Lage sein, ihn würdevoll und gleichmütig zu akzeptieren. Wir sollten darüber nachdenken, dass Verlieren oder Gewinnen zweitrangig ist – wichtig ist, dass wir unseren Teil beigetragen oder unser Bestes getan haben.
Was auch immer wir verlieren, wir verlieren niemals unsere Grundwerte, denn sie sind etwas, das uns immer begleitet. Wir praktizieren unsere Werte unter allen Umständen und stärken und vermehren sie ständig. Daher ist es wichtiger, wie wir unser Leben leben, als was wir erreichen.

> Freude und Leid

Manchmal erleben wir Freude, manchmal Schmerz. Manchmal sind wir glücklich, manchmal traurig. Wenn wir Freude und Glück erleben, ist das in Ordnung. Wir können das zu schätzen wissen, denn niemand möchte leiden und jeder möchte glücklich sein. Wir müssen jedoch bedenken, dass auch das Glück einem Wandel unterliegt. Die Fähigkeit, Unangenehmes und Schmerzhaftes zu akzeptieren, trägt dazu bei, Schmerz und unser Leiden zu verringern. Aus einem Zustand des Gleichmuts heraus gelingt es uns, wieder unbeschwert zu sein, wenn wir mit der richtigen Einstellung unangenehmen Dingen oder Umständen entgegentreten.

> Lob und Tadel

Jeder mag es, gelobt zu werden, und niemand mag es, kritisiert zu werden. Es ist in Ordnung, sich über ein Kompliment zu freuen und seine Wertschätzung dafür auszudrücken. Ein Kompliment kann uns ermutigen, weiterhin gute Arbeit zu verrichten oder anderen zu helfen. Wir wissen jedoch, dass wir nicht immer gelobt werden können und dass es Zeiten geben wird, in denen wir kritisiert oder getadelt werden. In solchen Momenten sollten wir unsere Gelassenheit bewahren und die Kritik in Ruhe betrachten. Ist sie gerechtfertigt? Wenn ja, können wir für das Feedback dankbar sein, da es uns die Möglichkeit gibt, uns zu verbessern. Haben wir das Gefühl, dass die Kritik unbegründet ist, ist das wiederum kein Grund, sich aufzuregen. Wir können uns in aller Ruhe dazu äußern, um Klarheit in die Situation zu bringen.

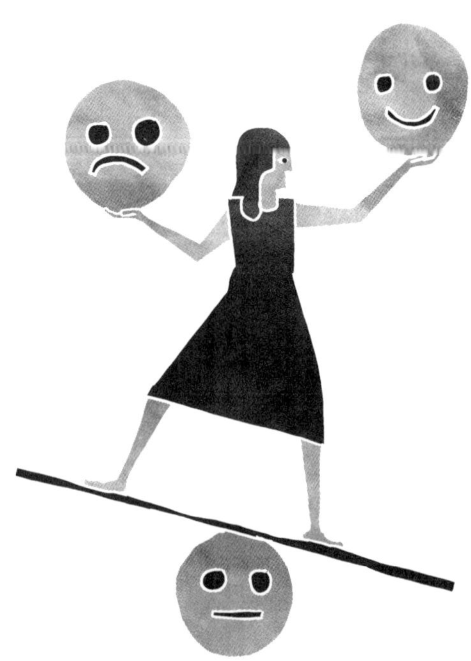

EIN MITFÜHLENDER BRIEF AN SIE SELBST

Diese Übung hilft Ihnen, Mitgefühl für sich selbst zu entwickeln, indem Sie sich vorstellen, wie *Wise Mind* auf schmerzhafte Gefühle und Situationen reagieren würde. Wählen Sie für diese Übung eine Situation aus der vergangenen Woche aus, die schwierig oder schmerzhaft für Sie war, und schreiben Sie einen Brief aus der Perspektive von *Wise Mind* an sich selbst. Versuchen Sie, alle vier Aspekte von Mitgefühl zu berücksichtigen. Beginnen Sie mit der *Wise-Mind*-Meditation „Mitfühlendes Selbst" und schreiben Sie dann einen Brief.

Liebe(r)

Beschreiben Sie zunächst detailliert die Situation und Ihre eigenen schmerzhaften Gefühle.

Als *Wise Mind* ist mir klar, dass es für dich sehr schmerzhaft war, als ...

Zeigen Sie Mitgefühl, Verständnis und Offenheit für Ihre eigenen Gefühle.

Als *Wise Mind* verstehe ich, dass du dich ...

Was würde *Wise Mind* empfehlen, um diese Gefühle zu lindern und sich auf Ihre Bedürfnisse zu konzentrieren?

Als *Wise Mind* möchte ich, dass du ...

Wie lautet die Empfehlung von *Wise Mind* für eine ähnliche Situation in der Zukunft?

Für die Zukunft würde ich dir empfehlen, ...

WISE MIND – WAS WÄRE ANDERS?

Alle Menschen sind von Geburt an verbunden mit anderen, mit der Natur, mit dem Universum, geboren mit der Fähigkeit zu liebevoller Güte, Mitgefühl, Mitfreude und Gelassenheit. Wir können bewusst die Haltung von *Wise Mind* pflegen, indem wir der Welt freundlicher, energischer, freudiger, flexibler und optimistischer gegenübertreten, mit einem Gespür für Glück wie Leid und der Motivation zu helfen.
Diese Übungen können uns helfen, die Person zu werden, die wir sein wollen, und uns so zu verhalten, wie es unseren Werten und Zielen entspricht.
Anfangs ist es oft schwer, ein Gefühl für *Wise Mind* zu entwickeln oder sich als freundliche, mitfühlende, freudige und gelassene Person zu empfinden. Alles beginnt damit, dass wir uns selbst ein Versprechen geben. Das Versprechen, dass wir uns bemühen wollen. Oft hilft es, sich vorzustellen, wie die Dinge anders sein könnten:

Was würde sich in meinem Leben verändern, wenn ich mehr „liebevolle Güte" für mich und andere empfinden würde?

Was würde sich in meinem Leben verändern, wenn ich mehr „Mitgefühl für mich selbst und andere" empfinden würde?

Was würde sich in meinem Leben verändern, wenn ich mehr „Freude für andere" empfinden würde?

Was würde sich in meinem Leben ändern, wenn ich mehr „Gelassenheit" empfinden würde?

WISE MIND – WAS WÄRE ANDERS?

Was würde sich in meinem Leben verändern, wenn ich „*Wise Mind*“ pflegen würde?

Was würden andere Personen bemerken?

Würde ich etwas an meinem Verhalten ändern?

Wie würde ich mich selbst in Zukunft behandeln?

Wie würde ich in Zukunft andere behandeln?

ACHTSAMKEITSKALENDER

Üben Sie Achtsamkeit mit diesen kleinen täglichen Aufgaben. Überlegen Sie, welche Übungen Sie im Verlauf der Woche ausprobieren wollen, und nehmen Sie dabei Ihre Empfindungen wahr. Notieren Sie, welche Übungen Sie planen und/oder durchführen.

	ÜBUNGSMÖGLICHKEITEN	☐ = geplant ǀ ◯ = durchgeführt						
		Mo	Di	Mi	Do	Fr	Sa	So
Achtsam wahrnehmen	Das Orchester der Welt	☐ ǀ ◯	☐ ǀ ◯	☐ ǀ ◯	☐ ǀ ◯	☐ ǀ ◯	☐ ǀ ◯	☐ ǀ ◯
	Durch die Röhre schauen	☐ ǀ ◯	☐ ǀ ◯	☐ ǀ ◯	☐ ǀ ◯	☐ ǀ ◯	☐ ǀ ◯	☐ ǀ ◯
	Der Kräutergarten	☐ ǀ ◯	☐ ǀ ◯	☐ ǀ ◯	☐ ǀ ◯	☐ ǀ ◯	☐ ǀ ◯	☐ ǀ ◯
	Kostproben der Welt	☐ ǀ ◯	☐ ǀ ◯	☐ ǀ ◯	☐ ǀ ◯	☐ ǀ ◯	☐ ǀ ◯	☐ ǀ ◯
	Berührung durch Kleidung	☐ ǀ ◯	☐ ǀ ◯	☐ ǀ ◯	☐ ǀ ◯	☐ ǀ ◯	☐ ǀ ◯	☐ ǀ ◯
	Sich berühren lassen	☐ ǀ ◯	☐ ǀ ◯	☐ ǀ ◯	☐ ǀ ◯	☐ ǀ ◯	☐ ǀ ◯	☐ ǀ ◯
	Den Atem beobachten	☐ ǀ ◯	☐ ǀ ◯	☐ ǀ ◯	☐ ǀ ◯	☐ ǀ ◯	☐ ǀ ◯	☐ ǀ ◯
	Eigene Bedürfnisse	☐ ǀ ◯	☐ ǀ ◯	☐ ǀ ◯	☐ ǀ ◯	☐ ǀ ◯	☐ ǀ ◯	☐ ǀ ◯
	Bodyscan	☐ ǀ ◯	☐ ǀ ◯	☐ ǀ ◯	☐ ǀ ◯	☐ ǀ ◯	☐ ǀ ◯	☐ ǀ ◯
Achtsam beschreiben	Die Kamera	☐ ǀ ◯	☐ ǀ ◯	☐ ǀ ◯	☐ ǀ ◯	☐ ǀ ◯	☐ ǀ ◯	☐ ǀ ◯
	Das Spiegelbild	☐ ǀ ◯	☐ ǀ ◯	☐ ǀ ◯	☐ ǀ ◯	☐ ǀ ◯	☐ ǀ ◯	☐ ǀ ◯
	Photoshop	☐ ǀ ◯	☐ ǀ ◯	☐ ǀ ◯	☐ ǀ ◯	☐ ǀ ◯	☐ ǀ ◯	☐ ǀ ◯
	Die Regisseurin	☐ ǀ ◯	☐ ǀ ◯	☐ ǀ ◯	☐ ǀ ◯	☐ ǀ ◯	☐ ǀ ◯	☐ ǀ ◯
	Mindsurfing	☐ ǀ ◯	☐ ǀ ◯	☐ ǀ ◯	☐ ǀ ◯	☐ ǀ ◯	☐ ǀ ◯	☐ ǀ ◯
	Spielende Kinder	☐ ǀ ◯	☐ ǀ ◯	☐ ǀ ◯	☐ ǀ ◯	☐ ǀ ◯	☐ ǀ ◯	☐ ǀ ◯
	Nasentier	☐ ǀ ◯	☐ ǀ ◯	☐ ǀ ◯	☐ ǀ ◯	☐ ǀ ◯	☐ ǀ ◯	☐ ǀ ◯
Achtsam teilwerden	Achtsam gehen	☐ ǀ ◯	☐ ǀ ◯	☐ ǀ ◯	☐ ǀ ◯	☐ ǀ ◯	☐ ǀ ◯	☐ ǀ ◯
	Nackenmassage geben	☐ ǀ ◯	☐ ǀ ◯	☐ ǀ ◯	☐ ǀ ◯	☐ ǀ ◯	☐ ǀ ◯	☐ ǀ ◯
	Massage genießen	☐ ǀ ◯	☐ ǀ ◯	☐ ǀ ◯	☐ ǀ ◯	☐ ǀ ◯	☐ ǀ ◯	☐ ǀ ◯
	Teezeremonie	☐ ǀ ◯	☐ ǀ ◯	☐ ǀ ◯	☐ ǀ ◯	☐ ǀ ◯	☐ ǀ ◯	☐ ǀ ◯
	Ein Ei aufstellen	☐ ǀ ◯	☐ ǀ ◯	☐ ǀ ◯	☐ ǀ ◯	☐ ǀ ◯	☐ ǀ ◯	☐ ǀ ◯
	Hausarbeit mal anders	☐ ǀ ◯	☐ ǀ ◯	☐ ǀ ◯	☐ ǀ ◯	☐ ǀ ◯	☐ ǀ ◯	☐ ǀ ◯
	Volkstanz	☐ ǀ ◯	☐ ǀ ◯	☐ ǀ ◯	☐ ǀ ◯	☐ ǀ ◯	☐ ǀ ◯	☐ ǀ ◯
	Die geschenkte Minute	☐ ǀ ◯	☐ ǀ ◯	☐ ǀ ◯	☐ ǀ ◯	☐ ǀ ◯	☐ ǀ ◯	☐ ǀ ◯
Offen annehmen	Annehmend Bilder ansehen	☐ ǀ ◯	☐ ǀ ◯	☐ ǀ ◯	☐ ǀ ◯	☐ ǀ ◯	☐ ǀ ◯	☐ ǀ ◯
	Annehmend Filme ansehen	☐ ǀ ◯	☐ ǀ ◯	☐ ǀ ◯	☐ ǀ ◯	☐ ǀ ◯	☐ ǀ ◯	☐ ǀ ◯
	Unterschiede annehmen	☐ ǀ ◯	☐ ǀ ◯	☐ ǀ ◯	☐ ǀ ◯	☐ ǀ ◯	☐ ǀ ◯	☐ ǀ ◯
	Gepfefferter Alltag	☐ ǀ ◯	☐ ǀ ◯	☐ ǀ ◯	☐ ǀ ◯	☐ ǀ ◯	☐ ǀ ◯	☐ ǀ ◯
Im Augenblick sein	Das Zeitlupenbad	☐ ǀ ◯	☐ ǀ ◯	☐ ǀ ◯	☐ ǀ ◯	☐ ǀ ◯	☐ ǀ ◯	☐ ǀ ◯
	Achtsame Schritte	☐ ǀ ◯	☐ ǀ ◯	☐ ǀ ◯	☐ ǀ ◯	☐ ǀ ◯	☐ ǀ ◯	☐ ǀ ◯
	Werde eins mit deinem Atem	☐ ǀ ◯	☐ ǀ ◯	☐ ǀ ◯	☐ ǀ ◯	☐ ǀ ◯	☐ ǀ ◯	☐ ǀ ◯
	Achtsam zuhören	☐ ǀ ◯	☐ ǀ ◯	☐ ǀ ◯	☐ ǀ ◯	☐ ǀ ◯	☐ ǀ ◯	☐ ǀ ◯
	Achtsam essen	☐ ǀ ◯	☐ ǀ ◯	☐ ǀ ◯	☐ ǀ ◯	☐ ǀ ◯	☐ ǀ ◯	☐ ǀ ◯
Effektiv handeln	Spiele nach den Regeln	☐ ǀ ◯	☐ ǀ ◯	☐ ǀ ◯	☐ ǀ ◯	☐ ǀ ◯	☐ ǀ ◯	☐ ǀ ◯
	Menschen sind menschlich	☐ ǀ ◯	☐ ǀ ◯	☐ ǀ ◯	☐ ǀ ◯	☐ ǀ ◯	☐ ǀ ◯	☐ ǀ ◯
	Entgegengesetzt handeln	☐ ǀ ◯	☐ ǀ ◯	☐ ǀ ◯	☐ ǀ ◯	☐ ǀ ◯	☐ ǀ ◯	☐ ǀ ◯
	Stop und Go	☐ ǀ ◯	☐ ǀ ◯	☐ ǀ ◯	☐ ǀ ◯	☐ ǀ ◯	☐ ǀ ◯	☐ ǀ ◯
	Auch mal nachgeben	☐ ǀ ◯	☐ ǀ ◯	☐ ǀ ◯	☐ ǀ ◯	☐ ǀ ◯	☐ ǀ ◯	☐ ǀ ◯

WISE-MIND-KALENDER

Pflegen Sie Ihr *Wise Mind* mit täglichen Übungen.
Die unten stehende Tabelle unterstützt Sie bei der Planung.

	ÜBUNG	☐ = geplant | ○ = durchgeführt						
		Mo	Di	Mi	Do	Fr	Sa	So
Wise Mind	Ein Bild von *Wise Mind* (MP3)	☐ | ○	☐ | ○	☐ | ○	☐ | ○	☐ | ○	☐ | ○	☐ | ○
	In der Mitte des Sees (MP3)	☐ | ○	☐ | ○	☐ | ○	☐ | ○	☐ | ○	☐ | ○	☐ | ○
	Offene Hände (MP3)	☐ | ○	☐ | ○	☐ | ○	☐ | ○	☐ | ○	☐ | ○	☐ | ○
	Die Wendeltreppe (MP3)	☐ | ○	☐ | ○	☐ | ○	☐ | ○	☐ | ○	☐ | ○	☐ | ○
	Wise-Mind-Abendgebet	☐ | ○	☐ | ○	☐ | ○	☐ | ○	☐ | ○	☐ | ○	☐ | ○
	Drei Minuten *Wise Mind*	☐ | ○	☐ | ○	☐ | ○	☐ | ○	☐ | ○	☐ | ○	☐ | ○
	Frage an *Wise Mind*	☐ | ○	☐ | ○	☐ | ○	☐ | ○	☐ | ○	☐ | ○	☐ | ○
	Wise-Mind-Bereitschaft	☐ | ○	☐ | ○	☐ | ○	☐ | ○	☐ | ○	☐ | ○	☐ | ○
Liebevolle Güte	Zufällige Freundlichkeiten	☐ | ○	☐ | ○	☐ | ○	☐ | ○	☐ | ○	☐ | ○	☐ | ○
	Mentale Verbindung	☐ | ○	☐ | ○	☐ | ○	☐ | ○	☐ | ○	☐ | ○	☐ | ○
	Freundlichkeiten für sich	☐ | ○	☐ | ○	☐ | ○	☐ | ○	☐ | ○	☐ | ○	☐ | ○
	Ehrenamt	☐ | ○	☐ | ○	☐ | ○	☐ | ○	☐ | ○	☐ | ○	☐ | ○
	Liebevolle Güte Imagination	☐ | ○	☐ | ○	☐ | ○	☐ | ○	☐ | ○	☐ | ○	☐ | ○
	Liebevolle Güte Meditation	☐ | ○	☐ | ○	☐ | ○	☐ | ○	☐ | ○	☐ | ○	☐ | ○
	Kleine Münze – großer Effekt	☐ | ○	☐ | ○	☐ | ○	☐ | ○	☐ | ○	☐ | ○	☐ | ○
	Perspektive wechseln	☐ | ○	☐ | ○	☐ | ○	☐ | ○	☐ | ○	☐ | ○	☐ | ○
	Hallo Herausforderung	☐ | ○	☐ | ○	☐ | ○	☐ | ○	☐ | ○	☐ | ○	☐ | ○
Mitgefühl	Imagination: Krankes Kind	☐ | ○	☐ | ○	☐ | ○	☐ | ○	☐ | ○	☐ | ○	☐ | ○
	Imagination: Verletztes Tier	☐ | ○	☐ | ○	☐ | ○	☐ | ○	☐ | ○	☐ | ○	☐ | ○
	Imagination: Trösten	☐ | ○	☐ | ○	☐ | ○	☐ | ○	☐ | ○	☐ | ○	☐ | ○
	Tanzen zu *Nada te turbe*	☐ | ○	☐ | ○	☐ | ○	☐ | ○	☐ | ○	☐ | ○	☐ | ○
	Sich wiegen zu *Nada te turbe*	☐ | ○	☐ | ○	☐ | ○	☐ | ○	☐ | ○	☐ | ○	☐ | ○
	Mitgefühl visualisieren (MP3)	☐ | ○	☐ | ○	☐ | ○	☐ | ○	☐ | ○	☐ | ○	☐ | ○
	Mitfühlendes Selbst (MP3)	☐ | ○	☐ | ○	☐ | ○	☐ | ○	☐ | ○	☐ | ○	☐ | ○
	Ein Brief an Sie selbst	☐ | ○	☐ | ○	☐ | ○	☐ | ○	☐ | ○	☐ | ○	☐ | ○
Mitfühlende Freude	Imagination: Erste Schritte	☐ | ○	☐ | ○	☐ | ○	☐ | ○	☐ | ○	☐ | ○	☐ | ○
	Imagination: Nahestehende/r	☐ | ○	☐ | ○	☐ | ○	☐ | ○	☐ | ○	☐ | ○	☐ | ○
	Glückliche Bilder	☐ | ○	☐ | ○	☐ | ○	☐ | ○	☐ | ○	☐ | ○	☐ | ○
	Dankbar für das, was du hast	☐ | ○	☐ | ○	☐ | ○	☐ | ○	☐ | ○	☐ | ○	☐ | ○
	Ändern Sie die Perspektive	☐ | ○	☐ | ○	☐ | ○	☐ | ○	☐ | ○	☐ | ○	☐ | ○
	Glückliche Menschen	☐ | ○	☐ | ○	☐ | ○	☐ | ○	☐ | ○	☐ | ○	☐ | ○
	Glückliche Pärchen	☐ | ○	☐ | ○	☐ | ○	☐ | ○	☐ | ○	☐ | ○	☐ | ○
	Erfreuliche Talente	☐ | ○	☐ | ○	☐ | ○	☐ | ○	☐ | ○	☐ | ○	☐ | ○
Gelassenheit	Imagination: Großmutter	☐ | ○	☐ | ○	☐ | ○	☐ | ○	☐ | ○	☐ | ○	☐ | ○
	Imagination: Zuversicht	☐ | ○	☐ | ○	☐ | ○	☐ | ○	☐ | ○	☐ | ○	☐ | ○
	Imagination: Fürbitte	☐ | ○	☐ | ○	☐ | ○	☐ | ○	☐ | ○	☐ | ○	☐ | ○
	Geschichten zur Gelassenheit	☐ | ○	☐ | ○	☐ | ○	☐ | ○	☐ | ○	☐ | ○	☐ | ○
	Unwohlsein wahrnehmen	☐ | ○	☐ | ○	☐ | ○	☐ | ○	☐ | ○	☐ | ○	☐ | ○

LIEBEVOLLE GÜTE FÜR IHRE KLEINEN MONSTER

Wer oder was sind kleine Monster?

Viele Menschen mit Borderline-Störung berichten, dass sie große Schwierigkeiten haben, sich selbst wertzuschätzen, freundlich zu sich zu sein oder sich Trost zu spenden. Einige berichten, dass sie Stimmen in ihrem Kopf hören, die sie beschimpfen und bedrohen oder dazu auffordern, sich selbst zu verletzen. Andere berichten, dass sie ihre eigenen Gedanken laut hören oder dass sie einfach automatisch anfangen, sich böse zu beschimpfen, wenn sie Übungen zu *Wise Mind*, liebevoller Güte, Mitgefühl, Mitfreude oder Gelassenheit beginnen. Das ist natürlich auf den ersten Blick sehr beunruhigend und es kann davon abhalten, diese Übungen durchzuführen. Aber genau das wäre schade, denn diese Anwendungen sind exakt darauf ausgerichtet, das Mitgefühl für sich selbst und für andere zu verbessern und damit die Verbundenheit mit sich und mit anderen wiederherzustellen.

In diesem Behandlungsprogramm nennen wir diese automatischen Gedanken und Stimmen „kleine Monster". Wie in den Arbeitsblättern 2.7 AB 1 ausführlich beschrieben, gehen wir davon aus, dass diese automatischen Gedanken und Stimmen ihre Wurzeln in Ihrer Vergangenheit haben. Typischerweise tummeln sich diese kleinen Monster in den Köpfen von Menschen, die in ihrer Kindheit oder Jugend Gewalt erlebt haben. Diese Monster sind schon früh entstanden, um Ihnen die Welt zu erklären, um Sie zu beschützen, oder einfach, weil sie Worte wiederholen, die Sie damals oft gehört haben. Heute jedoch stellen sie eher ein Hindernis dar.

Wie sollten Sie mit den kleinen Monstern umgehen?

Dafür gibt es verschiedene Möglichkeiten: Zunächst ist es praktisch, Ihre typischen kleinen Monster gut zu kennen, damit Sie sie entdecken können, wenn diese in Ihren Gedanken auftauchen (Skill: Wahrnehmen). Dann ist es oft hilfreich, diesen Plagegeistern bestimmte Namen zu geben (Skill: Beschreiben). Das hilft, etwas inneren Abstand zu gewinnen. Und letztendlich ist es sinnvoll, deren Anweisungen gerade *nicht* Folge zu leisten, sondern das Gegenteil von dem zu tun, was sie Ihnen nahelegen (Skill: Entgegengesetzt handeln). Das ist anfangs oft anstrengend, aber am Ende hilft es, die kleinen Monster auszuhungern. Das alles ist auf Arbeitsblatt 2.7 AB 1 genauer beschrieben.

Warum sollten Sie den kleinen Monstern mit liebevoller Güte begegnen?

Gerade wenn diese automatischen Gedanken Ihren *Wise-Mind*-Imaginations-Übungen in die Quere kommen, ist es sinnvoll, sie zunächst etwas genauer zu betrachten, um zu verstehen, welche Bedeutung diese kleinen Monster eigentlich haben, oder welche Bedürfnisse diese kleinen Monster vielleicht noch immer erfüllen. Wenn Sie diese Bedürfnisse erkennen, ist es meist viel einfacher, mit ihnen umzugehen.

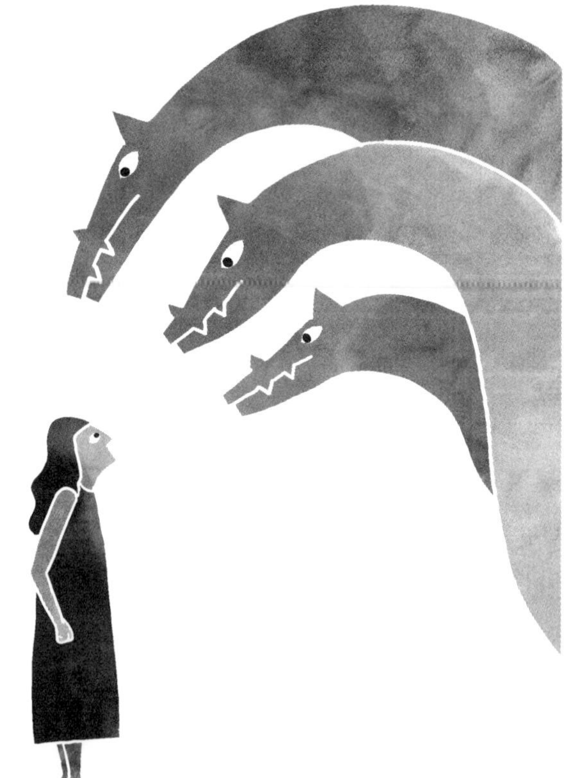

LIEBEVOLLE GÜTE FÜR IHRE KLEINEN MONSTER

- **Schritt 1:** Versuchen Sie, eine der *Wise-Mind*-Übungen durchzuführen, die Ihnen die größten Probleme bereitet – am besten eine der Imaginationsübungen Ihrer Therapeutin. Nehmen Sie wahr, welche störenden Gedanken (kleine Monster) auftauchen, und versuchen Sie, sich diese zu merken.
- **Schritt 2:** Schreiben Sie auf, was die kleinen Monster Ihnen einflüstern:

- **Schritt 3:** Schließen Sie die Augen und denken Sie darüber nach, wie Sie sich fühlen würden, wenn die kleinen Monster plötzlich vollständig aus Ihrem Leben verschwänden:

Wie würden Sie sich fühlen?

Wie würden Sie sich verhalten?

Was würden andere bemerken?

Was würde sich noch verändern?

- **Schritt 4:** Überlegen Sie, welchen Ihrer alten und derzeitigen Bedürfnisse diese kleinen Monster dienen:

☐ Sicherheit
☐ Schutz vor Blamage
☐ Schutz vor Erniedrigung
☐ Vorsicht
☐ Schutz vor Fehlern
☐ Andere:
☐ Gefühl der Kontrolle
☐ Schutz vor Enttäuschung

- **Schritt 5:** Nun bedenken Sie, dass dies wahrscheinlich sehr wichtige, ganz natürliche und verständliche Bedürfnisse sind. Gäbe es denn andere Möglichkeiten, diese Bedürfnisse zu befriedigen?

- **Schritt 6:** Üben Sie liebevolle Güte für Ihre kleinen Monster.

LIEBEVOLLE GÜTE FÜR IHRE KLEINEN MONSTER

> Üben Sie liebevolle Güte für Ihre kleinen Monster:

Anweisung: Bitten Sie Ihre Therapeutin, diesen Text als MP3-Datei aufzuzeichnen.

Nehmen Sie zu dieser Übung eine achtsame Haltung ein – idealerweise sitzen Sie aufrecht. Legen Sie eine Hand dorthin, wo Sie *Wise Mind* am stärksten spüren. Zaubern Sie ein sanftes Lächeln auf Ihre Lippen. Sagen Sie ‚Hallo' zu sich selbst in einem warmen, freundlichen Tonfall.

[Gong – Gong]

Schließe die Augen und atme einige Male tief ein und aus. Versetze deinen Geist und deinen Körper in einen friedvollen Zustand. Achte darauf, wie deine Atmung tiefer und tiefer wird.
Mit jeder Ausatmung ein wenig tiefer und entspannter.
Denke beim Einatmen sanft *„Wise"*, beim Ausatmen sanft *„Mind"*.
Einatmen *„Wise"*; Ausatmen *„Mind"*.
Wise Mind

Nimm wahr, welche Ängste, Stimmen oder negative Gedanken auftauchen.
Begrüße diese Gedanken. Sag in warmem und freundlichem Ton:
„Hallo, kleine Monster, ich kenne euch.
Auch ihr seid mir willkommen. Ich kenne eure Absichten.
Und ich weiß, dass diese Absichten früher vielleicht einmal nützlich waren, und ich weiß das zu schätzen.
Ihr seid okay, aber etwas in die Jahre gekommen.
Ich bin gerade dabei, nach anderen Möglichkeiten zu suchen.
Möglichkeiten, die, da ich erwachsen bin, heute etwas besser zu mir passen.
Wenn ihr wollt, könnt ihr mir dabei helfen.
Ich werde meinen Weg finden."

Nimm wahr, wie du dich fühlst.
Nimm wahr, wo in deinem Körper sich das Gefühl von Selbstvertrauen und liebevoller Güte ansammelt.
Sende deinen Atem dorthin und sage sanft:
„Möge ich sicher sein, möge ich wachsen und gedeihen, möge ich sicher und geborgen sein."
Beim Einatmen sage sanft: *„Wise"*; beim Ausatmen: *„Mind"*.
Wise Mind

[Gong]

Du kannst *Wise Mind* noch etwas spüren, wenn du diese Übung nach dem Gong langsam ausklingen lässt.

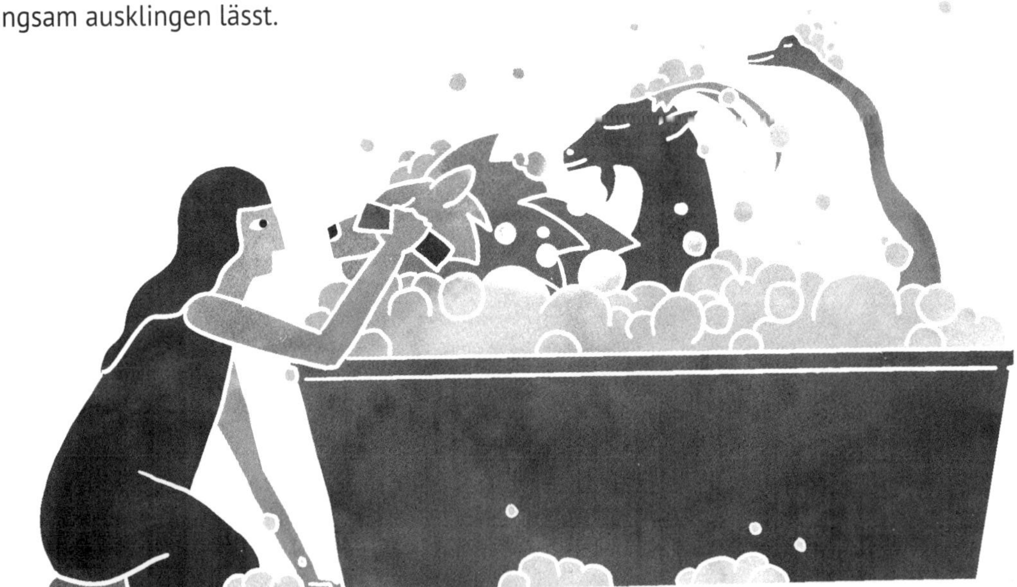

NOTIZEN

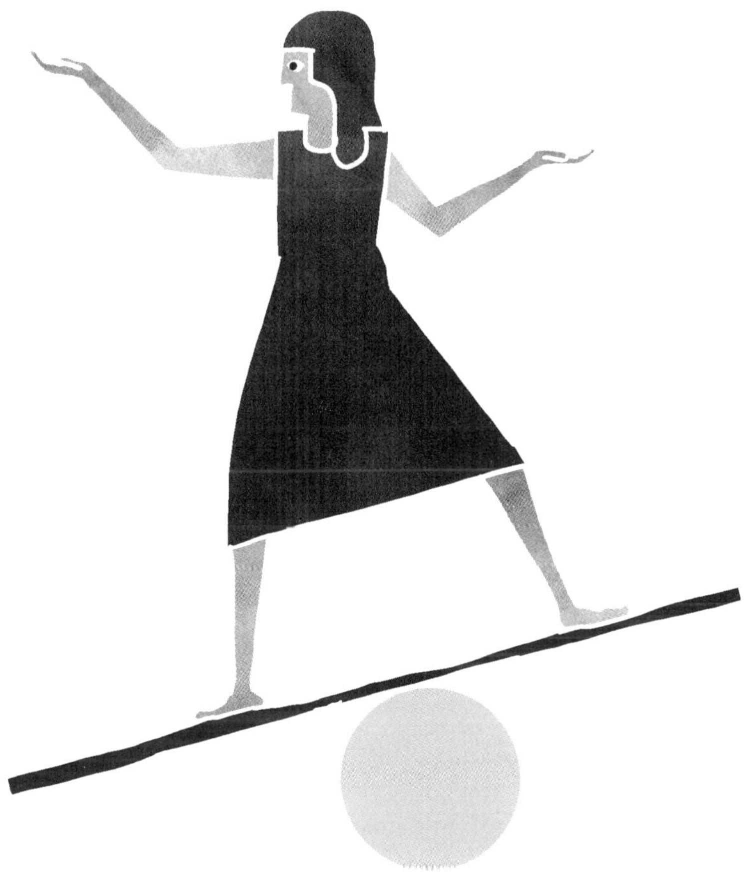

2.4 Stresstoleranz und Dissoziation

STRESSTOLERANZ-SKILLS

Was ist Stresstoleranz?

Im Modul Stresstoleranz lernen Sie drei Gruppen von Skills kennen:

1. Skills zur Krisenbewältigung

2. Skills zur Bewältigung von dissoziativen Zuständen

3. Skills zum Annehmen der Realität

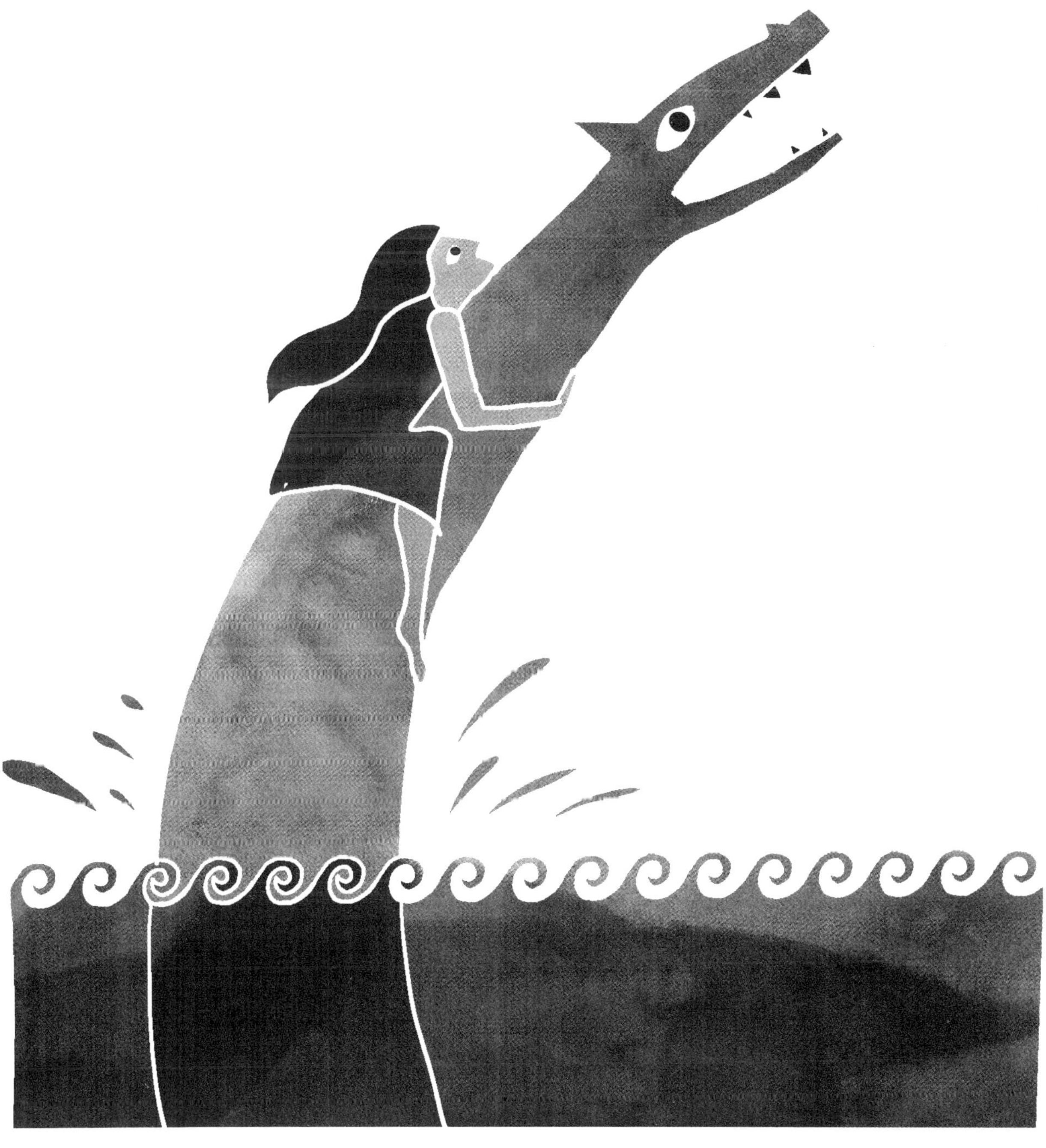

KRISENBEWÄLTIGUNG

Was sind Krisen?

Krisen sind mentale Zustände, in denen die Betroffenen unter massiver Belastung stehen und die Bewältigungsstrategien, über die sie verfügen, lediglich zu einer Verschlechterung des Zustandes führen. (Alles, was man tut, führt nur dazu, dass es schlimmer wird.) Dies bedeutet, dass die Betroffenen in aller Regel entweder Ratschläge und Hilfe von anderen benötigen oder ganz bewusst und gezielt Skills einsetzen müssen, um eine andere Perspektive zu gewinnen und sich entsprechend zu verhalten.

Die meisten Menschen mit Störungen der Emotionsregulation kennen drei sehr unterschiedliche krisenhafte Zustände:

1) **Kurze Phasen von Hochstress**
2) **Der Krisenmodus**
3) **Soziale Krisen**

Definition	Skills
1) Kurze Phasen von Hochstress: Darunter versteht man Phasen von intensiver Anspannung, meist als Folge von widersprüchlichen Emotionen oder von alten emotionalen Netzwerken. Diese Hochstressphasen dauern meistens nur wenige Minuten. Dabei ist das Denken häufig eingeengt, langfristige Planung ist schwierig, manche beginnen zu dissoziieren. Es drängt sich der Wunsch nach „dysfunktionalen Handlungen" auf. Die meisten Selbstverletzungen werden eingesetzt, um Hochstressphasen rasch zu beenden. Hier ist es wichtig, zu lernen, mithilfe rasch wirksamer Skills die Anspannung zu reduzieren, um wieder klar denken zu können.	• 2.4 AB 1 Innere Anspannung • 2.4 IB 3 Hochstress-Skills • 2.4 AB 2 Unterschied • 2.4 IB 4 STOP-Skill • 2.4 IB 5 Skills-Kette • 2.4 AB 3 Notfallkoffer
2) Der Krisenmodus: Darunter versteht man länger anhaltende Phasen, also mehrere Stunden bis Tage, in denen die Betroffenen sich in einem selbsterhaltenden Zustand der Verzweiflung befinden, und diesen schlecht beenden können. Die äußeren Anlässe sind manchmal schwierig festzumachen, aber viele Erlebens-, Denk- und Verhaltensmuster verstärken diesen Krisenmodus und sorgen dafür, dass er sich selbst aufrechterhält: Das können Schlafstörungen sein, suizidale Gedanken, sozialer Rückzug, geringe Nahrungsaufnahme, Bewegungsmangel, Gedankenkreisen, Schuld, Scham oder Selbsthass usw. Hier ist es wichtig zu lernen, mithilfe von Skills diese Zustände gezielt zu unterbrechen, die Aufmerksamkeit auf andere Dinge zu lenken und sich neu zu orientieren.	• 2.4 IB 6 Beruhigen Sie sich selbst • 2.4 IB 7 Den Augenblick verändern • 2.4 IB 8 Gelenkte Aufmerksamkeit • 2.4 IB 11 An den neuen Weg denken
3) Soziale Krisen: Darunter versteht man krisenhafte Situationen, die durch klar erkennbare soziale Probleme ausgelöst werden, die die Betroffenen derzeit überfordern. Klassische soziale Probleme sind drohende finanzielle Engpässe, Kündigungen, Erkrankungen von nahen Angehörigen, Probleme mit dem Jugendamt oder auch Probleme mit Partnern bis hin zu häuslicher Gewalt, um nur einige zu nennen. Diese ernsten sozialen Probleme, die die meisten Menschen belasten würden, treffen dann häufig auf dysfunktionale Grundannahmen wie: „Ich habe das verdient, ich bin eh nichts wert, es wird nie wieder besser werden." Hier ist es wichtig, mithilfe von Skills die Probleme zu benennen, diese anzunehmen und – eventuell mit Unterstützung – gezielt nach Lösungen zu suchen.	• 2.4 AB 4 Problem- und Lösungsanalyse

INNERE ANSPANNUNG

Beobachten Sie Ihr Anspannungsniveau

Stellen Sie sich einen Timer und tragen jede Stunde den jeweils aktuellen Wert Ihrer inneren Anspannung in die Tabelle ein. (0 = komplette Entspannung, 100 = höchster Erregungszustand.)

Hinweis: Der Wert 70 % bedeutet, dass Sie nicht mehr klar denken können, dass Sie dissoziieren oder nur noch daran denken, diesen Zustand so rasch wie möglich zu beenden.

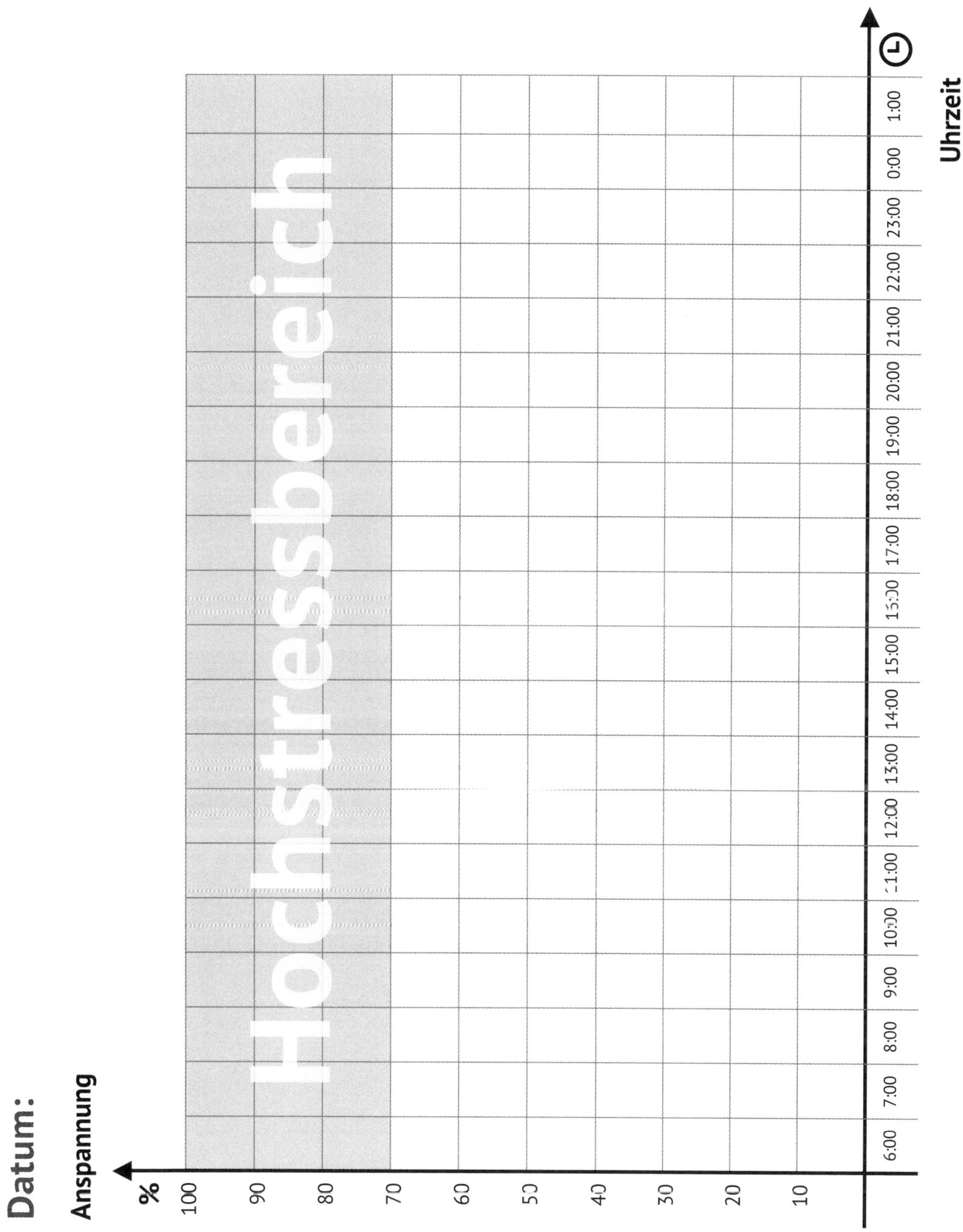

HOCHSTRESS-SKILLS

Was können Sie tun, wenn Sie unter hoher Anspannung (> 70) stehen, wenn sich alle Gedanken im Kreis drehen, wenn Sie nicht mehr klar denken können? Lesen Sie die folgenden Möglichkeiten durch. Im Prinzip geht es darum, sich selbst starke sensorische Reize zuzufügen. Suchen Sie sich einige Skills aus, die Sie bei der nächsten Krise ausprobieren möchten. Es geht in diesem Schritt nur darum, Ihr Gehirn zu beruhigen, um wieder klarer denken zu können. Im nächsten Schritt sollten Sie dann überprüfen, ob Sie gerade ein altes emotionales Netzwerk aktiviert haben, oder ob Sie durch gemischte Emotionen unter Stress stehen (siehe „STOP-Frage *Wise Mind*" – 2.4 IB 4).

Beruhigen Sie den Atem

- Legen Sie die Hände auf den Bauch und versuchen Sie, mit Ihrer Atmung die Hände ruhig zu bewegen.
- Aktivieren Sie eine App mit optischer Atemhilfe.

Wahrnehmung

- Lassen Sie kaltes Wasser über Ihr Gesicht laufen.
- Tauchen Sie Ihr Gesicht in kaltes Wasser und massieren Sie sanft Ihre Augenlieder.
- Nehmen Sie einen Eiswürfel in die Hand oder in den Mund.
- Duschen Sie kalt oder abwechselnd heiß und kalt.
- Lassen Sie eine Massagekugel (Igelball) über Ihre Arme kreisen.
- Rollen Sie mit nackten Füßen über einen Besenstiel.
- Fahren Sie mit einer Bürste über Ihre Haut.
- Verwenden Sie ein Kühlkissen auf Ihrer Haut.
- Balancieren Sie auf kleinen Murmeln.
- Treten Sie auf Kies, Pflanzengranulat oder Katzenstreu.
- Klopfen Sie Ihren Körper ab.
- Reiben Sie mit Ihren Fingerknöcheln an den Rippenansätzen des Brustbeines.
- Massieren Sie Ihre Kaumuskulatur.
- Massieren Sie Ihre Schläfen.
- Massieren Sie Ihre Schmerzpunkte
  zwischen Daumen und Zeigefinger / am Rippenansatz / hinter dem Schlüsselbein.

Körperübungen

- Spannen Sie Ihre Muskeln an und entspannen diese dann wieder.
- Machen Sie Krafttraining.
- Übung an der Wand:
  Lehnen Sie sich mit dem Rücken an die Wand, stellen Sie die Füße in einen rechten Winkel, legen Sie einen Tennisball hinter Ihren Rücken und lassen Sie ihn auf und ab rollen.
- Machen Sie ein paar Liegestütze, Hampelmann oder Kniebeugen.
- Tanzen Sie zu Flamenco-Musik.
- Springen Sie Seil.
- Sprinten Sie auf der Stelle.

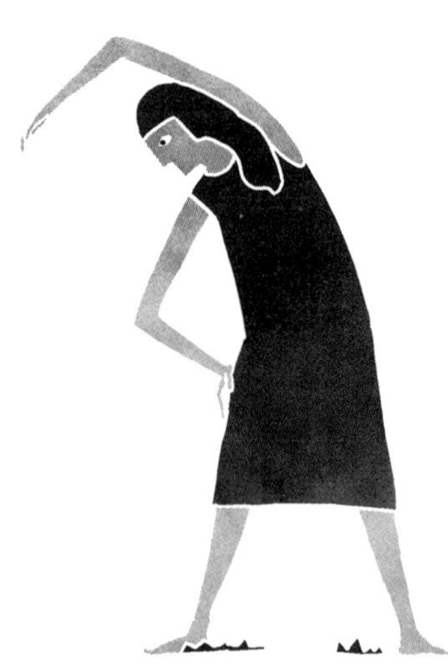

HOCHSTRESS-SKILLS

Geschmack

- Kauen Sie Chilis oder frischen Meerrettich.
- Nehmen Sie Wasabi-Paste in den Mund.
- Kauen oder lutschen Sie sehr saure Bonbons.
- Lassen Sie ein scharfes Pfefferminzbonbon auf Ihrer Zunge zergehen.
- Kauen Sie Kaugummis.
- Trinken Sie frischen Zitronensaft.
- Nehmen Sie scharf schmeckende Zahnpasta in den Mund.

Hören

- Setzen Sie Kopfhörer auf, hören Sie anregende rhythmische Musik und bewegen Sie sich dazu.

Sehen

- Schauen Sie auf und bewegen Sie Ihre Augen rhythmisch von links nach rechts.
- Beobachten Sie den Zeiger eines Metronoms.
- Lenken Sie Ihren Blick (ohne den Kopf zu bewegen) von einer Ecke der Zimmerdecke in die gegenüberliegende – hin und her.
- Spielen Sie TETRIS oder ein einfaches „Jump-and-Run"-Computerspiel (der Bildschirm sollte sich über Ihrer horizontalen Augenachse befinden).
- Bitten Sie jemanden, Fingerbewegungen zu machen, und folgen Sie diesen mit Ihren Augen.

Geruch

- Riechen Sie an einem starken Gewürz.
- Besprühen Sie sich mit etwas Duftendem.
- Riechen Sie an ätherischen Ölen oder Salben mit Minze oder Eukalyptus (z.B. Tigerbalsam).
- Riechen Sie an eingelegtem Meerrettich oder Sambal (Chili).
- Fächeln Sie sich Ammoniak zu.

Gehirn-Flickflack

- Zählen Sie zehn weibliche Vornamen auf, die mit dem Buchstaben A beginnen.
- Ziehen Sie 7 von 100 ab, multiplizieren Sie das Ergebnis mit 2 und rechnen Sie mit dem Ergebnis weiter (-7; x2).
- Spielen Sie ein einfaches strategisches Computerspiel.

Für weitere Ideen:

WAS MACHT DEN UNTERSCHIED?

Unser Gehirn ist ständig bestrebt, die gegenwärtige Wirklichkeit vor dem Hintergrund unserer eigenen Erfahrung zu verstehen und zu bewerten: Ist diese Situation vertraut oder neu? Ist sie gefährlich oder sicher? Kann ich mich entspannen oder muss ich vorsichtig sein? Kann ich dieser Person vertrauen oder muss ich auf der Hut sein?

Menschen mit traumatischen Erfahrungen in der Kindheit haben oft wenig Vertrauen in ihre eigenen Urteile und Bewertungen. Also gehen sie oft auf „Nummer sicher" und sehen die Dinge häufig aus Sicht der vergangenen Erfahrungen. Das ist mehr oder weniger hilfreich: Wenn Sie aufgrund unpassender Ängste soziale Angebote nicht bemerken oder diesen nicht vertrauen, oder wenn Sie Situationen schlicht übertrieben oder falsch einschätzen, dann kann dies zu erheblichen Problemen im Zusammenleben mit anderen führen.

Ein nützliches Werkzeug, um mit diesen verzerrten Beurteilungen umzugehen, ist der Skill „Was macht den Unterschied?". Sie können ihn immer dann anwenden, wenn Sie den Eindruck haben, dass Sie die Gegenwart etwas zu stark mit der Brille der Vergangenheit betrachten.

Heute	Damals	Was ist der Unterschied?
Was genau sehe ich?	Was genau sah ich?	
Was genau höre ich?	Was genau hörte ich?	
Was genau spüre ich?	Was genau spürte ich?	
Was sind die genauen Umstände?	Was waren die genauen Umstände?	

STOP-SKILL

Immer wenn Ihre innere Anspannung so hoch ist, dass Sie nicht mehr klar denken können, immer, wenn Sie kurz davor sind, unüberlegt zu handeln, weil Ihre Gefühle Sie überwältigen, dann setzen Sie den Skill „STOP – Frage *Wise Mind*" ein.

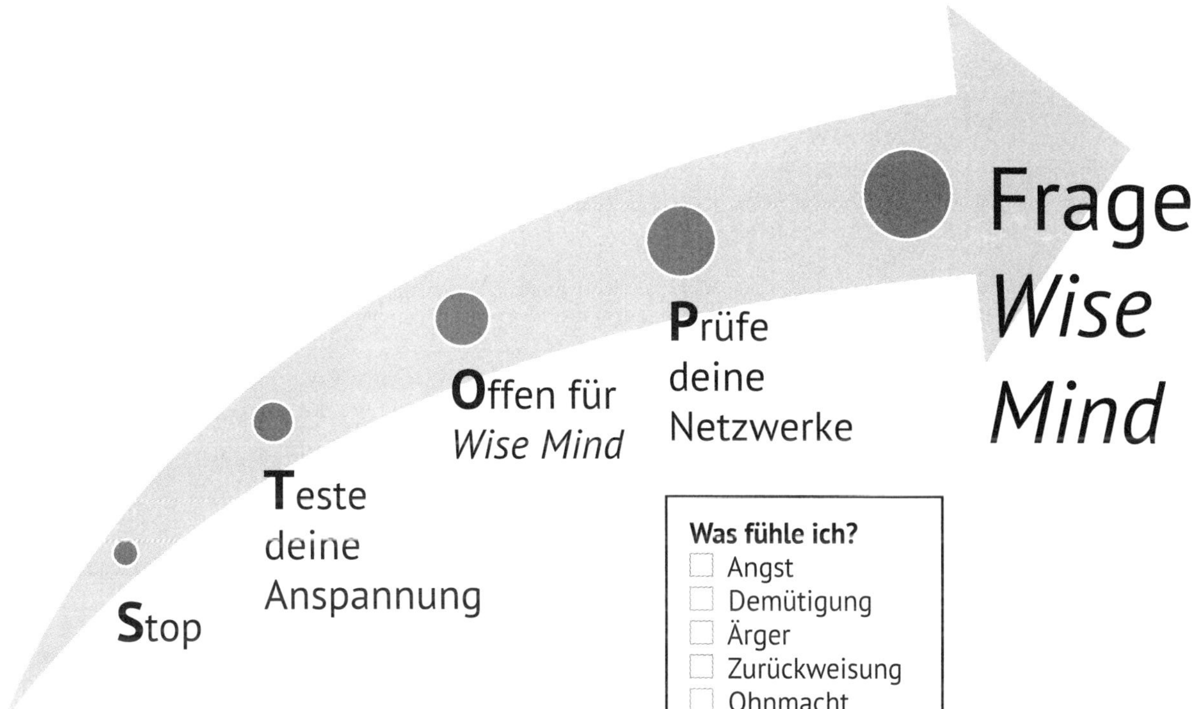

Was fühle ich?

- ☐ Angst
- ☐ Demütigung
- ☐ Ärger
- ☐ Zurückweisung
- ☐ Ohnmacht
- ☐ Schuld
- ☐ Scham
- ☐ Ekel
- ☐ Verlassenheit
- ☐ Einsamkeit
- ☐ Lust
- ☐ Hoffnung
- ☐ Stolz
- ☐ Geborgenheit
- ☐ Zugehörigkeit
- ☐ Anderes

Netzwerke

- ☐ Trauma
- ☐ Verlassenheit
- ☐ Demütigung

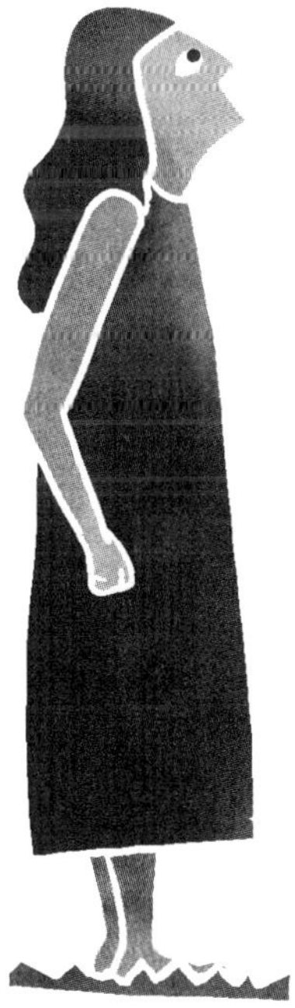

STOP – FRAGE WISE MIND

	**S**TOP: Sie haben das Gefühl, dass Sie nicht mehr klar denken können, dass Ihre Anspannung sehr hoch ist, dass Sie zu raschen und unüberlegten Handlungen getrieben werden? Sagen Sie STOP. Treten Sie innerlich einen Schritt zurück.
Wie hoch ist die Anspannung? **> 70 %**	**T**esten Sie die Anspannung: Klären Sie zunächst, wie hoch, auf einer Skala von 0 bis 100 Ihre gegenwärtige innere Anspannung ist (siehe 2.4 AB 1). Falls Ihre innere Anspannung **höher als 70** ist, wenden Sie rasch wirksame **Hochstress-Skills** an. Dies sind in erster Linie starke sensorische Reize oder Atemtechniken, oder auch Bewegung (siehe 2.4 IB 3 Hochstress-Skills).
< 70 % **Öffnen Sie sich für *Wise Mind*** **Beschreiben Sie Ihre Gedanken und Gefühle**	**O**ffen für ***Wise Mind***: Falls Ihre innere Anspannung **niedriger als 70** ist, aktivieren Sie *Wise Mind*: Legen Sie Ihre Hand dorthin, wo Sie *Wise Mind* am besten spüren. Entspannen Sie Ihre offenen Hände und Ihre Kiefermuskeln, lächeln Sie sanft. Konzentrieren Sie sich auf Ihre Atmung: Atmen Sie 10-mal langsam ein und aus. Sagen Sie beim Einatmen sanft „*Wise*"; beim Ausatmen sagen Sie sanft „*Mind*". Öffnen Sie sich für Ihr inneres Bild von *Wise Mind*. Beobachten Sie, wie es Ihnen in diesem Moment gerade geht. Was fühlen Sie? Was denken Sie? Was spüren Sie im Körper? Wie ist der Handlungsimpuls? Sagen Sie sich leise: „Ja … das ist jetzt gerade so."
Emotionale Netzwerke	Wenn Sie alte Netzwerke aktiviert haben, das heißt, sich in einem alten Film gefangen fühlen, dann sollten Sie den Skill „Was ist der Unterschied?" einsetzen (siehe 2.4 AB 2). Sie können sich auch noch einmal vergegenwärtigen, was im wirklichen Leben gerade geschieht (Reality Check). Damit können Sie Ihrem Gehirn die gegenwärtige Realität vermitteln und die alten Netzwerke abschwächen.
Gemischte Emotionen	Falls kein altes Netzwerk aktiviert ist, beobachten und beschreiben Sie alle Ihre gegenwärtigen Gefühle. Behandeln Sie alle Gefühle gleich. Alle wollen gehört werden. Versuchen Sie, zu den jeweiligen Gefühlen ein Bedürfnis zu artikulieren. „Was will das Gefühl?" Lassen Sie auch diese Bedürfnisse zu, ohne sie zu verurteilen. Breiten Sie Ihre Hände aus, heißen Sie alle Gefühle willkommen und sagen: „Ja, das ist jetzt gerade so." (Siehe auch 2.5 IB 28 und 2.5 AB 15 „Gemischte Emotionen".) Gemischte Gefühle zeigen häufig sehr unterschiedliche Bedürfnisse und drängen zu widersprüchlichen Handlungen. Die Folge ist häufig intensive Anspannung, weil man nicht weiß, welchem Gefühl man folgen soll.
Fragen Sie *Wise Mind*	**P**asst das? Vertrauen Sie Ihrem intuitiven Wissen. Fragen Sie *Wise Mind* um Rat: 1. Was brauche ich jetzt gerade? 2. Wie soll ich umsichtig handeln? 3. Tun Sie das!

SKILLS-KETTE

Was ist eine Skills-Kette?

Viele Betroffene berichten, dass es ihnen unter Hochstress hilft, einige Skills *aneinanderzureihen*.

Man kann etwa damit beginnen, sich kaltes Wasser ins Geischt zu schütten, dann einige anstrengende Körperübungen durchführen, und sich schließlich mit kontrollierter Atmung und Muskelentspannung beruhigen. Dieses Vorgehen nennen wir Skills-Ketten.

Aber bitte denken Sie daran: Hohe Anspannung entsteht nicht aus heiterem Himmel, sondern wird meist durch widersprüchliche Gefühle verursacht. Daher haben Hochstress-Skills (2.4 IB 4) nur kurzfristige Auswirkungen. Diese Skills versetzen Sie in einen Zustand, in dem Sie wieder klarer denken können (innere Anspannung liegt unter 70%). Was machen Sie dann?

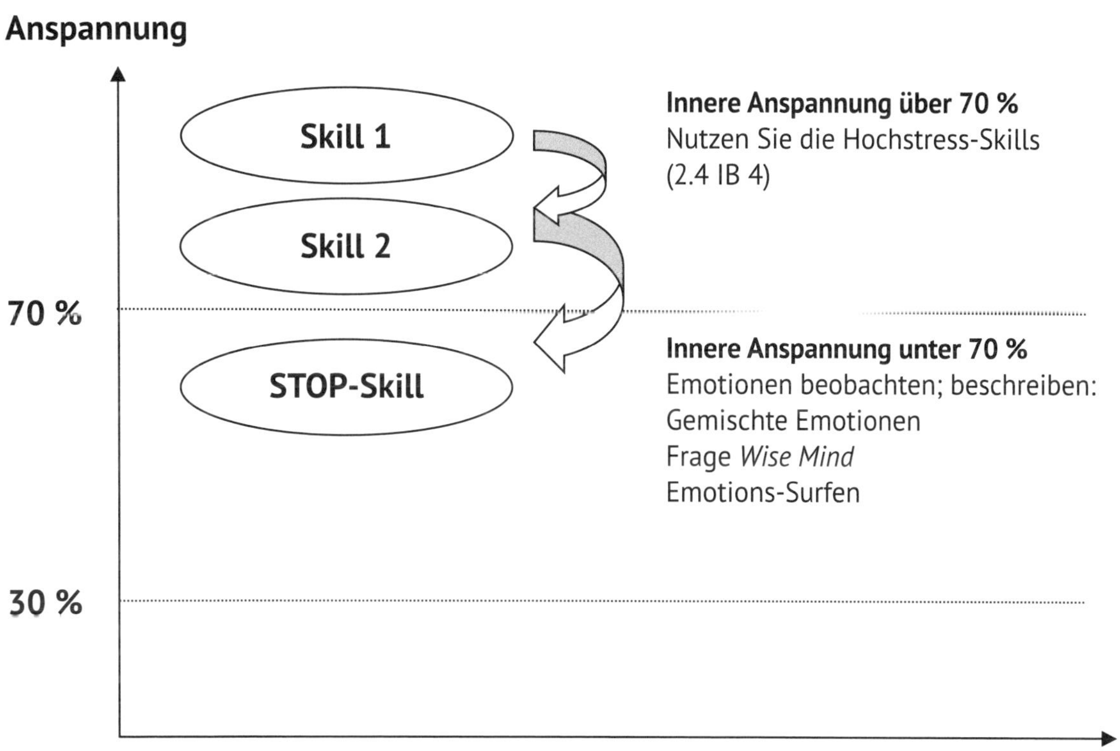

Was sind die Kriterien für eine gute Skills-Kette?

- Eine Kette sollte aus nicht mehr als 3 bis 4 Skills bestehen
- Die Skills sollten im Alltag umsetzbar sein.
- Sie sollten immer in Kombination mit Skills zum Umgang mit Emotionen eingesetzt werden.

DER KRISENMODUS

Den meisten Menschen mit Borderline-Störungen oder komplexer PTBS ist der Krisenmodus nur allzu vertraut: Man befindet sich in einem Zustand anhaltender Verzweiflung und alles, was man unternimmt, scheint die Situation nur noch unerträglicher zu machen. Und weil sich dieser Krisenzustand oft über viele Stunden, oft Tage hinzieht, ist es meist schwierig bis unmöglich, die genauen Auslöser zu verstehen. Manchmal sind diese auch „objektiv" gar nicht so schwerwiegend wie die Folgen, die sie bei den Betroffenen auslösen. Denn der Krisenmodus ist ein sich selbst erhaltender oder auch ein sich selbst verstärkender Zustand.

Hier greifen einige automatisierte Erlebensmuster, Denkmuster, Gefühle und Verhaltensweisen ineinander und schaukeln sich gegenseitig hoch. Das können Schlafstörungen sein, suizidale Gedanken, Suiziddrohungen, sozialer Rückzug, geringe Nahrungsaufnahme, Bewegungsmangel, Gedankenkreisen, Schuld, Scham oder Selbsthass.

Die gute Nachricht: Man kann lernen, diesen Krisenmodus zu unterbrechen. Hier geht es in erster Linie darum, an irgendeiner Stelle eine gezielte Pause zu setzen. Also aus dem Teufelskreis auszusteigen, sich eine Erholungspause zu gönnen, zur Ruhe zu kommen, um sich dann neu zu orientieren. Das Ziel ist, seine Situation aus einer anderen Perspektive zu betrachten und eventuell ein reales Problem zu erkennen, das man auch angehen kann. Die Info-Blätter 2.4 IB 7-9 bieten eine Auswahl an „Ausstiegsmöglichkeiten". Doch zunächst ist es sinnvoll, sich mit den typischen Verhaltensmustern vertraut zu machen, die im Krisenmodus auftreten. Nutzen Sie diese Checkliste, um Ihr eigenes Verhalten im Krisenmodus besser zu verstehen.

Reaktion in Krisensituationen:

Denken	Wie stark (0–100)?	Eigenes Beispiel
Zwanghaftes Grübeln		
Katastrophisieren: „Alles war immer fürchterlich und wird immer fürchterlich bleiben."		
Generalisieren: „Alle werden mich verlassen, niemand mag mich, ich bin allen unterlegen."		
Selbstzentriertheit: „Ich muss mich wehren, ich muss mich nur um mich selbst kümmern, ich brauche sofort Hilfe."		
Suizidfantasien		
Anderes		

DER KRISENMODUS

Gefühle	Wie stark (0–100)?	Eigenes Beispiel
Verzweiflung		
Einsamkeit		
Panik		
Wut und Ärger		
Hoffnungslosigkeit		
Anderes		

Verhalten	Wie stark (0–100)?	Eigenes Beispiel
Schlafstörungen		
Fasten		
Alkohol- oder Drogenkonsum		
Termine absagen/ Sozialer Rückzug		
Suizidkommunikation/ Abschiedsbriefe schreiben		
Horrorfilme gucken/ Niederschmetternde Bücher lesen		
Dissoziieren		
Anderes		

SKILLS IM KRISENMODUS

Beruhigung durch unsere fünf Sinne

> Beruhigen Sie sich durch Sehen:

Eine Möglichkeit, sich zu beruhigen, ist das achtsame und aufmerksame Beobachten. Wir können ein Aquarium betrachten oder Holzscheite im Feuer, Fotos von schönen Abenteuern und Erlebnissen, Blumen, die Wolkenbewegung oder Sterne am Himmel.

> Beruhigen Sie sich durch Hören:

Achtsam und aufmerksam auf Geräusche zu hören wirkt ebenfalls beruhigend: das Zwitschern der Vögel, unsere Lieblingsmusik, Meditationsmusik, den Klang der Wellen, Singen, Trommeln oder Regentropfen, die herunterfallen. Sogar der Klang der Stille in der Nacht ist voller Musik, wenn wir nur hinhören.

> Beruhigen Sie sich durch Riechen:

Nehmen Sie verschiedene Gerüche achtsam wahr: Parfüm, frisch gemähtes Gras, Blumen, Lebensmittel, Seife, ein angesägtes Stück Holz oder frische Früchte. Wie riecht es draußen am frühen Morgen? Wie riecht es nach einem Regenschauer?

> Beruhigen Sie sich durch Geschmack:

Eine weitere Möglichkeit, sich zu beruhigen, ist, achtsam etwas zu schmecken. Wie schmecken frische, starke Kräuter, Süßigkeiten, Tee, Suppe oder hausgemachtes Popcorn?

> Beruhigen Sie sich durch Berührung:

Wir können etwas aufmerksam mit unseren Händen und Füßen berühren und fühlen. Wie fühlen sich Samt und Seide an? Wir können ein Tier streicheln, eine weiche oder harte Bürste berühren, barfuß im Gras spazieren gehen, eine Wärmflasche ins Bett legen, ein Bad nehmen, das Gesicht mit einer Feder berühren oder das weiche Bersten einer Schaumblase beim Waschen spüren.

Welche eigenen Ideen haben Sie?

SKILLS IM KRISENMODUS

Den Augenblick verbessern

Wir können den Krisenmodus unterbrechen durch:

> Vorstellungskraft:

Menschen können ihre Vorstellungskraft nutzen, um positive Ereignisse und Empfindungen zu erzeugen. Wir können uns schöne Erfahrungen vorstellen, Fantasiereisen unternehmen, zu einem sicheren Ort reisen, Reiseführer oder Souvenirfotos ansehen.

> Sinngebung:

Sinngebung bedeutet, auch in unangenehmen Situationen nach dem tieferen Sinn zu suchen. Jeder angsteinflößende Moment, den Sie meistern, wird Sie stärker machen. Angst kann Ihnen helfen, sich auf schwierige Aufgaben vorzubereiten. Konzentrieren Sie sich auf die positiven Aspekte des negativen Umstands.

> Entspannung:

Nehmen Sie eine entspannte und aufrechte Haltung ein, drehen Sie Ihre Handflächen nach oben, entspannen Sie Ihre Gesichtsmuskeln und lächeln Sie leicht. Achten Sie auf Ihre Atmung. Probieren Sie diese Übung im Gehen aus.

> Auszeit:

Eine Auszeit hilft Ihnen, einen anstrengenden Tag zu unterbrechen, indem Sie für eine begrenzte Zeit etwas völlig anderes machen. Wenn Sie etwas lernen und die Konzentration nachlässt, ist es sinnlos, sich zu zwingen, weiterzuarbeiten. Stellen Sie sich stattdessen in zehn Minuten einen Wecker, bereiten Sie sich eine Tasse Tee zu und schalten Sie sanfte Musik ein.

> Ermutigung:

Wenn die Dinge schlecht laufen, müssen wir uns selbst Mut zusprechen. Wie fühlen Sie sich, wenn Sie sich selbst sagen: „Ich schaffe das! Ich habe ähnliche oder schlimmere Situationen geschafft, es wird nicht ewig dauern, ich werde mein Bestes geben."

> Eins nach dem anderen:

Ihre gesamte Aufmerksamkeit ist fokussiert und konzentriert auf diesen einen Augenblick, den Sie mit allen Sinnen wahrnehmen.

> Gebet/Meditation:

Im Gebet und bei der Meditation öffnen Sie Ihr Herz für eine höhere Kraft, größere Weisheit oder Gott. Bitten Sie um Kraft und Stärke und vertrauen Sie darauf, dass diese höhere Kraft die Dinge regelt.

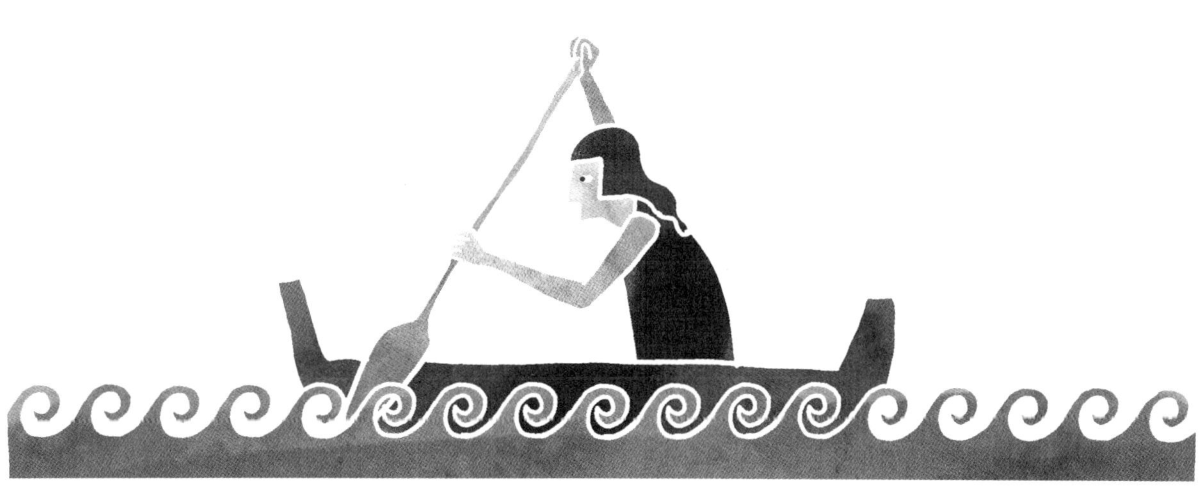

GELENKTE AUFMERKSAMKEIT

Unsere Aufmerksamkeit zu lenken, kann uns entlasten, weil wir unsere Konzentration auf eine einzige Sache richten und so schmerzhafte Gefühle und Gedanken in den Hintergrund treten.

> Die Aufmerksamkeit lenken durch die Aufgabe 3 x 5:

Nehmen Sie bewusst fünf Dinge wahr und zählen Sie diese. Benennen Sie zunächst fünf Dinge, die Sie *sehen* (zum Beispiel die Anzahl der Bäume im Park, die Anzahl der Knöpfe Ihrer Bluse, die Farben der Bücher in Ihrem Bücherregal …), dann fünf Dinge, die Sie *hören* (Bremsgeräusche von Autos, spielende Kinder …) und dann fünf Dinge, die Sie *fühlen* (die Kleidung auf Ihrer Haut, den Wind im Gesicht, den Boden unter Ihren Füßen …).

> Die Aufmerksamkeit auf die Körperhaltung lenken:

Diese Übung kann überall und jederzeit durchgeführt werden. Lenken Sie Ihre Aufmerksamkeit zuerst auf Ihre Atmung. Atmen Sie ruhig und tiefer als sonst. Machen Sie sich beim Gehen, Stehen, Liegen oder Sitzen Ihre Körperhaltung bewusst. Machen Sie sich den Grund dieser Körperhaltung bewusst. Wenn es für eine Körperhaltung keinen besonderen Grund gibt, dann machen Sie sich bewusst, dass dies so ist.

> Die Aufmerksamkeit durch die Zubereitung von Tee oder Kaffee lenken:

Bereiten Sie eine Tasse Tee oder Kaffee für einen Gast oder sich selbst zu. Führen Sie jede Bewegung langsam und achtsam aus. Lassen Sie keine Bewegung geschehen, ohne sich ihrer bewusst zu sein. Achten Sie darauf, wie Sie den aromatischen, warmen Tee oder Kaffee in Ihre Tasse gießen. Folgen Sie jedem Schritt mit Ihrer Aufmerksamkeit. Atmen Sie langsamer und tiefer als sonst.

> Gelenkte Aufmerksamkeit bei der Reinigung (Haushalt/Auto/Büro):

Unterteilen Sie Ihre Arbeit in verschiedene Abschnitte: Aufräumen und Sortieren der Bücher, Reinigung des Badezimmers und der Toilette, Abstauben, Fegen und Wischen des Bodens. Nehmen Sie sich Zeit für jeden Schritt. Bewegen Sie sich langsam – dreimal so langsam wie gewohnt – und lenken Sie Ihre Aufmerksamkeit auf jede Aufgabe. Während Sie ein Buch einsortieren, können Sie sich das Buch ansehen und sich an seinen Inhalt erinnern. Sie werden sich bewusst, wie Ihre Hände nach dem Buch greifen und es anheben. Vermeiden Sie abrupte oder hastige Bewegungen. Bleiben Sie mit Ihrer Aufmerksamkeit bei Ihrer Atmung, besonders, wenn Ihre Gedanken wandern.

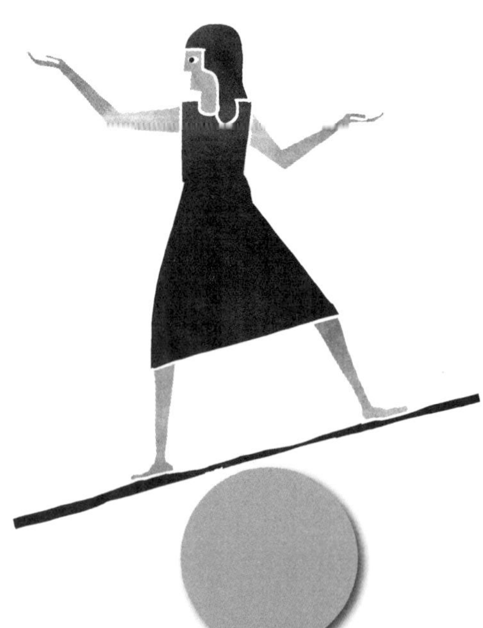

NOTFALLKOFFER

Der Notfallkoffer

Viele Patientinnen finden es hilfreich, sich einen „Notfallkoffer“ zuzulegen. Nehmen Sie das ruhig wortwörtlich: eine kleine Tasche oder ein kleiner Koffer, der die wichtigsten Skills enthalt.

Bedenken Sie dabei: Was sind Ihre effektivsten Skills, um sich abzulenken und sich unter hohem Stress zu beruhigen? Packen Sie diese drei bis vier Skills in Ihren Notfallkoffer. In der Regel stammen diese Skills aus dem Krisenmanagement wie „Ablenkung“, „Den Augenblick verändern“ oder „Sich selbst beruhigen“.

Ausschließlich Skills, die eine Wirkung zeigen und sehr verlässlich sind, gehören in den Notfallkoffer.
Ebenso wichtig ist auch, dass diese Skills jederzeit anwendbar sind.

Ihr Notfallkoffer sollte aus nicht mehr als drei bis vier Skills bestehen.

1. ....
2. ....
3. ....
4. ....

Von Zeit zu Zeit sollten Sie Ihren Notfallkoffer überprüfen!

Wann planen Sie, Ihren Notfallkoffer auf Aktualität zu überprüfen?

....

Beachten Sie bei der Erneuerung Ihres Notfallkoffers bitte:

- Funktionieren meine Skills noch?
- Brauche ich neue Skills in meinem Notfallkoffer?

....

....

....

....

....

....

....

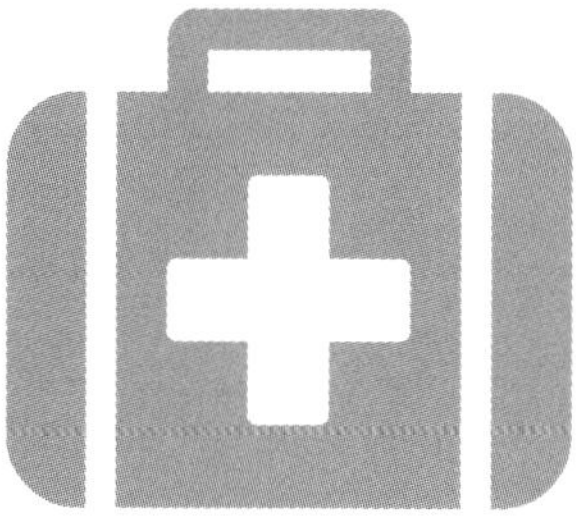

PROBLEM- UND LÖSUNGSANALYSE

Manchmal ist der schwierigste Platz auf der Welt der eigene Kopf.

Manchmal steckt auch der ruhigste Kopf inmitten einer Welle von Problemen, die auf ihn einprasseln. Und manchmal kommt eben alles zusammen. Dann hat man das Gefühl, als ob es keine Lösung gäbe, weil jeder Stein, den man anpackt, eine noch größere Lawine auslöst. Der Kopf kommt nicht mehr zur Ruhe, man grübelt und man denkt nichts zu Ende. Man schläft schlecht, man bewegt sich nur noch wenig, man trinkt, man macht sich Vorwürfe – alles nicht sehr hilfreich. Was tun?

1. Annehmende Haltung

- Dies ist eine Krise. Und das ist jetzt gerade so.
- Nehmen Sie diese Krise jetzt an und versuchen Sie, die wichtigsten Probleme zu lösen.

2. Allgemeine Regeln für Krisensituationen

- Versuchen Sie, jeden Tag Sport zu machen. Versuchen Sie, sich intensiv zu bewegen oder zu laufen. Der Körper muss spüren, dass er sich bewegen kann, dann werden auch der Kopf und die Gedanken in Bewegung kommen.
- Nehmen Sie sich genügend Auszeiten und streuen Sie angenehme Dinge in Ihren Tag.
- Versuchen Sie, Routinen einzuhalten. Stehen Sie morgens früh auf, versuchen Sie, tagsüber nicht zu schlafen, sorgen Sie für regelmäßige Mahlzeiten und verzichten Sie auf übermäßigen Alkohol oder gar Drogen.
- Wenn es ganz eng wird: Bleiben Sie im Auge des Hurrikans. Fokussieren Sie sich auf den Augenblick. Die Katastrophen finden fast immer entweder in der Vergangenheit oder in der Zukunft statt.
- Stecken Sie nicht den Kopf in den Sand. Falls nötig, suchen Sie (professionelle) Unterstützung.
- Wenn es ganz eng wird, ist es manchmal hilfreich, aufzuschreiben, was sich alles im Leben ändern sollte.

3. Problemanalyse

Treten mehrere Probleme gleichzeitig auf, ist es oft schwierig, diese zu differenzieren und Lösungen zu entdecken. Dies liegt daran, dass sich Probleme gegenseitig verstärken. Daher ist es hilfreich, schrittweise vorzugehen. Nehmen Sie sich etwa 30 Minuten Zeit, um mit diesen Fragen die Probleme Schritt für Schritt zu analysieren. Nutzen Sie dazu die Tabelle auf Seite 17.

1: Erstellen Sie eine Liste mit den derzeit wichtigsten Problemen.

2: Entwickeln Sie zu jedem Problem ein Ziel: Wie sollten die Dinge aussehen, wenn sie gelöst wären?

3: Entscheiden Sie sich, welche Probleme (oder welches Problem) Sie als Erstes angehen möchten.

4: Entwickeln Sie für diese Probleme Lösungsmöglichkeiten.

5: Entscheiden Sie sich für die beste Lösung.

6: Planen Sie die nächsten Schritte. Arbeiten Sie mit „Der alte und der neue Weg", um Hindernisse und Stolpersteine vorherzusehen und sich selbst zu motivieren.

PROBLEM- UND LÖSUNGSANALYSE

Schritt 1: Erstellen Sie eine Liste mit den derzeit wichtigsten Problemen.

In der ersten Spalte der Tabelle beschreiben Sie das Problem möglichst genau. Also nicht: „Mein Partner ist unmöglich", sondern besser: „Wenn mein Partner spürt, dass ich niedergeschlagen bin, dann schreit er mich regelmäßig an, dass ich nichts tauge."

Statt: „Mein Job ist fürchterlich" besser: „Ich schaffe das Arbeitspensum nicht und habe das Gefühl, eine Versagerin zu sein."

Schritt 2: Entwickeln Sie zu jedem Problem ein Ziel

Wie sollten die Dinge aussehen, wenn das Problem nicht mehr bestehen würde? Versuchen Sie, diese Ziele möglichst konkret zu formulieren. Statt: „Mein Partner soll sich bessern" besser: „Wenn mein Partner spürt, dass ich niedergeschlagen bin, sollte er mich entweder aufmuntern oder in Ruhe lassen." „Es sollte weniger Arbeit geben" ist ebenfalls ungünstig, sinnvoller ist: „Mein Chef sollte mir nur so viel Arbeit zuteilen, wie ich auch bewältigen kann."

Sie werden sehen: Die Zielanalyse ist der schwierigste Schritt, aber meistens der Schlüssel zum Erfolg.

Schritt 1: Problem	Schritt 2: Ziel

Schritt 3: Entscheiden Sie sich, welche Probleme Sie zuerst angehen möchten.

Es ist selten möglich, alle Probleme auf einmal zu lösen. Versuchen Sie, eine Reihung vorzunehmen. Lebensbedrohliche oder existenzielle Probleme haben natürlich Priorität. Manchmal aber ist es auch günstig, zunächst ein Problem zu lösen, das einfacher zu bewältigen ist. Dies schafft oft schon Erleichterung und stärkt das Selbstvertrauen für die nächsten Schritte.

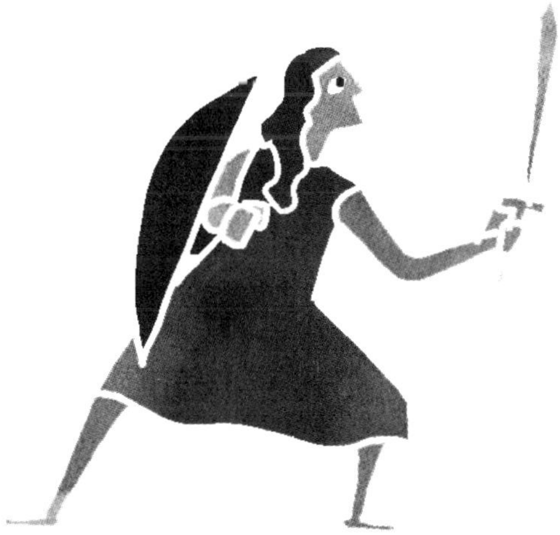

PROBLEM- UND LÖSUNGSANALYSE

Schritt 4: Entwickeln Sie für diese Probleme Lösungsmöglichkeiten.

Versuchen Sie zunächst, viele verschiedene Lösungen zu finden. Diese können im ersten Schritt also durchaus auch kreativ und etwas „verrückt" sein.

Beispiele: „Ich schicke meinen Partner zum Sensibilisierungstraining", „Ich kaufe mir einen Hund, der immer bellt, wenn mein Partner grob zu mir ist" oder „Ich falle immer in Ohnmacht, wenn mein Chef mir neue Arbeit zuteilt" …

Natürlich sollten auch realistische Lösungsmöglichkeiten aufgelistet werden. Etwa: „Ich werde meinem Partner in aller Ruhe erklären, was sein Verhalten bei mir auslöst" oder „Ich werde mich bei meinen Kolleginnen erkundigen, wie hoch deren Arbeitspensum ist, um eine realistische Einschätzung meiner Leistungsfähigkeit zu bekommen."

Problem	Ziel	Lösungsmöglichkeiten
		1. …… 2. …… 3. …… 4. ……
		1. …… 2. …… 3. …… 4. ……

Schritt 5: Entscheiden Sie sich für die beste Lösung.

Suchen Sie unter all den Möglichkeiten diejenige aus, die am realistischsten ist. Dies bedeutet, die Lösung sollte in Ihrer Hand liegen, zeitnah durchführbar sein und mit einer gewissen Wahrscheinlichkeit zu dem gewünschten Ziel führen.

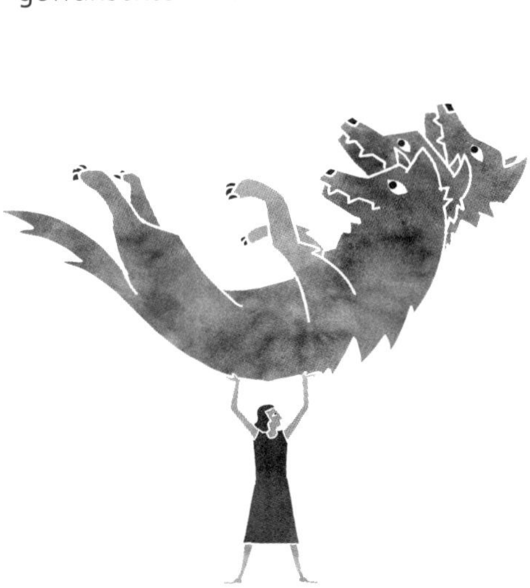

Schritt 6: Planen Sie die nächsten Schritte.

Arbeiten Sie mit „Der alte und der neue Weg", um Hindernisse und Stolpersteine vorherzusehen und sich entsprechend zu ermutigen.

Benutzen Sie dazu die Arbeitsblätter 2.7 AB 2 und AB 3. Tragen Sie rechts oben (Q1) das Ziel und die jeweiligen Schritte dazu ein. Überlegen Sie, welche inneren und äußeren Faktoren Sie daran hindern könnten, diese Schritte zu gehen, und notieren Sie sich, wer oder was Sie dabei unterstützen könnte. (Q4)

WAS IST DISSOZIATION?

Kennen Sie das? Ihre Beine beginnen zu kribbeln oder taub zu werden? Die Bilder werden flach, und es ist, als ob die Zeit stehen bliebe? Sie verlieren das Gefühl für sich selbst, und alles um sie herum wird seltsam fremd?

Dissoziation ist eine vorübergehende Störung der Wahrnehmung. Diese Störung betrifft die Sensorik, also das Sehen, Hören, Spüren des Körpers sowie die Wahrnehmung von sich selbst, der Zeit und dem Raum. Dissoziative Zustände können an bestimmte Auslöser gekoppelt sein oder auch einfach mit starkem Stress oder Anspannung zusammenhängen. Man kann lernen zu dissoziieren, denn dissoziative Zustände haben auch Vorteile: Sie drosseln die Gefühle.

Viele Menschen mit traumatischen oder sehr schwierigen zwischenmenschlichen Erfahrungen in der Kindheit berichten, dass sich unter der Belastung plötzlich ein Gefühl von seltsamer Unwirklichkeit ausbreitet, die Dinge seien „irgendwie in die Ferne gerückt", und die Belastung hätte dann plötzlich nachgelassen. Manche berichten auch darüber, dass sie sich von außen sehen können: „Plötzlich sah ich die ganze Szene von oben. Es war, als ob ich unter der Decke schwebte, und ich sah ganz deutlich, was dort unten geschah, aber ich war nicht mehr in meinem Körper, ich spürte ihn auch nicht mehr. Ich dachte kurz, ich wäre gestorben, aber ich hatte keine Angst."

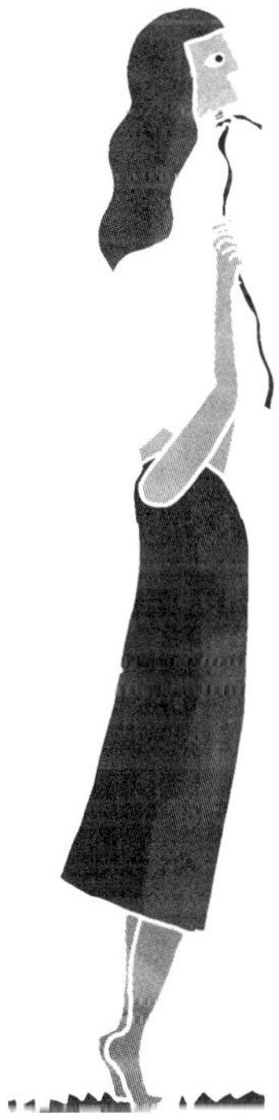

Opfer von wiederholten traumatischen Erfahrungen berichten manchmal, dass sie diese dissoziativen Symptome trainiert hätten, um Schmerzen, Angst oder Ekel zu entkommen. So hilfreich diese dissoziativen Erfahrungen also mal waren, so unangenehm werden sie, wenn sie außer Kontrolle geraten und bei jedem Anzeichen auftauchen, das an das Trauma erinnert. Es kann auch bei unspezifischem Stress oder bei sexueller Erregung passieren. Die Betroffenen fühlen sich diesen Phänomenen dann oft hilflos ausgeliefert.

Dissoziative Zustände sind an sich nicht gefährlich, und sie enden von selbst. Sie sind nur unangenehm, weil das Gedächtnis im dissoziativen Zustand Erfahrungen schlechter speichert. Dies ist auch während eines Traumas der Fall: Wenn Sie während eines traumatischen Ereignisses dissoziieren, so speichert das Gehirn diese Erfahrungen nicht vollständig. Es entstehen Gedächtnislücken, die bisweilen ebenfalls unangenehm sein können, weil man eben nicht mehr weiß, was genau passiert ist.

Aber hier gleich die gute Nachricht: Sie können Dissoziation mithilfe von Skills unterbrechen. Dazu werden Sie eine Vielzahl antidissoziativer Skills kennenlernen. Es kann allerdings manchmal schwierig sein, eine voll aktivierte Dissoziation zu unterbrechen, wenn man also bereits die Kontrolle über seine Wahrnehmung verloren hat. Umso wichtiger ist es, die persönlichen Frühwarnzeichen von Dissoziation zu kennen und wahrzunehmen, um rechtzeitig die hilfreichen Skills dagegen einzusetzen.

Und noch etwas:
Wie alle psychischen Prozesse wird auch Dissoziation durch die entsprechenden Folgen gesteuert – und zwar, ohne dass Sie dies beabsichtigen! Viele Studien zeigen, dass dissoziative Symptome häufiger auftreten, wenn die Betroffenen anschließend von Freundinnen oder Therapeutinnen umsorgt werden! Überlisten Sie Ihre Dissoziation und denken Sie über deren „angenehme" Folgen nach!

DISSOZIATIONS-TAGEBUCH

Datum / Uhrzeit	Dissoziative Symptome	Intensität 0–100	Allgemeine Verwundbarkeit	Auslöser	Frühwarnzeichen	Folgen	Skills probiert? Wie hilfreich?

DISSOZIATION REDUZIEREN

Dissoziative Symptome sind häufig sehr unangenehm. Man verliert das Gefühl für sich selbst und die Welt um sich herum. Der Körper fühlt sich taub an, die Wahrnehmung trübt sich, und alles fühlt sich unwirklich an. Auch die Gefühle verblassen. Manchmal ist die Dissoziation so ausgeprägt, dass man den Kontakt zur Wirklichkeit und die Kontrolle über die Motorik verliert. Man kann sich dann nicht mehr bewegen und nicht mehr sprechen.

An sich sind diese Zustände nicht gefährlich. Sie sind vorübergehend und enden von selbst nach einiger Zeit. Dennoch ist es oft äußerst unangenehm, die Kontrolle zu verlieren und sich damit auch anderen auszuliefern. Das ist nicht gut für das Selbstwertgefühl, und manchmal, sollte jemand diese Situation ausnutzen, kann das auch gefährlich werden. Zudem stört Dissoziation das emotionale Lernen: Neue Erfahrungen werden schlecht oder gar nicht gespeichert. Gerade während der Psychotherapie ist dies sehr hinderlich. Sicherlich sind Sie daran interessiert zu lernen, wie Sie dissoziative Symptome reduzieren – oder besser noch – verhindern können.

Der erste Schritt: Eine Entscheidung treffen

Dissoziation ist zwar einerseits unangenehm, andererseits hat sie aber auch positive Seiten. Dissoziation führt nämlich auch dazu, dass man belastende Gefühle und Schmerzen weniger spürt. Während der traumatischen Situation ist Dissoziation daher ein Schutzmechanismus. Häufig erleben Betroffene dissoziative Symptome auch heute noch als hilfreiche Möglichkeit, um ihre belastenden Gefühle weniger spüren zu müssen. Um dissoziative Symptome zu reduzieren, ist als Erstes die bewusste Entscheidung gegen die Dissoziation notwendig. Diese Entscheidung kann durch das Erarbeiten früherer sowie heutiger Vor- und Nachteile dissoziativer Symptome nach folgendem Schema erleichtert werden.

Vorteil Dissoziation	Vorteil Abschwächen

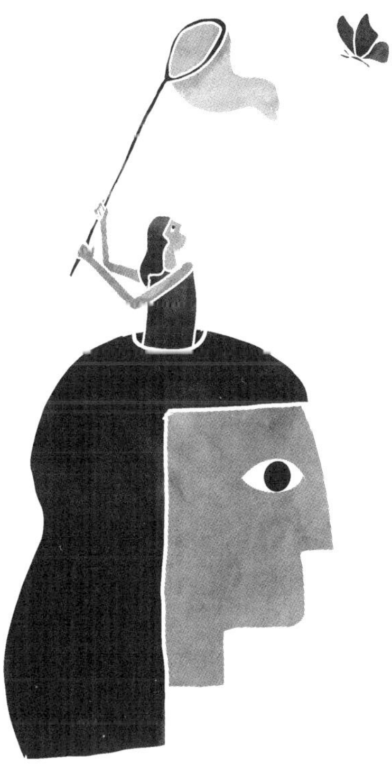

Nachteil Dissoziation	Nachteil Abschwächen

DISSOZIATION REDUZIEREN

Anfälligkeit

Es gibt eine Reihe von Umständen, die bewirken, dass Dissoziationen häufiger auftreten.
Welche treffen auf Sie zu, und was könnten Sie dagegen unternehmen?
Notieren Sie für sich unter „Trifft zu" Werte auf einer Skala von 0 = gar nicht bis 10 = stimmt genau.

Anfälligkeitsfaktoren	Trifft zu	Was kann ich tun?
Schlafmangel		
Flüssigkeitsmangel		
Konsum von Marihuana oder anderen Drogen		
Alkohol am Vorabend		
Dauerstress		
Wenig Bewegung		
Sonstiges		

Da eine schlechte körperliche Verfassung dissoziative Symptome verstärkt, sollten Sie unbedingt auf eine ausreichende Trinkmenge (mindestens 1,5 Liter, besser 2 Liter täglich achten). Auch eine ausgewogene Ernährung, genügend Schlaf und körperliche Bewegung sind wichtig (z.B. 4.000 Schritte pro Tag). Im Skills-Training werden diese Aspekte unter dem Begriff „emotionale Verwundbarkeit" zusammengefasst. Bei schlechter körperlicher Verfassung sind Sie sowohl für starke Gefühle als auch für dissoziative Symptome anfälliger, d.h. verwundbarer. Achten Sie auf Infoblatt ABC GESUND (2.5 IB 31).

DISSOZIATION REDUZIEREN

Auslöser erkennen

Manchmal wird Dissoziation durch bestimmte Reize (Trigger) ausgelöst.
Welche Auslöser kennen Sie persönlich?

Auslöser (Trigger)	Persönliche Beispiele	Wie stark ist der Trigger?	Wie häufig tritt er auf?
Gerüche			
Geräusche			
Bilder			
Körper-haltungen			
Berührungen			
Unspezifischer Stress			
Sexuelle Erregung			
Bestimmte Orte			
Bestimmte Gefühle			
Bestimmte Gedanken			
Erinnerungen			
Sonstiges			

Wenn Sie bestimmte Auslöser benennen können, so bedeutet dies *nicht*, dass Sie diese vermehrt *meiden* sollten. Im Gegenteil: Dies sind gute Bedingungen, um zu üben, *rechtzeitig Skills gegen* die Dissoziation einzusetzen.

DISSOZIATION REDUZIEREN

Frühwarnzeichen erkennen

Viele Patientinnen erleben Dissoziation als unkontrollierbar. Sie haben das Gefühl, die dissoziativen Symptome sind plötzlich da. Tatsächlich laufen die dissoziativen Symptome nur selten so schnell und automatisiert ab. Meist gibt es typische Anzeichen für den Beginn einer Dissoziation. Diese Anzeichen nennen wir Frühwarnzeichen. Um „einen Fuß in die Tür zu bekommen", ist es hilfreich, Tagebuch über die dissoziativen Symptome zu führen, um so nach und nach äußere Auslöser und Frühwarnzeichen zu erkennen. Viele Betroffene bemerken den Beginn der Dissoziation an einigen spezifischen Körperreaktionen. Welche treffen auf Sie zu?

Notieren Sie für sich unter „Trifft zu" Werte auf einer Skala von 0 = gar nicht bis 10 = stimmt genau.

Typische Frühwarnzeichen	Trifft zu	Zuletzt aufgetreten
Kribbeln in den Beinen		
Taubheitsgefühl		
Die Optik verändert sich (alles wirkt flacher).		
Die Geräusche verändern sich.		
Die Zeit bleibt stehen.		
Alles wird unwirklich.		
Sonstiges		

Antidissoziative Skills

Wählen Sie aus der Liste 2.4 AB 9 drei oder vier antidissoziative Skills und probieren Sie diese regelmäßig aus! Führen Sie dazu das Protokoll im Arbeitsblatt 2.4 AB 7.

ANTIDISSOZIATIVE SKILLS

Welche Skills sind bei Ihnen wirksam?

Fühlen

- ☐ Igelball in der Hand halten oder über den Arm rollen
- ☐ Füße über einen Besenstiel rollen
- ☐ Eisgelkissen auf den Unterarm, die Stirn oder den Nacken legen (um Hautschäden vorzubeugen, muss das Eisgelkissen vorher unbedingt in ein Tuch eingewickelt werden)
- ☐ Kaltes Wasser über Hände/Unterarme/Beine/Gesicht laufen lassen, bzw kalt duschen
- ☐ Kälte- (Migräne-)Brille aufsetzen
- ☐ Eiswürfel im Mund zergehen lassen
- ☐ Kleine Steinchen (z.B. Pflanzengranulat oder Katzenstreu in die Schuhe legen)
- ☐ Schmerzpunkte drücken (Muskelansatz am Schlüsselbein oder Bereich zwischen Daumen und Zeigefinger)
- ☐ Gummibänder ums Handgelenk legen und leicht schnipsen
- ☐ Sich kneifen/abklopfen (z. B. Arme, Schultern, Schlüsselbeinregion)
- ☐ Die Hand drücken lassen
- ☐ Barfuß laufen
- ☐ Gegenstände berühren
- ☐ Kneten (z.B. Stressball, Ton, Knete)
- ☐ Kuscheln mit einem Haustier, das Ihnen freundlich gesinnt ist

Riechen

- ☐ Minzöl
- ☐ Eukalyptus
- ☐ Orangenöl
- ☐ Tigerbalsam
- ☐ Lieblingsparfüm
- ☐ Blumen
- ☐ Ammoniak

Schmecken

- ☐ Ingwer
- ☐ Chili/Tabasco
- ☐ Zitrone/Grapefruit
- ☐ Saure/scharfe Bonbons
- ☐ Kaugummis kauen
- ☐ Brausepulver
- ☐ Tee/Kaffee
- ☐ Frische Kräuter/Kapern
- ☐ Meerrettich/Wasabi

Sehen

- ☐ Augen öffnen
- ☐ Augen bewegen (nicht nach unten auf einen Punkt starren)
- ☐ Einfache Computerspiele, z. B. Tetris
- ☐ Umgebung beschreiben
- ☐ Fünf Dinge benennen, die Sie sehen

ANTIDISSOZIATIVE SKILLS

Hören/Musizieren

- ☐ Fünf Dinge benennen, die Sie hören
- ☐ Rhythmische Musik laut hören
- ☐ Singen/Pfeifen
- ☐ Klatschen/Trommeln
- ☐ Ein Instrument spielen
- ☐ Mit den Fingern schnipsen

Bewegen/Körperspannung

- ☐ Im Sitzen/Stehen die Muskeln anspannen
- ☐ Aufstehen und umherlaufen
- ☐ Auf der Stelle stampfen/hüpfen
- ☐ Auf einer Balancierscheibe stehen
- ☐ Sich wiederholt kurz auf die Zehenspitzen stellen
- ☐ Füße fest auf den Boden drücken
- ☐ Sich in einen Türrahmen spannen: Arme nach rechts und links fest gegen den Rahmen stemmen
- ☐ Treppen steigen/Stepper verwenden
- ☐ Schnell laufen
- ☐ Kniebeugen/Liegestütze machen
- ☐ Ergometer/Laufband benutzen
- ☐ An einer Rudermaschine trainieren
- ☐ Seilspringen
- ☐ Tanzen

Konzentriertes (achtsames) Wahrnehmen und Handeln

- ☐ Benennung des gegenwärtigen Ortes, des Datums, des Jahres
- ☐ Beschreibung der Situation
- ☐ Sich auf Dinge in der Umgebung konzentrieren (Farbe, Höhe etc.), Struktur beschreiben und fühlen)
- ☐ 5-4-3-Methode:
  - Fünf Dinge in der Umgebung benennen, die Sie sehen, und anschließend fünf Dinge, die Sie hören
  - Vier Dinge in der Umgebung benennen, die Sie sehen, und anschließend vier Dinge, die Sie hören
  - Drei Dinge in der Umgebung benennen, die Sie sehen, und anschließend drei Dinge, die Sie hören
- ☐ Die eigene Sitzposition bewusst wahrnehmen
- ☐ Jonglieren
- ☐ Mit einem Flummi spielen (Hände abwechseln, abwechselnd auf den Boden und an die Wand werfen)
- ☐ Mikado spielen
- ☐ Mandala malen
- ☐ Putzen
- ☐ Ein Musikinstrument spielen

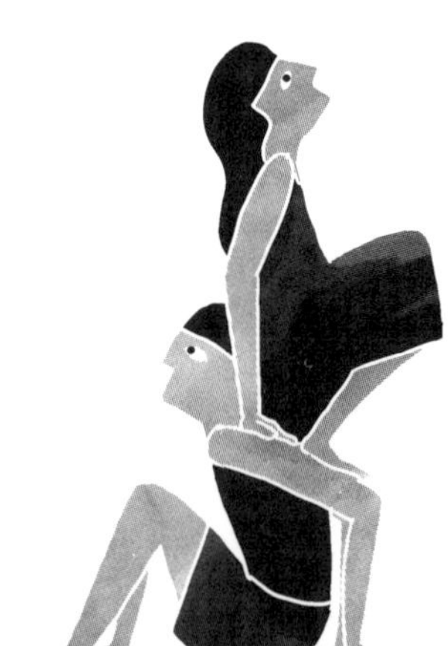

AUF DEM NEUEN WEG

Annehmen der Realität und innere Bereitschaft

Drei Skills helfen Ihnen auf dem Weg, die Realität an- und die Verantwortung für Ihr neues Leben zu übernehmen. Diese Skills wirken eher langfristig, situationsübergreifend und vorbeugend: innere Bereitschaft, leichtes Lächeln und radikale Akzeptanz. Das Leben ist so, wie es ist. Es wurde Ihnen geschenkt, Sie stehen mittendrin. Es ist hilfreich, die Realität so anzunehmen, wie sie ist. Es ist unumgänglich, die Verantwortung für sein eigenes Leben in die Hand zu nehmen, wenn Sie nicht auf Dauer von psychiatrischer Hilfe abhängig bleiben wollen. Dies ist nur scheinbar ein Widerspruch. Das Annehmen der Realität hilft uns, die Verantwortung für unser Leben zu übernehmen. Es ist nicht sinnvoll, sich darüber zu grämen, was sein sollte oder was nicht hätte geschehen dürfen.

Bei diesen Skills ist die direkte, rasche Wirksamkeit nicht gut beobachtbar. Daher müssen sie oft über einen längeren Zeitraum geübt werden, bevor Sie deren Wirksamkeit erkennen werden.

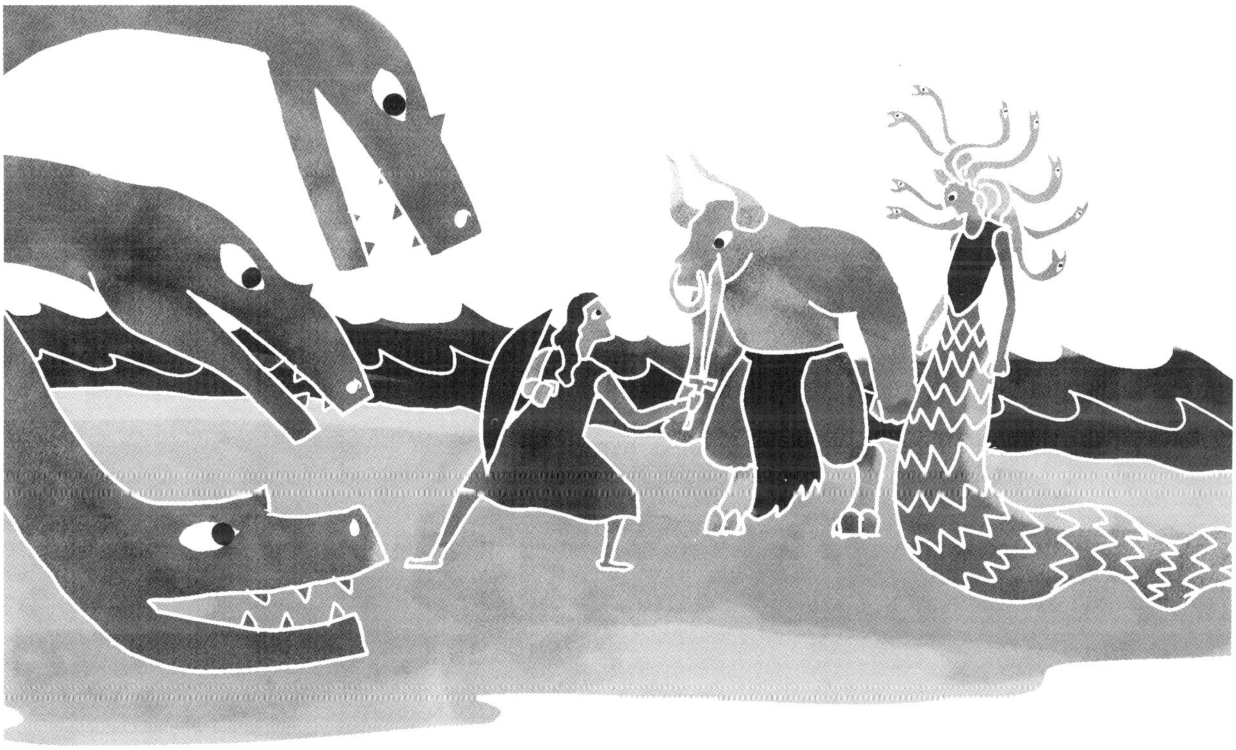

An den neuen Weg denken

Bei jeder Veränderung, die eine Person anstrebt, ist die Entscheidung für einen neuen Weg die Voraussetzung für den Erfolg. Wenn Sie beschließen, mit schädlichen Verhaltensweisen, wie Selbstverletzungen, aufzuhören, so müssen auch Sie sich für einen neuen Weg – die Anwendung von Skills – entscheiden. Sie orientieren sich innerlich um: „Ich möchte ein Leben ohne Selbstverletzungen …"

AN DEN NEUEN WEG DENKEN

Innere Bereitschaft

Innere Bereitschaft heißt, in jeder Situation wach und offen zu sein, bereit zu sein, gerade das zu tun, was notwendig ist, das heißt, nicht starrsinnig mit dem Kopf durch die Wand, sondern achtsam mit sich umzugehen.

Radikale Akzeptanz

Radikale Akzeptanz ist notwendig, wenn wir die Situation nicht verändern können (d.h. Problemlösung ist nicht möglich) und wenn unsere Gefühle stimmig sind (d.h. es ist nicht möglich, die Gefühle zu modulieren und zu steuern). Radikale Akzeptanz heißt, die Situation und unsere Reaktion darauf so anzunehmen, wie sie sind, ohne dass wir sie verändern können. Die Situation ist so, wie sie ist, weil sie nicht anders sein kann, sonst wäre sie anders.

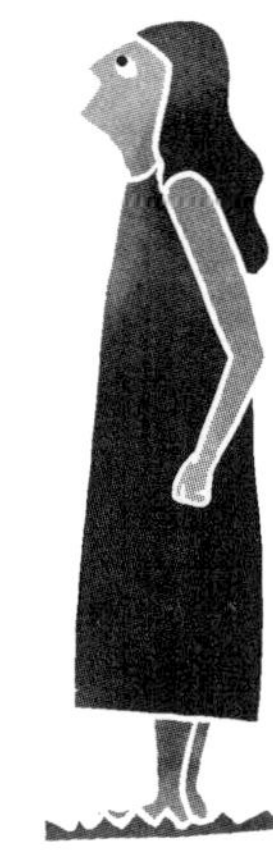

- Manchmal ist man verzweifelt und manchmal scheint es keinen Ausweg zu geben als den alten Weg.
- Manchmal sind die kleinen Monster sehr laut und manchmal geht auch sehr viel schief im Leben.
- Manchmal fühlt man sich einsam und verlassen, anders als alle anderen und wie ausgesondert von dieser Welt.

Das sind genau die Momente, um an den neuen Weg zu denken.

Vier Schritte zum neuen Weg:

> Schritt 1: *Wise Mind*

Legen Sie Ihre Hand dorthin, wo Sie *Wise Mind* am besten spüren. Entspannen Sie Ihre offenen Hände und Ihre Kiefermuskeln, lächeln Sie sanft. Konzentrieren Sie sich auf Ihre Atmung: Atmen Sie zehnmal langsam ein und aus. Sagen Sie beim Einatmen sanft *„Wise“*; beim Ausatmen sagen Sie sanft *„Mind“*. Öffnen Sie sich für Ihr inneres Bild von *Wise Mind*.

> Schritt 2: Kurze Bestandsaufnahme, beobachten und beschreiben

Wie geht es mir gerade? Was gibt es für Gefühle, was gibt es für Gedanken?

> Schritt 3: An den neuen Weg denken

Wo möchte ich langfristig hin? Was sind meine Ziele? Wie wird ein sinnerfülltes Leben aussehen? Öffnen Sie sich für einen Ratschlag von *Wise Mind:* Was könnten Sie jetzt tun, um den neuen Weg einzuschlagen?

> Schritt 4: Fragen Sie *Wise Mind* um Rat

Was brauche ich gerade? Wie kann ich jetzt umsichtig handeln, um einen Schritt auf dem neuen Weg zu gehen?

INNERE BEREITSCHAFT

„Innere Bereitschaft" bedeutet einen Zustand von annehmender Zugewandtheit zum Leben. Sie sind offen, bewusst und wach. Sie nehmen die Dinge, wie sie sind. Das heißt, Sie suchen z.B. Behandlung, wenn Sie merken, dass Sie krank sind, oder Sie treffen eine schwierige Entscheidung und lehnen eine Bitte Ihrer Freundin ab und sagen Nein, wenn Sie merken, dass eine Zusage für Sie langfristig schädlich sein könnte.

Innere Bereitschaft heißt:

- in jeder Situation wach und offen sein
- bereit sein, das zu tun, was gerade notwendig ist
- sich seiner Situation und seiner Ziele bewusst sein
- auf sein intuitives Wissen und Verstehen hören, der „inneren Stimme" treu bleiben

Das Gegenteil von „innerer Bereitschaft" wäre „Mit dem Kopf durch die Wand".

„Mit dem Kopf durch die Wand" heißt:

- Sie versuchen, Dinge zu tun, die nicht machbar sind, Sie versuchen, jedes Problem zu lösen, obwohl eine Lösung nicht realistisch ist.
- Sie denken ständig, „es sollte anders sein", und können die Situation, so wie sie ist, nicht annehmen.
- Sie bleiben passiv, obwohl eigentlich Handeln erforderlich wäre. Sie geben auf, Sie akzeptieren keine Veränderung, obwohl sie notwendig ist.
- Sie meinen, immer alles unter Kontrolle haben zu müssen, obwohl das nicht immer möglich ist. Sie konzentrieren sich darauf, was Sie haben wollen, was Sie sich wünschen und wie es Ihrer Meinung nach sein sollte.

Innere Bereitschaft heißt:
nicht mit dem Kopf durch die Wand,
sondern achtsam mit sich umgehen.
Innere Bereitschaft ist ein wichtiger Aspekt
von Wise Mind.

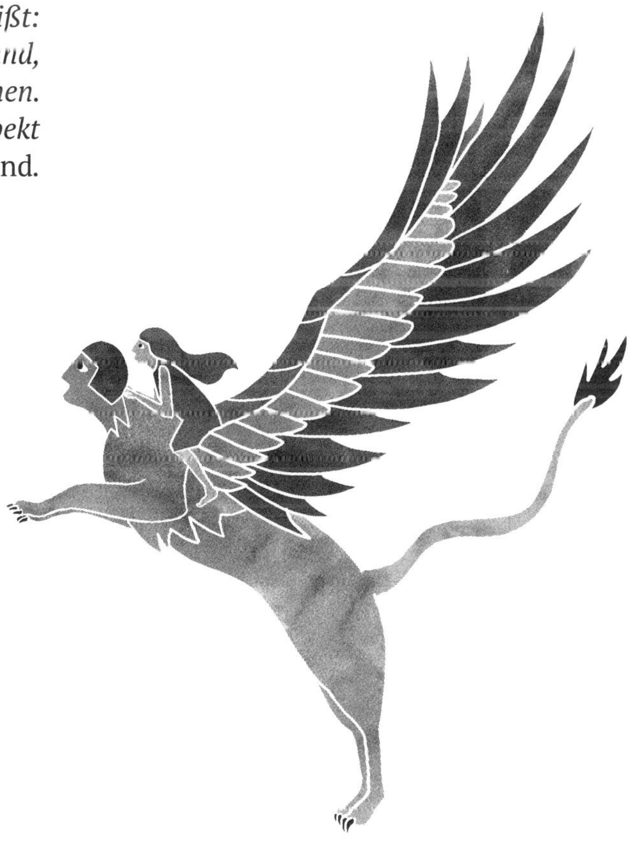

INNERE BEREITSCHAFT ÜBEN

„Innere Bereitschaft“ ist ein Aspekt von *Wise Mind* und ein wichtiges Grundprinzip, um die Realität anzunehmen. Innere Bereitschaft heißt, dass man bereit ist, in jeder Situation wach und offen zu sein. Man ist bereit, das zu tun, was gerade notwendig und möglich ist.

„Kopf durch die Wand“ hingegen bedeutet, dass eine Person an ihren eigenen Vorstellungen haftet. Die Wirklichkeit sollte anders sein, als sie ist. Die meisten Menschen mit dieser Grundeinstellung neigen dazu, unglücklich zu sein, und hadern mit sich und der Welt.

Eine Person, die zum Beispiel erwartet, dass ihr Partner ausschließlich für sie Zeit hat, wird wahrscheinlich enttäuscht und eifersüchtig sein, wenn ihr Partner ohne sie mit seinen Freunden ausgeht. Jemand, der davon ausgeht, dass er unter keinen Umständen durch eine Prüfung fallen darf, wird sich eventuell gar nicht erst anmelden, weil diese Situation nicht hundertprozentig zu kontrollieren ist. Alles sollte für diese Person so sein, wie sie es gerade braucht, und zwar am besten sofort.

Die folgenden Sätze skizzieren Sichtweisen, die mit „Kopf durch die Wand“ beschrieben werden können. Überlegen Sie, wie Sie diese Sätze umformulieren können, um „Innere Bereitschaft“ zu beschreiben:

„Alles sollte für mich so sein, wie ich es gerade brauche, und zwar am besten sofort.“

Vorschlag:

„Die Welt ist mir etwas schuldig. Ich wurde in meiner Kindheit und Jugend so schlecht behandelt, jetzt habe ich ein Recht darauf, dass man sich um mich kümmert.“

Vorschlag:

„Wenn ich dringend jemanden brauche, sollte sofort jemand für mich da sein.“

Vorschlag:

„Menschen, denen ich vertraue, dürfen keine Fehler machen und mich nie enttäuschen.“

Vorschlag:

„Menschen, die ich liebe, dürfen mich nie verlassen.“

Vorschlag:

„Menschen, denen ich vertraue, müssen in allen Dingen meiner Meinung sein.“

Vorschlag:

„Empfindsame Menschen sollten spüren, wie es mir geht, und sich entsprechend verhalten.“

Vorschlag:

„Ich kann mir keine weiteren Rückschläge leisten.“

Vorschlag:

„Die Welt sollte gerecht sein.“

Vorschlag:

INNERE BEREITSCHAFT ÜBEN

Die folgenden Sätze skizzieren Verhaltensweisen, die sich mit „Kopf durch die Wand“ beschreiben lassen. Überlegen Sie, wie Sie diese Sätze umformulieren können, um „innere Bereitschaft“ zu beschreiben:

Karin versucht sich seit drei Wochen an Achtsamkeitsübungen, aber sie kann sich schlecht konzentrieren und schweift immer wieder ab. Sie wird darüber sehr wütend und gibt dann auf.

Vorschlag:

Inga versucht, ihren Partner zu kontrollieren, indem sie ihm täglich mindestens 5 SMS schickt, die er sofort beantworten muss.

Vorschlag:

Svenja war mal eine gute Schwimmerin, aber seit sie so viele Narben hat, traut sie sich nicht mehr ins Schwimmbad.

Vorschlag:

Mit dem Kopf durch die Wand: Evas Geschichte

Eva steht zwei Tage vor ihrer Führerscheinprüfung. Sie ist jedoch an einer akuten Grippe erkrankt. Sie hat Kopfweh, Fieber, Gliederschmerzen. Sie ist wütend, sie möchte diesen Führerschein, er hat eh zu viel gekostet, und wenn sie nicht in die Prüfung geht, werden wieder alle sagen, dass sie sogar zu blöd zum Autofahren ist und dass sie sich nicht traut, diese lächerliche Prüfung zu machen.

Mühsam schleppt sie sich in die Fahrprüfung. Sie übersieht zwei Stop-Schilder und fast einen Fahrradfahrer – und natürlich fällt sie durch.

„Ich wusste es, ich bin zu blöd zu allem ... Was werden meine Eltern sagen, was meine wunderbare Schwester, der doch immer alles gelingt ...? Vielleicht könnte ich auch den Fahrlehrer anzeigen wegen sexueller Belästigung – er hat mich nach der Prüfung in den Arm genommen und so getan, als ob er mich trösten wollte, das Schwein ... Mir glaubt sowieso keiner ... am besten bringe ich mich um, oder ich betrinke mich.“

Sie ruft Jenny an, ihre beste Freundin, erzählt ihr jedoch nicht, was passiert ist. Jenny hat nicht viel Zeit, sie ist verabredet. Mit wem? „Ich frage sie doch nicht danach ... Nie hat jemand Zeit für mich ... sie müsste doch merken, wie schlecht es mir geht.“

Eva schlägt ihren Kopf an die Wand. Sie ist außer sich. Gott sei Dank ist noch die Flasche Whiskey unter dem Bett, die noch halb voll ist ... war. Jetzt ist sie leer und Eva landet in der Notaufnahme. Völlig betrunken und in einer schweren Krise.

Am nächsten Tag weigert sie sich, ihre Therapeutin anzurufen. Eigentlich hatten sie ja ausgemacht, dass sie sich vor einer stationären Aufnahme melden würde: „Die versteht mich sowieso nicht, die Therapie hilft nichts, ich bin schon wieder in der Psychiatrie, aus mir wird nie etwas ...“ Dem besorgten Assistenzarzt kann sie leider nicht garantieren, dass sie sich nichts „antut“. Aber den Mitpatientinnen erzählt sie: ...

INNERE BEREITSCHAFT ÜBEN

Haben Sie Lust, die Geschichte weiterzuerzählen?

Was geschieht, wenn Eva diesen Kurs beibehält?

Was müsste Eva unternehmen, um „innere Bereitschaft" zu zeigen
und aus diesem Krisenverhalten rauszukommen?

Welche Beispiele für „Mit dem Kopf durch die Wand" haben Sie in Evas Geschichte gefunden?

Formulieren Sie Beispiele für „innere Bereitschaft"!
Wie hätte Eva „innere Bereitschaft" zeigen können?

Formulieren Sie Beispiele von Denkweisen:

Formulieren Sie Beispiele von Verhaltensweisen:

Innere Bereitschaft zielt auf umsichtiges Handeln, d.h. Sie unternehmen das, was in der Situation notwendig und möglich ist. Das heißt auch, dass Sie aufmerksam sind und auf *Wise Mind* hören. Dadurch könnten Sie herausfinden, was für Sie und andere stimmig ist und welchen Weg Sie einschlagen sollten.

LEICHTES LÄCHELN

Übungen zum „leichten Lächeln" helfen Ihnen auf dem Weg zur „inneren Bereitschaft" und Gelassenheit

Begegnen Sie der Realität mit einer entspannten Körperhaltung, entspannen Sie Stirn, Kinn, Nacken und Schultern, indem Sie loslassen oder die Muskeln in diesen Bereichen zunächst anspannen und dann lockerlassen, und probieren Sie dann aus, wie es ist, leicht zu lächeln.

Ein angestrengtes Lächeln ist wie ein Grinsen (und verrät vielleicht, dass Sie etwas verbergen). Bei einem leichten Lächeln sind die Mundwinkel leicht nach oben gewandt, und das Gesicht ist entspannt. Das Lächeln sollte ein mildes, inneres Lächeln sein, gerade so, dass man es von außen nicht sieht.

Leichtes Lächeln dient nur Ihnen selber – Ihr Gegenüber braucht es gar nicht zu sehen!

Leichtes Lächeln beim Erwachen am Morgen

Hängen Sie einen Zweig, ein Bild oder irgendein anderes Zeichen oder sogar das Wort „Lächeln" an die Decke oder an die Wand, so dass Sie es sofort sehen können, wenn Sie die Augen öffnen. Dieses Symbol dient Ihnen als Erinnerung. Nutzen Sie die Momente vor dem Aufstehen, und spüren Sie Ihren Atem. Atmen Sie dreimal sanft ein und aus, und behalten Sie dabei ein sanftes Lächeln bei. Beobachten Sie Ihren Atem.

Leichtes Lächeln in freien Augenblicken

Wo immer Sie sitzen oder stehen, üben Sie ein sanftes Lächeln. Schauen Sie ein Kind an, ein Blatt, ein Gemälde an der Wand, irgendetwas, was beruhigend auf Sie wirkt, und lächeln Sie. Atmen Sie dreimal still ein und aus.

Leichtes Lächeln bei Gereiztheit

Wenn Sie bemerken, dass Sie gereizt sind, üben Sie, sanft zu lächeln. Atmen Sie ruhig ein und aus, und behalten Sie das sanfte Lächeln für drei Atemzüge bei.

Leichtes Lächeln bei Achtsamkeitsübungen

Versuchen Sie, bei allen Achtsamkeitsübungen leicht zu lächeln.

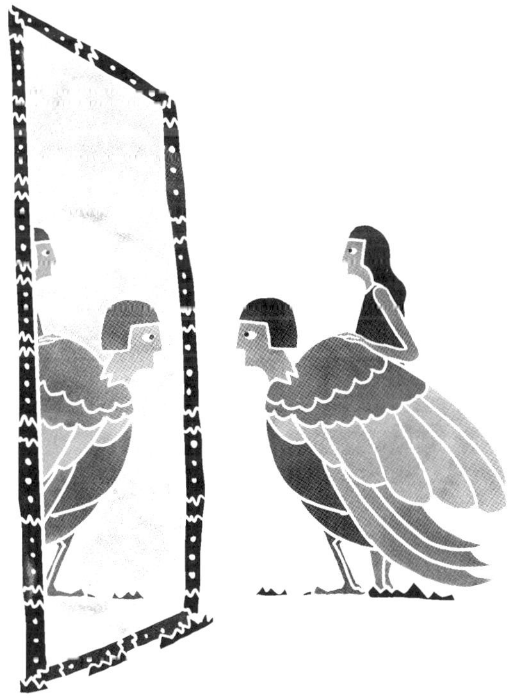

RADIKALE AKZEPTANZ

Radikale Akzeptanz ist mehr als „annehmende Haltung" und „Gelassenheit", wie im Modul Achtsamkeit beschrieben. Radikale Akzeptanz beschreibt eine Haltung, die weise Menschen gegenüber unabänderlichen Dingen einnehmen. Diese durch und durch annehmende Haltung bezieht auch die eigenen Emotionen, Gedanken und Wünsche ein.

- „Ich habe Diabetes, ich werde mein Leben lang abhängig sein von Insulin, ich habe Angst vor den späteren Folgen wie Herzinfarkt und Erblindung. Und so ist das jetzt gerade."
- „Ich habe sehr schwere Gewalt erfahren in meiner Kindheit, davon werde ich mein Leben lang betroffen sein, ich werde mich immer wieder an diese Ereignisse erinnern, und das ist schmerzhaft. So ist das jetzt gerade."
- „Mein Kind ist an Leukämie erkrankt und ich weiß nicht, ob es überlebt. Ich habe fürchterliche Angst und Sorge. So ist das jetzt gerade."

Radikale Akzeptanz heißt, die Situation und unsere Reaktionen darauf so anzunehmen, wie sie sind, weil wir sie nicht verändern können. Es ist so, wie es ist, weil es nicht anders sein kann, sonst wäre die Realität anders.

Viele Geschichten und Übungen zur Entwicklung von Gelassenheit im Modul Achtsamkeit / *Wise Mind* sind auch Übungen zur radikalen Akzeptanz.

Was ist der Unterschied zwischen Schmerz und Leid?

- Schmerz ist ein Teil des Lebens und kann nicht immer vermieden werden. Im Gegenteil: Manchmal müssen unangenehme Gefühle ertragen werden, da die Situation sich nicht verändern lässt. Versuchen wir Schmerzen zu vermeiden und zu verdrängen, leiden wir oft noch mehr darunter.
- Leid besteht aus Schmerz und dessen Nicht-Akzeptanz. Leiden entsteht, wenn Menschen an dem haften, was sie wollen, und sich weigern, das anzunehmen, was sie haben. Leiden ist schwieriger zu ertragen als Schmerzen. Nur mithilfe von radikaler Akzeptanz kann man Leiden in Schmerzen umwandeln.

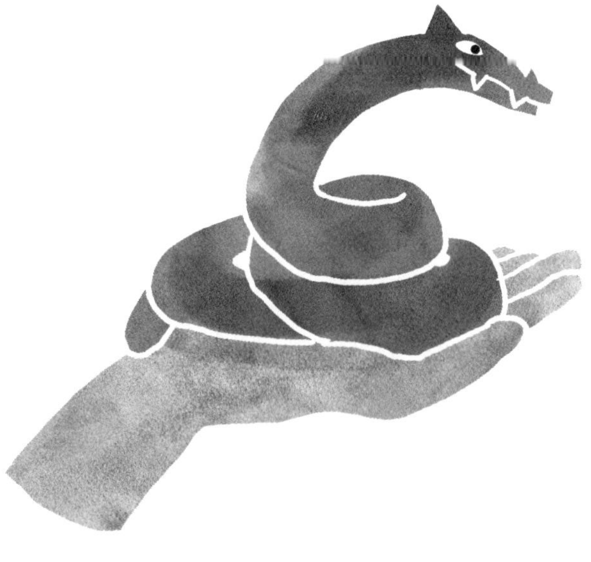

RADIKALE AKZEPTANZ

Übungen zu „radikaler Akzeptanz“

Radikale Akzeptanz bedeutet, zu akzeptieren, was unabänderlich ist.

Im ersten Schritt ist es also sinnvoll, zu prüfen, ob die Dinge wirklich unabänderlich sind.

- Die Vergangenheit ist unabänderlich. Niemand kann Dinge rückgängig machen. Wie ich jedoch die Vergangenheit beurteile, ist veränderbar. Dies liegt an meiner eigenen Sichtweise.
- Dass mein Partner mich eines Tages verlassen kann, ist unabänderlich. Er kann vor mir sterben, er kann sich neu verlieben. Ich kann jedoch versuchen, die Beziehung so gut wie möglich zu gestalten.
- Manche Erkrankungen sind heilbar, manche sind unabänderlich. Ich kann jedoch versuchen, damit zurechtzukommen.

Der Prozess der radikalen Akzeptanz ist anstrengend – aber er ist das Tor zu einem sinnerfüllten Leben.

Schritt für Schritt:

1. Notieren Sie: Welche Tatsachen und welche damit verbundenen Gefühle wollen Sie radikal akzeptieren? (Überprüfen Sie, ob es sich um Tatsachen, nicht um Annahmen handelt.)

....

....

....

....

2. Aktivieren Sie Ihren geistigen Zustand des *Wise Mind*:
   Nehmen Sie eine achtsame Körperhaltung ein – idealerweise sitzen Sie aufrecht. Legen Sie eine Hand mit der Handfläche nach oben auf die Beine, die andere dorthin, wo Sie *Wise Mind* am meisten spüren. Bringen Sie ein sanftes Lächeln auf die Lippen. Sagen Sie „Hallo“ zu sich selbst in einem warmen und freundlichen Tonfall. Schließen Sie die Augen und atmen Sie ein paarmal tief durch. Bringen Sie Ihren Geist und Körper in einen ruhigen Zustand und versuchen Sie, den Kontakt mit der Oberfläche, auf der Sie sitzen, zu spüren.
   Beobachten Sie Ihren Atem, wie er tiefer und tiefer wird. Mit jedem Ausatmen ein wenig tiefer und ruhiger. Denken Sie beim Einatmen sanft „Wise“. Beim Ausatmen denken Sie sanft „Mind“. Öffnen Sie sich für Ihr Bild von *Wise Mind*.
3. Sobald Sie spüren, dass *Wise Mind* „aktiviert“ ist, sprechen Sie laut aus, was Sie geschrieben haben, und sagen Sie: „Ja, so ist das gerade.“
4. Beobachten Sie Ihre folgenden Gedanken und heißen Sie sie willkommen, aber lassen Sie sie vorbeifließen.
5. Hören Sie auf *Wise Mind*.
6. Wenn Sie spüren, dass Traurigkeit aufkommt, lassen Sie sie zu und schicken Sie Ihren Atem dorthin, wo Sie sie am stärksten spüren können.
7. Denken Sie daran, dass Sie ein Teil dieser Welt sind, nicht mehr und nicht weniger.
8. Denken Sie daran, dass das Leben lebenswert ist, auch wenn es manchmal schmerzhaft ist.

Wiederholen Sie diese Übung einige Male.

RADIKALE AKZEPTANZ

Eine Geschichte zu radikaler Akzeptanz

Vielleicht nehmen Sie diese Geschichte auf einem MP3-Player auf? Manche Patientinnen hören sie gerne auch zum Einschlafen.

Es war einmal eine Frau, die lebte im Süden Afrikas. Nennen wir sie Naimo. Sie war kräftig, breitschultrig, mit schwingenden Hüften und meistens gut gelaunt. Naimo besaß zwei Wasserkrüge. Der eine war wohlgeformt, er lag gut auf der Schulter und er war vollständig dicht. Der andere Krug lag immer ein wenig schräg und es machte Mühe, ihn zu tragen. Zudem hatte er einen Riss, aus dem das Wasser rann, wenn man ihn über längere Zeit tragen musste. Und das musste Naimo, der Weg von ihrer Hütte zum Brunnen vor dem Dorf war weit, er führte über eine offene, dornenreiche Steppe, die von der sengenden Sonne ausgedörrt war.

Jeden Tag lief Naimo diesen Weg, einmal morgens und einmal abends. Und immer, wenn sie vor ihrer Hütte die Krüge absetzte, war der eine Krug voll mit kühlem Wasser, der andere aber war halb leer. Und dieser Krug schämte sich. Er fühlte sich beschädigt, und er wusste, dass er nur halb so viel zustande brachte, wie sein Bruder. „Weshalb wirfst du mich nicht weg, ich tauge zu gar nichts", sagte der Krug zu Naimo. Und er sagte das jeden Morgen und jeden Abend. „Gib mich zu den Scherben, stoß mich in die Ecke, du verachtest mich." Doch Naimo lachte dann nur gut gelaunt: „Willst du dich vor der Arbeit drücken? So einfach mache ich es dir nicht ..." Und mit einem kleinen Seufzer nahm sie die beiden so unterschiedlichen Krüge wieder auf ihre Schultern und machte sich auf den Weg. So ging das einen ganzen Sommer. Jeden Morgen und jeden Abend schöpfte Naimo Wasser am Brunnen, setzte die beiden Krüge auf ihre Schultern und machte sich auf den Weg. Und wenn sie die Krüge dann vor ihrer Hütte absetzte, war der eine Krug noch randvoll und der andere Krug halb leer. Der angeschlagene Krug war niedergeschlagen. „Ich bin gar kein richtiger Krug", dachte er. „Ich bin anders als all die anderen, ich bin zu gar nichts zu gebrauchen, warum wirft sie mich nicht auf den Müll?"

Doch eines schönen Morgens, das Jahr war schon fortgeschritten und die Sonne brannte nicht mehr ganz so erbarmungslos, da geschah etwas ganz Neues. Es hatte sich ein grüner Flaum gebildet auf Naimos Weg. Mitten in der dürren Steppe. Noch kaum sichtbar zunächst, doch jeden Tag etwas deutlicher: Genau dort, wo unser gebrochener Krug getragen wurde. Und nach einem Mond schon hatten sich tatsächlich die ersten Blumen entfaltet, die nun Naimos Weg säumten. Und Naimo lachte, als der Wind die Blüten wiegte, und sie tätschelte ihren Krug. „Siehst du", sagte sie, „siehst du, wozu dein Wasser gut ist auf meinem Weg." Und der Krug bekam ziemlich rote Ohren.

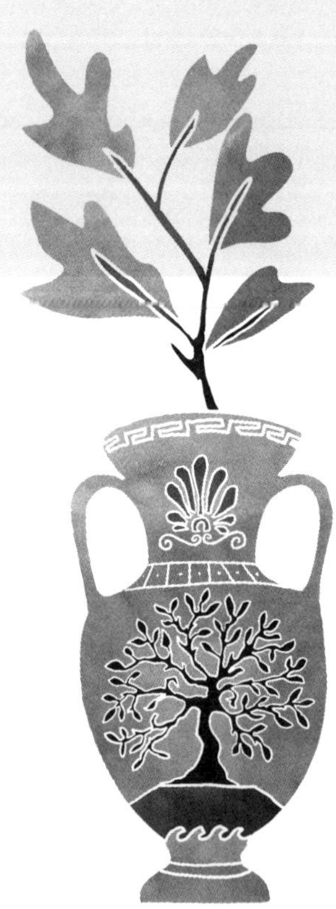

NOTIZEN

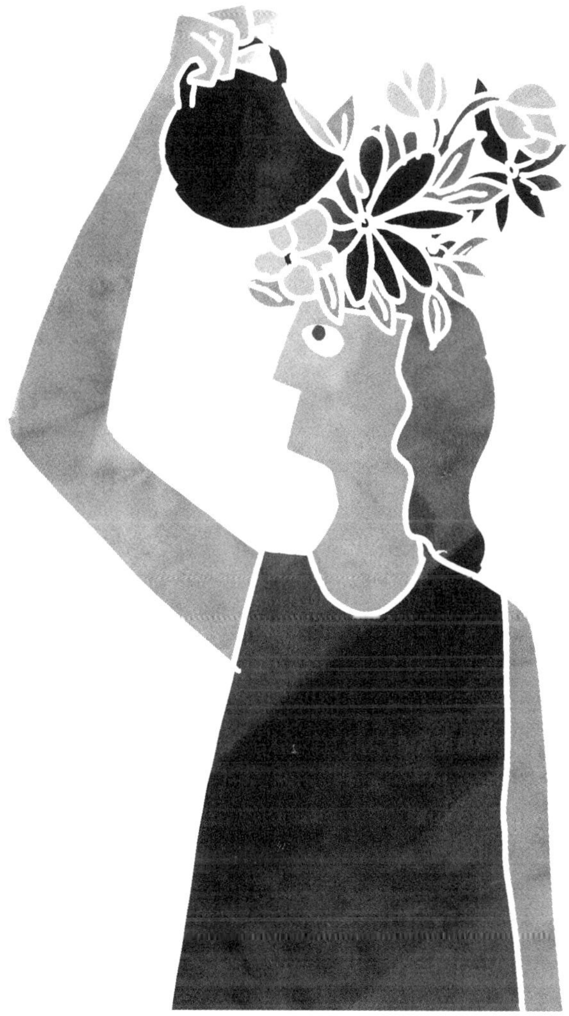

2.5 Umgang mit Gefühlen

UMGANG MIT GEFÜHLEN

Warum ist Umgang mit Gefühlen für Sie von Bedeutung?

Menschen mit Borderline-Störungen oder komplexer PTBS fühlen sich oft von ihren Gefühlen überwältigt. Gleichzeitig versuchen sie häufig, Situationen zu vermeiden, die intensive Gefühle auslösen könnten. Und wenn diese auftreten, dann versuchen sie, Gefühle so rasch wie möglich abzuschwächen oder zu beenden. Manche Betroffene entwickeln dazu ganz spezifische Verhaltensmuster wie etwa Selbstverletzungen oder Hochrisikoverhalten, die kurzfristig wirksam sind, um Gefühle einzudämmen. Langfristig aber führen diese Verhaltensmuster nicht dazu, besser mit Gefühlen umzugehen.

In diesem Modul lernen Sie, Ihre Anfälligkeit für heftige Gefühle zu mildern. Sie werden zudem lernen, die Intensität Ihrer Gefühle zu mildern, mit unangenehmen Gefühlen besser umzugehen und Raum für positive Gefühle zu schaffen. Vor allem aber können Sie entdecken, mit Ihren Gefühlen besser und sinnvoller umzugehen.

Teil 1: Was sind Emotionen, wie funktionieren sie und wozu brauchen wir sie?

Teil 2: Welche spezifischen Emotionen gibt es und welche Bedeutung haben sie?

Teil 3: Wie können Sie mit Emotionen umgehen?

Teil 4: Wie können Sie Ihre emotionale Empfindlichkeit reduzieren?

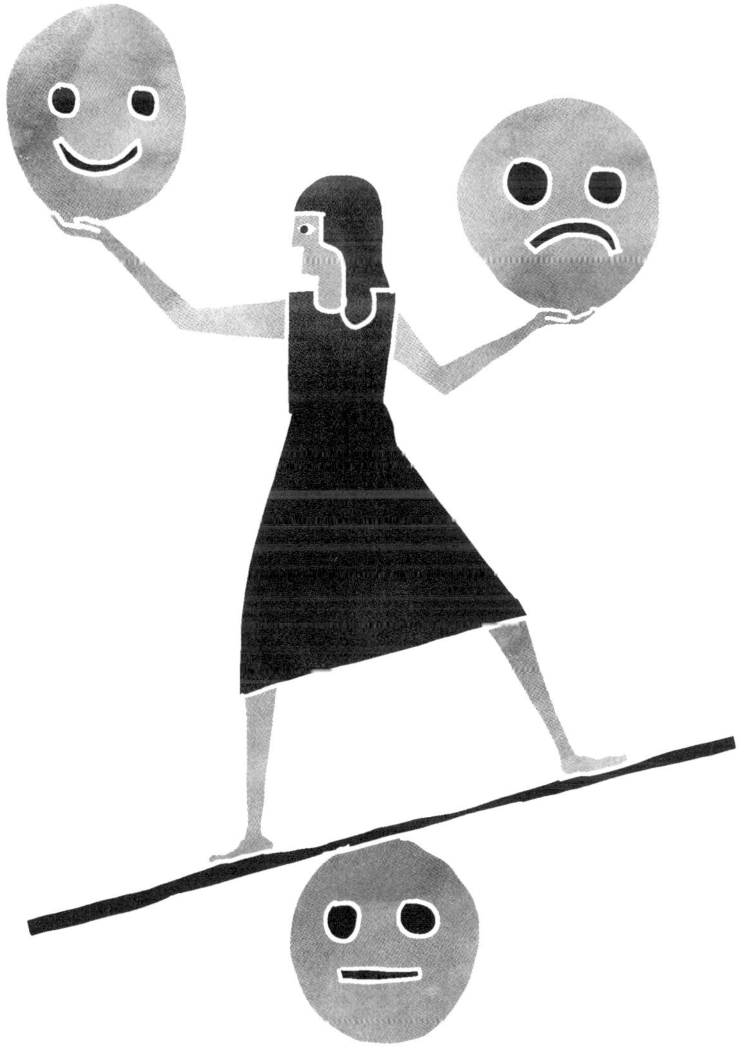

IN ALLER KÜRZE: WOZU BRAUCHEN WIR EMOTIONEN?

Emotionen steuern unser Handeln

- Emotionen drängen uns zu bestimmten Handlungen.
- Emotionen sparen Zeit, sodass wir in wichtigen Situationen ganz automatisch handeln.
- Intensive Emotionen helfen uns, auch größere Schwierigkeiten zu überwinden.

Emotionen verbessern unser Verhalten

- Emotionen drängen uns dazu, über vergangene Schwierigkeiten nachzudenken.
- Emotionen drängen uns dazu, bessere Lösungen zu entwickeln.

Emotionen beeinflussen unsere Pläne

- Emotionen drängen uns dazu, positive Ereignisse zu wiederholen.
- Emotionen drängen uns dazu, negative Ereignisse in Zukunft zu meiden.

Emotionen kommunizieren mit anderen

Starke Emotionen wollen mit anderen geteilt werden

- durch die Körpersprache,
- durch den Gesichtsausdruck,
- durch den Tonfall.

Sie drängen uns dazu, Infomationen auszutauschen.

Emotionen wollen uns etwas mitteilen

- Emotionen geben uns Alarmsignale, wenn etwas nicht stimmt.
- Emotionen geben uns freudige Signale, wenn etwas Angenehmes zu erwarten ist.
- Intensive Emotionen fühlen sich lebendig an.
- Laue Emotionen fühlen sich wie abgestorben an.

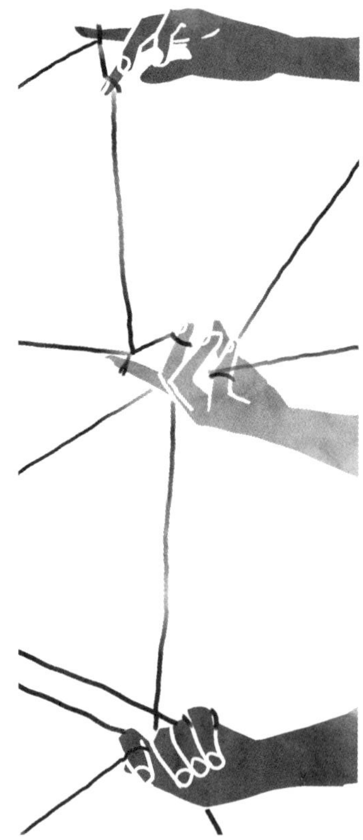

Vorsicht: Emotionen können auch „bluffen"

- Emotionen können zum falschen Zeitpunkt ausgelöst werden.
- Emotionen können zu intensiv sein.
- Intensive Emotionen fühlen sich immer „wirklich" und „richtig" und „wichtig" an.
- Emotionen nehmen sich selbst immer wichtig.
- Emotionen können uns zu unstimmigen Handlungen treiben.

IN ALLER KÜRZE: WIE FUNKTIONIEREN EMOTIONEN?

Emotionen brauchen Auslöser

- Jede Emotion wird durch etwas ausgelöst.
- Der Auslöser kann innerhalb des Kopfes sein.
- Der Auslöser kann von außen kommen.

Emotionen brauchen Bewertungen

- Emotionen entstehen meist durch eine automatische Einschätzung der Situation.
- Diese Bewertungen sind uns meist nicht bewusst.
- Die Einschätzung kann stimmig sein.
- Die Einschätzung kann falsch sein.
- Die Emotionen entstehen trotzdem.

Emotionen drängen uns zu Handlungen

- Emotionen wollen Handlung, dazu sind sie da.
- Je stärker die Emotion, umso stärker ist der Drang, rasch zu handeln.
- Erfolgreiche Handlungen schwächen die Emotionen ab.
- Handlungen, die nicht umgesetzt werden, steigern die Emotionen.

Wir können Emotionen kontrollieren

- Wir können unsere Handlungen kontrollieren.
- Wir können versuchen, Emotionen abzuschwächen.
- Wir können Emotionen aushalten.
- Emotionen verschwinden von selbst.

Emotionen können sich in Netzwerken organisieren

- Emotionen, die wiederholt gemeinsam auftreten, „gewöhnen" sich daran, gemeinsam aufzutreten.
- Emotionen organisieren sich daher in „Netzwerken".
- In einem Netzwerk werden immer alle Emotionen gleichzeitig aktiv.
- In einem Netzwerk können auch widersprüchliche Emotionen verankert sein.
- Diese Netzwerke erzeugen starke Anspannung.
- Starke Anspannung drängt zu rascher Entlastung.

Love your emotions but don't trust your emotions!

IN ALLER KÜRZE: DIE BAUSTEINE DER EMOTIONEN

Physiologische Reaktionen

- Die Atmung ist beschleunigt.
- Der Herzschlag ist beschleunigt.
- Der ganze Körper ist erregt.
- Die Muskeln werden angespannt.
- Diese starken physiologischen Reaktionen führen zu intensiveren Emotionen.

Körperhaltung, Mimik

- Die Körperhaltung entspricht der Emotion.
- Der Gesichtsausdruck entspricht der Emotion.
- Die ausgeprägte Körperhaltung führt zu intensiveren Emotionen.

Wahrnehmung

- Die Augen wählen die stimmigen Informationen.
- Die Ohren hören die entsprechenden Informationen.
- Intensive Emotionen führen zu eingeengter Wahrnehmung.
- Die eingeengte Wahrnehmung führt zu intensiveren Emotionen.

Gedanken

- Wir erinnern uns an ähnliche Situationen.
- Die Gedanken passen sich den Emotionen an.
- Intensive Emotionen führen zu eingeengtem Denken.
- Eingeengtes Denken führt zu intensiveren Emotionen.

Handlungsdrang

- Wir spüren den Drang zu einer ganz bestimmten Handlung.
- Starke Emotionen führen zu einem starken Handlungsdrang.
- Intensive Emotionen führen dazu, uns auf diese Handlungen zu fixieren.
- Die Fokussierung auf den Handlungsdrang führt zu intensiveren Emotionen.

Je mehr Bausteine aktiv sind, desto intensiver sind die Emotionen.
Je weniger Bausteine aktiv sind, desto schwächer sind die Emotionen.

Love your emotions but don't trust your emotions!

IN ALLER KÜRZE: GEMISCHTE EMOTIONEN

Was versteht man unter gemischten Emotionen?

Im Unterschied zu emotionalen Netzwerken, bei denen immer die gleichen Emotionen fest verknüpft sind, werden bei den „gemischten Emotionen" die Gefühle stets neu kombiniert.

Wie entstehen gemischte Emotionen?

- als Reaktion auf sehr widersprüchliche Informationen von außen
- als innere Reaktion auf eigene Emotionen
  („Ich bin wütend und schäme mich dafür, wütend zu sein,
  und hasse mich dafür, weil ich so minderwertig bin.")

Wie machen sich gemischte Emotionen bemerkbar?

- Gefühlswirrwarr, also meist viele unterschiedliche, starke Gefühle
- keine klaren Handlungstendenzen
- starke innere Anspannung

Was kann man tun, wenn gemischte Emotionen aktiv sind?

- **Beobachten:** Lernen Sie die Alarmsignale von gemischten Emotionen kennen.
- **Beschreiben:** Benennen Sie Ihre verschiedenen Emotionen.
- **Validieren:** Akzeptieren Sie alle Emotionen ohne Unterschied.
  (Ja, das ist jetzt gerade so.)
- ***Wise Mind:*** Aktivieren Sie *Wise Mind* und fragen Sie, was Ihnen guttun würde.
  Was wäre eine stimmige Handlung oder ein sinnvoller Kompromiss?

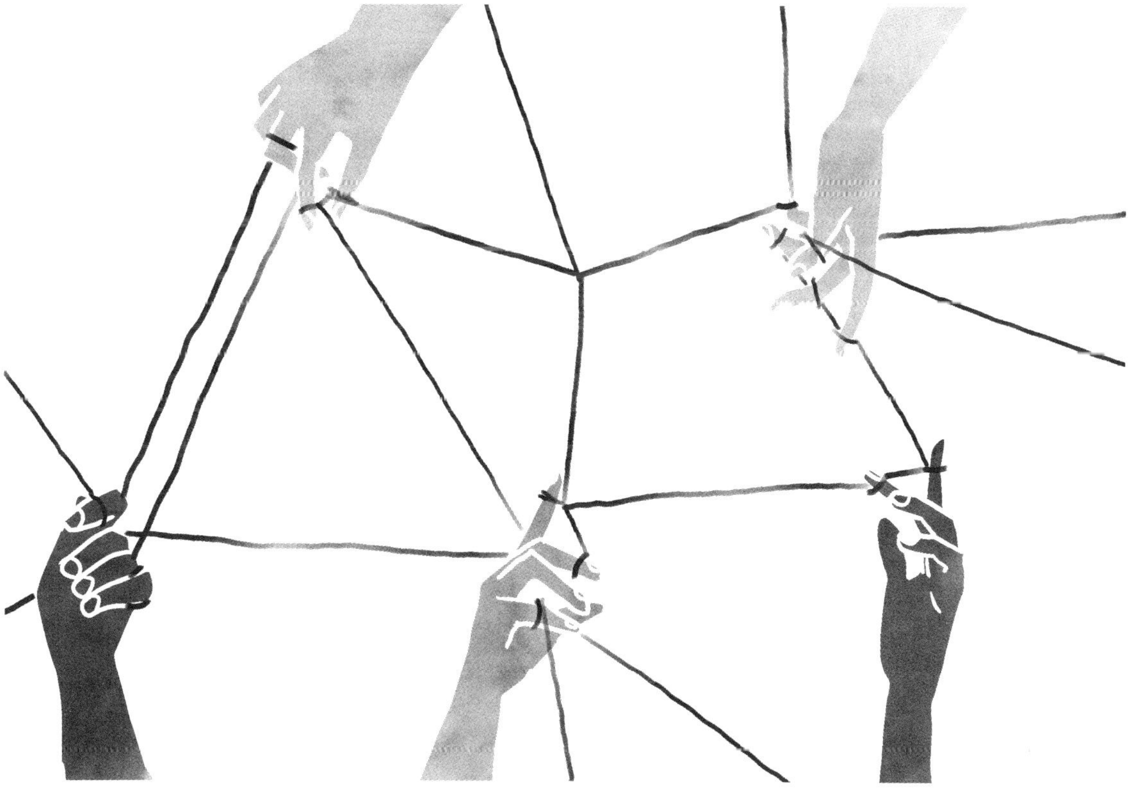

IN ALLER KÜRZE: EMOTIONALE NETZWERKE

Was sind emotionale Netzwerke?

- feste Verbindungen von unterschiedlichen Emotionen
- manchmal verknüpft mit Körperwahrnehmung
- manchmal verknüpft mit sinnlichen Wahrnehmungen
- verknüpft mit unterschiedlichen Handlungstendenzen
- manchmal verknüpft mit hoher Anspannung

Wie entstehen emotionale Netzwerke?

- durch wiederholte intensive Erfahrungen und Erlebnisse

Wie machen sich emotionale Netzwerke bemerkbar?

- Sie werden durch unterschiedlichste Ereignisse ausgelöst.
- Sie passen meist nicht zur realen Situation.
- Sie erzeugen intensiven „Gefühlswirrwarr",
  also sehr unterschiedliche, widersprüchliche Emotionen,
  intensive Anspannung.

Gibt es besonders wichtige emotionale Netzwerke?

- Trauma-Netzwerke (entstehen nach intensiven traumatischen Ereignissen)
- Verlassenheitsnetzwerke (entstehen durch instabile frühe Beziehungen)
- soziale Abwertungs-Netzwerke (entstehen u.a. durch Mobbing)

Was kann man tun, wenn alte emotionale Netzwerke aktiv sind?

- Beobachten: Lernen Sie Ihre alten Netzwerke kennen.
- Beschreiben: Geben Sie Ihren alten Netzwerken einen Namen.
- Hinterfragen: Überprüfen Sie den Unterschied zwischen der Realität und den Netzwerken.
  Benutzen Sie den Skill „Vorsicht, Falle" (2.5 AB 15).

Love your emotions but don't trust your emotions!

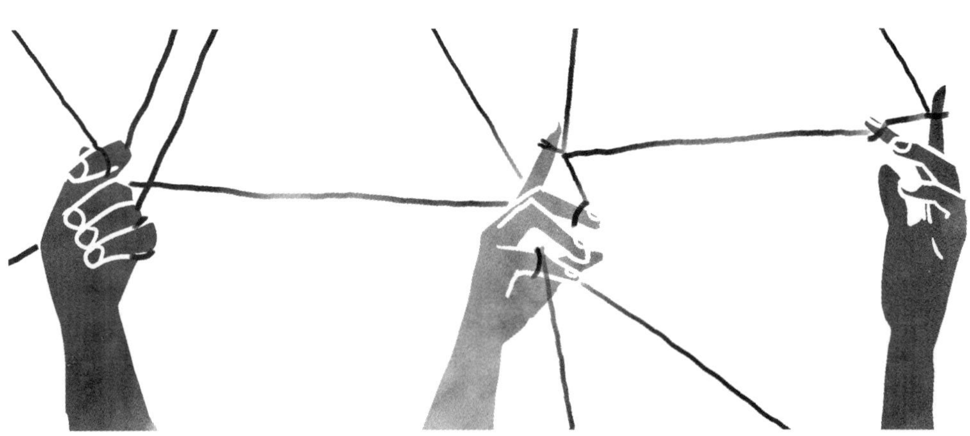

WAS WISSEN WIR ÜBER EMOTIONEN?

Was sind Emotionen?

Emotionen sind sehr alte Bestandteile unserer Psyche. Sie haben sich vor vielen hunderttausend Jahren entwickelt und steuern unser Verhalten, meist, ohne dass wir uns dessen bewusst sind. Das ist ein Vorteil: Emotionen helfen uns, schnell und automatisch zu reagieren, ohne dass wir viel darüber nachdenken müssen. Das ist aber auch der Nachteil: Oft merken eben wir gar nicht, dass unsere Emotionen uns steuern, und manchmal sind wir ihnen auch ausgeliefert.

Emotionen haben drei Hauptfunktionen.

Kurz zusammengefasst:

1. **Gegenwart: Rasche Reaktion auf aktuelle Ereignisse**
   Emotionen prägen unsere aktuelle Sicht der Dinge und drängen uns zu schnellem, oft automatischem Verhalten. Intensive Emotionen drängen auf rasches, oft unüberlegtes Handeln.
2. **Vergangenheit: Nachbearbeitung von Erfahrungen – sozialer Austausch**
   Emotionen drängen uns dazu, über die vergangenen Situationen nachzudenken, um unser Verhalten entsprechend anzupassen und zu verbessern. Meistens wollen Emotionen auch kommuniziert und unserem sozialen Umfeld mitgeteilt werden. Intensive Emotionen drängen sich in unser Denken, zwingen uns zum Grübeln und dazu, uns anderen mitzuteilen.
3. **Zukunft: Kontrolle über zukünftiges Verhalten**
   Emotionen steuern unser Verhalten auch im Voraus und helfen uns dabei, uns auf zukünftige Ereignisse einzustellen. Intensive Emotionen machen es manchmal unmöglich, zielorientiert und vernünftig zu handeln.

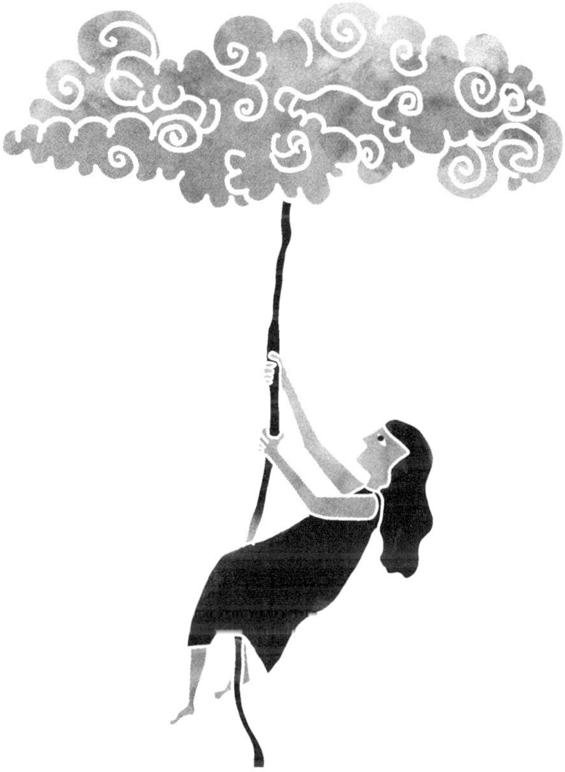

1. Gegenwart

Emotionen helfen uns, automatisch und schnell zu reagieren, wenn wir wichtige Dinge in unserer Umgebung wahrnehmen: Hatten unsere Vorfahren einen Löwen erspäht, bekamen sie Angst und liefen weg. Wenn wir heute sehen, dass jemand unser Kind bedroht, werden wir wütend und sind sofort bereit, es zu verteidigen. Werden wir gedemütigt, schämen wir uns und versuchen, uns zurückzuziehen. Oder wir werden wütend und sind bereit, uns zu verteidigen. Die spezifischen Emotionen wie Angst, Schuld, Scham oder Stolz haben sich entwickelt, um ein ganz bestimmtes Verhalten auszulösen.

Emotionen treiben uns also zum Handeln an. Je stärker sie sind, desto wichtiger erscheinen sie für uns und desto stärker ist unser Drang zu handeln. Dies ist ein automatischer Prozess. Aber nur, weil wir einen Drang zum Handeln verspüren, heißt das nicht, dass wir die Handlung auch ausführen müssen. Wir können unser Verhalten kontrollieren, unabhängig davon, wie wir uns fühlen. Je stärker jedoch die Emotion ist, desto schwieriger wird es, nicht entsprechend zu handeln.

WAS WISSEN WIR ÜBER EMOTIONEN?

2. Vergangenheit

Emotionen treiben uns dazu an, unangenehme Erfahrungen zu überdenken und zu überlegen, was wir beim nächsten Mal besser machen könnten. Emotionen treiben uns auch dazu, uns mit unseren sozialen Gruppen zu verbinden und zu kommunizieren. Deshalb erinnert sich unser Gehirn nicht nur an körperliche, sondern auch an soziale Bedrohungen wie etwa Beleidigungen, Demütigung, Ausgrenzung, Ablehnung, Einsamkeit, Bestrafung, Täuschung und Missbrauch.

Diese Erfahrungen sind mit unseren Gefühlen verknüpft und alarmieren uns, wenn wir Gefahr laufen, ähnliche Situationen erneut zu erleben. Wenn zum Beispiel ein Kind oder eine Jugendliche statt Wärme, Geborgenheit und Akzeptanz in ihrer Familie Ablehnung, Demütigung, Entwertung oder gar sexuellen oder körperlichen Missbrauch erfährt, so sind diese Erfahrungen verknüpft mit Emotionen wie Angst, Verwirrung, Einsamkeit, Schuldgefühle, Traurigkeit oder Scham. Das Gehirn speichert all diese Informationen. Es ist daher nicht verwunderlich, dass diese Jugendliche später im Leben Angst vor sozialen Kontakten, Nähe und Intimität haben kann.

Es gibt jedoch auch eine Kehrseite unseres Emotionssystems, das uns eigentlich schützen soll: Es erkennt nicht immer, wenn sich unsere Umstände oder unser Umfeld verändert haben. Unser Gehirn kann weiterhin Gefahr oder Bedrohung signalisieren, lange, nachdem die ursprünglich angstauslösende Situation vorbei ist. Ein Kind, das einmal in Gefahr war, kann später in einer sichereren Umgebung leben. Wenn es älter wird, kann es sich selbst schützen oder Unterstützung von anderen finden, die es beschützen. Sein Emotionssystem registriert dies jedoch nicht unbedingt. Stattdessen reagiert das Gefühlssystem immer noch so, als ob hinter jeder Ecke Gefahr lauere.

Deshalb müssen wir lernen, unser emotionales Gehirn aktiv zu verändern und zu trainieren, damit es anders reagiert! Zum Beispiel müssen wir lernen, wann und unter welchen Umständen unsere Emotionen im Hier und Jetzt hilfreich und effektiv sind und wann es sich um alte, gewohnheitsmäßige Signale aus der Vergangenheit handelt, die uns auf problematische Wege führen.

3. Zukunft

Emotionen helfen uns auch dabei, unser zukünftiges Handeln zu „planen“. Wobei es sich meist nicht um bewusste, sondern um automatisierte Prozesse handelt. Emotionen warnen uns vor möglichen Problemen in der Zukunft. Würden wir erst dann Angst empfinden, wenn wir tatsächlich einem Löwen begegneten, wäre es wahrscheinlich ein wenig zu spät, um zu reagieren. Würden wir erst Scham empfinden, nachdem wir uns blamiert haben, wäre es ebenfalls zu spät, um unseren Ruf und unser soziales Ansehen zu schützen. Fühlten wir uns erst schuldig, nachdem wir gegen das Gesetz verstoßen oder eine Übertretung begangen haben, hätten wir Schwierigkeiten, unsere sozialen Beziehungen aufrechtzuerhalten. Aus diesen Gründen war es sinnvoll, dass sich unser Gehirn so entwickelte, dass es gefährliche, bedrohliche, unangenehme oder schädliche Situationen vorhersieht und uns hilft, sie zu vermeiden.

Und die Kehrseite? Auch unser zukünftiges Verhalten ist oft gesteuert von Gefühlen aus der Vergangenheit, ohne dass wir dies bemerken. Wenn wir einmal in einem Aufzug stecken geblieben sind, wird sich ein mulmiges Gefühl einstellen, wenn wir das nächste Mal einen Aufzug sehen, aber vielleicht ist uns auch gar nicht bewusst, weshalb wir die Treppen immer zu Fuß hochlaufen. Wurden wir einmal von einem Sportlehrer gedemütigt, werden wir vor dem nächsten Sportunterricht ein diffuses Gefühl von Scham entwickeln, und vielleicht ist es uns gar nicht bewusst, weshalb es uns vor der nächsten Sportstunde plötzlich übel wird.

Wenn sehr starke Gefühle auftreten, erinnert sich unser Gehirn oft an alle Details, die mit ihnen verbunden sind: was sie ausgelöst hat, wie sie sich angefühlt haben, welche Gedanken und Handlungen sie begleitet haben. Wenn wir das nächste Mal ähnliche Details wahrnehmen, wird dieses Gefühl wieder aktiviert, auch wenn sich die Umstände geändert haben.

WAS WISSEN WIR ÜBER EMOTIONEN?

Welche Emotionen gibt es?

Es gibt zwei Gruppen von Emotionen: positive und negative.

Negative Emotionen sind meistens unangenehm, aber nicht „schlecht“ oder „böse“. Im Gegenteil – sie sind unerlässlich. Negative Emotionen treten immer dann auf, wenn etwas schlechter ist, als wir erwartet haben, oder wenn wir erwarten, dass es schlechter wird, als es sein sollte. Diese Emotionen helfen uns, uns selbst zu schützen, zu fliehen, anzugreifen, Dinge zu vermeiden, zu verbergen oder zu verstecken und Wiedergutmachung zu leisten, zu trösten und uns zu versöhnen.

Außerdem helfen sie uns und anderen, aus Erfahrungen zu lernen und unser künftiges Verhalten im Voraus anzupassen. Negative Emotionen müssen nicht unbedingt als unangenehm empfunden werden. Manchmal können wir auch Freude an unangenehmen Gefühlen empfinden. Ohne ein gewisses Maß an Freude an der Angst würde wohl niemand mit Paraglidern fliegen oder tauchen, und ohne ein gewisses Maß an Stolz beim Hungern würde wohl niemand an Magersucht erkranken. Manche Menschen entwickeln sogar Lust an Schmerzen.

Positive Emotionen sind meistens angenehm, aber nicht ausschließlich „gut“. Sie wirken als „psychologische Verstärker“, d.h. sie veranlassen uns, ein bestimmtes Verhalten beizubehalten oder zu wiederholen und unser künftiges Verhalten entsprechend anzupassen. Positive Emotionen wollen beständig sein und wiedererlebt werden und natürlich können positive Emotionen große Freude auslösen, wenn wir bekommen, was wir uns wünschen. Sie können aber auch Schmerz verursachen, wenn wir etwas, das starke positive Emotionen auslöst, unterbrechen müssen oder wenn wir nicht erreichen, was wir uns wünschen. Manchmal versuchen Menschen, positive Emotionen zu vermeiden – nur um nicht enttäuscht zu werden. Positive Emotionen können uns manchmal davon überzeugen, bestimmte Handlungen zu wiederholen, die für uns eventuell nicht hilfreich oder gut sind, oder sie können uns davon abhalten, Situationen zu verlassen, die sich ebenfalls negativ auf uns auswirken können. Jede Form der Sucht ist mit positiven Emotionen verbunden. Auch die Vermeidung von Anstrengungen oder von Schwierigkeiten (z. B. das Hinausschieben wichtiger Arbeiten) ist mit dem Wunsch verbunden, angenehme Emotionen zu suchen und unangenehme zu vermeiden. Vor allem aber sind positive Emotionen in erster Linie ein schönes Geschenk der Evolution, das wir dankbar annehmen sollten.

Beispiele für positive Emotionen	Beispiele für negative Emotionen
Liebe, Verlangen, Lust, Freude, Sicherheit, Stolz, Triumphgefühl, Glück, Freiheit, Hoffnung, Zufriedenheit, Befriedigung, Nähe …	Angst, Wut, Zorn, Ekel, Scham, Schuldgefühle, Neid, Eifersucht, Verachtung, Hilflosigkeit, Einsamkeit, Sehnsucht, Mitleid …

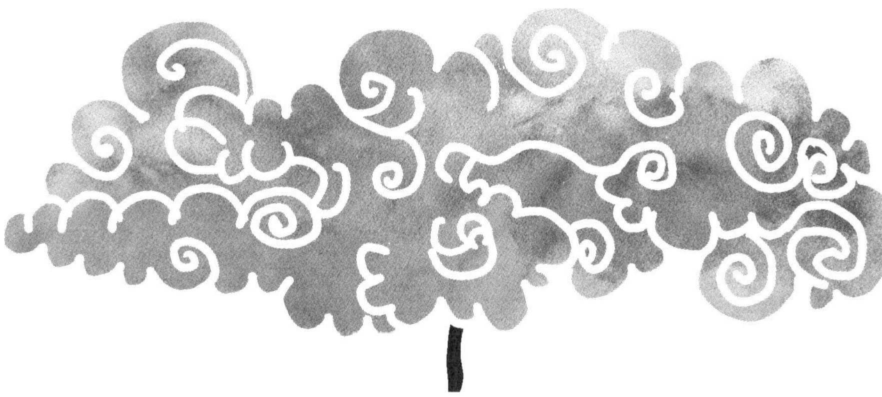

WAS WISSEN WIR ÜBER EMOTIONEN?

Bausteine der Emotionen

Alle Emotionen bestehen aus verschiedenen Teilen oder Komponenten, auch sie bilden eine Art Netzwerk.

Physiologie: Da Emotionen darauf abzielen, uns auf ganz bestimmte Handlungen vorzubereiten, spielen physiologische Reaktionen eine sehr wichtige Rolle: Insbesondere werden Atmung, Herz-Kreislauf-System und Muskeltätigkeit entweder in Alarmbereitschaft oder in den Ruhezustand versetzt.

Die Gedanken: Gedanken können Emotionen sowohl beeinflussen als auch von ihnen beeinflusst werden. Gedanken können Überzeugungen, Annahmen oder Interpretationen beinhalten. Zu den Gedanken können auch Erinnerungen gehören, die eng mit der aktivierten Emotion verbunden sind.

Wahrnehmung: Emotionen beeinflussen die Art und Weise, wie wir die Welt um uns herum verarbeiten. Wir interpretieren Hinweise in der Umwelt durch die „Linse" unserer Emotion: Wenn wir Angst haben, interpretieren wir möglicherweise harmlose Dinge in unserer Umgebung als gefährlich oder bedrohlich; wenn wir uns schämen, filtern wir unsere Aufmerksamkeit möglicherweise so, dass wir uns nur auf negative Bewertungen konzentrieren oder neutrale soziale Hinweise als Verachtung interpretieren.

Körperhaltung, Mimik, Gesten: Unsere Emotionen steuern auch unsere Muskeln auf unbewusste Weise. Wir nehmen Körperhaltungen ein, die unsere Emotionen widerspiegeln: z. B. im Falle von Wut aufrechtes Stehen, geballte Fäuste und erhobenes Kinn oder im Falle von Scham gekrümmte Schultern und gesenkter Kopf.

Handlungsdrang: Alle Emotionen sind mit einem Handlungsimpuls oder -drang verbunden. Im Falle von Angst wollen wir die Situation verlassen, fliehen oder Hilfe und Unterstützung suchen. Im Falle von Wut wollen wir angreifen, uns verteidigen oder Rache üben.

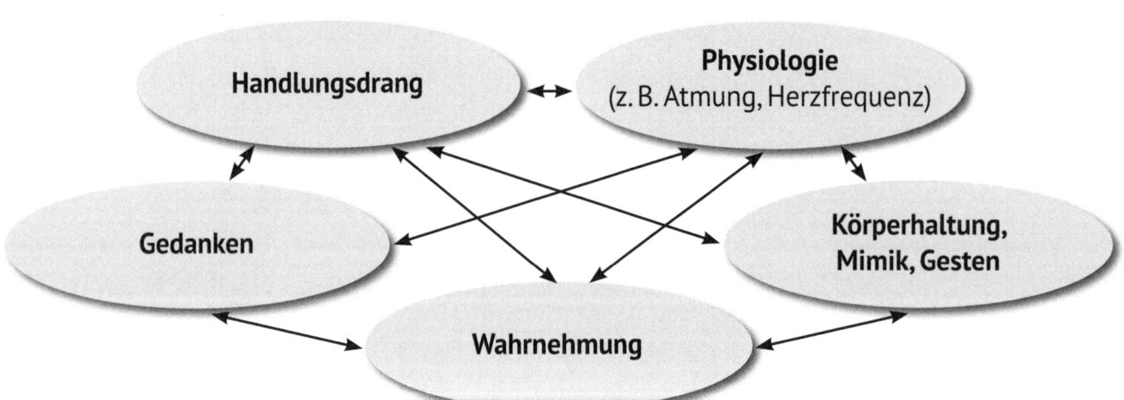

Die Stärke unserer Emotionen hängt davon ab, wie viele dieser fünf Komponenten (Physiologie, Gedanken, Wahrnehmung, Körperhaltung und Handlungsdrang) gleichzeitig aktiviert werden. Die Intensität von Emotionen lässt sich steuern, indem einzelne Komponenten intensiviert oder abgeschwächt werden.

- Je mehr emotionale Komponenten im Netzwerk gleichzeitig aktiv werden, desto stärker ist die Emotion.
- Wir können Emotionen stärken, indem wir einzelne Komponenten dieses Netzwerks stärken.
- Wir können Emotionen abschwächen, indem wir einzelne Komponenten dieses Netzwerks schwächen.

WAS WISSEN WIR ÜBER EMOTIONEN?

Wann sind Gefühle gerechtfertigt und wann nicht?

Emotionen sind gerechtfertigt, wenn unser Gefühl mit der aktuellen Situation oder den realen Umständen übereinstimmt. So ist z. B. Angst gerechtfertigt, wenn wir oder uns Nahestehende tatsächlich in Gefahr sind. Traurigkeit ist gerechtfertigt, wenn wir einen Verlust erlebt haben, Wut, wenn wir angegriffen werden. Emotionen sind ungerechtfertigt, wenn unsere Gefühle nicht zur aktuellen realen Situation passen, sondern überwiegend von unseren Erfahrungen in der Vergangenheit beeinflusst werden.

Wir können lernen zu unterscheiden, wann unsere Emotionen gerechtfertigt oder ungerechtfertigt sind. Wir können zum Beispiel lernen, unsere Emotionen und Handlungsimpulse zu beobachten und achtsam zu bewerten, ob wir diesen Impulsen nachgehen sollen oder versuchen sollten, sie zu ändern.
Wir können uns auch Fähigkeiten aneignen, die uns dabei helfen, die Intensität von Emotionen zu verringern, die zwar gerechtfertigt sind, aber zu intensiv sind oder uns zu Handlungen treiben, die uns langfristig nicht nützen (auch wenn die Emotion selbst zur Situation passt). Wenn uns z. B. jemand kritisiert oder angreift, kann Wut zwar gerechtfertigt sein, aber es ist vielleicht nicht sinnvoll, mit Gewalt oder Aggression zu reagieren.

Wie werden Emotionen aktiviert?

Ereignis → (automatisierte) Bewertung → primäre Emotion → emotionale Netze → Handlungsdrang → Handlung

Das Schema oben zeigt den Verlauf von Emotionen. Die Darstellung ist stark vereinfacht. Diese Prozesse laufen extrem schnell ab und unser Gehirn ist sich dessen meist nicht bewusst. Die Schematisierung hilft, die Abläufe besser zu verstehen.

Jane erfährt von ihrer Nachbarin, dass sie Janes Mann mit einer anderen Frau in seinem Auto gesehen hat. Jane erinnert sich sofort daran, dass ihr Mann sie schon mehrmals betrogen hat. Sie wird schnell wütend und eifersüchtig und fragt, ob die Frau jung und hübsch sei, was die Nachbarin bestätigt. Jetzt macht sie sich Vorwürfe, warum sie so dumm war, diesem Idioten von einem Ehemann zu verzeihen und ihm noch eine Chance zu geben. Es ist alles ihre Schuld, sie kann sich einfach nicht von ihm trennen. Früher hat ihre Mutter ihr auch schon immer gesagt, dass sie einfach zu dumm sei. Sie wird es nie schaffen, von diesem Kerl loszukommen. Und einen anderen Mann würde sie wahrscheinlich sowieso nie kennenlernen. Neben dem Ärger und der Eifersucht empfindet Jane jetzt auch noch Angst und Wut auf sich selbst. All diese verschiedenen Gefühle verwirren sie und es fühlt sich an, als würde sie verrückt werden. Die Gedanken kreisen, sie empfindet starke innere Anspannung. Es ist fast nicht mehr auszuhalten. Plötzlich verspürt sie ein starkes Verlangen nach Alkohol. Sie rennt in die Küche und schenkt sich ein Glas Whiskey ein, den sie für solche Fälle im Schrank aufbewahrt. Als der Ehemann endlich nach Hause kommt, ist Jane betrunken, wütend, außer sich vor Angst und Eifersucht. Die nachfolgende Szene kann man sich dann gut vorstellen.

WAS WISSEN WIR ÜBER EMOTIONEN?

1. Ereignis

Der Emotionsprozess beginnt mit einem auslösenden Ereignis. Es kann sich hierbei um äußere Signale handeln, wie soziale Begebenheiten, Bilder, Düfte, oder es können innere Signale sein, wie Erinnerungen, Gedanken, sogar Gefühle oder unser eigener Herzschlag. In unserem Beispiel ist das auslösende Ereignis die Information der Nachbarin. Die Information an sich ist völlig neutral und würde bei vielen anderen gar keine Gefühle auslösen. Es hängt alles nur von der jeweiligen Bewertung ab.

2. Bewertung

Der zweite Schritt der Emotionsverarbeitung ist die automatisierte Bewertung: Die Person „interpretiert" das auslösende Ereignis als wichtig oder unwichtig, als gefährlich oder harmlos, als bekannt oder unbekannt. Diese Einschätzungen werden durch die biografischen Erfahrungen sowie durch die aktuellen Umstände beeinflusst. In der Geschichte neigt Jane aufgrund ihrer Erfahrungen dazu, die Informationen auf eine ganz bestimmte Weise zu bewerten: Sie kommt zu dem Schluss, dass ihr Mann sie betrügt, weil sie in letzter Zeit Entsprechendes erlebt hat. Sie hätte diese Information jedoch auch ganz anders auslegen können: Als die Nachbarin von ihren Beobachtungen erzählte, hätte sich Jane daran erinnern können, dass ihr Mann ihr gesagt hat, er müsse am Nachmittag mit einer Kollegin zu einem Termin fahren – die emotionale Reaktion wäre völlig anders ausgefallen, und wahrscheinlich hätten Jane und ihr Mann den Abend in Ruhe verbracht.

Normalerweise sind wir uns dieser Bewertungen nicht bewusst. Diese Prozesse laufen blitzschnell, verbrauchen nicht viel Energie und sind fehlerbehaftet. Unsere Bewertungen können wir aber im Nachhinein überprüfen. Wir können unsere eigenen Einschätzungen gezielt hinterfragen und korrigieren – aber dazu später.

3. Primäre Emotion

In einem dritten Schritt aktiviert das Gehirn sehr rasch die primären Emotionen. Welche das sind, hängt von der vorangegangenen Bewertung ab. Wenn wir beispielsweise ein Ereignis als gefährlich und unkontrollierbar einschätzen, meldet das Gehirn die Emotion Angst. Wird das Ereignis als gerechtfertigtes Lob gewertet, kann das Gehirn die Emotion Stolz erzeugen. In unserem Beispiel löst die Einschätzung von Jane automatisch die Emotionen Eifersucht und Wut aus.

Gefühle haben sich entwickelt, um schnell und automatisiert auf wichtige Ereignisse reagieren können. Unser Verhalten wird durch Handlungsbereitschaft oder Handlungsdrang ausgelöst. Schwache Emotionen verursachen schwache Handlungsimpulse, starke Emotionen verursachen starke Handlungsimpulse und vermitteln uns den Eindruck von „Realität".

Doch meist folgen wir dem primären Handlungsimpuls nicht sofort. Häufig lösen die primären Emotionen eine Vielzahl von gemischten Emotionen aus, mit teils ähnlichen, teils widersprüchlichen Handlungstendenzen. Dies ist ein wichtiger Kontrollmechanismus, der es Säugetieren ermöglicht, Verhalten zu steuern und zu kontrollieren. Auch dieser Prozess verläuft in aller Regel nicht bewusst, sondern automatisiert. Häufig werden vielfältige, auch widersprüchliche Emotionen aktiviert.

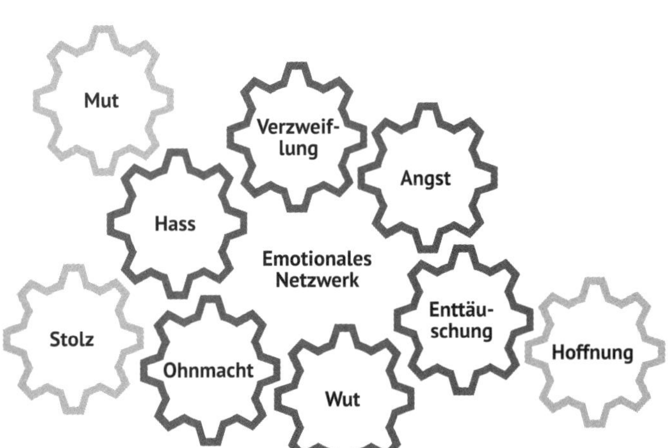

WAS WISSEN WIR ÜBER EMOTIONEN?

4. Emotionale Netze

Bisweilen sind diese emotionalen Kompositionen stabil vernetzt. Wir kennen sogenannte Trauma-Netzwerke, die infolge wiederholter sexueller Traumatisierung entstehen und typischerweise Emotionen wie Angst, Schuld, Scham, und Ekel verbinden.

Auch Borderline-Patientinnen kennen typische emotionale Netze, die auf wiederholter Invalidierung beruhen. Hier spielen Emotionen wie Enttäuschung, Demütigung, Angst vor Zurückweisung, Schuld und Scham, aber auch Wut oder Selbsthass eine zentrale Rolle.

5. Handlungsdrang

Wie oben geschildert haben sich die einzelnen Emotionen entwickelt, um uns zu bestimmten Handlungen zu aktivieren. Dies gilt natürlich auch für Emotions-Netzwerke. Handelt es sich um sehr ähnliche Emotionen mit ähnlichen Handlungstendenzen, können sie sich gegenseitig verstärken. Wenn wir beispielsweise wütend sind und enttäuscht und gedemütigt, drängen uns alle drei Emotionen dazu, uns zu wehren und unsere Ehre wiederherzustellen. Auch wenn wir uns zügeln können und nicht unbedingt sofort handeln müssen, so spüren wir doch eine klare Richtung, in die uns unsere Emotionen drängen, dann fühlt es sich richtig und stimmig an.

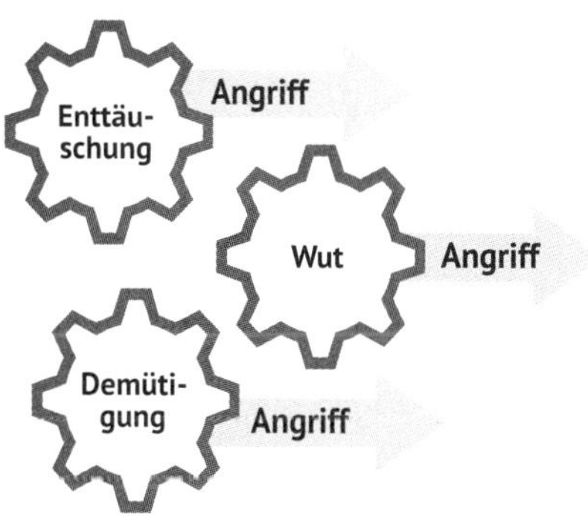

Emotionen mit gleich gerichteten Handlungstendenzen

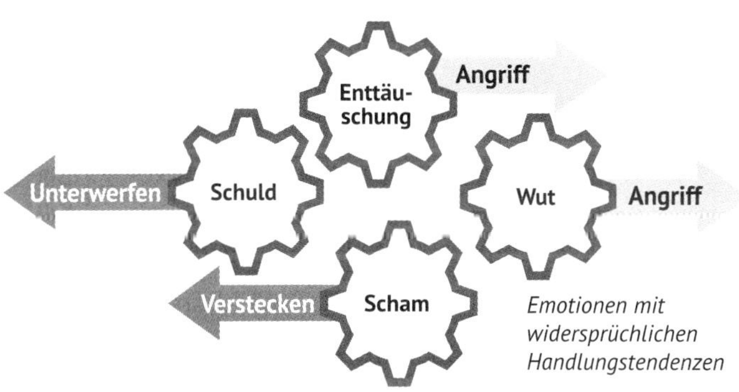

Emotionen mit widersprüchlichen Handlungstendenzen

Werden allerdings Emotionen mit sehr unterschiedlichen Handlungstendenzen aktiviert, fühlt sich dies ganz anders an. Werden beispielsweise Enttäuschung und Wut gemeinsam mit Schuld und Scham aktiviert, dann drangen uns diese Emotionen zeitgleich dazu, uns zu wehren, anzugreifen, uns abzuwenden und uns zu entschuldigen. Diese widersprüchlichen Handlungstendenzen lassen sich kaum zu einer vernünftigen zielgerichteten Handlung bündeln. Wir wissen nicht, was zu tun ist. Und wenn die Emotionen sehr intensiv sind, spüren wir lediglich intensive Anspannung, ohne zu wissen, in welche Richtung wir uns bewegen sollen. Das fühlt sich weder stimmig an noch richtig, sondern ist schwer auszuhalten: Irgendwas sollte ich sofort unternehmen, aber alles ist falsch.

Am Ende der emotionalen Kette stehen die entsprechenden Handlungen. Wie gesagt: In aller Regel können wir Handlungsimpulse kontrollieren. Dennoch hängt unsere Kontrollfähigkeit sehr stark davon ab, wie intensiv wir die entsprechenden Emotionen empfinden und wie gut ausgeprägt unsere sogenannten „Exekutiv-Funktionen" sind, also unsere entsprechenden Fähigkeiten, auch starke Impulse zu kontrollieren. Emotionen wollen sich selbst erhalten. Dieser Satz illustriert die Tatsache, dass intensive Emotionen das Gefühl von „Realität" hervorrufen. Ein Mensch mit sehr stark ausgeprägter Angst nimmt diese Angst nicht mehr als Gefühl wahr, sondern als einen angemessenen Ausdruck der Realität. Die Situation *ist* gefährlich, sie fühlt sich nicht nur gefährlich an. Entsprechend ist der Handlungsdruck bei intensiven Emotionen sehr stark. Wiederum fühlt sich die Welt sehr „unwirklich" und fremd an, wenn das emotionale System sehr reduziert arbeitet. Diesen Zustand nennt man „emotionale Taubheit". Menschen mit intensiven Emotionen und/oder verminderter neuronaler Kontrollkompetenz (wie etwa bei der ADHS) neigen daher zu emotionsgesteuerten Handlungen, die dem sozialen Umfeld nicht immer passend erscheinen.

WAS WISSEN WIR ÜBER EMOTIONEN?

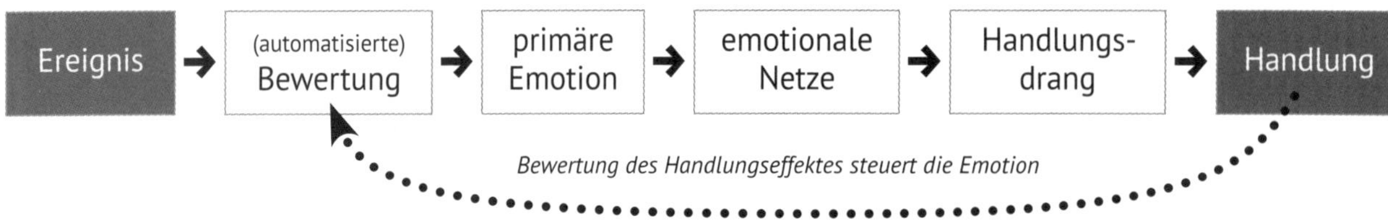

Der Pfeil zeigt die Auswirkung der Handlung auf die Emotionen: Wenn wir unsere Handlungen in Bezug auf das auslösende Ereignis als wirksam einschätzen, dann wird die Emotion dadurch abgeschwächt. Gelingt es uns, einem angreifenden Hund zu entkommen, indem wir über einen Zaun klettern, und der Hund ist zu klein, um darüberzuspringen, wird die Angst abnehmen.

Schätzen wir unsere Handlung als unwirksam ein, während das auslösende Ereignis bestehen bleibt – wenn der Hund also leider mit einem gewaltigen Satz über den Zaun springt, so intensiviert sich das Gefühl und wir geraten in Panik.

Streiten in uns verschiedene, widersprüchliche Handlungstendenzen und widersprüchliche Emotionen blockieren sich also gegenseitig, ist es schwierig, einen sinnvollen Handlungsschritt zu unternehmen. Daraus resultiert eine ungerichtete Anspannung, die bisweilen als sehr intensiv erlebt wird.

Wie können wir Emotionen regulieren?

Es gibt verschiedene Möglichkeiten, um Emotionen kurz- und langfristig zu regulieren.

1. Veränderung der auslösenden Ereignisse und der emotionalen Empfindlichkeit
2. Veränderung der Bewertungen
3. Veränderung der aktiven Emotionen
4. Veränderung der Handlungen

1. Veränderung der auslösenden Ereignisse und der emotionalen Empfindlichkeit

Emotionen haben den Zweck, dass wir rasch auf äußere oder innere Ereignisse reagieren. Die Angst ist dazu da, Bedrohliches zu bekämpfen oder zu flüchten. Das mögen ein zähnefletschender Hund sein oder seltsame Geräusche des eigenen Herzes. Immer dann, wenn es uns gelingt, Ereignisse kurzfristig zu verändern, wird sich die Emotion beruhigen. Auch langfristig können wir versuchen, die Wahrscheinlichkeit zu reduzieren, dass sich diese Vorfälle wiederholen. Wir können bestimmte Situationen meiden oder wir können versuchen, das Problem auf andere Art zu lösen. Verbessern wir unsere Fertigkeit, Probleme zu lösen, ersparen wir uns viele emotionale Reaktionen.

Auch die Anfälligkeit für Emotionen spielt eine wichtige Rolle bei der Emotionsregulation. Schlechter Schlaf, mangelnde Ernährung, Alkohol- oder Drogenkonsum, körperliche Erkrankungen – all dies senkt die emotionale Aktivierungsschwelle und macht uns anfälliger für starke Gefühle, die durch kleine Anlässe entfacht werden können. Hier kommen die ABC-GESUND-Skills zum Einsatz – eine Vielzahl von alltagspraktischen Fertigkeiten, die helfen, diese emotionale Vulnerabilität zu mindern.

WAS WISSEN WIR ÜBER EMOTIONEN?

2. Veränderung der Bewertungsprozesse

Wie schon erklärt, laufen die meisten der sogenannten Bewertungsprozesse automatisiert ab. Wir können diese Bewertungen aber überprüfen. Viele DBT-Skills unterstützen genau diesen Prozess:

Kurzfristig wirksam (also bei bereits aktivierten Emotionen) sind der STOP-Skill; Beobachten innerer Zustände; Beschreiben und Klärung der Fakten, aber auch „Was macht den Unterschied".

Langfristig wirksam sind expositionsbasierte Techniken. Hierzu gehören auch alle Handlungen, die gegen das jeweilige Gefühl gerichtet sind.

3. Veränderung von aktiven Emotionen

Wir unterscheiden zwischen sehr starken einzelnen Emotionen, also etwa Angst, Scham, oder Wut. Diese können abgeschwächt werden, indem die einzelnen emotionalen Komponenten abgeschwächt werden: Beruhigung der Atmung, Aktivierung des Parasympathikus, gezielte Veränderung der Mimik und der Körperhaltung, Veränderung der Aufmerksamkeit, Veränderung der Kognitionen und Akzeptanz der Handlungsimpulse, ohne diesen nachzugeben. Im Rahmen der DBT sind hier die spezifischen Skills „Meine kleinen Monster – ungerechtfertigte Emotionen" sinnvoll.

Immer dann, wenn wir es mit emotionalen Netzen zu tun haben, also mit mehreren zum Teil widersprüchlichen Emotionen, greifen die emotionsspezifischen Fertigkeiten zu kurz. Hier geht es zunächst darum, innerlich einen Schritt zurückzutreten, die innere Spannung und die Atmung zu regulieren, die Vielfalt der vorliegenden Emotionen zu beschreiben und ihnen damit die Wucht zu nehmen, um die Realität überprüfen zu können. Die DBT bietet hier das Arbeitsblatt „Multiple Emotionen" an.

4. Veränderung der Handlungsentwürfe und Handlungen

Natürlich sind Handlungsentwürfe an die entsprechenden Emotionen gekoppelt. Wenn wir wütend sind, wollen wir uns „irgendwie" wehren. Was genau wir aber zu tun gedenken, ob wir unmittelbar zuschlagen, oder ob wir uns freundlich geben und insgeheim düstere Rachegedanken pflegen, hängt stark von unserer Erziehung ab und den jeweiligen Umständen. Viele Handlungen, die sich ausschließlich in der Fantasie abspielen, haben ausgesprochen beruhigenden Charakter und müssen sich im sozialen Leben nicht unbedingt negativ auswirken.

Wir können wir also einerseits die Fantasie nutzen und andererseits unsere Handlungskontrolle stärken, um bewusst sinnvolles Handeln zu fördern. Dazu dienen STOP-Skills sowie das Konzept *Wise Mind.*

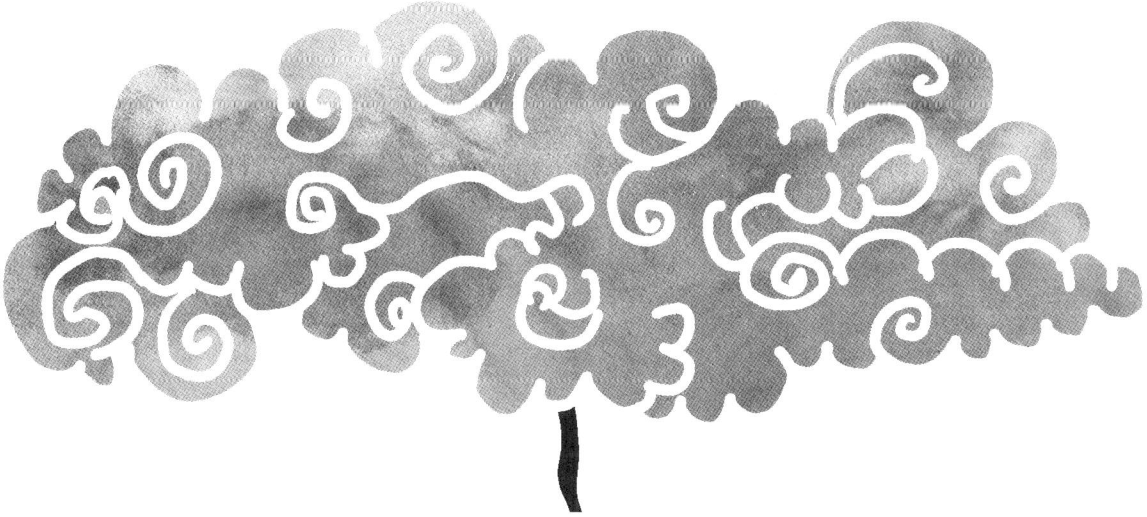

EMOTIONEN ABSCHWÄCHEN

Wann ist es sinnvoll, seine Gefühle abzuschwächen?

Wir sollten uns bemühen, die Gefühle abzuschwächen, wenn sie sehr intensiv sind und es wenig Sinn ergibt, dem Handlungsdruck zu folgen. Starke Gefühle wollen nicht gemildert werden. Sie sind gemacht, um Realitätsdruck zu erzeugen und um zum Handeln anzuregen! Hören Sie also nicht auf Ihre starken Gefühle. Versuchen Sie, sie abzuschwächen.

Wie schwächen Sie Ihre Gefühle ab?

Unterscheiden Sie:

- Steht ein bestimmtes, einzelnes Gefühl im Vordergrund?
- Sind viele unterschiedliche Gefühle aktiv?

Wenn ein bestimmtes, einzelnes Gefühl im Vordergrund steht, also etwa Angst, Scham oder Wut, dann können Sie die Intensität Ihrer Gefühle abschwächen, indem Sie eine, zwei oder alle Komponenten dieses Gefühls ändern. Das bedeutet, das Gegenteil dessen zu tun, was Ihnen Ihr Gefühl sagt, Dinge zu tun, die sich nicht „stimmig" anfühlen.

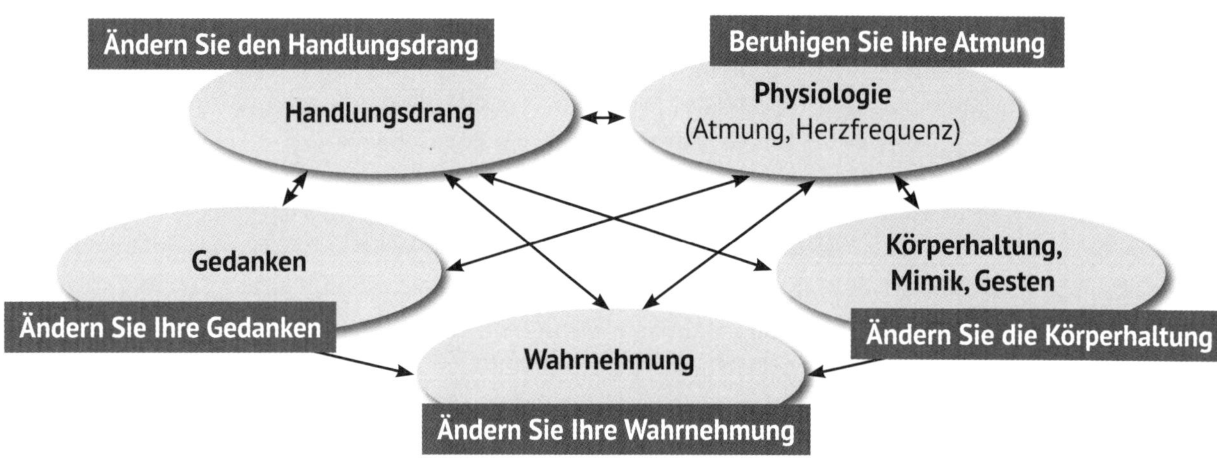

Verändern Sie Ihre Atmung

Der erste und einfachste Schritt ist immer, Ihre Atmung zu kontrollieren. Die meisten aktiven Gefühle, z.B. Wut, Ärger oder Angst, führen dazu, dass der Kreislauf aktiviert wird. Damit wird auch die Atmung beschleunigt. Wenn Sie also bemerken, dass Sie schneller oder heftiger atmen als normal, sollten Sie versuchen, Ihre Atmung zu beruhigen. Dazu gibt es zahlreiche Methoden, und Sie sollten mindestens eine Methode regelmäßig üben. Die beste Technik ist die, die Sie mit dem STOP-Skill gelernt haben. Sie können aber auch die Hände auf den Bauch legen und mit der Atmung bewegen. Drücken Sie die Hände beim Einatmen sanft nach außen und beim Ausatmen nach innen. Versuchen Sie, möglichst lange auszuatmen, bevor Sie nach einer kleinen Pause wieder tief in Ihren Bauch einatmen. Manchmal helfen auch Apps zur Atemregulation.

Aber nicht alle Emotionen gehen mit verstärkter Atmung einher. Die meisten passiven Emotionen wie Niedergeschlagenheit, Trauer, Scham oder Schuld, führen meist zu einer verlangsamten Atmung. Hier schadet es nicht, den Kreislauf etwas in Schwung zu bringen: Versuchen Sie, etwas Gymnastik zu machen. Es ist sehr schwierig, seine Niedergeschlagenheit beizubehalten, während man seilspringt.

EMOTIONEN ABSCHWÄCHEN

Verändern Sie Ihre Körperhaltung

Viele Gefühle werden von einer bestimmten Körperhaltung begleitet, die das jeweilige Gefühl verstärkt. Wenn Sie sich ärgern, treibt Sie Ihr Gehirn dazu, Ihr Kinn zu recken und Ihre Lippen zusammenzudrücken. Sie ballen die Fäuste und spannen Ihre Muskeln an, heben vielleicht Ihre Arme und starren die Person an, die Sie provoziert. Ihre Füße positionieren Sie, um für einen Angriff bereit zu sein. Wenn Sie sich schämen, wird Ihr Gehirn Sie dazu verleiten, Ihren Blick mit zur Seite geneigtem Kopf nach unten zu richten und Ihre Hände in den Schoß zu legen. Wenn Sie diesem Impuls folgen, weil er sich schlüssig anfühlt, werden Sie die Gefühle verstärken.

So schwächen Sie Ihre Gefühle ab: Versuchen Sie, eine gegensätzliche Körperhaltung einzunehmen. Wenn man sich schämt, wäre die entgegengesetzte Körperhaltung eine stolze Haltung: den Kopf heben, die Schultern nach hinten rollen, die Hände auf die Hüften legen und lächeln. Diese Haltung löst Ihre Scham oder schwächt sie zumindest erheblich ab. Wenn Sie sich ängstlich fühlen, sollten Sie dasselbe tun. Wenn Sie ungerechtfertigte oder zu große Wut empfinden, sollten Sie Ihre Hände öffnen, Ihre Handflächen nach außen drehen und Ihre Kaumuskulatur entspannen. Bewegen Sie die Zehen nach innen und die Fersen nach außen, entspannen Sie Ihre Bauchmuskeln und verlangsamen Sie die Atmung. Sie werden sehen, das funktioniert sofort. Mit Ausnahme von Neid, Eifersucht und Einsamkeit gibt es für alle Gefühle mindestens eine erkennbare Körperhaltung, mit der das jeweilige Gefühl verringert werden kann.

Berücksichtigen Sie auch hier die Unterschiede zwischen aktiven und passiven Emotionen: Aktive Emotionen wie Wut, Ärger, Neid, Eifersucht oder Angst, schwächen Sie durch eine entspannende, ruhige Körperhaltung ab. Die passiven Emotionen wie Scham, Schuld oder Niedergeschlagenheit erfordern spannungsreiche, öffnende und aktive Körperhaltungen.

Verändern Sie Ihre Wahrnehmung

Wenn wir Angst haben, suchen wir nach bedrohlichen Signalen. Viele neutrale Signale wirken dann verdächtig. Schämen wir uns, suchen wir nach abfälligen Gesten oder werten neutrale Gesten und Kommentare als negativ auf uns bezogen.

Um Ihre Gefühle abzuschwächen: Konzentrieren Sie Ihre Aufmerksamkeit auf das Gegenteil:

- Wenn Sie Angst haben, achten Sie auf neutrale, sichere, vertraute oder stärkende Reize (wie anregende, schnelle, elektronische oder Rockmusik, die Sie mögen).
- Wenn Sie sich schämen, orientieren Sie sich an Menschen, die Sie nett finden, und bleiben Sie in deren Nähe, solange dies angemessen ist. Wenn sich niemand in Ihrer Umgebung aufhält, schauen Sie sich charismatische und strahlende Entertainer im Fernsehen oder im Internet an.
- Fühlen Sie sich schuldig, achten Sie auf freundliche Gesichter.
- Wenn Sie ungerechtfertigten Ekel vor sich selbst fühlen, dann stellen Sie sich vor, dass sich Ihre Haut etwa zwölf Mal im Jahr vollständig erneuert und dass sich jeder Schmutz oder was auch immer Sie als dreckig empfinden, ablöst und für immer verschwindet.
- Wenn Sie ungerechtfertigte Wut fühlen, die so stark ist, dass sie Ihr Verhalten beeinflusst, dann stellen Sie sich vor, dass Sie auf diese Person, auf die Sie in diesem Augenblick wütend sind, nicht immer wütend sein werden. Es wäre also besser, die Person nicht vor den Kopf zu stoßen, um später vielleicht (gerne) freundschaftlich miteinander umgehen zu können.

Es wäre ideal, diese Gedanken zu üben, bevor Ihre Gefühle volle Fahrt aufnehmen.

EMOTIONEN ABSCHWÄCHEN

Verändern Sie Ihre Gedanken

Starke Gefühle aktivieren in der Regel Erfahrungen, Bilder oder Erinnerungen, die mit diesen Gefühlen verbunden sind. Wenn Sie sich beunruhigt fühlen, kann Ihr Gehirn die Erinnerung an andere ängstliche Situationen sehr rasch aktivieren. Schämen Sie sich, erinnert sich Ihr Gehirn sehr gut an andere peinliche Situationen. Dann beginnt Ihr Gehirn, Sie zu beschimpfen, manche Menschen hören sogar beleidigende Stimmen. Manchmal wird die Vergangenheit überwältigend. Wenn Sie wütend sind, erinnert sich Ihr Gehirn möglicherweise an andere Situationen, in denen Sie unfair behandelt oder betrogen wurden. Es könnte Sie davon überzeugen, dass Sie jetzt sofort angreifen müssen – ohne nachzudenken. Wenn Sie einsam sind, erinnert sich Ihr Gehirn möglicherweise an andere Situationen, in denen Sie verlassen wurden. Ihr Gehirn könnte Gedanken auslösen wie: „Niemand liebt mich, ich bin eine Außenseiterin, wenn ich wirklich jemanden brauche, wird niemand da sein …"

Um Ihre Gefühle abzuschwächen: Versuchen Sie, Gedanken, Bilder oder Erinnerungen zu aktivieren, die das Gegenteil dessen darstellen, was Ihnen Ihr momentanes Gefühl sagt. Wenn Sie ungerechtfertigte Angst empfinden, die so stark ist, dass sie Ihr Verhalten beeinflusst, stellen Sie sich einen sicheren Ort oder eine Situation vor, in der Sie sich stark und sicher gefühlt haben. Wenn Sie sich ungerechtfertigt schämen, stellen Sie sich eine Situation vor, in der Sie sehr stolz waren und von Freunden oder Kollegen Komplimente und Anerkennung erhalten haben. Spüren Sie ungerechtfertigte Eifersucht, die so stark ist, dass Ihr Verhalten beeinflusst wird, dann stellen Sie sich vor, dass sich die Person glaubwürdig verhält. Sie können Ihre Gedanken auch hinterfragen: „Würden die meisten anderen dies auch so sehen?"

Verändern Sie Ihren Handlungsimpuls

Gefühle sollen zum Handeln drängen, das ist ihre evolutionäre Aufgabe, wie Hunger und Durst Sie zum Essen und Trinken verleiten sollen. Es ergibt keinen Sinn, sich darüber zu beschweren. Wenn Sie sich schämen, fordert Ihr Gehirn Sie auf, sich zu verstecken oder sich zu fügen. Sind Sie verärgert, fordert Ihr Gehirn Sie dazu auf, sich zu verteidigen oder anzugreifen. Wenn Sie stolz sind, treibt Ihr Gehirn Sie dazu, dies anderen mitzuteilen und sich um Anerkennung zu bemühen. Fühlen Sie sich schuldig, fordert Ihr Gehirn Sie auf, um Verzeihung zu bitten, Wiedergutmachung zu leisten oder sich zu fügen. Je mehr Sie über die entsprechende Handlung zu diesem Gefühlsdrang nachdenken, desto stärker werden die Gefühle.

Um Ihre Gefühle abzuschwächen: Das Wichtigste ist, dass Sie sich selbst klarmachen, dass Sie Ihrem Handlungsdruck nicht folgen werden. Sie können Handlungen fantasieren, dies führt zu einer kurzzeitigen Befriedigung, erhöht jedoch den Handlungsdrang in Zukunft. Am besten überprüfen Sie die Realität.

- Ungerechtfertigte Wut: Es ist nicht nötig, sofort anzugreifen.
- Unberechtigte Angst: Es ist nicht nötig, jetzt zu entkommen.
- Unberechtigte Schande: Es ist nicht nötig, sich zu verstecken oder sich zu fügen.
- Ungerechtfertigte Schuld: Es gibt keinen Grund, sich zu unterwerfen.

Wie schwächen Sie emotionale Netze mit widersprüchlichen Emotionen ab?

Manche Emotionen wie etwa Wut und Scham widersprechen sich in ihren Handlungstendenzen (Angreifen und Verstecken). Sind viele gemischte Emotionen aktiv, fühlt sich das eher an wie eine emotionale Waschmaschine als eine klare Handlungsanweisung.

Was tun?

Wenden Sie den STOP-Skill (2.4 IB 4) an.

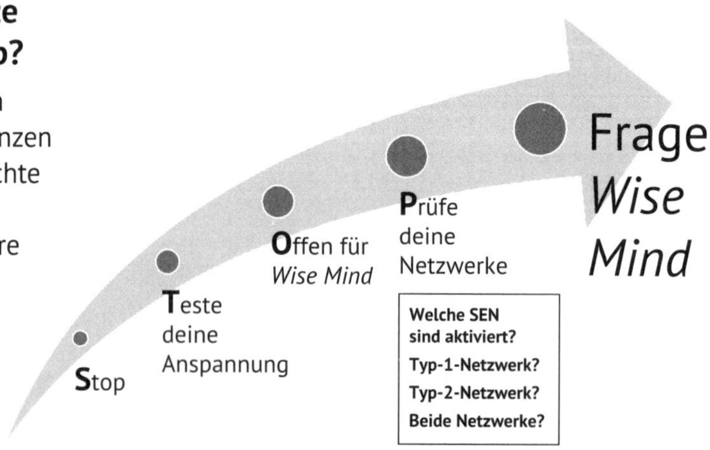

ENTGEGENGESETZT HANDELN

Stellen Sie sich ein Mädchen vor, das in seinem Garten von einer Biene gestochen wurde. Nicht sehr schlimm, nur am Bein, aber es hat wehgetan. Die Mutter hat etwas Eis und eine Zwiebel auf den Stich gelegt – das hat geholfen – wenigstens ein bisschen. Als das Kind das nächste Mal eine Biene herumfliegen sieht, rennt es rasch ins Haus, schließt alle Fenster und Türen, packt seinen Teddybären und setzt sich unter den Tisch. Hier fühlt es sich sicher. Die Angst verschwindet ziemlich schnell, das fühlt sich gut an.

Beim nächsten Mal hat das Kind auch Angst, als etwas anderes in der Luft brummt. Es ist dicker als eine Biene und dunkler. Das Kind weiß genau, dass dies nur ein Käfer ist. Und es weiß auch, dass Käfer nicht gefährlich sind. Aber dieser Käfer fliegt. In der Luft. Und plötzlich kommt wieder die Angst. Also rennt es ins Haus, packt den Teddy und verschwindet unter dem Tisch. Hier ist es sicher. Hier verschwindet auch die Angst. Ziemlich schnell. Nach ein paar Tagen rennt das Kind ins Haus, sobald irgendetwas in der Luft brummt. Und das kommt häufig vor.

Die Mutter beobachtet das Treiben für eine Weile. Der erste Stich der Biene war wirklich schmerzhaft. Aber warum das Kind den halben Tag unter dem Tisch verbringt, das versteht die Mutter nicht. Und warum es vor Angst zittert, sobald der Teddy außer Reichweite ist, versteht sie auch nicht. Als sich das Mädchen weigert, nach draußen zu gehen und schreiend vor der Haustür steht, weil es in den Kindergarten gehen soll, wird es der Mutter zu bunt. Sie braucht Hilfe.

Wie würden Sie der Mutter erklären, was im Gehirn des Mädchens vor sich geht? Und was würden Sie ihr raten?

Was hat das Mädchen gelernt? Kurz vor dem schmerzhaften Stich hatte es die summende Biene in der Luft gesehen. Das Gehirn speicherte „Biene“ und „Summen in der Luft“ als Warnsignale. Als das Kind dann das nächste Mal eine Biene sah, nahm das Gehirn erneut ein „Summen in der Luft“ wahr und signalisiert Gefahr. Das Mädchen spürte Angst, die dann sehr rasch verschwand, als es sich unter dem Tisch versteckte.
Es scheint also alles sehr passend und hilfreich zu sein: Die geschlossenen Fenster, der Platz unter dem Tisch und der Teddybär helfen offensichtlich gegen die Angst vor Bienen. Und als das Mädchen dann den Käfer sah, erinnerte es sich an die Biene – weil der Unterschied gering ist. Auch Käfer fliegen und brummen. Also aktivierte das Gehirn vorsichtshalber etwas Angst. Man kann ja nie wissen. Das Kind spürte die Angst, rannte ins Haus, schloss Fenster und Türen, packte den Teddy und verschwand unter dem Tisch. Und was hat das Kind gelernt? Wenn die Angst verschwindet, weil es dem Käfer entkommen ist, dann war dieser Käfer da draußen in der Luft offensichtlich auch wirklich gefährlich. Welch ein Glück, dass es so schnell reagieren konnte …

Was lehrt uns diese Geschichte? Wenn man dem Handlungsdrang einer Emotion folgt, schwächt sie sich zunächst rasch ab. Der Zweck der Emotion, umgehende Handlungen hervorzurufen, wurde erfüllt. Wenn die Emotion rasch nachlässt, lernt das Gehirn, dass die Handlung erfolgreich war, dadurch wird der Handlungsdrang beim nächsten Mal verstärkt auftreten. Das bedeutet aber auch, dass die Auslöser beim nächsten Mal weniger spezifisch sein können und die Emotionen einschließlich des Handlungsdrangs noch stärker sein werden. Das Gehirn hat gelernt, dass diese Handlung hilft, den Drang der Emotion zu mildern. Das ist hilfreich, wenn die Emotion zur Realität passt. Dem Handlungsdrang nachzugeben, führt langfristig zu generalisierten Auslösern und starken Emotionen.

Was kann man tun, wenn starke Emotionen wie Angst von eigentlich bedeutungslosen Auslösern wie Käfern aktiviert werden? Oder – wie in vielen anderen Fällen – Gefühle durch alte (Trauma-)Netzwerke aktiviert werden, die in der Gegenwart eigentlich nicht mehr von Bedeutung sind? Was können Sie tun, um diese Emotionen und den damit verbundenen Handlungsdrang langfristig abzuschwächen?

ENTGEGENGESETZT HANDELN

Verhalten Sie sich gegensätzlich!

Um langfristig die Intensität von Emotionen und Handlungsdrang zu verringern, müssen Sie das *Gegenteil* dessen tun, wozu Ihre Emotionen Sie drängen: Wenn Sie Angst haben, tun Sie genau das, wovor Sie Angst haben, immer und immer wieder. Begeben Sie sich in die Nähe von Dingen, Ereignissen, Orten, Aktivitäten und Menschen, vor denen Sie Angst haben. Was würden Sie der Mutter in unserer Geschichte empfehlen?

- Wenn Sie wütend sind, seien Sie freundlich zu der Person, auf die Sie wütend sind.
- Wenn Sie neidisch sind, seien Sie dankbar und erstellen eine Liste der Dinge, für die Sie dankbar sind.
- Wenn Sie sich schämen, teilen Sie Ihre Erfahrung und Ihre persönlichen Eigenschaften anderen mit (die Sie nicht ablehnen werden).

Wenn Sie nicht auf die Handlungsimpulse reagieren (in unserer Geschichte: sich nicht unter dem Tisch verstecken), sondern sich entgegengesetzt verhalten (in unserer Geschichte: draußen bleiben und den Käfer berühren), wird die Emotion kurzfristig stärker. Kurzfristig müssen Sie gegen die Angst ankämpfen. Wenn Sie dabeibleiben, wird die Angst jedoch trotzdem abnehmen und auf jeden Fall verschwinden.

Emotionen sind selbstbegrenzend. Keine Emotion hält ewig an. Die Angst verschwindet rasch, wenn nichts Gefährliches passiert. Der Ekel bleibt etwas länger … Aber die gute Nachricht lautet: Beim nächsten Mal ist die Emotion inklusive der Handlungsimpulse etwas schwächer. Wenn Sie dem Handlungsdrang erneut nicht folgen, sondern sich entgegengesetzt verhalten, werden Sie wieder für einen kurzen Moment den Drang verstärkt spüren. Aber auf lange Sicht werden die Emotionen immer schwächer, bis die Auslöser sie nicht mehr aktivieren können. Die Emotionen werden kurzfristig intensiver, aber langfristig schwächer.

- Dem Handlungsimpuls nachgeben:
  Emotionen werden kurzfristig schwächer, aber verstärken sich langfristig.
- Entgegengesetzt handeln:
  Emotionen sind kurzfristig stärker, aber schwächen sich auf die lange Sicht ab.

Wie Sie sehen, braucht es etwas Mut, dies auszuprobieren. Sie müssen akzeptieren, dass es zunächst unangenehm ist, Ihren Emotionen entgegen zu handeln. Sie müssen sich tatsächlich entgegen Ihrem Handlungsdrang verhalten, dies wird aber auf lange Sicht zu einem dauerhaften Erfolg führen.

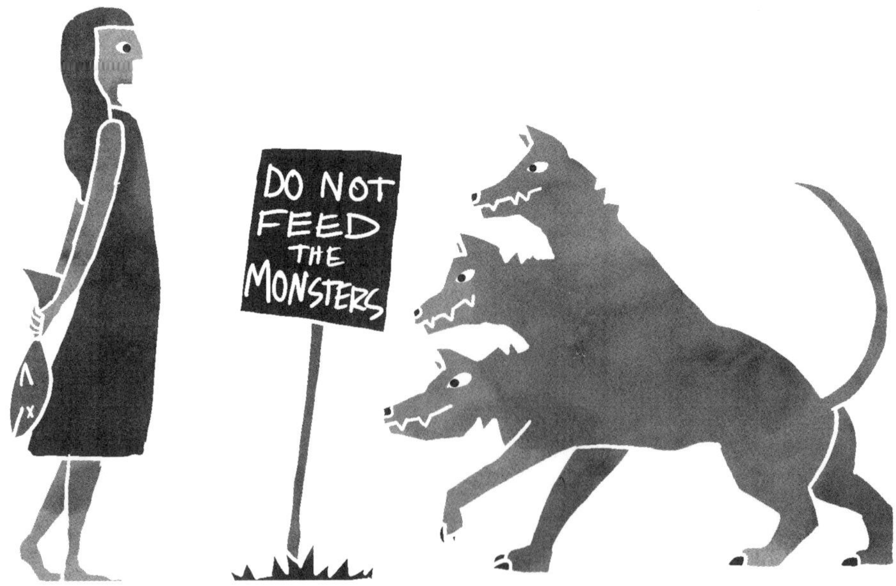

EMOTIONALE MYTHEN

Kaum ein Gebiet der menschlichen Psyche ist von so vielen Mythen geprägt wie das der Emotionen. Es wird Zeit, damit aufzuräumen. Können Sie die Missverständnisse aufklären?

1. Emotionen zeigen mir immer an, was gerade wichtig ist.
Alternativsatz (Beispiel): *Emotionen sind sehr abhängig von meinen erlernten Bewertungen. Sie müssen nicht immer stimmen.*

2. Intensiven Emotionen sollte man unbedingt Glauben schenken.
Alternativsatz:

3. Unangenehme Gefühle sind schlecht und zerstörerisch.
Alternativsatz:

4. Emotional zu sein heißt, die Selbstbeherrschung zu verlieren.
Alternativsatz:

5. Gefühle können ohne jeden Grund einfach so auftauchen.
Alternativsatz:

6. Manche Gefühle sind wirklich dumm.
Alternativsatz:

7. Alle schmerzhaften Gefühle sind das Ergebnis einer falschen Einstellung.
Alternativsatz:

8. Wenn andere meine Gefühle nicht anerkennen, dann sollte ich diese Gefühle nicht haben.
Alternativsatz:

9. Andere Menschen können am besten beurteilen, wie ich mich fühle.
Alternativsatz:

10. Schmerzhafte Gefühle sind nicht wichtig und sollten am besten ignoriert werden.
Alternativsatz:

11. Intensive Gefühle sind das Salz in der Suppe des Lebens.
Alternativsatz:

12. Kreativität erfordert intensive Gefühle.
Alternativsatz:

EMOTIONALE MYTHEN

13. Melancholie ist ein Zeichen von Schwäche.
Alternativsatz:

14. Drama ist besser als schwache Gefühle.
Alternativsatz:

15. Gefühle abzuschwächen bedeutet, sich selbst zu verleugnen und sich anzupassen.
Alternativsatz:

16. Starke Menschen stehen zu starken Gefühlen.
Alternativsatz:

17. Intensive unangenehme Emotionen sind nicht auszuhalten.
Alternativsatz:

18. Wenn andere meine Gefühle nicht teilen, bedeutet dies, dass sie mich nicht wertschätzen.
Alternativsatz:

19. Ich sollte lernen, meinen Gefühlen zu vertrauen, nur dann werde ich zu mir selbst finden.
Alternativsatz:

20. Die gefühlte Wahrheit ist wichtiger als die faktische Wahrheit.
Alternativsatz:

21. Intensiven Emotionen ist man hilflos ausgeliefert.
Alternativsatz:

22. Langeweile und innere Leere sind nicht auszuhalten.
Alternativsatz:

23. Wenn ich starke Gefühle habe, dann brauche ich sofort eine rasch wirksame Lösung.
Alternativsatz:

24. Weil ich sensibel bin und starke Gefühle empfinde, sollten sich alle nach meinen Bedürfnissen richten.
Alternativsatz:

25. Wenn ich starke Gefühle habe, sollten die anderen es bemerken und sich entsprechend verhalten.
Alternativsatz:

ANGST

Grundlagen

Angst ist eine grundlegende Emotion, die für die Entwicklung lebender Organismen eine enorme Rolle spielt. Alle höherentwickelten Tiere kennen Angst. Angst hilft uns, Gefahren zu erkennen, ihnen zu entkommen und sie zu vermeiden. Sie ist daher ein wichtiges Warnsystem, um zu überleben.

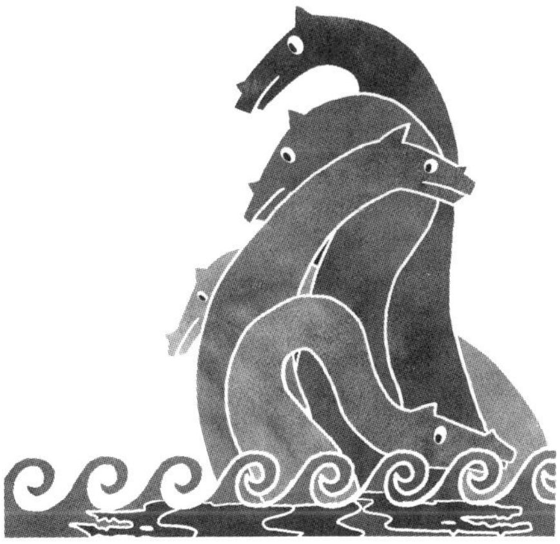

Dieses System ist lernfähig. Das heißt, unser Gehirn speichert automatisch Informationen, die sich auf gefährliche Situationen beziehen. Werden diese Signale wieder wahrgenommen oder nehmen wir an, dass sie wieder auftreten werden, sind wir vorsichtig oder haben Angst.

Wer einmal von einer Schlange gebissen wurde,
fühlt sich zehn Jahre lang von einem Seil bedroht.

Chinesisches Sprichwort

Bedeutung von Angst für Borderline-Störungen und komplexe PTBS

Menschen, die in der Kindheit und Jugend zwischenmenschliche Gewalt erlebt haben, mussten sich sehr früh an bedrohliche Situationen anpassen. Viele haben im Laufe der Jahre gelernt, selbst kleinste Anzeichen von Bedrohung zu erkennen und sie unter allen anderen Informationen „herauszufiltern". Wie ein übersensibles Radarsystem ist ihre Wahrnehmung darauf eingestellt, auch im Zweifelsfall Alarm auszulösen. Das ist verständlich, aber mit enormen Einbußen an Lebensqualität verbunden. Zum Beispiel, wenn die Betroffenen es kaum wagen, das Haus zu verlassen, sich in Gruppen unwohl fühlen oder gut gemeinte Gesten anderer als bedrohlich interpretieren.

Typische Auslöser und Interpretationen

Angst entsteht durch eine direkte Bedrohung für sich selbst, Angehörige oder Freunde. Es gibt jedoch eine Vielzahl spezifischer und unspezifischer Auslöser von Angstzuständen: Wiedererleben oder Erinnern an eine frühere gefährliche Situation; Stille; Alleinsein; Dunkelheit; eingesperrt sein; der Gedanke, zu sterben; die Idee, verletzt zu werden; Gedanken an den Verlust von jemandem oder etwas von großer Wichtigkeit; auch der Gedanke, die Kontrolle zu verlieren.

Gedanken

Wenn Sie Angst haben, kreisen Ihre Gedanken um ein paar kleine Punkte: wie Sie entkommen könnten, wie Sie Hilfe bekommen und wie Sie verstehen können, was da gerade passiert. Sie könnten an andere Situationen denken, in denen Sie sich hilflos fühlten, und die damit verbundenen Erinnerungen aktivieren. Sie könnten an Menschen oder an Verhaltensweisen denken, die Ihnen früher geholfen haben, und Sie könnten über die Gründe, die zur aktuellen Situation geführt haben, spekulieren: „Warum ist das gerade passiert?" Wenn die Angst stärker wird, denken wir eigentlich nur noch daran, wie wir entkommen oder überleben können.

Manche Menschen geraten schneller in Panik, andere langsamer, aber ist die Angst stark genug ist, übernimmt die Panik die Kontrolle über jedes Gehirn.

ANGST

Körperreaktionen

Angst wird durch sehr starke und spezifische körperliche Reaktionen vermittelt, die uns entweder auf den Kampf oder die Flucht vorbereiten oder den Totstellreflex darstellen:
Kampf und Flucht: Der Körper reagiert mit einer Erhöhung der Herzfrequenz (Herzklopfen), dem Gefühl eines Klumpens im Hals, Engegefühl in der Brust; „Schmetterlingen“ im Bauch, schneller Atmung, Muskelanspannung, Durchfall, Harndrang und Sprachschwierigkeiten.
Totstellreflex: Wenn die Angst noch stärker wird, können dissoziative Symptome auftreten, die oft körperliche Auswirkungen haben: Die Beine werden möglicherweise taub und der gesamte Körper wird schmerzunempfindlich. Wir nehmen die Umgebung nur noch schwach wahr, die Geräusche scheinen von weit weg zu kommen, wir sehen möglicherweise nur noch zweidimensional, wie durch einen Tunnel. Die Atmung wird flacher. Bei schwerer Dissoziation gehorchen uns die Muskeln nicht mehr, und wir können uns nicht mehr bewegen oder sprechen (siehe auch die entsprechenden Info- und Arbeitsblätter im Modul Stresstoleranz).

Angst ist aber auch ein sehr kommunikatives Gefühl: Wir wollen anderen mitteilen, dass wir Angst haben. Wir wollen Hilfe erhalten oder andere warnen, indem wir unsere Augenbrauen hochziehen, die Augen weit und starr öffnen, unseren Mund halb offen lassen, schreien oder weinen, dabei schwitzen wir. Andererseits bereitet sich der Körper auf die Bedrohung vor. Er versucht, sich selbst zu schützen: Hochgezogene Schultern schützen den Hals, die Arme schützen den Oberkörper, angespannte Bauchmuskeln schützen die inneren Organe, die Beine schützen das Becken.

Wahrnehmung

Haben wir Angst, richten wir unsere Aufmerksamkeit automatisch auf Gefahrensignale. Manchmal interpretieren wir harmlose Phänomene wie einen Kommentar als extrem gefährlich. Unsere Gedanken beschleunigen und überschlagen sich. Häufig treten Erinnerungen an frühere Angstsituationen auf. Bei schweren Angstzuständen können die oben beschriebenen dissoziativen Phänomene aktiviert werden: Die Fähigkeit, sich an der Gegenwart zu orientieren, nimmt ab, die Wahrnehmung der Umgebung und des eigenen Körpers wird verzerrt, manchmal fühlt man sich, als hätte man den eigenen Körper verlassen und betrachte sich aus der Sicht einer anderen Person. Im Extremfall kann man den Kontakt zur Realität völlig verlieren und Szenen der Vergangenheit als real erleben (sogenannte Flashbacks). Diese Phänomene sind oft mit traumatischen Erlebnissen in der Kindheit verbunden.

Handlungsimpulse

Wenn wir Angst haben, müssen wir uns mit der Bedrohung beschäftigen. Deshalb drängt uns die Angst, zu fliehen, anzugreifen oder Hilfe und Unterstützung holen, um uns wieder sicher zu fühlen.

Häufige Folgegefühle

Wenn die Angst vorbei ist, wenn wir uns oder andere, die uns wichtig sind, wieder in Sicherheit wissen, entstehen oft neue anhaltende Gefühle: Machtlosigkeit oder Ärger und Hass auf den Angreifer. Manchmal schämen wir uns, gerade dann, wenn sich die Situation als gar nicht bedrohlich herausgestellt hat, und wir uns deshalb hinterher feige finden.

Was wird vermieden?

Unsere negativen Gefühle haben die wichtige Aufgabe, uns von Situationen fernzuhalten, die mit diesen Gefühlen verbunden sind. Die Angst versucht uns vor möglichen gefährlichen Situationen in der Zukunft zu schützen. So drängt sie uns dazu, alle Situationen und Dinge zu vermeiden, die mit möglichen Angsterfahrungen verbunden sind. Insbesondere Menschen mit traumatischen Erfahrungen vermeiden unterschiedliche Situationen und führen oft ein sehr eingeschränktes Leben aus Furcht vor möglichen bedrohlichen Situationen.

ANGST

Wann ist Angst berechtigt?

Angst ist berechtigt, wenn Sie selbst, ein Angehöriger oder ein Freund, jetzt oder in naher Zukunft tatsächlich bedroht sind oder wenn Sie Gefahr laufen, etwas Ihnen sehr Wichtiges zu verlieren.

Wie verhalte ich mich bei berechtigter Angst sinnvoll?

Wenn Sie wirklich in Gefahr sind, ergibt es Sinn, wegzulaufen, Hilfe zu suchen, über Ihre Angst zu sprechen und sich zu verteidigen.

Wie gehe ich mit traumaverknüpfter, ungerechtfertigter Angst um?

Eine mit traumatischen Erfahrungen verknüpfte Angst erfordert oft eine spezifische psychotherapeutische Behandlung. Das Problem ist, dass viele Dinge, Situationen, Geräusche, sogar Körperhaltungen, die entfernt mit den Ereignissen zusammenhängen, das Angstgedächtnis aktivieren können. Und dieses Angstgedächtnis neigt dazu, die Führung zu übernehmen. Was können Sie tun? Wann immer Sie eine spezifische oder unspezifische Bedrohung wahrnehmen – seien Sie aufmerksam – das Trauma-Netzwerk ist möglicherweise aktiv. Nutzen Sie den Skill „Wechsle die Brille".

Wie kann ich die Intensität von Angst reduzieren?

NUTZEN SIE DEN STOP-SKILL!

S	**Stop!** Reagieren Sie nicht. Wie hoch ist Ihre Anspannung?
T	**Testen Sie Ihre Anspannung!**
O	**Offen für *Wise Mind!*** Öffnen Sie sich für Ihr Bild von *Wise Mind*. Nehmen Sie wahr, was gerade jetzt, in diesem Moment, geschieht, sowohl in der äußeren Welt als auch innerlich. Beschreiben Sie: Was sehen Sie, was hören Sie? Was fühlen Sie? Welchen Handlungsdrang verspüren Sie? „Habe ich Angst davor, angegriffen zu werden? Fühle ich mich panisch und weiß nicht genau, warum? Interpretiere ich Gesichtsausdrücke oder Gewohnheiten anderer Personen als gefährlich? Vermische ich Trauma-Erinnerungen mit der Realität? Beginne ich zu dissoziieren? Will ich einer Situation entkommen und weiß nicht, warum? Habe ich Angst davor, einzuschlafen? Misstraue ich Freunden oder Kollegen? Nehme ich optische Signale anders wahr? Sehe ich Geister?"
P	**Passt dies zur Realität?** „Ist die Angst im Augenblick tatsächlich gerechtfertigt? Ist mein Handlungswunsch auf kurze und lange Sicht hilfreich für meine Ziele?"

Wenn Ihre Antwort nein lautet, dann führen Sie einen fünften Schritt aus:

- Reduzieren Sie die Intensität der Angst.
- Machen Sie das Gegenteil dessen, wozu die Angst Sie drängt.

ANGST

Wie lässt sich ungerechtfertigte Angst kurzfristig mildern?

BLEIBEN SIE IN DER SITUATION!

1. **Beruhigen Sie Ihre Atmung**

   Nutzen Sie Techniken, um Ihre Atmung zu kontrollieren: Am besten ist es, Ihre Hände auf Ihren Bauch zu legen und gemeinsam mit Ihrer Atmung zu bewegen. Atmen Sie tief in den Bauch ein und bewegen Sie Ihre Hände dabei nach außen und bewegen Sie die Hände mit der Einatmung nach innen. Versuchen Sie, Ihre Ausatmung zu verlängern, und machen Sie eine kleine Pause, bevor Sie wieder einatmen.

2. **Ändern Sie Ihre Gedanken**

   Wenn wir Angst haben, entwickeln wir Gedanken wie: „Etwas bedroht mich gerade; ich kann mich nicht wehren, Ich fühle mich überwältigt; Ich kann das nicht ertragen; ich sollte mich töten, um der Gefahr zu entkommen."

   Überprüfen Sie die Fakten: Gibt es wirklich eine akute Bedrohung? Beschreiben Sie die Bedrohung; beurteilen Sie, wie wahrscheinlich es ist, dass dieses Ereignis tatsächlich eintreten wird. Denken Sie an so viele unterschiedliche Ergebnisse wie möglich. Würden andere Personen die Situation anders interpretieren? Das Gegenteil zu denken wäre: Sie erinnern sich an Situationen, die Sie bereits gemeistert haben. Sprechen Sie mit sich selbst: „Es gibt keinen Grund, sich vor früheren Erfahrungen zu fürchten. Vergangenheit ist Vergangenheit. Der andere ist mir wohl gesonnen, mag mich. Heute bin ich sicher. In dieser Umgebung bin ich sicher. Ich kann den Menschen vertrauen." Beschreiben Sie den Unterschied zwischen Gegenwart und Vergangenheit.

3. **Ändern Sie Ihre Körperhaltung**

   Wenn Sie Angst haben, wollen Sie wahrscheinlich weglaufen. Falls das nicht möglich ist, möchten Sie sich klein machen, sich verstecken oder dem Angreifer unterwerfen. Genau so reagiert unser Körper: Im Extremfall werden Sie versucht sein, sich unter einer Decke zu verkriechen, in eine Ecke zu kauern, den Kopf zu schützen und schaukelnde Bewegungen zu machen. Die gegenläufige Körpersprache wäre dann eine aufrechte Haltung, die Schultern nach hinten rollen, Fäuste ballen, aufblicken, die Fersen zusammenschieben, die Zehen nach außen richten und tief in den Bauch einatmen. Um eine Dissoziation zu lösen, haben sich starke Reize an den Füßen und Sohlen als nützlich erwiesen: Stellen Sie Ihre Füße in eiskaltes Wasser, legen Sie Kieselsteine in Ihre Schuhe, rollen Sie die Fußsohlen über einen Ball. Manche Menschen hilft es, zu tanzen, z. B. Flamenco. Manchmal hilft es auch, einen Eiswürfel zu lutschen, kaltes Wasser über die Unterarme laufen zu lassen oder den Kopf in kaltes Wasser zu tauchen.

4. **Ändern Sie Ihre Wahrnehmung**

   In der Angst konzentrieren wir uns auf bedrohliche Signale. Wir suchen ständig nach Gefahren und neigen dazu, neutrale Signale falsch zu interpretieren. Gegensätzliche Wahrnehmung bedeutet: Fokussieren Sie sich auf neutrale und vertraute Signale. Beschreiben Sie die äußere Realität, wie sie ist. Wiederholen Sie die Beschreibung mehrmals. Nutzen Sie den Skill „Wechsle die Brille".

5. **Ändern Sie Ihren Handlungsimpuls**

   Starke Angst treibt uns zur Flucht. Wir beginnen oft an Flucht zu denken. Ein gegenteiliger Impuls wäre, diese Gedanken loszulassen. Machen Sie sich selbst klar, dass es keinen Grund gibt, zu fliehen.

Wie kann die Angst langfristig gemildert werden?

VERHALTEN SIE SICH GEGENSETZLICH!

Wenn wir Angst haben, wollen wir fliehen, Hilfe holen, Schutz und Geborgenheit suchen. Wir können auch in unserer Fantasie an sichere Orte, zu unseren inneren Helfern oder sogar in Selbstmordgedanken flüchten. All diese Strategien sind kurzfristig wirksam, aber langfristig stabilisieren und stärken sie die Angst.

Um die Angst jedoch *langfristig* abzubauen, sollten Sie genau das Gegenteil tun: Bleiben Sie in der Situation und lernen Sie, mit ihr umzugehen. Suchen Sie nach Situationen und Orten, die Sie ängstigen, und versuchen Sie, Sicherheit und Erfahrung im Umgang mit ihnen zu sammeln, um Vermeidungs- oder Fluchtverhalten zu vermeiden. Arbeiten Sie an der Exposition, indem Sie sich mit angstauslösenden Erinnerungen oder Reizen konfrontieren. Sprechen Sie mit Ihrer Therapeutin, um Unterstützung und Ermutigung zu bekommen. Wenn Sie dissoziieren, nutzen Sie starke sensorische Reize, um präsent zu bleiben: starke und beißende Düfte, laute Geräusche, scharfe Gewürze, starke visuelle Reize.

Und auf lange Sicht: Jede Form von Wissen oder Training (auch körperlich) verringert die Anfälligkeit, von Angst überwältigt zu werden. Erfahrungen und das Trainieren einer Kampfkunst hat sich für viele als hilfreich erwiesen. Der Aufbau eines sozialen Netzwerks hilft ebenso. Die Tendenz, Angst zu bekommen, steigt deutlich an, wenn Sie sich an einem unbekannten Ort einsam und schwach fühlen.

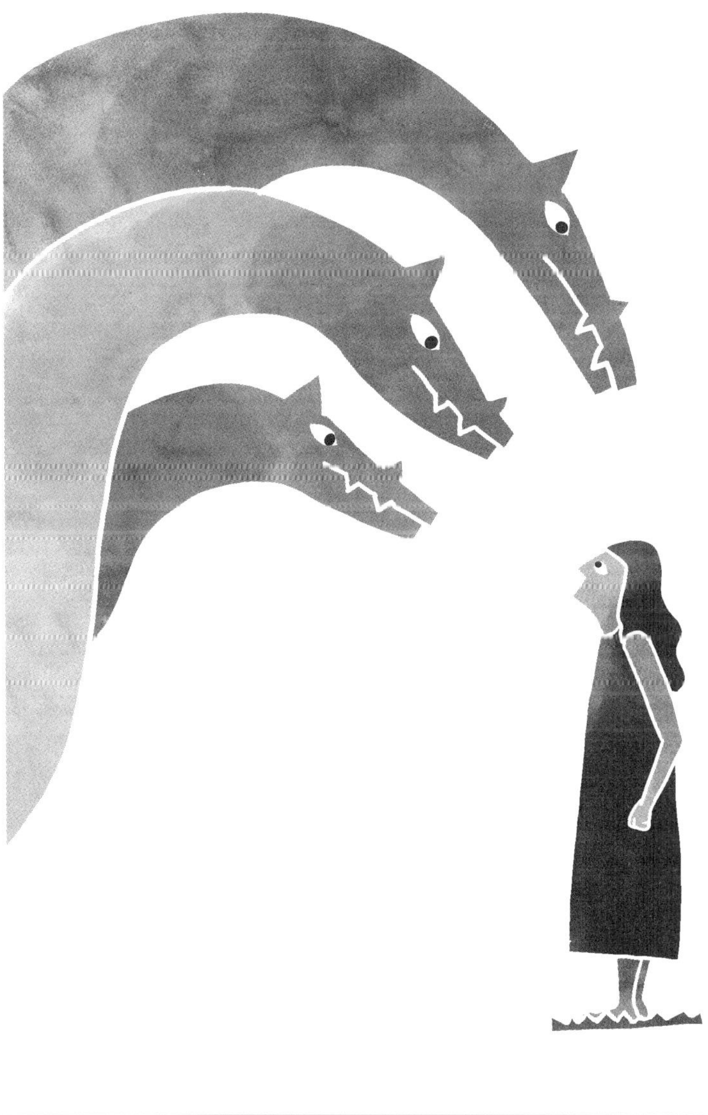

UMGANG MIT UNGERECHTFERTIGTER ANGST

1/3

Nutzen Sie dieses Arbeitsblatt, um Ihre typischen Angst-Gefühlsmuster zu beschreiben und um sich darauf vorzubereiten, unangemessene Angst abzuschwächen. Hier zunächst einige Beispiele:

Häufige typische Auslöser

Etwas erinnert mich an traumatische Erfahrungen. · Ich stelle mich einer neuen Situation.
Ich bin in einer Menschenmenge. · Ich habe eine Verabredung. · Ich fahre mit der U-Bahn.
Ich bin allein zu Hause. · Hunde bellen in der Nachbarschaft. · Im Film kommt eine Gewaltszene.

Häufige typische Gedanken

Ich kann die Situation nicht kontrollieren.
Männer sind unberechenbar. · Gefahr droht von überall.
Alle wollen mir etwas Böses antun.

Häufige typische Handlungsimpulse

Ich will verschwinden.
Ich muss Hilfe suchen.
Ich will zu Hause bleiben.
Ich will unbekannte Situationen vermeiden.
Ich muss mich wehren.

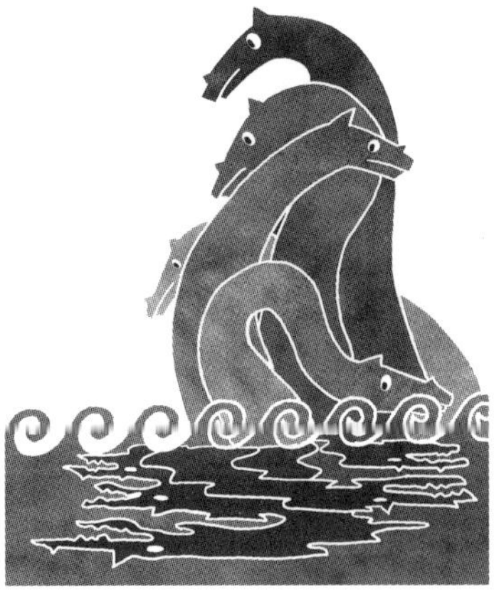

Häufige typische Körperreaktionen

Herzrasen · Kloß im Magen
Engegefühl in der Brust
Einfrieren · Taubheit
Erstickungsgefühl
Hyperventilation
Weinen, Wimmern

Häufige typische Wahrnehmungen

Wütende Gesichter
Jeder auf der Straße scheint gefährlich zu sein.
Dunkelheit · eigenes Herzklopfen
Atemnot

UMGANG MIT UNGERECHTFERTIGTER ANGST

Notieren Sie hier Ihre eigenen Erfahrungen analog zur Seite mit den Beispielen:

Meine typischen Auslöser

....

....

....

Meine typischen Gedanken

....

....

....

Meine typischen Handlungsimpulse

....

....

....

....

....

....

....

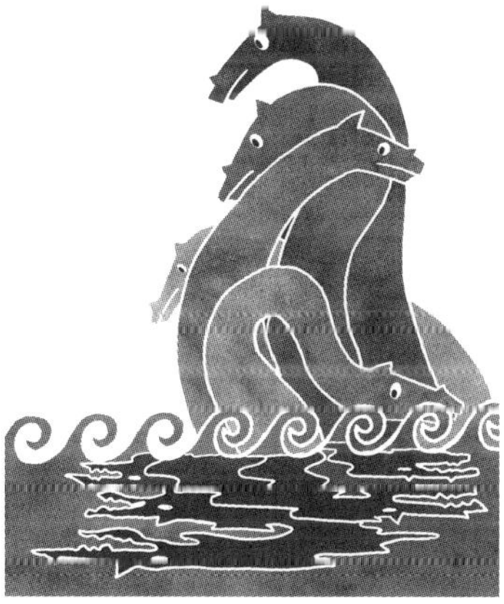

Meine typischen Körperreaktionen

....

....

....

....

....

....

....

Meine typischen Wahrnehmungen

....

....

....

UMGANG MIT UNGERECHTFERTIGTER ANGST

Verändern Sie möglichst alle Komponenten:

Meine Gedanken ändern

Meine Handlungsimpulse ändern

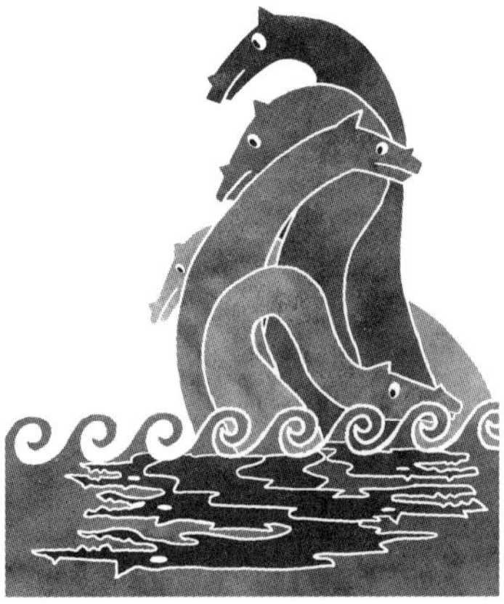

Meine Körperreaktionen ändern

Meine Wahrnehmungen ändern

Entgegengesetzt handeln

WUT UND ZORN

Grundlagen

Wut tritt normalerweise auf, wenn jemand unsere Ziele oder Werte bedroht oder die Verwirklichung von wichtigen Wünschen behindert. Aus der evolutionären Perspektive ist Wut ein äußerst wichtiges Gefühl: Sie aktiviert die körperliche und geistige Bereitschaft, uns und unsere Angehörigen zu verteidigen, uns durchzusetzen und unsere Ziele zu erreichen. Aber es ist auch möglich und notwendig, Wut- und Zornimpulse zu kontrollieren. Ziel- und wertorientiertes Handeln ist auf lange Sicht nur mit kontrollierter Wut möglich.

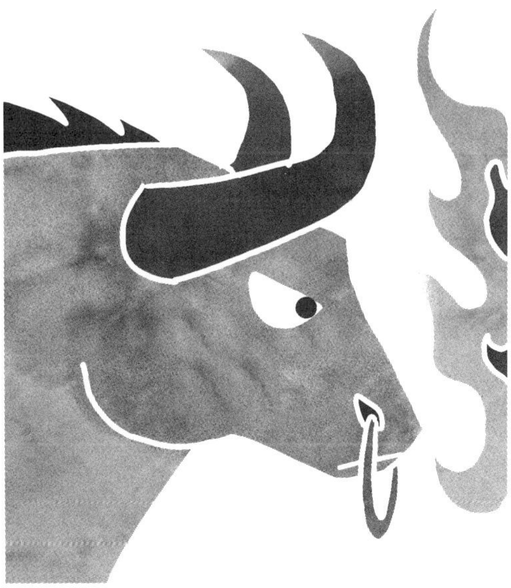

Die Bedeutung von Wut für Menschen mit Borderline-Störungen und komplexer PTBS

Für Menschen, die in ihrer Kindheit und Jugend zwischenmenschliche Gewalt erlebt haben, ist die Akzeptanz von Ärger und Wut oft ein großes Problem. Das hat ganz unterschiedliche Ursachen: Manche wurden, wenn sie sich gegen Angriffe wehrten, bedroht und geschlagen, sodass sie gelernt haben, dass ihre eigenen Wutimpulse für sie gefährlich sein können. Andere haben impulsive Gewalt in der Familie miterlebt und nie gelernt, dass Menschen normalerweise ihre Wut kontrollieren und dosieren können. Viele Betroffene von traumatischen Erfahrungen lehnen jede Form von Ärger oder Wut ab, da sie befürchten, dann die Kontrolle zu verlieren oder den Bezugspersonen, von denen sie geschlagen wurden, ähnlich zu werden. Diese Haltung ist nachvollziehbar, wenn man bedenkt, wie sehr die Betroffenen unter den Folgen unkontrollierter Aggressionen leiden mussten. Allerdings ist diese Haltung in etwa so sinnhaft wie die Entscheidung, nicht mehr ihre rechte Hand zu benutzen, weil sie von jemandem mit der Rechten geschlagen wurden.

Wut ist ein wichtiger Teil des Lebens, ebenso wie Zorn. Unser Gehirn weiß dies und aktiviert automatisch Wutgefühle, wenn wir unsere Ziele oder die Ziele unserer Angehörigen bedroht sehen. Wie bereits erwähnt, können viele Opfer von zwischenmenschlicher Gewalt diese natürlichen Reaktionen schlecht akzeptieren. Folglich entwickeln viele Betroffenen Schuld- oder Schamgefühle, wenn sie feststellen, dass sie wütend werden. Sie versuchen dann noch stärker, Ärger und Frustration zu unterdrücken und das Gefühl, hilflos zu sein, auszuhalten. Das führt normalerweise dazu, dass sich die Wut anstaut. Man fühlt sich wie eine Bombe, die kurz vor der Explosion steht. Man bekommt Angst vor sich selbst. Und manchmal passiert das Unvermeidliche: Es bedarf nur eines kleinen Auslösers und der Damm bricht. Dann macht sich der Ärger unkontrolliert Luft. Das gibt den Betroffenen das Gefühl, dass ihre Haltung gegenüber Wut gerechtfertigt sei: „Wut und Zorn sind unkontrollierbar, ich muss sie unterdrücken, oder ich bin ein schlechter Mensch."

So entsteht ein Teufelskreis, der viel Energie verbraucht! Es ist hilfreicher, früh dem wachsenden Ärger und dem Unmut Aufmerksamkeit zu schenken, um zu unterscheiden, ob das Gefühl in der aktuellen Situation gerechtfertigt ist oder nicht. Und falls ja, dann sollten Sie versuchen, Ihre Wut in einer gesellschaftlich akzeptablen Dosis und Intensität zu kommunizieren.

Einige Betroffene entwickeln aber auch eine grundlegend aggressive Haltung gegenüber anderen. Sie leben nach dem Motto: „Die Welt ist bedrohlich, gefährlich und unberechenbar. Ich kann niemandem trauen und sollte, falls nötig, der oder die Erste sein, die zuschlägt." Diese Einstellung ist vor dem Hintergrund der Erfahrungen dieser Menschen verstehbar, aber leider ist das Motto „Das Leben ist ein Selbstverteidigungskurs" keine gute Methode, um Freunde zu finden, mit Kolleginnen zu kooperieren und das Vertrauen in die Menschheit wiederherzustellen. Im Gegenteil: Menschen mit dieser Einstellung können sehr abweisend, barsch und sogar aggressiv wirken. Ihre Mitmenschen ziehen sich deshalb zurück, um sich selbst zu schützen. Die Konsequenzen liegen auf der Hand: Soziale Isolation und Mobbing – sie bilden wiederum einen Teufelskreis, der viel Energie kostet und niemanden glücklich macht.

WUT UND ZORN

Im Rahmen der Therapie können Sie lernen, Gefühle von Wut und Zorn zu erkennen, wenn diese auftauchen. Sie können prüfen, ob Wut und Zorn in diesem Augenblick angebracht sind oder ob Sie aus übersteigerter Angst entstehen. Dann sollten Sie überlegen, ob Vertrauen und Freundlichkeit vielleicht die besseren Strategien wären. Das ist schwierig, aber möglich.

Typische Auslöser und Interpretationen

Ein wichtiges Ziel von Ihnen wird verhindert oder blockiert. Eine wichtige oder angenehme Tätigkeit wird unterbrochen oder verschoben. Jemand verletzt Ihre Werte. Der Verlust von Macht, Status oder Respekt droht. Sie oder jemand, der Ihnen wichtig ist, wird angegriffen, körperlich oder emotional verletzt oder beleidigt. Die Dinge laufen nicht wie von Ihnen erwartet. Sie glauben, Sie würden unfair behandelt. Sie werden an Situationen erinnert, in denen Sie früher wütend und nachtragend reagiert haben, oder an solche, in denen Sie gedemütigt wurden. Sie werden an vergangene Ungerechtigkeit erinnert. Sie sind unzufrieden mit sich selbst und den aktuellen Gegebenheiten.

Gedanken

Sie sind empört darüber, wie unfair Sie behandelt werden. Sie wollen die Situation sofort ändern, um wieder Gerechtigkeit herzustellen. Bei starker Wut kann Ihr Denken ziemlich starr werden: „Ich muss mich sofort verteidigen und direkt handeln." Dieses Denken kann recht obsessiv werden – Sie grübeln darüber, wie Sie denjenigen verletzen oder zerstören können, der vielleicht Ihr Verbündeter sein könnte.

Körperreaktionen

Starke Aktivierung des Herz-Kreislauf-Systems; Herzfrequenz steigt an; die Muskeln spannen sich an, besonders in den Oberschenkeln; der Mund ist angespannt; das Gesicht läuft rot an und die Wangen strahlen Hitze aus; manchmal steigt auch die Bereitschaft, in Tränen auszubrechen. Sie ballen Ihre Fäuste; mahlen mit den Zähnen, spannen die Schultern oder andere Muskelgruppen an, ziehen die Augenbrauen zusammen und recken das Kinn. Bereit für den Angriff. Bereit, laut loszuschreien.

Wahrnehmung

Sie sind sehr auf sich selbst fokussiert und möchten jedem schaden, der Sie weiter provoziert. Sie suchen nach Bestätigung für Ihre Sicht der Situation oder des Ereignisses: „Es ist wirklich unfair, was mit mir passiert ist." Sie können sogar das Gefühl haben, außer Kontrolle geraten zu sein. Sie können fühlen, wie die Wut in Ihnen wächst.

Handlungsdrang

Bei starkem Ärger ist man bereit, physisch oder verbal anzugreifen, aggressive Wörter und Gesten zu nutzen und möglicherweise sogar Dinge zu werfen oder zu zerbrechen. Sie fangen an zu stampfen und schlagen Türen zu, reden laut, schreien oder brüllen. Sie überlegen, wie Sie die Situation umdrehen können. Sie wollen der Situation entkommen. Sie möchten vielleicht argumentieren oder sarkastisch werden; Sie benutzen Schimpfwörter, kritisieren oder beschweren sich. Sie machen deutlich, wie inakzeptabel alles ist.

Emotionale Folgen

War Ihre Wut berechtigt und die aggressive Reaktion erfolgreich, folgt danach die Erleichterung. War Ihre aggressive Reaktion nicht gerechtfertigt, folgen Scham, Schuld, Selbstverachtung und/oder Angst. Wenn Sie sich selbst verbieten, Ärger und Verbitterung zu empfinden, führt schon die geringste Wahrnehmung von Verärgerung und Wut zu sekundärer Scham, Schuld, Selbstverachtung und Angst.

WUT UND ZORN

Was versuchen Sie zu vermeiden?

Normalerweise versuchen Menschen mit traumatischen Erfahrungen Situationen, die zu Wut und Enttäuschung führen könnten, zu vermeiden: „Ich kann nicht riskieren, Fehler zu machen. Ich kann nicht riskieren, abgelehnt zu werden. Ich kann nicht noch einmal enttäuscht werden." Das ist verständlich, hat aber weitreichende Konsequenzen.

Die meisten, wenn nicht sogar alle unsere Bemühungen bergen das Risiko des Scheiterns und damit der Wut oder der Scham. Menschen, die nie riskieren, einen Fehler zu begehen, hindern sich selbst daran, ihre Ziele zu erreichen, ein Leben nach ihrer Wertvorstellung und ein selbstbestimmtes Leben zu führen.

Was passiert aber, wenn Menschen von ungerechtfertigter chronischer Wut und Feindseligkeit angetrieben werden? Sie neigen dazu, Enttäuschungen zu vermeiden, indem sie Vertrauen, Abhängigkeit und Zusammenarbeit mit anderen vermeiden. Sie leben als „einsamer Wolf" – von allen anderen gemieden, immer bereit zum Angriff. Je nachdem, ob sie eher dazu neigen, Ärger und Frustration aus ihrem Leben zu verbannen, oder schnell aggressiv reagieren, werden damit unterschiedliche Ziele verfolgt. Gehören Sie zur ersten Gruppe, bemerken Sie vielleicht, dass Sie viele Aspekte des Lebens vermeiden, die damit zu tun haben, Ziele zu erreichen. Warum sollten Sie sich Ziele setzen, wenn Sie dafür kämpfen und Ihre Rechte durchsetzen müssten, dies aber ablehnen? Wenn Sie zur zweiten Gruppe gehören, werden Sie feststellen, dass Sie Situationen vermeiden, in denen Vertrauen, Zusammenarbeit oder Kollegialität gefragt sind. Warum sollten Sie sich auf dieses Risiko einlassen, wenn Sie trotzdem wieder betrogen und gemobbt werden?

Wann sind Wut und Zorn gerechtfertigt?

Wann immer Sie sich zu Recht bedroht fühlen oder jemand Sie daran hindert, Ihre Ziele zu verwirklichen, sind Wut und Zorn angebracht. In den meisten Fällen ist es jedoch sinnvoll, diese Gefühle nicht vollständig auszuleben, sondern den richtigen Zeitpunkt sowie die angemessene Intensität des Ausdrucks auszuwählen.

Wie verhalte ich mich bei berechtigter Wut und Zorn sinnvoll?

Wut ist ein sehr starkes Gefühl, das sich normalerweise selbst rechtfertigt. Es ist daher hilfreich, wenn Sie wissen, ob Sie eher dazu neigen, Ihren Ärger zu unterdrücken oder den Ärger über Gebühr auszuleben. Wann immer Ärger berechtigt ist, hängt Ihre Reaktion stark von der individuellen Bedeutung des Ziels ab. Wenn Ihr eigenes Leben oder das Leben Ihres Kindes in Gefahr ist und Sie in der Lage sind, diese Bedrohung durch einen Angriff abzuwenden, werden Sie angreifen, ohne die langfristigen Konsequenzen zu berücksichtigen. Dieses Verhalten ist sinnvoll. In Anbetracht der weniger wichtigen Ziele (z. B. darauf zu bestehen, bestimmte Urlaubstage zu nehmen, obwohl Ihr Chef „Nein" sagt), erscheint es sinnvoller, Wut und Zorn als strategische Maßnahmen zu ergreifen, die zum gewünschten Ergebnis führen, ohne dabei Beziehungen zu beeinträchtigen. Da lebensbedrohliche Situationen sehr selten sind, sollten Sie Wut und Ärger effektiv, effizient und in der richtigen Intensität und Dauer einsetzen.

Wie verhindere ich Wut und Zorn?

Es ist fast unmöglich, sich vollständig vor Wut und Zorn zu schützen. Wann immer Sie versuchen, Ziele zu erreichen, laufen Sie Gefahr, auf soziale Hindernisse zu stoßen. Der Preis dafür, diese Ziele aufzugeben, ist jedoch sehr hoch. Sie können versuchen, Ihre Wut- und Zornquellen zu vermeiden. Es hilft, ein gewisses Maß an Akzeptanz, Achtsamkeit, Gelassenheit und Toleranz zu entwickeln. So können Sie unangenehme Menschen als eine Art „Trainingspartner" akzeptieren, die Ihnen geschickt wurden, um Ihre Akzeptanz zu stärken, während Sie Ihre gewünschten Ziele erreichen.

WUT UND ZORN

Umgang mit Problemen mit Wut

Wut beschränken: Das Problem ist nicht die Wut, sondern Ihre Annahme, dass Sie nicht wütend sein dürfen. Wut löst möglicherweise Befürchtungen aus wie: „Wut ist gefährlich, weil ich sie nicht kontrollieren kann, Wut bedeutet Gewalt." Diese Gedanken werden oft durch Schuldgefühle, Scham, Selbstvorwürfe und Angst ausgelöst. Konzentrieren Sie sich mit Ihrer Therapeutin auf dieses Problem. Expositionen zu Wut-Erfahrungen helfen oft. Ihr Gehirn wird lernen, dass Ärger an sich keine Gefahr darstellt. Wann immer Sie unter Alltagsbedingungen Ärger verspüren, versuchen Sie, Ihre Befürchtungen zu beobachten, erlauben Sie sich, sich zu ärgern und entsprechend zu kommunizieren. Das fühlt sich zu Anfang unangemessen an, aber Wiederholung hilft.

Wutanfälligkeit: Ihr Problem ist pauschale Verärgerung sowie Verbitterung und das starke Gefühl, ständig unfair, unehrlich und ungerecht behandelt zu werden? Ist es nicht verständlich, dass Sie etwas feindselig, barsch und widerwillig auf andere reagieren? Natürlich – aber leider zahlen *Sie* den Preis dafür, nicht die anderen. Sprechen Sie mit Ihrer Therapeutin. Sie können *Wise Mind* praktizieren und Skills lernen, wie „Unerwartete Freundlichkeit"; „Leichtes Lächeln"; „Offene Hände und Mitgefühl für sich und die Welt".

Wie auch immer Ihr Ärger aussieht – die Fähigkeit, ihn zu dosieren und zu kontrollieren, ist ein großer Vorteil.

Wie kann ich die Intensität des Ärgers reduzieren?

NUTZEN SIE DEN STOP-SKILL!

S	**Stop!** Reagieren Sie nicht. Wie hoch ist Ihre Anspannung?
T	**Testen Sie Ihre Anspannung!**
O	***Offen für Wise Mind!*** Öffnen Sie sich für Ihr Bild von *Wise Mind*. Nehmen Sie wahr, was gerade jetzt, in diesem Moment, geschieht, sowohl in der äußeren Welt als auch innerlich. Beschreiben Sie: Was sehen Sie, was hören Sie? Was fühlen Sie? Welchen Handlungsdrang verspüren Sie? „Möchte ich angreifen und zuschlagen? Will ich jemanden bestrafen? Will ich etwas kaputt machen? Hasse ich gerade die ganze Welt? Will ich jemanden anschreien?"
P	**Passt das?** Ist die Wut im Augenblick tatsächlich gerechtfertigt? Ist der Handlungsdrang auf lange Sicht sinnvoll?

Wenn Ihre Antwort nein lautet, dann führen Sie einen fünften Schritt aus:

- Reduzieren Sie die Intensität des Ärgers.
- Machen Sie das Gegenteil dessen, wozu die Wut Sie drängt.

WUT UND ZORN

Wie lässt sich ungerechtfertigte Wut kurzfristig verringern?

BLEIBEN SIE IN DER SITUATION!

1. **Beruhigen Sie Ihre Atmung**

   Nutzen Sie Techniken, um Ihre Atmung zu kontrollieren: Am besten ist es, die Hände auf Ihren Bauch zu legen und gemeinsam mit der Atmung zu bewegen. Atmen Sie tief in den Bauch ein und bewegen Sie Ihre Hände dabei nach außen, danach bewegen Sie die Hände mit der Einatmung nach innen. Versuchen Sie, Ihre Ausatmung zu verlängern, und machen Sie eine kleine Pause, bevor Sie wieder einatmen.

2. **Ändern Sie Ihre Gedanken**

   In der Wut haben wir sehr knappe Gedanken: „Ich hasse dich. Das ist unfair. Ich kann das nicht leiden. Ich muss sofort zum Gegenschlag ausholen." Zählen Sie langsam bis fünf, bevor Sie etwas sagen. In der Wut gegensätzlich zu denken, wäre: sich in die Lage Ihres „Feindes" zu versetzen. Finden Sie auf die Schnelle drei mögliche Gründe, warum Ihr Gegner reagiert, wie er es tut. Denken Sie an die positiven Dinge, die Sie bereits an dieser Person wahrgenommen haben. Denken Sie an das, wofür Sie dankbar sein können. Denken Sie über eine mögliche Zusammenarbeit mit der Person in der Zukunft nach und daran, wie diese Person Ihnen auf lange Sicht vielleicht helfen kann. Stellen Sie sich vor, wie diese Person reagieren würde, wenn sie ein wichtiges Geschenk von Ihnen bekäme. Stellen Sie sich vor, dass diese Person Ihnen als geheimer „Trainingspartner" geschickt wurde, um zu lernen, wie Sie mit Wut und Zorn besser umgehen können. Bedenken Sie auch, dass Sie möglicherweise unrecht haben. Sagen Sie etwas Freundliches und Versöhnliches. Gehen Sie auf andere zu; versuchen Sie, ihnen etwas Gutes zu tun.

3. **Ändern Sie Ihre Körperhaltung**

   Wut sendet meistes das Signal zum Angriff. Sie sehen wütend aus, die Mundwinkel zeigen nach unten, Sie fühlen die Anspannung in Ihrem Kiefer, Sie wollen die Fäuste ballen, Sie wollen aufblicken und die Person anstarren, auf die Sie wütend sind. Ihre Beine und Füße nehmen eine Angriffsposition ein. Die entgegengesetzte Körperhaltung wäre: Entspannen Sie Ihre Schultern, öffnen Sie Ihre Handflächen und drehen Sie sie nach oben. Entspannen Sie Ihre Kiefermuskulatur. Atmen Sie ruhig. Lächeln Sie gelassen, atmen Sie tief in Ihren Bauch ein und drehen Sie die Fersen leicht nach außen.

4. **Ändern Sie Ihre Sichtweise**

   Wenn wir verärgert sind, fokussieren wir uns auf unser Gegenüber, auf kritische Kommentare und die Schwachpunkte von anderen. Um Wut und Zorn zu mildern, sollten wir uns auf positive und freundliche Signale konzentrieren oder neutrale Signale als positive Signale deuten.

5. **Ändern Sie Ihren Handlungsimpuls**

   Wenn Sie verärgert sind, drängt Ihr Gehirn Sie dazu, Ihren Gegner zu verletzen. Geben Sie diesem Drang nicht nach. Versuchen Sie, *Wise Mind* – Gelassenheit – zu aktivieren.

WUT UND ZORN

Wie können Sie die Wut langfristig mildern?

Füttern Sie Ihre kleinen Monster nicht!

VERHALTEN SIE SICH GEGENSÄTZLICH

Wenn wir anhaltend wütend sind, verspüren wir den starken Drang, jemanden oder etwas zu zerstören. Wir fühlen uns ständig unfair behandelt und von anderen gemobbt. Wir fühlen den Drang, uns zu beklagen und manchmal sogar gegen andere zu intrigieren. Unsere Gedanken drehen sich im Kreis, dann sind wir wie besessen.

Was wir nicht bemerken: Unser Feind ist dadurch Teil unseres Lebens geworden. Manchmal verbringen wir mehr Zeit damit, an diese Person zu denken als an jemandem, den wir mögen. Das mag begründet sein, hindert Sie jedoch daran, ein sinnerfülltes Leben zu führen!

Das Gegenteil zu tun bedeutet: Versuchen Sie, Ihre Einstellung zu ändern. Üben Sie *Wise Mind*. Akzeptieren Sie, dass es Ungerechtigkeit auf der Welt gibt. Stellen Sie sich den Tatsachen. Es gibt Menschen auf der Welt, die noch ungerechter behandelt werden als Sie. Vermeiden Sie behutsam die Person, auf die Sie wütend sind. Versuchen Sie, freundlich zu sein und sich in die Lage von anderen hineinzuversetzen. Seien Sie auch freundlich zu Fremden.

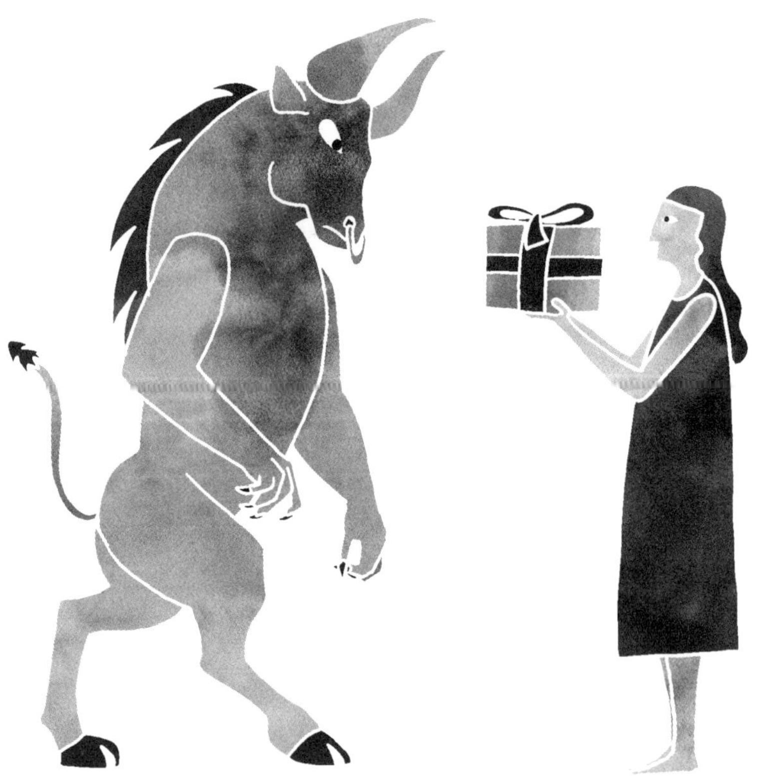

UMGANG MIT UNANGEMESSENER WUT

Nutzen Sie dieses Arbeitsblatt, um Ihre typischen Wut-Gefühlsmuster zu beschreiben und um sich darauf vorzubereiten, unangemessene Wut abzuschwächen können.

Häufige typische Auslöser

Etwas erinnert mich an traumatische Erfahrungen. · Ich erinnere mich an soziale Zurückweisungen.
Ich erinnere mich an frühere Kränkungen. · Ich denke an meine Kindheit.
Ich werde unfair behandelt. · Jemand beschuldigt mich. · Etwas ist schiefgelaufen.
Meine Therapeutin hilft mir nicht. · Ich fühle mich bedroht.

Häufige typische Gedanken

Ich bekomme nie, was ich verdiene. · Niemand mag mich.
Nie ist jemand da, wenn ich jemanden brauche. · Die Welt ist unfair.
Allen anderen geht es besser. · Die Behandlung funktioniert nicht.
Die Welt ist mir etwas schuldig.

Häufige typische Handlungsimpulse

Ich will weg.
Ich will angreifen.
Ich will gemeine E-Mails schreiben.
Ich will über jemanden lästern.
Ich will jemanden fertigmachen.

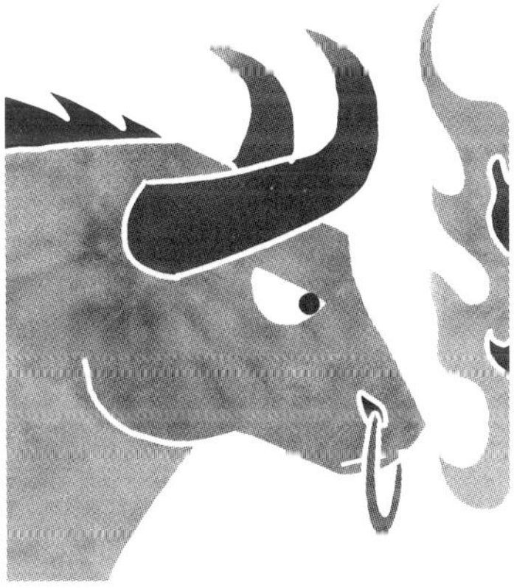

Häufige typische Körperreaktionen

Herzrasen
hohe Anspannung
Fäusten ballen
Muskeln anspannen
Kiefer anspannen
Atmung beschleunigt

Häufige typische Wahrnehmungen

Ich sehe nur wütende Gesichter um mich herum.
Andere hängen zusammen herum.
Ich werde ausgegrenzt. · Andere grinsen komisch.
Andere tuscheln über mich.

UMGANG MIT UNANGEMESSENER WUT

Notieren Sie hier Ihre eigenen Erfahrungen analog zur Seite mit den Beispielen:

Meine typischen Auslöser

Meine typischen Gedanken

Meine typischen Handlungsimpulse

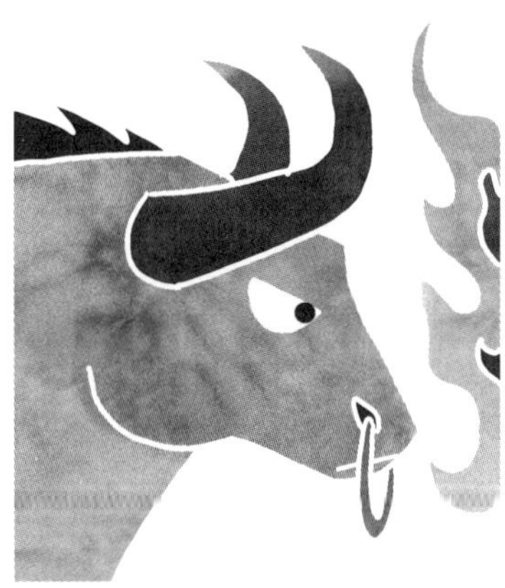

Meine typischen Körperreaktionen

Meine typischen Wahrnehmungen

UMGANG MIT UNANGEMESSENER WUT

Verändern Sie möglichst alle Komponenten:

Meine Gedanken ändern

Meine Handlungsimpulse ändern

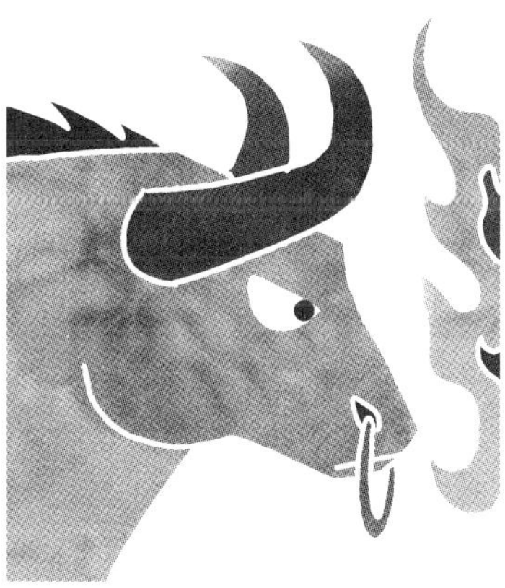

Meine Körperreaktionen ändern

Meine Wahrnehmungen ändern

Entgegengesetzt handeln

SCHAM

Grundlagen

Scham schützt uns davor, gesellschaftlich abgewertet oder ausgegrenzt zu werden. Daher schämen wir uns, wenn wir vor anderen bloßgestellt oder gedemütigt werde.

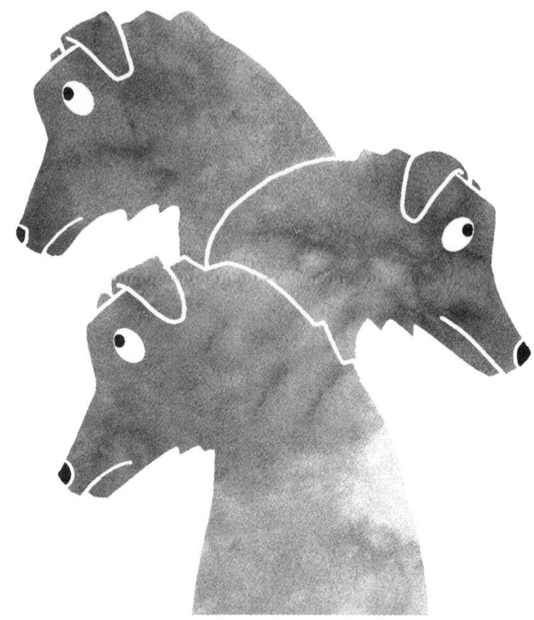

- Wir schämen uns, wenn wir Angst haben, unseren gesellschaftlichen Status zu verlieren oder uns in der Öffentlichkeit „zum Narren" zu machen, insbesondere vor denjenigen, deren Meinung wir wertschätzen.
- Wir schämen uns aber auch, wenn wir von uns selbst enttäuscht sind oder uns schlechter einschätzen, als andere es von uns erwarten.
- Wir schämen uns manchmal auch, wenn wir uns einfach anders fühlen als die anderen.
- Wir können uns auch für Menschen schämen, die uns nahestehen, wenn diese unseren Ansprüchen nicht genügen oder etwas Unangemessenes getan haben.
- Opfer von früher zwischenmenschlicher Gewalt berichten oft, dass sie sich nicht nur für sich selbst, sondern auch für Familienmitglieder schämen, die zu Tätern wurden oder die sie nicht beschützt haben.

Die Scham nützt uns, indem sie uns dazu drängt, Schwächen zu verbergen und nicht über Dinge zu reden, die peinlich sind oder uns sozial schaden. Außerdem verhindert Scham, dass wir uns viel besser darstellen, als wir sind, und zu viel versprechen. Wir würden uns vor anderen zum Narren machen, gäbe es nicht die schützende Funktion der Scham. Andererseits möchten wir auch nicht als geringer wahrgenommen werden, als wir sind, oder gar als ein „Fehlschlag". Die meisten Menschen können sich gegen diese falsche Einschätzung ihrer Fähigkeiten und ihres Wertes wehren. „Gesunde" Scham stellt somit sicher, dass wir uns weder als zu gut noch als zu schlecht darstellen. Das hilft uns, unseren eigenen sozialen Status und den unserer Angehörigen einzuschätzen und unsere Stellung in der Gemeinschaft zu sichern.

Die Bedeutung von Scham für Menschen mit Borderline-Störungen und komplexer PTBS

Wiederholt zu erleben, von engen Bezugspersonen oder von Gleichaltrigen abgelehnt, verletzt oder gedemütigt zu werden, sich nicht verteidigen zu können, das Gefühl zu haben, dauerhaft beschmutzt zu sein, aber auch die Erfahrung, dass die eigene Familie einen schlechten Ruf hat, all dies kann zu lang anhaltenden Schamgefühlen führen. Das gilt auch, wenn wir denken, anders zu sein als andere, und ausgeschlossen werden.

Warum entwickeln Menschen nach sozialer Zurückweisung so oft starke Schamgefühle, die Jahre anhalten können? Das hat viele Gründe, die sich individuell stark unterscheiden: Sicherlich spielt hierbei Erniedrigung eine große Rolle.

Scham kann auch eine Barriere in der Therapie darstellen, weil es den Betroffenen möglicherweise schwerfällt, in der Gruppe oder mit ihrer Therapeutin über das Erlebte zu sprechen. Manche Menschen verletzen sich zum Beispiel aufgrund der wahrgenommenen Scham selbst.

SCHAM

Typische Auslöser und Interpretationen

Sie oder eine nahestehende Person befürchten zu versagen oder werden gedemütigt. Sie oder eine nahestehende Person können Ihre eigenen moralischen Ansprüche nicht erfüllen oder Sie werden gezwungen, gegen diese Ihre Wertvorstellungen zu handeln. Sie fühlen sich öffentlich bloßgestellt, von wichtigen Menschen zurückgewiesen oder kritisiert und verhöhnt. Sie fühlen sich an demütigende oder peinliche Erfahrungen aus der Vergangenheit erinnert. Jemand dringt (unwillkommen) in Ihren persönlichen Freiraum ein. Sie glauben, dass jemand Ihre Beschränkungen, die Sie kennen und verborgen halten möchten, erkennt. Sie glauben, Sie seien anders (schlechter) als andere.

Gedanken

Normalerweise geht Scham mit Gedanken einher wie: „Ich bin wertlos. Ich bin dumm. Ich bin schlecht. Ich verdiene es nicht, gut behandelt zu werden. Ich verdiene keinen Respekt. Die anderen werden sehen, wie schlecht ich bin. Ich bin unterlegen. Ich sollte jede Herausforderung vermeiden. Ich sollte mich nicht zeigen."

Körperreaktion

Die körperliche Reaktion auf Scham ist eine unspezifische unangenehme Erregung – obwohl es die Tendenz gibt, Scham durch Erröten zu signalisieren. Es ist ein Relikt der Evolution und dient dazu, Unterlegenheit zu signalisieren und den Angriffsreflex des Gegners zu verhindern. Manche Menschen erröten sehr leicht, andere überhaupt nicht. Die typische Körperhaltung der Scham versucht, den Körper so gut wie möglich vor den Blicken des Gegenübers abzuschirmen. Sie umklammern Ihre Hände im Schoß, wenden Kopf und Schultern ab, senken den Blick, pressen Ihre Knie zusammen und versuchen, schwach zu wirken.

Wahrnehmung

Wenn wir uns schämen, ist unsere Wahrnehmung auf die eigenen Schwächen fokussiert. Wir nehmen gezielt die negativen Rückmeldungen von anderen wahr. Wenn wir uns schämen, interpretieren wir manchmal vertrauliche Gespräche zwischen anderen als gegen uns gerichtet. Oder wir interpretieren harmlose Gesten und Blicke als beleidigend. Wir neigen dazu, uns selbst und unser Äußeres überkritisch zu beurteilen, manchmal geht das so weit, dass wir glauben, auch Fremde beurteilten uns.

Handlungsdrang

Erinnern Sie sich? Der einfachste Weg, ein Gefühl zu verstehen, geht über den Handlungsdrang: Was verlangt die Scham von uns? Wenn wir uns schämen, wollen wir uns vor den Augen der Welt verstecken. Wir wollen uns abwenden, isolieren und uns unsichtbar machen, um die Kontrolle über die Situation zurückzuerlangen. Es ist wichtig, den subtilen Unterschied zwischen Scham und Erniedrigung zu kennen. Während die Scham sich allein auf sich selbst bezieht und darauf, wie wir *sind* (daher sind wir versucht, unsere Schwachpunkte zu verstecken), bezieht sich die Erniedrigung auf das, *was uns angetan wurde*. Sie fühlt sich fast an wie eine „Entehrung" und zerstört unsere Würde. Wir sind empört, manchmal auch wütend, und spüren den starken Wunsch, die Kontrolle über die Situation zurückzuerlangen, zurückzuschlagen, um unsere Würde wiederherzustellen.
Manchmal kann sich Scham in Selbsthass verwandeln. Selbsthass ist leichter zu ertragen als Scham und lässt sich leichter verarbeiten. Möglicherweise fügen Sie sich sogar Verletzungen zu. Natürlich versuchen wir bereits im Vorfeld, alles zu vermeiden, was uns peinlich sein könnte. Menschen mit sehr geringem Selbstwertgefühl riskieren es nur selten, in eine eventuell peinliche Situation zu geraten. Diese Vermeidung wirkt sich ungünstig auf das Selbstwertgefühl aus.

SCHAM

Die häufigste emotionale Reaktion auf Scham ist Hass – auf uns oder auf andere. Das ist verständlich, wenn wir bedenken, dass Erniedrigung häufig der Auslöser für Scham ist. Können wir uns gegen unseren Peiniger verteidigen, wird die Scham abgewendet und wir erfahren das zufriedenstellende Gefühl des gerechten Ausgleichs. Aber Wut und Hass können auch auf weniger hilfreiche Arten ausagiert werden. Erniedrigte Menschen tendieren manchmal dazu, andere zu erniedrigen oder zu demütigen (häufig jene, die kleiner und schwächer sind), um ihr eigenes Machtgefühl zu stärken. Große soziale Gruppen oder Gemeinschaften entwickeln ebenfalls Kräfte, um die eigene Schande in den Makel anderer zu verwandeln. Feinde zu beschämen (indem man ihre Anführer oder Symbole angreift) ist eine uralte Methode, um die gegnerische Seite anzugreifen und zu aggressiven Reaktionen zu verleiten. Auch Selbsthass kann auf diese Weise verstanden werden, als ein aggressiver und schamerfüllter Angriff gegen den eigenen Körper.

Ein weiterer wichtiger Aspekt von Scham ist die Reaktion von Menschen auf jemanden, der sich schämt. Meistens ist diese Scham auch den anderen Menschen peinlich und sie wenden sich ab. Niemand möchte mit jemandem in Verbindung gebracht werden, der sich schämt – das würde die eigene gesellschaftliche Position schwächen. Daher macht Scham wirklich einsam und prädestiniert für die Opferrolle.

Was wird durch Scham langfristig vermieden?

Unsere negativen Gefühle haben die wichtige Aufgabe, uns von Situationen fernzuhalten, die mit ihnen in Zusammenhang stehen. Scham versucht uns davon abzuhalten, erneut erniedrigt zu werden oder uns unterlegen und schlecht zu fühlen. Deswegen drängt sie uns dazu, alle Situationen und Dinge zu vermeiden, die mit möglicher Unterlegenheit verbunden sind. Beispiele sind Prüfungssituationen oder Gruppenarbeiten, in denen Leistung von uns erwartet wird. Das kann auch alles einbeziehen, was unseren Körper in der Öffentlichkeit zur Schau stellt (Schwimmbad, Umkleideräume etc.), und jegliche Form von Körperlichkeit, wie Sport, Zärtlichkeiten oder Sexualität. Die Erfahrung zeigt, dass insbesondere Menschen mit traumatischen Erfahrungen unterschiedliche Situationen vermeiden und oft ein sehr eingeschränktes Leben führen, weil sie Angst davor haben, sich zu blamieren. Manchmal kontrolliert die Scham wichtige Lebensbereiche. So meiden wir Menschen, von denen wir Ablehnung erwarten.

Wann ist Scham gerechtfertigt?

Scham ist immer dann gerechtfertigt, wenn wir tatsächlich unseren gesellschaftlichen Status oder unsere Attraktivität verlieren könnten. Das heißt, wenn wir uns so präsentieren, dass wir uns in berechtigte Verlegenheit bringen oder andere uns abwerten werden.

Wie verhalte ich mich bei berechtigter Scham sinnvoll?

Wenn die Scham gerechtfertigt ist, hilft es zu unterscheiden, ob Sie sich schämen, weil Sie zu weit gegangen sind oder weil Sie von anderen erniedrigt wurden. Ist Ersteres der Fall, ist es sinnvoll, sich eine Weile zurückzuhalten, Ihr Verhalten zu verändern und etwas bescheidener aufzutreten. Ist Letzteres der Fall, also wurden Sie von anderen erniedrigt, ergibt es Sinn, sich zu verteidigen, sich Unterstützung zu holen und darauf zu bestehen, respektvoll behandelt zu werden.

SCHAM

Wie kann ich die Intensität der Scham reduzieren?

NUTZEN SIE DEN STOP-SKILL!

S	**Stop!** Reagieren Sie nicht. Wie hoch ist Ihre Anspannung?
T	**Testen Sie Ihre Anspannung!**
O	***Offen für Wise Mind!*** Öffnen Sie sich für Ihr Bild von *Wise Mind*. Nehmen Sie wahr, was gerade jetzt, in diesem Moment, geschieht, sowohl in der äußeren Welt (Reality Check) als auch innerlich. Beschreiben Sie: Was sehen Sie, was hören Sie? Was fühlen Sie? Welchen Handlungsdrang verspüren Sie? Will ich mich in Luft auflösen? Will ich bestimmte Situationen oder Themen vermeiden? Hasse ich mich gerade selbst? Bin ich gerade sehr wütend auf andere oder mich selbst?
P	**Plan?** Ist die Scham im Augenblick wirklich gerechtfertigt? Ist mein Handlungsdrang auf kurze und lange Sicht sinnvoll?

Wenn Ihre Antwort nein lautet, dann führen Sie einen fünften Schritt aus:

- Reduzieren Sie die Intensität der Scham.
- Machen Sie das Gegenteil dessen, wozu Sie die Scham drängt.

Wie lässt sich ungerechtfertigte Scham kurzfristig verringern?

BLEIBEN SIE IN DER SITUATION!

1. **Steuern Sie Ihre Atmung**

   Versuchen Sie, gleichmäßig zu atmen: Falls Sie sich eingeengt oder festgefroren fühlen, sollten Sie Ihren Kreislauf und Ihre Atmung aktivieren. Hier helfen einfache gymnastische Übungen wie Seilspringen oder Hampelmann.

   Falls Ihre Atmung beschleunigt ist und Sie sich unruhig fühlen, sollten Sie Ihre Atmung beruhigen. Die beste Technik ist, Ihre Hände auf den Bauch zu legen und gemeinsam mit Ihrer Atmung zu bewegen. Atmen Sie tief in den Bauch ein und bewegen Sie Ihre Hände dabei nach außen, danach beim Ausatmen nach innen. Versuchen Sie, Ihre Ausatmung zu verlängern, und machen Sie eine kleine Pause, bevor Sie wieder einatmen.

2. **Ändern Sie Ihre Gedanken**

   Wenn wir uns schämen, entwickeln wir Gedanken wie: „Jemand sieht, dass ich schlecht bin. Ich werde bloßgestellt oder gedemütigt. Ich bin dumm. Ich bin nichts wert. Ich habe kein Recht darauf, respektiert oder geliebt zu werden. Ich sollte mich verstecken. Wenn man bemerkt, wie schlecht ich bin, wird man mich auslachen und nichts mehr mit mir zu tun haben wollen." Manchmal treten auch Selbsthass, Selbstverachtung oder sogar Suizidgedanken auf. Das Gegenteil von Scham wäre: Denken Sie an Eigenschaften von Ihnen, mit denen Sie zufrieden und auf die Sie stolz sind. Machen Sie sich selbst klar, dass viele dieser Gedanken in der Vergangenheit verwurzelt sind und deshalb zu Ihren kleinen Monstern gehören. Denken Sie an eine Situation, in der Sie erfolgreich waren. Denken Sie an Situationen, in denen Sie sich mit Freunden wohlgefühlt haben.

3. **Ändern Sie Ihre Körperhaltung**

   Die Scham drängt Sie dazu, sich klein und unsichtbar zu machen. Sie wollen sich eigentlich verstecken. Wir tendieren dazu, Kopf und Schulter zur Seite zu drehen, die Hände zu verbergen, die Beine zu überkreuzen und die Fersen nach außen zu drehen. Die gegenläufige Körpersprache wäre dann: Zeigen Sie sich – Sie sind in Ordnung, so wie Sie sind. Stehen Sie aufrecht. Rollen Sie die Schultern zurück. Heben Sie den Kopf hoch und zeigen Sie Ihre Stirn. Lächeln Sie. Legen Sie Ihre Hände auf Ihre Hüften (Daumen nach hinten). Die Zehen zeigen nach außen. Machen Sie einen kleinen Schritt nach vorne, atmen Sie tief in Ihren Bauch und stampfen Sie mit Ihren Füßen ein paarmal kräftig auf. Sie werden sehen: Das hilft sofort. Ebenfalls sehr hilfreich ist es, sich so an eine Wand oder Tür zu stellen, dass möglichst viele Körperteile die Wand berühren. Dann stehen Sie automatisch aufrecht und in stolzer Körperhaltung.

4. **Ändern Sie Ihre Wahrnehmung**

   Wenn wir uns schämen, fokussieren wir uns auf kritische Gesichter, kritische Kommentare oder auf unsere Schwachpunkte. Um das Schamgefühl abzuschwächen, sollten wir uns auf positive soziale Signale fokussieren oder neutrale Hinweise als mögliche positive Signale sehen.

5. **Ändern Sie Ihren Handlungsdrang**

   Wenn Sie sich schämen, drängt Ihr Gehirn Sie dazu, sich zu verstecken, die Situation zu vermeiden, zu verschwinden. Geben Sie nicht klein bei! Denken Sie nicht über Flucht nach. Ermutigen Sie sich dazu, Ihre kleinen Monster nicht zu füttern!

Wie kann die Scham langfristig gemildert werden?

VERHALTEN SIE SICH GEGENSÄTZLICH!

Wenn wir uns schämen, verspüren wir den starken Drang, uns zurückzuziehen und soziale Situationen zu vermeiden, in denen wir vielleicht keinen Erfolg haben. Vermeidung hilft kurzfristig, Scham zu reduzieren, auf lange Sicht erhält sie die Scham aufrecht und Sie füttern Ihre kleinen Monster. Um gegensätzlich zu handeln, sollten Sie sich aufrichten: Gehen Sie mit aufrechter Körperhaltung (Kinn nach oben, Schultern nach hinten gerollt, gerader Rücken) in die Öffentlichkeit, denken Sie daran, dass die Scham nur in Ihrem Kopf existiert und niemand in diesen hineinsehen kann. Denken Sie an Ihre Stärken, Ihre Talente und an das, was Sie bisher geleistet haben. Im Zweifelsfall tun Sie so, als ob Menschen Sie mögen würden. Meistens tun sie das. Oder – sie lernen es zu tun.

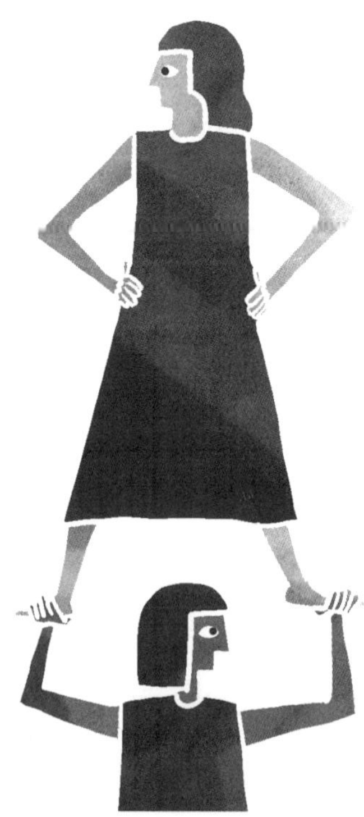

UMGANG MIT UNGERECHTFERTIGTER SCHAM

Nutzen Sie dieses Arbeitsblatt, um Ihre typischen Scham-Gefühlsmuster zu beschreiben, und um sich darauf vorzubereiten, unangemessene Scham abzuschwächen.

Häufige typische Auslöser

Etwas erinnert mich an traumatische Ereignisse. · Jemand beschuldigt mich.
Ich muss eine Leistung erbringen. · Ich fühle mich sexuell erregt. · Jemand macht mich an.
Ich halte jemand anderen für überlegen. · Ich sehe, wie liebevoll andere miteinander umgehen.
Ich bekomme ein Kompliment. · Ich stehe im Mittelpunkt. · Ich bin im Schwimmbad.
Ich sehe meinen Körper. · Ich bin beim Arzt. · Jemand berührt mich.

Häufige typische Gedanken

Ich bin zu schlecht. · Ich verdiene es nicht, gut behandelt zu werden.
Mit mir ist etwas falsch, andere bemerken dies und werden mich demütigen.
Andere werden wissen, was mir passiert ist. · Ich werde wieder versagen.
Ich werde zurückgewiesen. · Ich hasse mich.
Ich sollte aus der Welt verschwinden.

Häufige typische Handlungsimpulse

Ich will zu Hause bleiben.

Ich möchte alle Herausforderungen vermeiden.

Ich möchte verschwinden.

Manchmal möchte ich anderen die Schuld geben.

Manchmal möchte ich mich selbst verletzen.

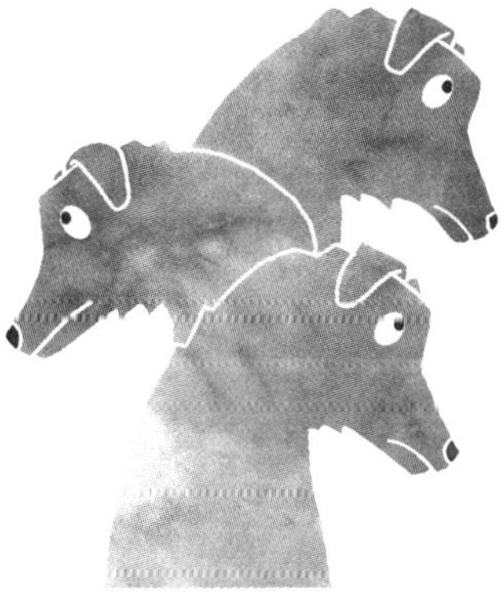

Häufige typische Körperreaktionen

rot werden

Sprachprobleme

Herzrasen

Haltung:
Beine gekreuzt,
Blick abgewandt

eingefroren

Kopf gesenkt

Häufige typische Wahrnehmungen

Erhöhte Wahrnehmung wird auf die eigene Unsicherheit gelenkt.

Die Aufmerksamkeit ruht auf anderen, die abweisend wirken.

Auf der Straße scheint jeder zu wissen, was einem passiert ist.

Die Leute tuscheln über einen.

UMGANG MIT UNGERECHTFERTIGTER SCHAM

Notieren Sie hier Ihre eigenen Erfahrungen analog zur Seite mit den Beispielen:

Meine typischen Auslöser

Meine typischen Gedanken

Meine typischen Handlungsimpulse

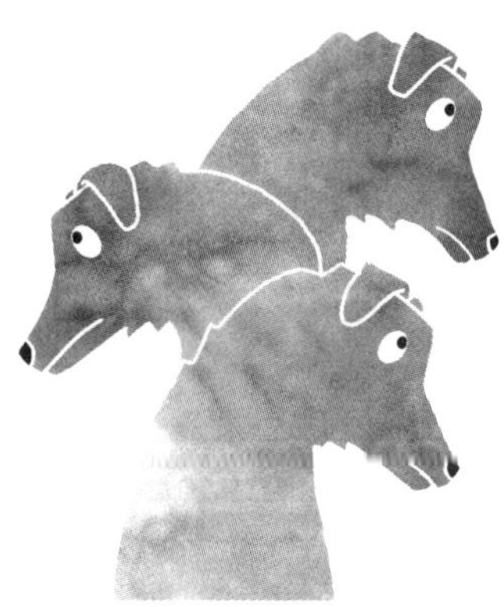

Meine typischen Körperreaktionen

Meine typischen Wahrnehmungen

UMGANG MIT UNGERECHTFERTIGTER SCHAM

Verändern Sie möglichst alle Komponenten:

Meine Gedanken ändern

Meine Handlungsimpulse ändern

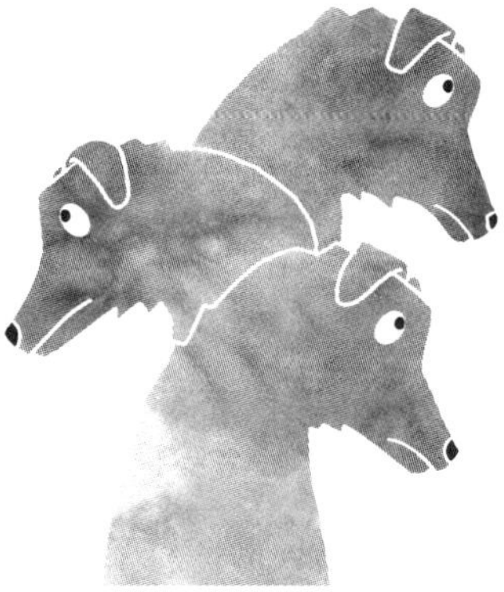

Meine Körperreaktionen ändern

Meine Wahrnehmungen ändern

Entgegengesetzt handeln

SCHULD

Grundlagen

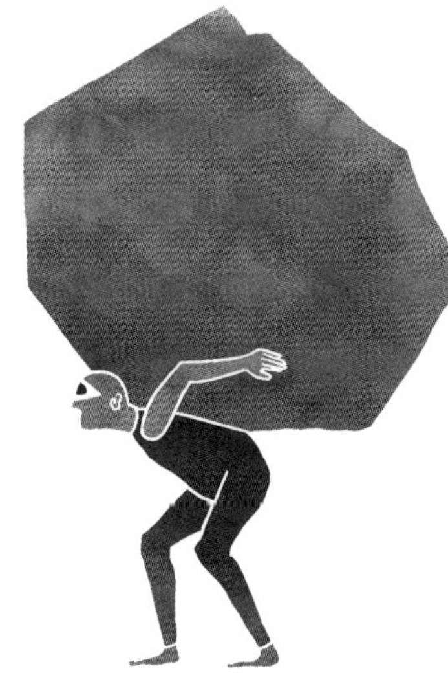

Viele Betroffene von entwertenden Erlebnissen in Kindheit und Jugend beschäftigen sich mit dem Thema Schuld. Und für viele von ihnen ist es schwer, sich von der Idee zu lösen, irgendwie für all das, was geschehen ist, verantwortlich zu sein. Das hat für die Betroffenen oft lange und tiefgreifende Folgen.

Ein tieferes Verständnis von Schuld kann Ihnen helfen, die langfristigen Folgen der entwertenden zwischenmenschlichen Erfahrungen zu überwinden. Im Allgemeinen aktiviert unser Gehirn das Gefühl Schuld, wenn wir glauben, dass wir unsere moralischen Werte verletzt haben und dass wir in irgendeiner Weise für etwas Schlimmes verantwortlich sind. In der Regel erfordert Schuldgefühl also, dass wir annehmen, wir hätten unser Handeln oder das, was passiert ist, „irgendwie" beeinflussen können. Wenn wir keine Kontrolle darüber haben, was geschieht, können wir uns eigentlich kaum schuldig fühlen, denn die Dinge passieren ohne unser Zutun.

Schuld hat zwei Hauptfunktionen: eine soziale und eine individuelle.

Die soziale Funktion der Schuld

Vor Tausenden von Jahren lebte eine kleine Horde von Menschen am Fluss und ernährte sich von Fischen und Getreide. Die Fische wurden mit Reusen gefangen, die sehr sorgfältig hergestellt und ausgebracht wurden. Eines Tages jedoch waren fast alle Reusen zerstört, nur nicht die von Giuseppe, der jetzt die meisten Fische fing. Als er zur Rede gestellt wurde, wies er zunächst die Anschuldigungen weit von sich. Schließlich aber gab er zu, dass er sich einen Vorteil verschaffen wollte. Der Ältestenrat war sehr verärgert und wollte Giuseppe dazu verurteilen, mit seiner Familie das Dorf zu verlassen.

Welche Chance hatte Giuseppe? Allein mit seiner Familie würde er kaum überleben. Er beriet sich mit seiner Frau, die sehr aufgebracht war: „Deinetwegen werden wir alle zugrunde gehen!" Konfrontiert mit den Folgen seines Verhaltens erlebte Giuseppe ein neues, sehr schmerzhaftes Gefühl. Er fühlte sich plötzlich klein, minderwertig, ausgeliefert und hilflos. Er hatte ja nur das Beste für seine Familie gewollt und jetzt hatte er alles zerstört! „Was soll ich tun?", fragte er kleinlaut seine Frau. „Du musst die Ältesten davon überzeugen, dass du das nie wieder tun wirst. Und dass sie einen Vorteil haben, wenn sie uns im Dorf behalten!" „Aber wie soll ich das tun?", fragte Giuseppe. „Geh, wirf dich auf den Boden, streue Asche über dein Haupt und gib all deine Reusen unseren Nachbarn. Du wirst neue Reusen für das Dorf knüpfen und versprechen, die Hälfte deines Fischfangs für ein ganzes Jahr an das Dorf abzugeben. Das bedeutet für uns, dass wir Hunger leiden werden, aber das ist der Preis, den wir jetzt bezahlen müssen. Alle sollen das sehen, damit sie uns vergeben. Und das nächste Mal, wenn du auf so eine dumme Idee kommst, denk zuerst über die Konsequenzen nach!"

Was sagt uns diese Geschichte?

Das Schuldgefühl deutet darauf hin, dass wir gegen eine wichtige moralische Regel verstoßen haben. In der Zeit, in der sich unsere Gefühle entwickelten, lebten wir in kleinen Horden. Verstöße gegen wichtige Regeln bedrohten das Überleben der Gemeinschaft. Folglich wurden diese Verstöße möglicherweise mit dem Ausschluss aus der Horde bestraft, was niemand überlebte. Die Angst, aus der Gemeinschaft ausgeschlossen zu werden, ist eine Urangst des Menschen. So deutet die Schuld bis heute nicht nur darauf hin, dass wir eine soziale Norm überschritten haben, sondern auch, dass wir von sozialer Ausgrenzung bedroht sind. Folglich besteht der entsprechende Handlungsdrang darin, Sühne zu leisten und um Vergebung und Wiedergutmachung zu bitten: Wir müssen Reue zeigen und dass wir in Zukunft unsere eigenen Bedürfnisse jenen der Gruppe unterordnen. Abbitte kann geleistet werden, indem man der Gruppe etwas opfert (oder einem Gott, als Vertreter der moralischen Werte der Gruppe).

Ehrliche Wiedergutmachung wird in der Regel von der Gruppe akzeptiert, weil sie sich einigermaßen darauf verlassen kann, dass sich das Verhalten nicht wiederholt. Die Schuld wird also vergeben. Wird die Sühne nicht angenommen, droht der betreffenden Person ernsthafte Gefahr. Das Gefühl der Gruppe verwandelt sich dann oft in Hass und Verachtung – mit potenziell tödlichen Folgen. Meistens prüfen wir im Voraus, ob unser geplantes Verhalten möglicherweise moralische Regeln verletzen könnte. Die Ahnung von möglicher Schuld warnt uns davor, das Verhalten in die Tat umzusetzen.

Die individuelle Funktion der Schuld

In unserem Fischerdorf passierten eines Tages unerwartete Dinge. Es hatte monatelang nicht geregnet und die Fische blieben aus. Auch die Ernte verdorrte auf den Feldern. Es gab keine Nahrung mehr und alle fühlten sich schwach und hilflos. Die Leute fingen an zu murren und gingen zum Häuptling: „Mach etwas, wozu bist du unser Häuptling?" Aber auch der Häuptling wusste nicht, was er tun sollte, er fühlte sich machtlos. Er ging zum Medizinmann: „Mach etwas!", sagte er. „Wozu bist du unser Medizinmann?"
Tatsächlich wusste auch der Medizinmann keine Lösung, aber das durfte er nicht zugeben, denn es hätte ihn seinen Job gekostet. Schließlich kam ihm eine gute Idee: Irgendjemand musste für diese Dürre verantwortlich sein! Er sammelte die Menschen um sich und predigte obskure Dinge: „Diese Dürre ist kein Zufall! Sie ist eine Strafe! Ihr tragt die Verantwortung für diese Dürre!" Die Menschen waren zwar entsetzt, aber offensichtlich gab es einen Grund für diese Katastrophe. Und wenn sie diesen Grund herausfanden, konnten sie wahrscheinlich etwas gegen den Verursacher unternehmen.
„Was haben wir falsch gemacht?", fragten sie. „Das wisst ihr nicht?" Der Medizinmann tobte: „Das ist das Schlimmste! Ihr seid nicht nur dafür verantwortlich, Ihr wisst nicht einmal, was ihr getan habt! Kein Wunder, dass die Götter uns weiterhin bestrafen! Los, los! Wir treffen uns beim nächsten Vollmond. Und wagt es nicht zu kommen, ohne zu wissen, was ihr getan habt!"
Beim nächsten Vollmond trafen sie sich und jeder berichtete, was er glaubte, falsch gemacht zu haben. Das dauerte die ganze Nacht. Als die Morgendämmerung endlich anbrach, hatten sie den Grund für die Dürre gefunden: Am Dorfeingang hatten sie ein neues Tor angebracht, das nach links aufschwang, und nicht wie das alte nach rechts. Außerdem war es aus Kastanie und nicht aus Eiche gefertigt wie das vorherige. Und wer war der Erste gewesen, der durch das neue Tor gelaufen war? Man kommt nicht darauf, es war Giuseppe – ja, ja, wieder Giuseppe, derjenige, der die Fischfallen zerstört hatte! Das konnte nicht gut sein. Und noch etwas durfte nicht übersehen werden! An dem Tag, an dem das neue Tor gebaut wurde, hatte Maria, Giuseppes Frau, ein Kind mit roten Haaren geboren. Vielleicht lag es an diesem Baby. Vielleicht war es verflucht.
Alle – außer Maria – fühlten sich sehr befreit! Sie hatten den Grund für die Dürre gefunden. Sofort bauten sie das Tor wieder um, baten den Medizinmann, als Erster hindurchzugehen, und sie verbannten Maria und das Baby aus dem Dorf. Vier Wochen später regnete es. Seit dieser Zeit ist es streng verboten, im Dorf etwas aus Kastanienholz zu bauen und rothaarige Kinder haben wenig Spaß.

Was sagt uns diese Geschichte?

Immer, wenn wir mit unkontrollierbaren und bedrohlichen Dingen konfrontiert sind, versuchen wir, deren Ursache zu verstehen. Dies ist eines der Grundmerkmale des menschlichen Gehirns: Ohnmacht fördert die Suche nach einer Erklärung. Wenn wir keine rationalen Erklärungen finden, warum bedrohliche Dinge so sind, wie sie sind, und wie wir sie beeinflussen können, dann glauben wir an magische Ursachen und Kräfte, die wir manipulieren können.
Kinder machen genau das Gleiche: Immer, wenn sie durch das Sozialverhalten ihrer Bezugspersonen bedroht sind, glauben sie an magische Kräfte. Meistens suchen sie die Ursache bei sich selbst. Die Annahme, dass das eigene Verhalten andere dazu bringt, böse Dinge zu tun, vermittelt ein Gefühl von Kontrolle und es befreit von Machtlosigkeit. Auf der anderen Seite fühlt man sich schmutzig, schuldig und verbraucht viel Energie damit, herauszufinden, was man tun kann, um diesem Gefühl ein Ende zu setzen.

SCHULD

Die Bedeutung von Schuld für Menschen mit BPD und komplexer PTBS

Menschen, deren Bedürfnisse in der Kindheit oder im Jugendalter traumatisiert oder von wichtigen Bezugspersonen wiederholt ignoriert oder entwertet wurden, leiden häufig unter anhaltenden Schuldgefühlen. Diese Schuld bestimmt ihre Wahrnehmung von sich selbst in der Welt: „Ich bin schlecht. Ich habe es nicht verdient, mich gut zu fühlen. Ich habe etwas Schreckliches getan. Ich muss andere vor dem schützen, was ich bin. Menschen, die ich liebe, könnten von mir verletzt werden. Wenn ich mich, auch nur kurzzeitig, wohlfühle, wird etwas Schreckliches passieren."

Wie entwickeln sich diese Überzeugungen? Warum sind sie so langlebig?

Aus evolutionärer Sicht neigen Kinder dazu, sich an völlig unterschiedliche soziale Umfelder anzupassen: Es spielt keine Rolle, ob wir als Halbnomaden in einer großen traditionellen Familie in der südiranischen Wüste oder als Einzelkind in einer erfolgsorientierten chinesischen Familie in Schanghai aufwachsen. Alle Kinder sind bestrebt, sich an familiäre Bedingungen anzupassen und sich einzufügen: Sie nehmen Familiengewohnheiten als normal wahr und versuchen, Zuneigung und Wertschätzung zu finden sowie akzeptiert zu werden – unter allen Bedingungen!

Gleiches gilt für ein Kind, das in seiner Familie oder im nahen sozialen Umfeld Gewalt, Vernachlässigung oder ständige Erniedrigung und Entwertung erlebt. Es hat keine Möglichkeit, seine Situation durch die Suche nach einer besseren Familie zu verbessern. Wie jedes Kind muss es sein Überleben in der Familie sicherstellen, in die es hineingeboren wurde, und sich an die Familiengewohnheiten und -regeln anpassen. Daher ist es notwendig, auch sehr quälende und demütigende Umstände als normal wahrzunehmen und sogar einen Sinn darin zu sehen.

Kommt das Kind in die Schule, erkennt es, dass viele Familien andere Regeln und Normen haben. In dieser Phase bekommt es eine Ahnung, dass seine eigene Familie sich von anderen unterscheidet. Wie können Kinder die Frage beantworten, warum sie vernachlässigt oder schlecht behandelt werden? Kann das Kind seinen Vater beschuldigen? Oder seine Mutter? Nein, das kann es nicht, weil Eltern die wichtigsten Menschen in seinem Leben sind und starke Vorbilder, von denen sein Überleben abhängt. Außerdem kann das Kind die Familie nicht verlassen. In Europa ist die Kleinfamilie oft das einzige Zuhause. Das Kind steht daher vor einer schwierigen Aufgabe: Wie kann es eine Erklärung dafür finden, was mit ihm geschieht, und die engsten Familienmitglieder trotzdem lieben? Es gibt keine andere Möglichkeit, als sich selbst die Schuld zu geben: „Es passiert, weil ich etwas Schreckliches getan habe, ich muss schlecht sein, tief in mir bin ich böse." Das hört sich nicht sehr beruhigend an – das ist es auch nicht, aber es hilft, die eigene Machtlosigkeit zumindest ein wenig zu mildern.

Viele vernachlässigte oder psychisch traumatisierte Menschen sind an diese Gedanken gewöhnt. Diese Haltung ist zu tief verwurzelten Überzeugungen geworden und bestimmt einen großen Teil ihres Lebens. Manchmal ist die Schuld zusammen mit einer Art andauernden, negativen magischen Kraft kombiniert. „Es muss etwas Unerklärliches geben, das mir die Macht gibt, das Verhalten meiner Eltern zu beeinflussen. Wenn ich mich schlecht benehme, könnte etwas Schreckliches passieren." Wenn diese alten Annahmen über Schuld und irrationale magische Kraft bestehen bleiben, können diese für die Betroffenen sehr hinderlich sein.

Diese Schuld hatte anfangs einen Vorteil. Das Gefühl der Unkontrollierbarkeit und Ohnmacht nahm ab, aber zu einem hohen Preis: der ständigen Angst, enttarnt, sozial ausgegrenzt und bestraft zu werden. Wie kann jemand mit diesen Annahmen ein sinnerfülltes Leben im Erwachsenenalter führen? Wie kann jemand das aushalten, für seine Rechte kämpfen, seine Ziele erreichen und Wünsche erfüllen, um sich selbst etwas Gutes zu tun, wenn man ständig von Gedanken an die eigene Schuld getrieben wird?

Irgendwann sind diese Gedanken so vertraut, dass die Betroffenen fast Angst vor einem Leben ohne diese Schuldgedanken haben. Es ist an der Zeit, sich im Rahmen der Therapie von diesen bekannten kleinen Monstern zu befreien und sich zu fragen: Wie viel Verantwortung für das, was passiert ist, habe ich tatsächlich?

SCHULD

Typische Auslöser und Interpretationen

Sie oder jemand, für den Sie sich verantwortlich fühlen, verstoßen gegen Ihre persönlichen moralischen Werte. Sie entwickeln Gedanken, Wünsche und Fantasien, die Ihren eigenen Werten widersprechen. Sie fühlen sich machtlos, wenn Sie von unvorhersehbaren Ereignissen überwältigt werden. Sie sind wütend. Sie sind unglücklich. Sie haben das Gefühl, dass Sie etwas hätten ändern können, um ein Unglück zu verhindern.

Gedanken

Typischerweise geht Schuld mit Gedanken einher wie: „Ich habe etwas falsch gemacht. Ich bin ein schlechter Mensch. Die Menschen werden mich ablehnen. Ich werde bestraft. Ich kann mein Verhalten nicht verstehen. Ich kann mich nicht kontrollieren oder mir selbst vertrauen. Ich verdiene es nicht, von anderen gemocht zu werden. Wenn andere mich kennen würden, würden sie mich hassen. Ich verdiene es, misshandelt zu werden. In mir gibt es etwas Schlechtes und Dunkles. Ich beschmutze andere. Ich bringe Unglück über andere, in mir sind böse schwarze Mächte."

Körperreaktionen

Körperlich reagieren Menschen sehr unterschiedlich auf Unwohlsein. Das kann sich in einer Vielzahl von körperlichen Symptomen zeigen, wie z. B. in Kopfschmerzen, Bauchschmerzen, einem Kloßgefühl im Hals (weil Stress zu Verspannung der Hals- und Schluckmuskulatur führt), Erröten, Muskelkrämpfen, Durchfall, dringendem Harndrang und Schwierigkeiten beim Sprechen.

Körperhaltung

Es gibt keine typische Körperhaltung für Schuldgefühle. Eventuell wird der Kopf gesenkt.

Wahrnehmung

Wenn Sie sich schuldig fühlen, ist Ihre Wahrnehmung auf Ihre „schlechten" Eigenschaften fokussiert und begrenzt. Sie können zahlreiche Hinweise und „Beweise" dafür finden, dass Sie versagt haben, und dass Sie schon immer schlecht waren. Sie haben das Gefühl, als könnten die anderen sehen, dass Sie etwas falsch gemacht haben, dass Sie ein schlechter Mensch sind. Manchmal fühlen Sie sich hinterfragt, zu hart beurteilt und gehetzt. Sie suchen nach jeglichen Hinweisen darauf, dass Sie verachtet, verurteilt oder ausgeschlossen werden.

Handlungsdrang

Um Wiedergutmachung zu leisten, müssen Sie der Gemeinschaft zeigen, dass Sie bereuen, dass Sie sich in Zukunft an die Regeln und Normen halten. Um zu büßen, muss man unterwürfig sein, sich entschuldigen, etwas opfern und manchmal sich sogar selbst bestrafen. Selbstmordgedanken sind oft eng mit Schuldgefühlen verbunden.

Häufige emotionale Folgen

Schuld wird oft von Scham begleitet. Wenn Sie sich selbst vorwerfen, etwas Schlechtes getan zu haben, werfen Sie sich vielleicht auch vor, ein schlechter Mensch zu sein. Fühlen Sie sich sehr schuldig, könnten Sie vielleicht befürchten, dass Sie sozial ausgegrenzt werden. Manchmal fühlen Sie sich aufgrund der angehäuften Schuld und Scham vielleicht sogar von sich selbst angeekelt, unabhängig davon, ob diese Gefühle begründet sind.

Was wird vermieden?

Unsere negativen Gefühle haben die wichtige Aufgabe, uns vor Situationen zu schützen, die mit diesen Gefühlen verbunden sind. Schuldgefühle versuchen uns davon abzuhalten, dass wir erneut gegen allgemeingültige Regeln verstoßen, und minimieren das Risiko sozialer Ausgrenzung. Deshalb drängt uns Schuld dazu, alle Situationen und Dinge, die möglicherweise Schuldgefühle mit sich bringen, zu vermeiden. Fühlt man sich schuldig, vermeidet man, sozial aufzufallen, sich wichtig zu nehmen oder auch nur, es sich gut gehen zu lassen. Man vermeidet beispielsweise, ausfallend, wütend zu werden, glücklich zu sein, angenehme Dinge zu erleben. Die Erfahrung zeigt, dass gerade Menschen mit traumatischen Erfahrungen viele unterschiedliche Situationen meiden und ein oft sehr eingeschränktes Leben führen, weil sie sich schuldig fühlen. Meist kontrolliert die Schuld wichtige Lebensbereiche. Insbesondere vermeiden Betroffene, zufrieden oder glücklich zu sein. Sie gestehen sich weder Glück noch Freude zu.

Wann ist Schuld gerechtfertigt?

Schuld ist berechtigt, wenn Sie tatsächlich unmoralisch gehandelt oder einen hohen Wert verletzt haben. Das trifft aber nur zu, wenn Sie die Möglichkeit gehabt hätten, anders zu handeln und sich der Konsequenzen Ihrer Handlung bewusst waren. Außerdem sollten Sie prüfen, ob Ihre eigenen Moralvorstellungen und Regeln mit denen anderer Menschen übereinstimmen. Wenn Sie beispielsweise glauben, dass Sie niemals wütend sein sollten, fühlen Sie sich schuldig, wenn Sie wütend sind. Dies wäre nutzlos, da Wut ein spontan auftretendes Gefühl ist.

Wie gehe ich mit berechtigter Schuld sinnhaft um?

Ist die Schuld tatsächlich gerechtfertigt (sprechen Sie mit einer Freundin oder Ihrer Therapeutin darüber, um sicherzugehen) und bereuen Sie, was Sie getan haben, so sollten Sie Sühne und Wiedergutmachung leisten. Die Sühne sollte Ihnen weh und den zu Unrecht Behandelten Gutes tun. Wiedergutmachungen oder Entschädigungen werden häufig genutzt, um kleine Schäden in Beziehungen zu reparieren. Wenn Ihnen vergeben wird, wird dies in der Regel akzeptiert. Niemandem ist damit geholfen, dass Sie sich Ihr Leben lang schuldig fühlen.

Umgang mit Schuld, die mit psychischer Traumatisierung verknüpft ist

Nehmen wir an, Sie haben sich mit den Ursprüngen Ihrer Schuld auseinandergesetzt und festgestellt, dass Sie gar keine Schuld an den Ereignissen der Vergangenheit tragen. Trotzdem wird die Schuld Ihr Denken beeinflussen. Ihr Gehirn hat sich daran gewöhnt, sich schuldig zu fühlen, und es wird einige Zeit brauchen, um umzudenken. Wenn Sie sich damit auseinandersetzen, was Sie als Kind oder Jugendliche tatsächlich beeinflussen konnten, werden wahrscheinlich zunächst alte Ängste wieder wach: das Gefühl des Unkontrollierbaren, des Ausgeliefertseins, der Ohnmacht. Und es ist wichtig, sich noch einmal mit diesen alten Gefühlen auseinanderzusetzen. Zu erleben, dass man selbst diese Gefühle heute, als Erwachsene, aushalten kann. Es geht auch darum, sich mit sich selbst zu versöhnen. Wenn Sie auch nach gründlicher Prüfung der Meinung sind, dass Sie einen gewissen Anteil an dem, was geschehen ist, auch selbst verantworten, verzeihen Sie sich diesen kleinen Teil. Versöhnen Sie sich mit sich selbst. Seien Sie nett zu sich. Sie konnten damals nicht anders handeln, sonst hätten Sie es getan.

Es kann aber noch weitere Probleme geben: Wie oben beschrieben, geben sich Kinder oftmals selbst die Schuld, wenn sie von ihren Eltern schlecht behandelt werden. Häufig graben sich dann Gedanken ein wie: „Wenn ich besser wäre, würden meine Eltern mich besser behandeln. Wenn ich herausfinden könnte, was an mir falsch ist, dann würde mein Vater mich lieben." Diese verzweifelten kindlichen Gedanken nähren oft viele Jahre eine Illusion, dass der Vater oder die Mutter eigentlich unterstützend und liebevoll (gewesen) wären, wenn man nur nicht so böse gewesen wäre. Patientinnen, die erfolgreich daran arbeiten, ihre Schuldgefühle zu vermindern, berichten häufig über die schmerzhafte Trauer, sich von der Illusion der glücklichen Kindheit verabschieden zu müssen. Im Anschluss an die Expositionsphase wird diesem Thema Raum gegeben.

SCHULD

Wie kann ich verhindern, mich schuldig zu fühlen?

Grundsätzlich hilft es zu unterscheiden, welche Prozesse oder Ereignisse Sie tatsächlich beeinflussen können und welche nicht. Es gibt Zufälle und externe Faktoren, die außerhalb unserer Kontrolle liegen. Insbesondere wenn Sie schlechte Erfahrungen gemacht haben, übernehmen Sie die Verantwortung für negative Ereignisse unverhältnismäßig häufig. Es ist daher nützlich, die Realität zu überprüfen.

Nebenbei: Fantasien sind keine Handlung! Fantasien sollten keine Schuld auslösen. Viele Menschen haben die wildesten Fantasien. Solange diese nicht in die Tat umgesetzt werden, sind sie kein Problem. Sprechen Sie darüber mit Ihrer Therapeutin.

Wie kann ich die Intensität der Schuld reduzieren?

NUTZEN SIE DEN STOP-SKILL!

S	**Stop!** Reagieren Sie nicht. Wie hoch ist Ihre Anspannung?
T	**Testen Sie Ihre Anspannung!**
O	***Offen für Wise Mind!*** Öffnen Sie sich für Ihr Bild von *Wise Mind*. Nehmen Sie wahr, was gerade jetzt, in diesem Moment, geschieht, sowohl in der äußeren Welt (Reality Check) als auch innerlich. Beschreiben Sie: Was sehen Sie, was hören Sie? Was fühlen Sie? Welchen Handlungsdrang verspüren Sie? „Will ich mich unterwerfen? Will ich mich selbst bestrafen? Versuche ich, angenehme Situationen zu vermeiden? Hasse ich mich gerade selbst? Versuche ich, angenehme Gefühle zu vermeiden? Glaube ich, dass ich es nicht verdient habe, gut behandelt zu werden?“
P	**Passt das?** „Ist mein Schuldgefühl tatsächlich gerechtfertigt? Ergibt mein Handlungswunsch auf kurze und lange Sicht Sinn?“

Wenn Ihre Antwort nein lautet, dann führen Sie einen fünften Schritt aus:

- Reduzieren Sie die Intensität der Schuld.
- Machen Sie das Gegenteil dessen, wozu die Schuld Sie drängt.

Wie lässt sich ungerechtfertigte Schuld kurzfristig verringern?

BLEIBEN SIE IN DER SITUATION!

1. **Steuern Sie Ihre Atmung**

   Nutzen Sie Techniken, um Ihre Atmung zu kontrollieren. Versuchen Sie, gleichmäßig zu atmen: Falls Sie sich eingezurrt oder festgefroren fühlen, sollten Sie Ihren Kreislauf und Ihre Atmung aktivieren. Hier helfen einfache gymnastische Übungen wie Seilspringen oder Hampelmann.

   Falls Ihre Atmung beschleunigt ist und Sie sich sehr agitiert fühlen, sollten Sie Ihre Atmung beruhigen. Die beste Technik ist, Ihre Hände auf Ihren Bauch zu legen und gemeinsam mit Ihrer Atmung zu bewegen. Atmen Sie tief in den Bauch ein und bewegen Sie Ihre Hände dabei nach außen, danach bewegen Sie die Hände mit der Einatmung nach innen. Versuchen Sie, Ihre Ausatmung zu verlängern, und machen Sie eine kleine Pause, bevor Sie weiteratmen.

2. **Ändern Sie Ihre Gedanken**

   Wenn wir uns schuldig fühlen, haben wir Gedanken wie „Ich habe schlechte Dinge getan. Ich bin ein schlechter Mensch. Ich habe es nicht verdient, nett behandelt zu werden. Ich verdiene es, geschlagen zu werden. Ich habe es nicht verdient, glücklich zu sein. Wenn ich mich nicht selbst bestrafe, tun das andere. Wenn Menschen sehen würden, wie schlecht ich bin, würden sie mich verlassen." Manchmal können schwerer Selbsthass, Selbstverachtung und sogar Selbstmordgedanken auftreten. Gegensätzliches Denken zu Schuld wäre: Denken Sie an ein Verhalten, mit dem Sie zufrieden waren und auf das Sie stolz sind. Machen Sie sich bewusst, dass viele dieser Gedanken in der Vergangenheit verwurzelt sind und zu Ihren kleinen Monstern gehören. Machen Sie sich bewusst, dass die meisten Dinge, die in der Vergangenheit geschehen sind, nicht Ihre Schuld waren. Denken Sie darüber nach, welche der traumatischen Ereignisse Sie tatsächlich hätten beeinflussen können. Überlegen Sie, warum Sie damals so und nicht anders gehandelt haben. Von 100 Prozent ausgehend, welchen Anteil konnten Sie beeinflussen oder haben Sie beeinflusst? Überlegen Sie, ob jemand mit den gleichen Fähigkeiten, die Sie zu dieser Zeit besaßen, anders in Ihrer Situation hätte handeln können. Wer sonst könnte noch für die Geschehnisse verantwortlich sein? Würden Sie eine andere Person in der gleichen Situation wie Sie verurteilen? Versöhnen Sie sich mit sich selbst. Seien Sie nett zu sich selbst. Wenn Sie einen kleinen Anteil an der Schuld tragen, verzeihen Sie sich diesen kleinen Teil. Erkennen Sie, dass es keine dunkle Kraft gibt, die Sie oder jemanden, den Sie lieben, bestraft, wenn Sie glücklich sind. Führen Sie sich das immer wieder vor Augen!

3. **Ändern Sie Ihre Körperhaltung**

   Zeigen Sie sich – Sie haben nichts falsch gemacht. Entspannen Sie Ihre Gesichtsmuskeln, heben Sie Ihren Kopf und rollen Sie Ihre Schultern zurück. Vielleicht wippen Sie ein paarmal auf Ihren Zehenspitzen auf und ab. Machen Sie einen kleinen Schritt nach vorne, atmen Sie tief in Ihren Bauch und stampfen Sie mit den Füßen ein paarmal kräftig auf.

4. **Ändern Sie Ihre Wahrnehmung**

   Wenn wir uns schuldig fühlen, konzentrieren wir uns auf kritische Gesichter, kritische Kommentare oder auf unsere Schwachpunkte. Um unser Schuldgefühl abzuschwächen, sollten wir uns auf positive Hinweise fokussieren oder neutrale soziale Signale als positiv deuten.

5. **Ändern Sie Ihren Handlungsdrang**

   Wenn Sie sich schuldig fühlen, drängt Ihr Gehirn Sie dazu, sich zu entschuldigen, sich zu unterwerfen, zu beichten oder jedem zu erzählen, wie schlecht Sie sich verhalten haben. Geben Sie diesem Drang nicht nach.

Wie kann die Schuld langfristig gemildert werden?

Füttern Sie Ihre kleinen Monster nicht!

VERHALTEN SIE SICH GEGENSÄTZLICH!

Wenn wir uns schuldig fühlen, spüren wir den starken Drang, uns zu unterwerfen, uns zu bestrafen. Wir vermeiden es, Ansprüche zu stellen und für unsere Bedürfnisse zu kämpfen. Sich schuldig zu fühlen hilft, das Gefühl der Machtlosigkeit kurzfristig zu reduzieren. Langfristig bewahrt traumabezogene und irrationale Schuld die Angst vor der Machtlosigkeit in der Gegenwart und hindert Sie daran, ein sinnhaftes Leben zu führen.

Viele Patientinnen, die in der Kindheit und Jugend zwischenmenschliche Gewalt oder sexuellen Missbrauch erlebt haben, fühlen sich ständig schuldig. Diese Schuld kommt aus der Vergangenheit. Man hat das irrationale Gefühl, man sei „irgendwie" schlecht, böse oder trage sogar die Schuld für Dinge, die man nicht genau erklären kann.

Gegenteiliges Handeln bedeutet: Tun Sie sich etwas Gutes, verwöhnen Sie sich selbst; zeigen Sie, dass Sie die Dinge verdienen, die Sie bekommen. Erlauben Sie sich, von Ihrer Arbeit zu profitieren. Stellen Sie sich selbst offen und stolz hin. Erlauben Sie sich, stolz zu sein! Erzählen Sie anderen, was Sie Gutes getan haben oder wie Ihre Meinung ist. Verhalten Sie sich nach außen hin auf eine Weise, die es anderen erlaubt, Sie kennenzulernen.

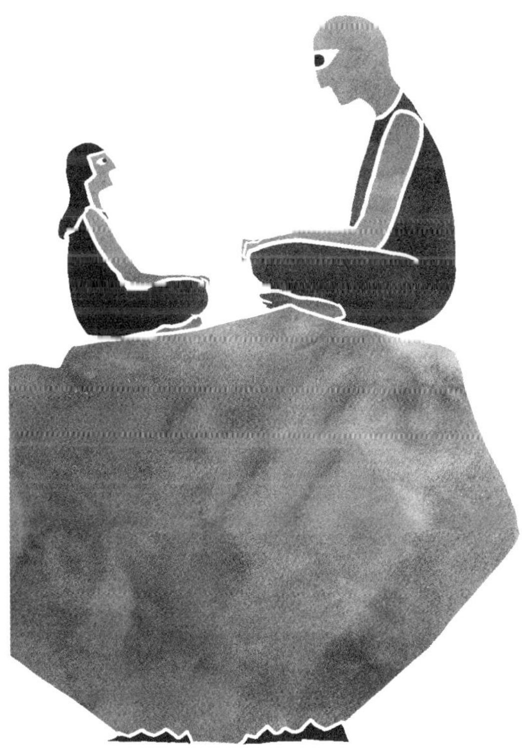

UMGANG MIT UNGERECHTFERTIGTER SCHULD

Nutzen Sie dieses Arbeitsblatt, um Ihre typischen Schuld-Gefühlsmuster zu beschreiben und um sich darauf vorzubereiten, wie Sie die unangemessene Schuld abschwächen können. Hier zunächst einige Beispiele:

Typische Auslöser

Ich mache Fehler. · Etwas erinnert mich an traumatischen Erfahrungen. · Ich werde wütend.
Jemand macht mir Vorwürfe. · Etwas ist schiefgelaufen. · Jemand anderem geht es schlecht.
Ich habe jemandem von meiner Familie erzählt. · Ich fühle mich kurz glücklich.
Ich möchte mir etwas Gutes tun.

↓

Typische Gedanken

Ich habe etwas Furchtbares getan. · Ich mache alles falsch.
Ich bin ein Monster. · Ich habe dunkle Kräfte. · Wenn ich für einen Augenblick glücklich wäre, würde etwas Schreckliches passieren.
Ich muss büßen. · Ich muss mich klein machen.
Ich darf keine Ansprüche stellen.

Typische Handlungsimpulse

Ich will zu Hause bleiben.
Ich beschimpfe mich selbst.
Ich will mich bestrafen.
Ich will etwas kaputt machen, das ich mag.
Ich entschuldige mich häufig, ich versuche, es wiedergutzumachen.
Ich will meine Therapeutin anrufen, um sicherzugehen, dass sie noch lebt!

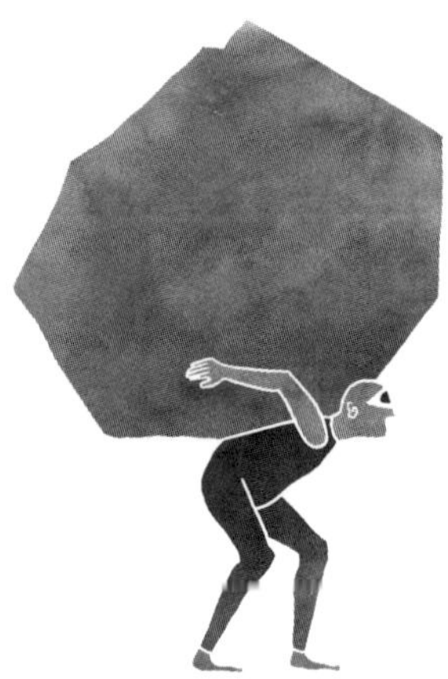

Typische Körperreaktionen

Herzrasen
einfrieren
Taubheit
beklemmendes Gefühl
Bauchschmerzen
starker Harndrang

Typische Wahrnehmungen

Um mich herum sehe ich nur verärgerte oder verachtende Gesichter.
Jeder auf der Straße scheint gefährlich zu sein.
Fremde Menschen reden über mich, wissen über mich Bescheid.

UMGANG MIT UNGERECHTFERTIGTER SCHULD

Notieren Sie hier Ihre eigenen Erfahrungen analog zur Seite mit den Beispielen:

Meine typischen Auslöser

Meine typischen Gedanken

Meine typischen Handlungsimpulse

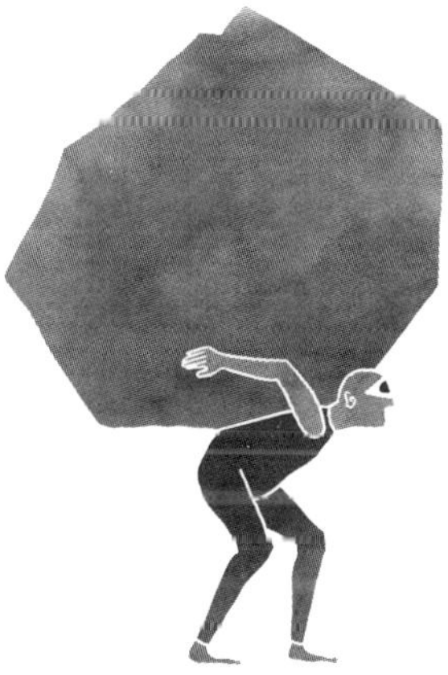

Meine typischen Körperreaktionen

Meine typischen Wahrnehmungen

UMGANG MIT UNGERECHTFERTIGTER SCHULD

Verändern Sie möglichst alle Komponenten:

Meine Gedanken ändern

Meine Handlungsimpulse ändern

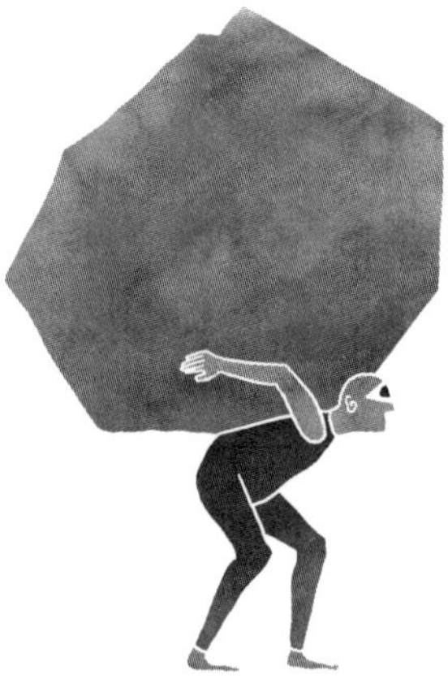

Meine Körperreaktionen ändern

Meine Wahrnehmungen ändern

Entgegengesetzt handeln

(SELBST-)VERACHTUNG

Grundlagen

Verachtung ist ein sehr intensives soziales Gefühl, das eng mit Ekel und Aggression verbunden ist. Verachtung entsteht gegenüber einer Person oder einer Gruppe, die unsere grundlegenden Ansprüche und moralischen Werte missachtet. Wir verorten diese „Anderen“ außerhalb unseres eigenen Wertekodex.

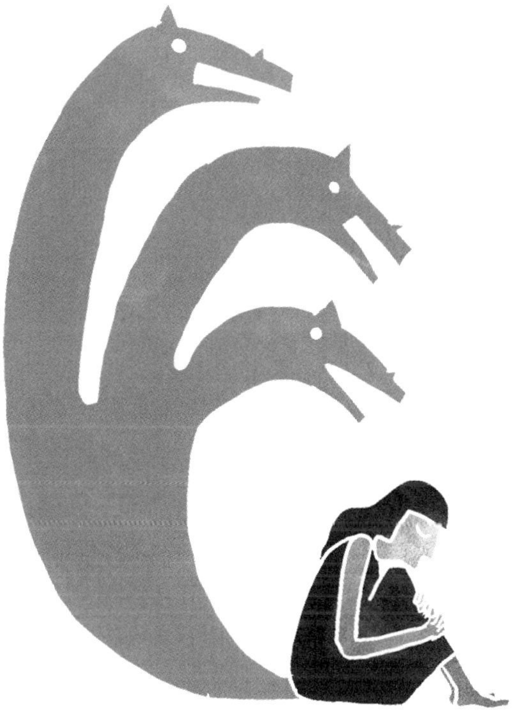

Für sie gelten andere Regeln, sie „zählen nicht (mehr) zu uns“, im Extremfall werden sie gar nicht mehr als Menschen angesehen, sondern als „Barbaren, Heiden, Ungläubige“.
Verachtung kann fatale Folgen für die betroffene Person haben. Die Geschichte ist voll von grausamen Beispielen für soziale Ausgrenzung und Verfolgung, die durch Verachtung legitimiert wurde.

Es ist wichtig und sinnvoll, sich mit Personen und Gruppen auseinanderzusetzen, deren Handlungen und Überzeugungen nicht unseren eigenen entsprechen. Menschen in Gemeinschaft müssen sich auf die grundlegenden moralischen Gebote, die von allen geteilt und respektiert werden, verlassen können: das Verbot zu töten, zu stehlen oder inzestuöse Beziehungen zu führen. Normalerweise sorgen Schuldgefühle, Scham oder Angst vor Bestrafung dafür, dass diese Regeln respektiert werden. Wenn wir andere Menschen oder Gruppen als „amoralisch“ und „schamlos“ empfinden, fühlen wir uns existenziell bedroht und erleben das Gefühl der Verachtung. Dieses Gefühl ist weitreichender als Wut oder Zorn. Es zielt darauf ab, den jeweiligen Personenkreis endgültig aus unserer Gemeinschaft auszugrenzen und möglicherweise zu vernichten.

Die Bedeutung von Selbstverachtung für Menschen mit Borderline-Störungen oder komplexer PTBS

Menschen mit sehr entwertenden oder ekelerregenden Kindheitserfahrungen verachten sich manchmal selbst. Sie sehen sich als „ekelhaft“, „minderwertig“, „unmoralisch“ oder „dumm“. Dieses Selbstverständnis entwickelt sich zu einem intensiven Selbsthass, begleitet von dem Wunsch, sich selbst zu zerstören. Dieser Drang tritt insbesondere dann auf, wenn die Betreffenden es „wagen“, gegen ihr eigenes Schuldgefühl zu handeln und etwas Neues auszuprobieren, ihren sozialen Status zu verbessern oder sich selbst etwas Gutes zu tun. Manchmal hören die Betroffenen diese verachtenden Stimmen laut im Kopf. Das ist äußerst unangenehm.

Typische Auslöser und Interpretationen

Wir können Verachtung als eine Art „gesellschaftliche Abscheu“ betrachten, genährt von der Idee, jemand, der unsere moralischen Werte nicht teilt, könnte uns anstecken, beschmutzen oder angreifen. Die Auslöser für Verachtung sind daher kulturell bedingt. Verachtung entsteht zum Beispiel, wenn wir beobachten oder hören, wie die Würde einer Person verletzt wird. Das gilt nicht nur für den Täter, sondern erstreckt sich manchmal auch auf das Opfer. Manche Menschen oder Kulturen neigen dazu, Schwäche, Unterlegenheit oder Unterwürfigkeit zu verachten, andere neigen eher dazu, Willkür, Verrat, Missbrauch, Rassismus oder andere Grausamkeiten und Ungerechtigkeiten zu verachten.

Selbstverachtung wird normalerweise angeregt, wenn wir uns selbst als „minderwertig“, „schmutzig“, „dumm“ oder „nicht wert, am Leben zu sein“ empfinden. Wir fühlen uns schuldig oder schämen uns und wehren uns dagegen, indem wir an unserem Gefühl zweifeln und anfangen, entgegengesetzt zu handeln.

(SELBST-)VERACHTUNG

Gedanken

Wenn es um Selbstverachtung geht, sind typische Gedanken: „Ich bin wertlos. Ich verdiene es nicht, Teil der Gesellschaft zu sein. Ich verdiene keine Hilfe oder Unterstützung. Ich verdiene es nicht, von meinem Partner nett behandelt zu werden. Ich verdiene es, von meinem Partner misshandelt oder missbraucht zu werden …"

Körperreaktionen

Es gibt in diesem Fall keine spezifischen Körperreaktionen. Die Reaktionen ähneln denen von Abscheu (Würgen, Übelkeit) und Hass (Muskelanspannung, Kieferanspannung).

Wahrnehmung

Einige Opfer zwischenmenschlicher Gewalt nehmen sehr abfällige, verächtliche „innere Stimmen" wahr, die einfach nur gesprochene Gedanken sind. Diese Stimmen treten oft auf, wenn die Betroffenen beginnen, die alten Gefühle von Scham und Abscheu zu bekämpfen. Wenn wir jemanden verachten, sehen wir nur die negativen Seiten. Egal, wie die Person aussieht oder was sie tut, wir sehen sie durch die Brille der Verachtung. Sogar Menschen, die diese Person umgeben und freundlich zu ihr sind, fallen in dieselbe Kategorie. Wenn ich mich selbst verachte, gönne ich mir nichts Gutes und alle, die gut zu mir sind, scheinen entweder Heuchler oder wahnhaft zu sein: „Wie kann ich jemanden respektieren, der jemanden wie mich mag und attraktiv findet?"

Handlungsdrang

Wir werden dazu gedrängt, die verachtete Person (und ihr nahestehende Personen wie etwa deren Verwandte) zu vermeiden oder zu zerstören. Bei Selbstverachtung verspüren wir den starken Drang, uns selbst zu zerstören, zu verletzen oder fast verheilte Wunden wieder zu öffnen.

Normale emotionale Folgen

- als Reaktion auf Verachtung: Angst, Abscheu, Verlegenheit, Hass.
- als Reaktion auf die Selbstverachtung: Ekel, Scham, Selbsthass.

Was wird vermieden?

Viele Menschen mit entwertenden oder ekelerregenden Erfahrungen in der Kindheit neigen dazu, sich selbst zu verachten. Dies nimmt einen starken Einfluss auf Interaktionen mit anderen. Betroffene erwarten nicht, dass andere sie lieben, mögen oder auch nur dulden. Sie meiden daher engere Beziehungen, Intimität und Selbstoffenbarung oder Situationen, in denen sie im Mittelpunkt stehen würden. Es fällt ihnen schwer, sich selbst Gutes zu tun, Ziele zu setzen und Forderungen zu stellen. Viele leben am Rande der Gesellschaft. Um die peinigende Erfahrung von Selbstverachtung zu umgehen, werden soziale Herausforderungen, die das Risiko des Scheiterns beinhalten, vermieden. Wenn sich jemand als zum Scheitern verurteilt erachtet, zieht er es vor, jegliche soziale Aktivität aufzugeben, und entscheidet sich eher für die Rolle als chronisch psychisch kranker Mensch.

(SELBST-)VERACHTUNG

Wann ist Verachtung gerechtfertigt?

Verachtung ist ein Gefühl, das Sie mit großer Vorsicht behandeln sollten. Natürlich gibt es Menschen, die Ihren grundlegenden Moralvorstellungen widersprechen. Es ist sinnvoll, sich vor ihnen zu schützen. Allerdings könnten sie auch Gründe und Auslöser für ihr Verhalten haben, die Sie unter Umständen gut nachvollziehen könnten.

Selbstverachtung ist niemals gerechtfertigt, denn die bloße Tatsache, dass Sie sich selbst als verachtenswert empfinden, lässt darauf schließen, dass Sie zu strenge moralische Maßstäbe an sich anlegen – sonst könnten Sie sich nicht verachten.

Wie kann ich Verachtung ausdrücken?

Wenn Sie sich sicher sind, dass jemand Verachtung verdient hat (klären Sie besser ab, ob andere Personen dies auch so sehen), dann sollten Sie sich und Ihre Angehörigen vor dieser Person schützen. Sie sollten den Kontakt so gut wie möglich einstellen und sich distanzieren. Offene Kommunikation mit anderen ist oft sinnvoll, um mögliche Probleme zu vermeiden.

Wie kann ich mit Selbstverachtung umgehen?

Grundsätzlich ist jede Form der Selbstverachtung ein ernstes psychisches Problem, das dringend mit einer Psychotherapeutin besprochen werden muss. Die DBT bietet *Wise-Mind*-Skills, die insbesondere im Bereich Selbst-Mitgefühl und Weisheit wirken. Sie lernen dabei, eine wohlwollende und unterstützende Haltung sich selbst gegenüber einzunehmen. Diese Übungen sind zu Beginn oft ungewohnt oder seltsam. Manchmal lösen sie starke Reaktionen aus: „Warum sollte ich mich selbst akzeptieren und mich wohlwollend behandeln?" Manchmal lösen sie auch verächtliche und demütigende innere Stimmen aus. Versuchen Sie, diesen Stimmen weniger Aufmerksamkeit oder Zeit zu schenken. Diese Reaktionen sind nachvollziehbar, weil Ihr Gehirn auf neue und unbekannte Weise arbeitet. Wenn Sie regelmäßig üben, klingen sie mit der Zeit ab.

Einige spezielle Muster von Verhaltensweisen können zur Selbstverachtung führen. Dazu gehören zum Beispiel die Wahl von Sexualpartnern oder Sexualpraktiken. Zu Letzteren werden Sie vielleicht überredet oder gezwungen. Für manche Menschen ist es ungewohnt und schwierig, beim Sex vorsichtig und bewusst zu sein und sich um das zu kümmern, was ihnen guttut. Als generelle Richtlinie sollte gelten, dass alles erlaubt ist, solange beide Spaß daran haben und sich alle Beteiligten auch nach dem Sex gut fühlen! Wenn Sie Probleme in diesem Bereich haben, sprechen Sie mit Ihrer Therapeutin und auch Ihrem Partner darüber. Schamgefühle sind verständlich, aber sie sollten Sie nicht daran hindern, in der Psychotherapie frei zu sprechen. Es ist wichtig, daran zu arbeiten, Scham zu überwinden.

Manchmal macht man Fehler – das passiert jedem. Manchmal findet man sich in Situationen wieder, in denen man nur wenig Spielraum für Flexibilität oder Veränderung hat. Vielleicht werden Sie hin und wieder bestärkt, Dinge zu tun, die nicht mit Ihrer Moral vereinbar sind. Manchmal ist man in erniedrigenden Beziehungen gefangen, von denen man sich nicht leicht befreien kann, und so lässt man sie widerwillig bestehen. Gelegentlich ist es schwer zu begreifen, dass keine Entscheidung zu treffen auch schon eine Entscheidung darstellt. All das führt zu Selbstverachtung und Selbsthass.

Hier ist es wichtig, konkrete Schritte zur Problemlösung zu entwickeln. Es ist jedoch ebenso wichtig, seine aktuellen Schwächen und Fehler zu akzeptieren. Auch dies ist ein wesentlicher Bestandteil des Trainings.

(SELBST-)VERACHTUNG

Wie kann ich die Intensität der Schuld reduzieren?

NUTZEN SIE DEN STOP-SKILL!

S	**Stop!** Reagieren Sie nicht. Wie hoch ist Ihre Anspannung?
T	**Testen Sie Ihre Anspannung!**
O	**Offen für *Wise Mind!*** Öffnen Sie sich für Ihr Bild von *Wise Mind*. Nehmen Sie wahr, was gerade jetzt, in diesem Moment, geschieht, sowohl in der äußeren Welt als auch innerlich. Beschreiben Sie: Was sehen Sie, was hören Sie? Was fühlen Sie? Welchen Handlungsdrang verspüren Sie? „Will ich mich selbst vernichten? Will ich mich selbst bestrafen? Versuche ich, angenehme gesellschaftliche Situationen zu vermeiden? Hasse ich mich gerade selbst? Toleriere ich es, misshandelt oder missbraucht zu werden? Glaube ich, dass ich es nicht verdient habe, gut behandelt zu werden?“
P	**Passt das?** Ergibt mein Handlungswunsch auf kurze und lange Sicht Sinn?

Wenn Ihre Antwort nein lautet, dann führen Sie einen fünften Schritt aus:

- Reduzieren Sie die Intensität der Selbstverachtung.
- Machen Sie das Gegenteil dessen, wozu die Selbstverachtung Sie drängt.

Wie lässt sich Selbstverachtung kurzfristig verringern?

BLEIBEN SIE IN DER SITUATION!

1. **Beruhigen Sie Ihre Atmung**

   Nutzen Sie Techniken, um Ihre Atmung zu kontrollieren. Am besten ist es, Ihre Hände auf Ihren Bauch zu legen und gemeinsam mit Ihrer Atmung zu bewegen. Atmen Sie tief in den Bauch ein und bewegen Sie Ihre Hände dabei nach außen, danach bewegen Sie die Hände mit der Einatmung nach innen. Versuchen Sie, Ihre Ausatmung zu verlängern, und machen Sie eine kleine Pause, bevor Sie wieder einatmen.

2. **Ändern Sie Ihre Gedanken**

   Wenn wir uns selbst verachten, haben wir Gedanken wie: „Ich bin eine schlechte Person. Ich verdiene es nicht, freundlich behandelt zu werden. Ich verdiene es, geschlagen zu werden. Wenn Menschen merken würden, wie schlecht ich bin, würden sie mich verlassen.“ Manchmal treten auch extremer Selbsthass und Suizidgedanken auf. Denken Sie dann an Verhaltensweisen oder Aspekte, mit denen Sie zufrieden und auf die Sie stolz sind. Machen Sie sich klar, dass viele dieser Gedanken in der Vergangenheit verwurzelt sind und zu Ihren kleinen Monstern gehören. Machen Sie sich bewusst, dass viele Geschehnisse, die in der Vergangenheit passiert sind, nicht Ihre Schuld waren. Sie haben nichts falsch gemacht. Überdenken Sie, auf welche Weise Sie das Erlebnis überhaupt hätten beeinflussen können. Seien Sie freundlich mit sich. Denken Sie an Ihre guten Eigenschaften: Wann haben Sie zuletzt jemandem geholfen, Mitgefühl gezeigt oder jemandem etwas bedeutet? Und was würden Menschen sagen, die Sie gernhaben? Sagen Sie sich immer und immer wieder: „Es war nicht meine Schuld, ich bin ein Mensch, ich habe es verdient, geliebt zu werden.“

3. **Ändern Sie Ihre Körperhaltung**

   Selbstverachtung drängt Sie dazu, sich selbst zu vernichten. Ihr Körper ist bereit, anzugreifen. Stattdessen sollten Sie tief und ruhig einatmen, Ihre Gesichtsmuskeln entspannen, Ihre Hände öffnen und Ihre Mundwinkel zu einem leichten Lächeln heben.

4. **Ändern Sie Ihre Wahrnehmung**

   Wenn wir uns selbst verachten, fokussieren wir uns auf unsere Schwachpunkte oder auf Körperteile, die wir nur schwer akzeptieren können. Um Selbstverachtung zu reduzieren, sollten wir uns lieber auf unsere Stärken und positive oder neutrale Aspekte unseres Körpers konzentrieren. Üben Sie das in ruhigen Momenten.

5. **Ändern Sie Ihren Handlungsdrang**

   Spüren Sie Selbstverachtung, wird Ihr Gehirn Sie dazu drängen, sich selbst zu zerstören. Geben Sie dem Drang nicht nach.

Wie kann Selbstverachtung langfristig gemildert werden?

Füttern Sie nicht Ihre kleinen Monster!

VERHALTEN SIE SICH GEGENSÄTZLICH!

Verachten Sie sich selbst, wollen Sie sich schaden und verletzen. Handeln Sie entgegengesetzt: Behandeln Sie sich sanft und vorsichtig; tun Sie sich etwas Gutes; verwöhnen Sie sich. Das bedeutet auch, dass Sie ein Übereinkommen mit sich selbst treffen, dass Sie nicht mehr Ihr eigener Feind sind und sich dazu öffentlich bekennen. Nutzen Sie die Übungen zum wohlwollenden Umgang mit sich selbst.

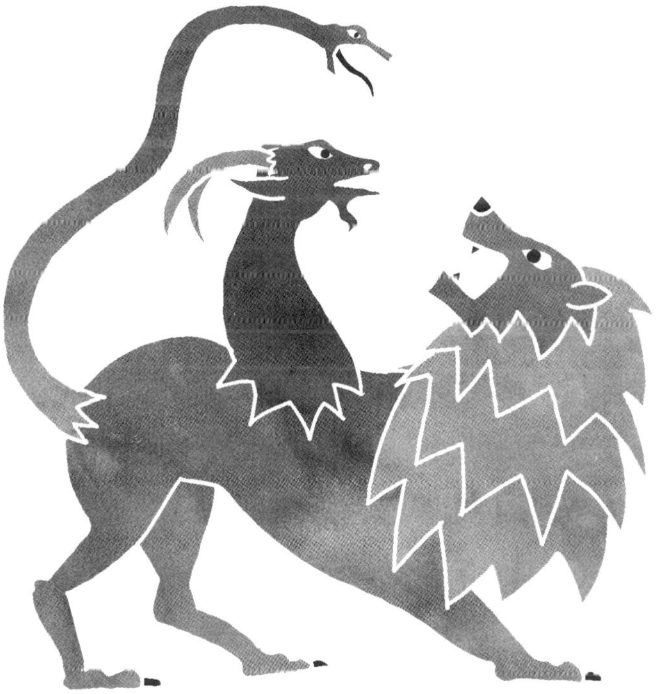

UMGANG MIT SELBSTVERACHTUNG 1/3

Nutzen Sie dieses Arbeitsblatt, um Ihre typischen Selbstverachtungs-Gefühlsmuster zu beschreiben und um sich darauf vorzubereiten, Selbstverachtung in Zukunft abzuschwächen.

Typische Auslöser

Etwas erinnert mich an traumatische Erfahrungen. · Ich habe Dissoziationen.
Jemand macht mir Vorwürfe. · Ich fühle mich sexuell erregt. · Ich sehe mich selbst im Spiegel.
Ich spüre meinen Körper. · Ich mache einen Fehler. · Ich sehe Bilder von glücklichen Familien.
Ich finde mich selbst ekelhaft. · Ich toleriere sexuelle Handlungen oder Gewalt.
Ich kann mich nicht wehren.

Typische Gedanken

Ich bin schlecht. · Ich habe es nicht verdient, gut behandelt zu werden.
Ich bin ekelhaft. · Ich bin minderwertig und schwach.
Ich hasse jeden Zentimeter meines Körpers.
Ich bin anders. Ich wäre besser nie geboren worden.
Ich sollte mich töten und die Welt von mir erlösen.

Typische Handlungsimpulse

Ich will mich schlecht behandeln.

Ich will mich schneiden.

Ich will mich selbst vernichten.

Ich will schlecht behandelt werden.

Ich ertrage keine liebevollen Menschen.

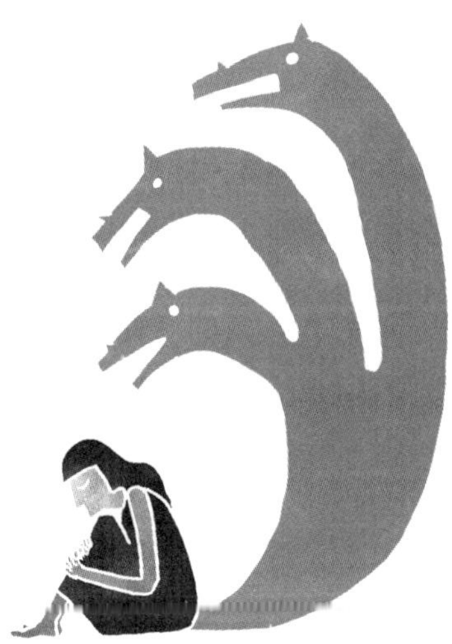

Typische Körperreaktionen

Sprachschwierigkeiten

Herzrasen

Muskeln sind angespannt

wütender Gesichtsausdruck

Typische Wahrnehmungen

Die Aufmerksamkeit liegt auf Menschen, die mich ablehnen könnten.
Mein Fokus liegt auf meinem eigenen Körper.

UMGANG MIT SELBSTVERACHTUNG

Notieren Sie hier Ihre eigenen Erfahrungen analog zur Seite mit den Beispielen:

Meine typischen Auslöser

Meine typischen Gedanken

Meine typischen Handlungsimpulse

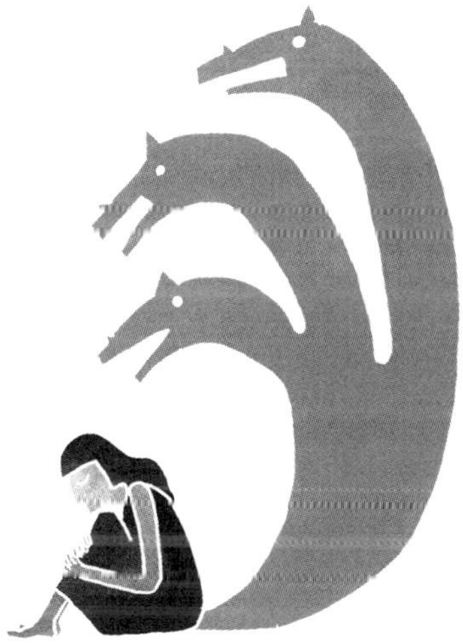

Meine typischen Körperreaktionen

Meine typischen Wahrnehmungen

UMGANG MIT SELBSTVERACHTUNG

3/3

Verändern Sie möglichst alle Komponenten:

Meine Gedanken ändern

....

....

....

Meine Handlungsimpulse ändern

....

....

....

....

....

....

....

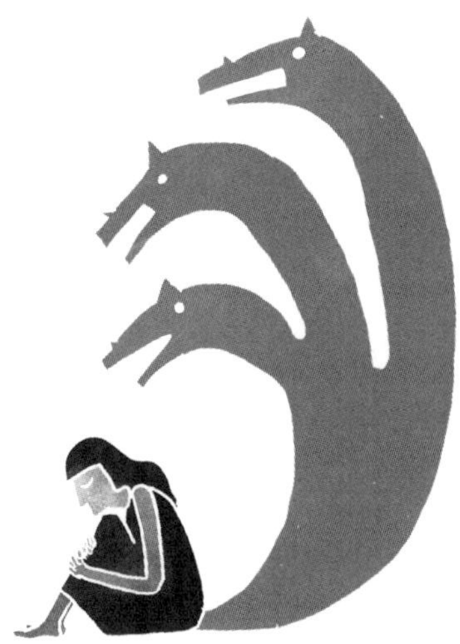

Meine Körperreaktionen ändern

....

....

....

....

....

....

....

Meine Wahrnehmungen ändern

....

....

....

↓

Entgegengesetzt handeln

....

....

....

EINSAMKEIT

Grundlagen

Der Mensch ist ein soziales Wesen, das nicht alleine überleben kann. Nicht nur als Kind, sondern auch als Erwachsene sind wir auf andere angewiesen. Die Angst vor drohender Einsamkeit und die Freude an der Gemeinschaft motivierten uns seit vielen 100.000 Jahren, mit anderen zusammenzuleben. Das Gefühl der Einsamkeit, das eng mit dem Gefühl des Verlassenseins oder der Sehnsucht verbunden ist, hilft uns, unsere Bindungsfähigkeit zu stärken, und lässt uns nach Zeiten der Trennung und des Kummers neue Beziehungen aufbauen. Das Gefühl der Einsamkeit ist stark von Wahrnehmungen beeinflusst wie: „Ich bin mit niemandem verbunden; ich bin anders als die anderen. Ich gehöre nicht so zu ihnen, wie sie zueinandergehören."

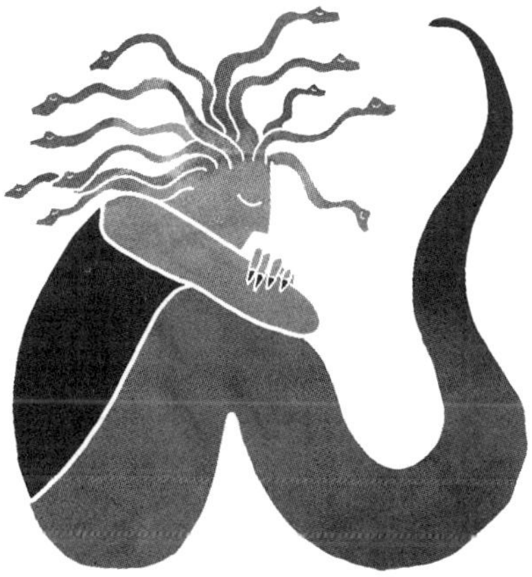

Einsamkeit ist nicht immer an Alleinsein gekoppelt, es kann auch in Gruppen entstehen. Sie wird dann zu einem Problem, wenn sie automatisch auftritt, zum Beispiel immer dann, wenn man allein ist. Es gibt einen großen Unterschied zwischen allein zu sein und sich einsam zu fühlen! Ersteres kann recht angenehm sein, Letzteres ist hingegen häufig sehr belastend.

Viele Betroffene von Borderline-Störungen berichten auch von existenzieller Einsamkeit und beschreiben ein Gefühl von Grauen und völliger Entfremdung. Sie fühlen sich nicht nur distanziert von anderen, sondern auch von sich selbst und dem eigenen Körper, wie hinausgeschleudert ins Universum.

Die Bedeutung von Einsamkeit für Menschen mit Borderline-Störungen und komplexer PTBS

Viele Menschen, die in ihrer Kindheit oder Jugend zwischenmenschliche Gewalt erlebt haben oder in einem sozialen Umfeld aufgewachsen sind, das ihre emotionalen Bedürfnisse nicht respektierte, wertschätzte oder sie stark vernachlässigte, entwickeln ein tiefes Gefühl der Nichtzugehörigkeit. Dies betrifft einerseits die engere Familie, aber auch oder insbesondere die Beziehung zu Gleichaltrigen. Die Betroffenen fühlen sich wie Außenseiter, manchmal sogar, als wären sie von einem anderen Planeten. Die meisten sind von dieser sozialen Isolation schwer betroffen. Vor allem, wenn sie allein sind, beginnt die Grübelei und die Sehnsucht nach anderen: „Wer mag mich noch? Gibt es noch jemanden da draußen? Auf wen kann ich mich verlassen?" Gleichzeitig ist die Angst vor einer Trennung sehr ausgeprägt. Manchmal ist sie derart stark, dass nachteilige Partnerschaften jahrelang toleriert werden, um zu vermeiden, dass man verlassen wird und allein bleibt. Das sehr belastende Gefühl der existenziellen Einsamkeit hat viel damit zu tun, dass die Betroffenen versuchen, ihre Emotionen und Erinnerungen zu vermeiden. Es entsteht ein Gefühl von emotionaler Taubheit, durch die man sich selbst nicht mehr spürt. Die gute Nachricht aber lautet: Diese Taubheit und das Gefühl der existenziellen Einsamkeit können durch Psychotherapie gut behandelt werden!

Typische Auslöser und Interpretationen

Durchdringende Gefühle der Einsamkeit können durch verschiedene Situationen ausgelöst werden: Sie sind allein in Ihrem Zimmer; Sie befinden sich im Ausland; Sie sind mit anderen in einer Gruppe, aber niemand spricht mit Ihnen; Sie sehen, wie andere Spaß haben. Tiefe und anhaltende Gefühle der Einsamkeit können auch auftreten, wenn Sie sich von jemandem verabschieden, den Sie mögen, oder auch wenn Sie nur darüber nachdenken, sich von der Person zu verabschieden.

EINSAMKEIT

Gedanken

Einsamkeit ist nicht in erster Linie ein kognitives Gefühl. Es tritt meist zusammen mit einer unspezifischen Sehnsucht oder besser „Heimweh" nach einem Menschen auf. Als typische Gedanken berichten Betroffene: „Ich bin anders als alle anderen. Ich habe kein Zuhause, ich gehöre nirgendwo hin. Ich bin ausgeschlossen, niemand versteht mich. Was kann ich tun, um ein Teil der Menschheit zu werden?"

Körperreaktion

Bei Einsamkeit gibt es keine spezifische Reaktion des Körpers. Allerdings können bei einigen Patientinnen deutliche Symptome auftreten, Einsamkeit kann körperlich wehtun.

Wahrnehmung

Die Wahrnehmung anderer Menschen ist oft verzerrt. Man empfindet sie als fröhlich und zusammengehörig. Möglicherweise nehmen Sie Beziehungsangebote von anderen gar nicht wahr. Sie sehen leere Räume und leere Gesichter. „Menschen sind fremd, wenn man ein Fremder ist ..."

Handlungsdrang

Man möchte zu anderen Kontakt aufnehmen, in der Wirklichkeit oder in der Vorstellung. Wenn Einsamkeit droht, hindern manche Betroffene andere Menschen daran, sie zu verlassen, indem sie unterwürfig oder aggressiv werden. Manche unternehmen dysfunktionale Versuche, um die Einsamkeit zu überwinden. So berichten einige Betroffene, dass sie gelernt haben, dass Selbstverletzungen oder Selbstmorddrohungen soziale Kontakte, insbesondere zu professionellen Helfern, ermöglichen. Langfristig aber führt dies zum Verlust von Beziehungen und zu noch größerer Einsamkeit. Einige Betroffene gehen auf Fantasiereisen mit Fotos oder Objekten mit bestimmten Assoziationen. Das kann effektiv sein, aber auch die Einsamkeit verstärken.

Eine der eindrucksvollsten Beschreibungen von Einsamkeit und Fremdheit stammt von Jim Morrison, dem verstorbenen Sänger von The Doors:

People are strange
when you're a stranger
Faces look ugly
when you're alone
Women seem wicked
when you're unwanted
Streets are uneven
when you're down

When you're strange
Faces come out of the rain
When you're strange
no one remembers your name
When you're strange
When you're strange
When you're strange

Jim Morrison, 1967

Was wird vermieden?

Wie jedes Gefühl wirft die Einsamkeit ihre Schatten voraus. Menschen mit einer hohen Anfälligkeit für Einsamkeit versuchen, alle Situationen zu vermeiden, die dieses belastende Gefühl erzeugen können. Als Konsequenz sind sie oft sehr empfindlich gegenüber der Androhung von Trennung oder sozialer Ablehnung. Andererseits sind sie auch extrem misstrauisch gegenüber positiven sozialen Angeboten wie Nähe, Intimität oder Liebe, denn sie fürchten eine drohende Enttäuschung.

Häufige emotionale Folgen

Folgen von Einsamkeit sind Selbsthass, Scham, Trauer, Suizidgedanken und -verhalten.

EINSAMKEIT

Wann ist die Einsamkeit gerechtfertigt?

Das Gefühl der Einsamkeit oder der Verlassenheit ist immer berechtigt, wenn es im Zusammenhang mit einem Trauerprozess auftritt. Der echte, zeitnahe Verlust eines lieben Menschen durch Tod oder Trennung löst dieses Gefühl des Verlassenseins und der Einsamkeit aus. Mit Abschluss des Trauerprozesses sollte dieses Gefühl jedoch eine treibende Kraft für den Aufbau neuer sozialer Kontakte und Beziehungen sein. Es ist wichtig, das Gefühl des Alleinseins nicht mit Einsamkeit zu verwechseln. Alleinsein kann sehr befreiend sein und stärkt die Individualität und Sensibilität für die eigenen Bedürfnisse. Deshalb fühlen sich Menschen, die beispielsweise den ganzen Sommer allein in einer Berghütte verbringen, meist nicht einsam.

Wie kann ich Einsamkeit ausdrücken?

Wenn das Gefühl der Einsamkeit berechtigt ist, ist es sinnvoll, Kontakt mit anderen aufzunehmen, Freunde oder eine neue (Lebens-)Aufgabe zu suchen. Wenn möglich, verabreden Sie ein Treffen mit jemandem, der Sie in den letzten Tagen umarmt hat. Zärtlichkeit und Sexualität schütten Botenstoffe in unserem Gehirn aus (sog. Neurotransmitter), die das Gefühl der Zusammengehörigkeit stärken. Jedoch sollten besonders traumatisierte Personen darauf achten, keine sexuelle Ausbeutung zu ertragen, nur um der Einsamkeit zu entgehen. Mit anderen Worten: Es ist oft hilfreich, die Art der Beziehung zu neuen Sexualpartnern vor dem ersten Sex zu klären, um spätere Enttäuschung oder Verletzung zu vermeiden.

Wie lässt sich die Intensität der Einsamkeit kurzfristig verringern?

NUTZEN SIE DEN STOP-SKILL!

S	**Stop!** Reagieren Sie nicht. Wie hoch ist Ihre Anspannung?
T	**Testen Sie Ihre Anspannung!**
O	**Offen für *Wise Mind!*** Öffnen Sie sich für Ihr Bild von *Wise Mind*. Nehmen Sie wahr, was gerade jetzt, in diesem Moment, geschieht, sowohl in der äußeren Welt (Reality Check) als auch innerlich. Beschreiben Sie: Was sehen Sie, was hören Sie? Was fühlen Sie? Welchen Handlungsdrang spüren Sie? „Habe ich das Gefühl, anders zu sein als alle anderen? Fühle ich mich wie ein Roboter? Grüble ich darüber nach, ob mich irgendjemand mag? Fühle ich mich wie hinter einer Wand aus Glas? Denke ich, alle anderen haben jemanden, nur ich nicht?“
P	**Passt das?** Bin ich tatsächlich von allen Wesen verlassen? Ist mein Handlungswunsch auf kurze und lange Sicht sinnvoll?

Wenn Ihre Antwort nein lautet, dann führen Sie einen fünften Schritt aus:

- Reduzieren Sie die Intensität der Einsamkeit.
- Machen Sie das Gegenteil dessen, wozu die Einsamkeit Sie drängt.

EINSAMKEIT

Wie lässt sich Einsamkeit kurzfristig verringern?

Wenn wir uns einsam fühlen, sind wir komplett auf uns selbst fokussiert. Es ist schwierig, die Schönheit der Welt um uns herum wahrzunehmen oder sie zu genießen. Üben Sie Achtsamkeit: Indem wir unsere Umwelt wahrnehmen, beschreiben und an ihr teilhaben, können wir unsere Wahrnehmung neu auf sie fokussieren. Die Welt existiert noch und wir sind ein Teil von ihr. Wir sind mit ihr verbunden und können sie erleben. Öffnen Sie sich für das Staunen.

1. **Steuern Sie Ihre Atmung**

   Falls Sie sich eingezurrt oder festgefroren fühlen, sollten Sie Ihren Kreislauf und Ihre Atmung aktivieren. Hier helfen einfache gymnastische Übungen wie Seilspringen oder Hampelmann.

   Falls Ihre Atmung beschleunigt ist und Sie sich sehr agitiert fühlen, sollten Sie Ihre Atmung beruhigen. Die beste Technik ist, Ihre Hände auf den Bauch zu legen und gemeinsam mit Ihrer Atmung zu bewegen. Atmen Sie tief in den Bauch ein und bewegen Sie Ihre Hände dabei nach außen, danach bewegen Sie die Hände beim Ausatmen nach innen. Versuchen Sie, Ihre Ausatmung zu verlängern, und machen Sie eine kleine Pause, bevor Sie wieder einatmen.

2. **Lenken Sie Ihre Gedanken**

   In Phasen von Einsamkeit drehen sich unsere Gedanken um andere Menschen, um Verlust und Verlassenheit. Diese Gedanken zu verändern heißt, *Wise Mind* zu praktizieren. Folgendes Skill kann helfen: „Mentale Verbindung zu anderen". Sie können sich auch Fotos oder Videos von engen Bezugspersonen ansehen, von denen Sie wissen, dass Sie sie wiedersehen.
   Fühlen Sie sich wie ein Roboter und finden keinen Zugang zu sich selbst, führen Sie Achtsamkeitsübungen durch: den Atem wahrnehmen, achtsam eigene Gefühle wahrnehmen und beschreiben. Auch Übungen zum achtsamen Teilwerden sind hier hilfreich.

3. **Ändern Sie Ihre Wahrnehmung**

   Üben Sie Achtsamkeit: Beschreiben und Teilhaben helfen dabei, Gegebenheiten neu zu interpretieren und positive Aspekte zu entdecken.

4. **Ändern Sie Ihre Körperhaltung**

   Einsamkeit tritt häufig zusammen mit Traurigkeit und der entsprechenden Körperhaltung auf. Versuchen Sie, tief und ruhig zu atmen, die Hände zu öffnen, Ihre Gesichtsmuskeln zu entspannen und Ihre Mundwinkel zu einem leichten Lächeln zu heben.

5. **Ändern Sie Ihren Handlungsdrang**

   Wenn Sie sich einsam fühlen, denken Sie viel an andere oder Sie möchten getröstet werden. Wenn das nicht möglich ist – was immer mal wieder und bei uns allen vorkommt –, versuchen Sie, das zu akzeptieren, und praktizieren Sie *Wise-Mind*-Imaginationsübungen.

EINSAMKEIT

Wie kann Einsamkeit langfristig gemildert werden?

Füttern Sie nicht Ihre kleinen Monster!

VERHALTEN SIE SICH GEGENSÄTZLICH

Finden Sie eine Aufgabe in Ihrem Leben. Praktizieren Skills aus dem Bereich „Freude für Andere". Übernehmen Sie Verantwortung für andere. Sehr oft sind Tiere Experten darin, unsere Einsamkeit zu verringern (Hunde eignen sich besser als Schildkröten). Pflegen Sie Beziehungen zu Freundinnen und bauen so Ihr Netzwerk aus. Treten Sie einem Club bei, einer Interessengemeinschaft. Der Umgang mit einer Herausforderung, spirituelle Erfahrungen … all das sorgt für ein Gefühl der Zugehörigkeit.

Versuchen Sie, Kontakt zu *Wise Mind*, Ihrem Selbstgefühl und Ihrer eigenen Gefühlswelt beizubehalten.

Skills-Übung: Mentale Verbindung mit Anderen

Nehmen Sie sich fünf Minuten Zeit, stellen Sie sich ggf. dafür einen Wecker. Nehmen Sie eine achtsame Haltung ein. Setzen Sie sich aufrecht hin, mit geradem Rücken und so, dass Sie sich wohlfühlen. Legen Sie Ihre geöffneten Hände locker auf Ihre Oberschenkel und heben Sie Ihre Mundwinkel zu einem angedeuteten Lächeln. Schließen Sie dann die Augen und konzentrieren Sie sich zunächst auf Ihren Atem. Versuchen Sie, die Ausatmung etwas zu verlängern. Wenn sich ein Gefühl der Ruhe einstellt, stellen Sie sich einen Menschen oder ein Tier vor, das Sie gernhaben. Stellen Sie sich vor, wo dieses Wesen sich jetzt im Augenblick befindet. Versuchen Sie nun, eine mentale Verbindung herzustellen: Schicken Sie eine „Energieader" von Ihrem Platz durch Ihr Zimmer, durch die Tür, aus Ihrem Haus, durch die Straßen, dorthin, wo immer Sie dieses Wesen, das Ihnen wichtig ist, vermuten. Versuchen Sie, auf diesem Weg wohlwollende Energie zu senden. Achten Sie auf Ihre Gefühle. Wenn Sie traurig werden, ist das in Ordnung. Lassen Sie diese Gefühle zu. Versuchen Sie, mit diesem Wesen in emotionalem Kontakt zu bleiben. Und beobachten Sie Ihre Gefühle. Sollten sie schmerzhaft sein, sagen Sie sich: „Ja, ich spüre, dass dies jetzt schmerzhaft ist, und das ist jetzt gerade so." Bleiben Sie in der Übung, bis Ihr Wecker klingelt.

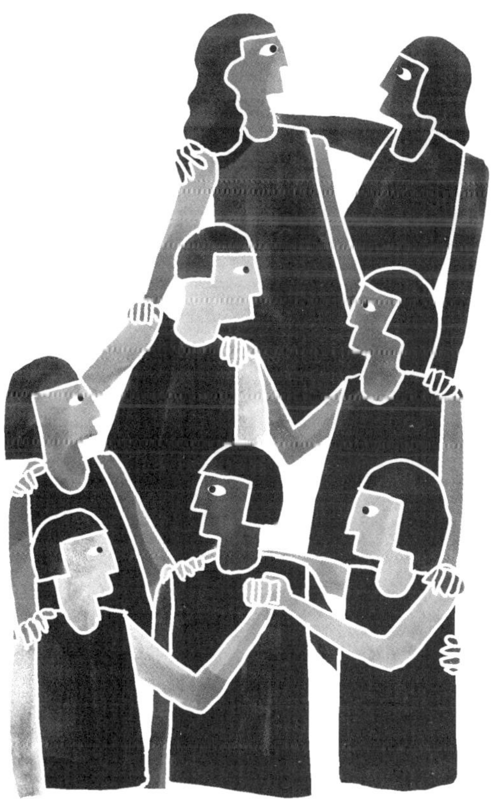

UMGANG MIT EINSAMKEIT

Nutzen Sie dieses Arbeitsblatt, um Ihre typischen Einsamkeits-Gefühlsmuster zu beschreiben und um unangemessene Einsamkeit abzuschwächen.

Typische Auslöser

Etwas erinnert mich an meine Kindheit. · Ich bin allein zu Hause.
Ich bin in einer Gruppe von Menschen. · Ich muss mich von meiner Therapeutin verabschieden.
Ich sehe Bilder von glücklichen Familien.
Ich sehe, wie andere glücklich zusammen sind. · Ich höre traurige Musik.
Ich habe das Gefühl, zurückgewiesen zu werden.

Typische Gedanken

Ich bin anders. · Etwas mit mir ist falsch.
Niemand mag mich. Ich bin für niemanden wichtig.
Ich bin eine Außenseiterin. Niemand hat jemals meine Seele berührt.
Niemand sieht, wie es mir wirklich geht.
Ich kann alleine nicht bestehen.

Typische Handlungsimpulse

Ich muss unbedingt die Stimme einer meiner Bezugspersonen hören.

Ich will sofort jemanden treffen.

Ich will traurige Musik hören.

Ich will alte Briefe lesen.

Ich will Todesanzeigen lesen.

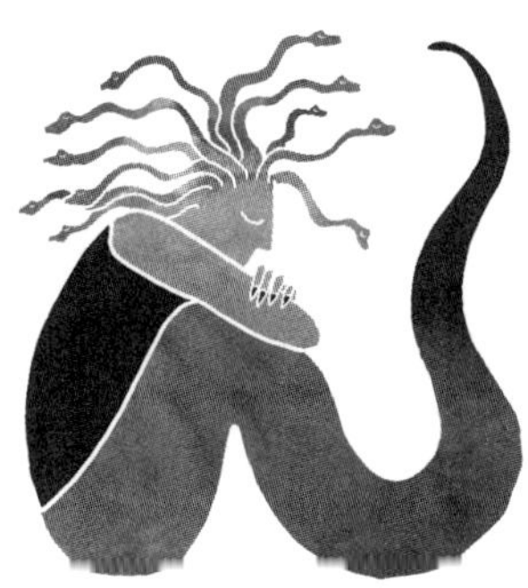

Typische Körperreaktionen

Muskeln sind kraftlos und ohne Spannung

undefinierbare Schmerzen

Kloßgefühl im Hals

Typische Wahrnehmungen

Ich sehe nur mich selbst in meiner dunklen Isolation.

UMGANG MIT EINSAMKEIT

Notieren Sie hier Ihre eigenen Erfahrungen analog zur Seite mit den Beispielen:

Meine typischen Auslöser

Meine typischen Gedanken

Meine typischen Handlungsimpulse

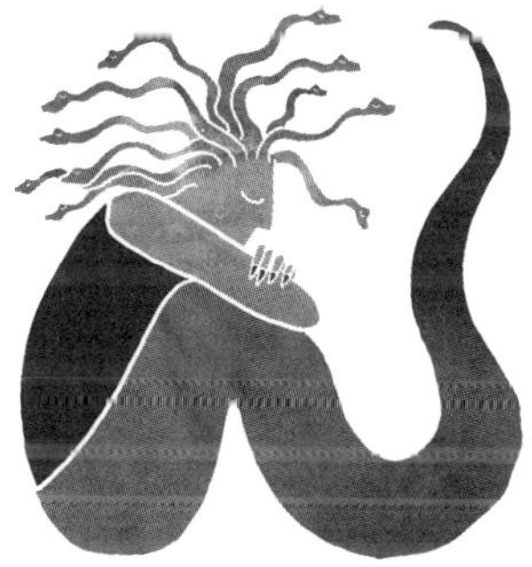

Meine typischen Körperreaktionen

Meine typischen Wahrnehmungen

UMGANG MIT EINSAMKEIT

Verändern Sie möglichst alle Komponenten:

Meine Gedanken ändern

Meine Handlungsimpulse ändern

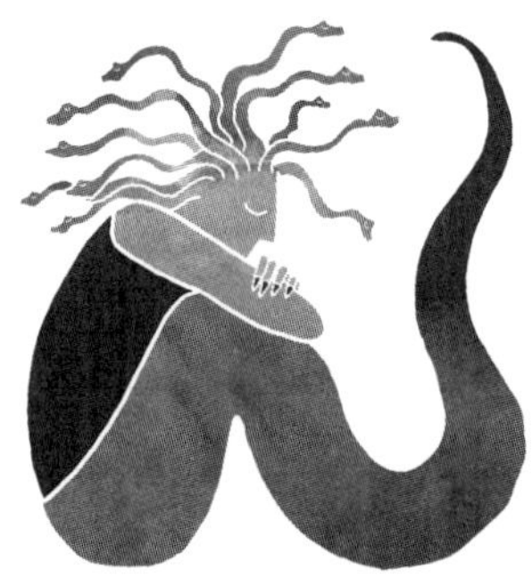

Meine Körperreaktionen ändern

Meine Wahrnehmungen ändern

Entgegengesetzt handeln

EKEL

Grundlagen

Ekel schützt uns vor möglichen Gesundheitsgefahren. Dieses Gefühl tritt auf, wenn wir mit etwas in Kontakt kommen, das wir als „schmutzig" oder „dreckig" empfinden, das eventuell giftig, ansteckend oder schädlich sein könnte. Wir fühlen uns „verseucht", wenn wir damit in Kontakt kommen. Ekel kann auch in sozialen Kontexten auftreten. Eine „widerliche" Person stößt uns oft auch körperlich ab. Wir wollen nicht, dass sie uns zu nahe kommt. Ekel überträgt sich und breitet sich aus: Wenn diese „widerliche" Person einen Gegenstand oder eine andere Person berührt, können diese möglicherweise ebenfalls Ekel in uns auslösen. Darüber hinaus können auch Menschen, die unsere Moral und Werte missachten, Ekelgefühle hervorrufen. Wir können uns aber auch an abstoßende Reize gewöhnen. Wenn wir ständig von ekelerregenden Reizen umgeben sind (z. B. das Reinigen der tausendsten schmutzigen Toilette), ohne krank zu werden, reduziert dies unser Ekelgefühl. Wir nennen diesen Effekt Gewöhnung.

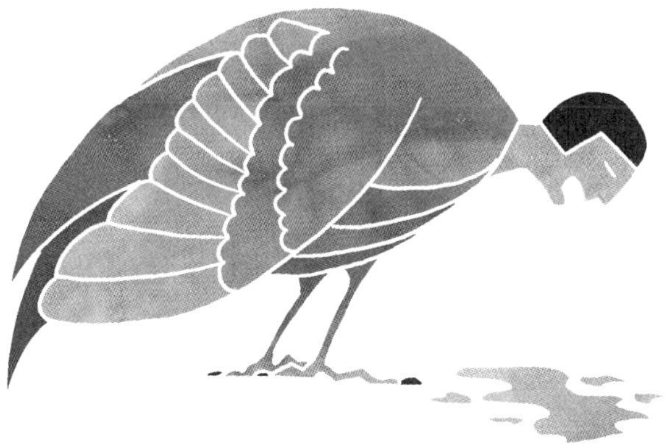

Die Bedeutung von Ekel für die komplexe PTBS

Insbesondere Menschen, die Opfer von sexueller Gewalt oder Missbrauch sind, leiden oft unter ausgeprägten Ekelgefühlen und Abscheu. Berührungen, Gerüche, Körperflüssigkeiten oder sogar verbale Erniedrigung während des traumatischen Erlebnisses erzeugen oft starke, grundlegende Gefühle von Ekel. Viele Menschen fühlen sich noch lange danach beschmutzt. Typischerweise ist der Drang, sich zu waschen, sehr stark. Erinnerungen an das Erlebnis oder Gerüche können zu starken Ekelreaktionen wie Übelkeit und Erbrechen führen. Einige Menschen entwickeln im Laufe der Zeit eine starke Abneigung gegen weiße Flüssigkeiten, da diese sie an Sperma erinnern. Besonders unangenehm ist der Gedanke, dass der Körper immer noch von etwas Ekelhaftem „belegt", oder „durchdrungen" ist. Das ist verständlich, denn Ekel neigt dazu, alles, was mit den widerlichen Reizen in Kontakt kommt, anzustecken. Da Kinder nicht zwischen dem Körper und dem Ich unterscheiden, ist es nachvollziehbar, dass Kinder, die Opfer von sexuellem Missbrauch wurden, nicht nur ihren eigenen Körper, sondern ihre eigene Person als ekelerregend empfinden. Sie glauben daher: „Ich bin von innen beschmutzt; meine Zellen sind unrein; meine Haut riecht widerlich; andere können riechen, wie abstoßend ich bin." Diese Überzeugungen können zu Wasch- und Duschritualen führen oder dazu, aggressive Reinigungsmittel im Genitalbereich zu benutzen. Erlebt man sich selbst als ekelhaft und beschmutzt, ist diese Vorstellung häufig von tiefer Scham begleitet. Im Rahmen der DBT lernen Sie nützliche Strategien, um Ekelgefühle sowie Scham zu reduzieren.

Typische Auslöser und Interpretationen

Es gibt eine Reihe von typischen Auslösern, die Ekel erzeugen: Sie sehen oder riechen menschlichen oder tierischen Kot. Eine äußerst schmutzige Person nähert sich Ihnen. Sie sind gezwungen, gegen Ihren Willen etwas in den Mund zu nehmen oder zu schlucken. Sie sehen eine Leiche oder sind ihr nahe. Sie berühren Dinge, die einer fremden, ungeliebten oder toten Person gehören. Sie sind mit Körperausscheidungen oder Körperflüssigkeiten von Menschen oder Tieren konfrontiert, die Ihnen nicht nahestehen. Sie sehen Blut oder bekommen eine Injektion. Sie beobachten oder hören, wie die Würde einer anderen Person verletzt wird. Sie sind gezwungen, Dinge zu sehen, die Ihre eigenen Werte verletzen. Sie werden mit jemandem konfrontiert, der Ihre Werte ablehnt. Sie werden zu unerwünschtem sexuellem Kontakt oder unerwünschten sexuellen Praktiken gezwungen.

EKEL

Gedanken

Empfinden wir Ekel, sind wir in der Regel auf die Quelle der Verunreinigung konzentriert. Wenn Ekel jedoch aus sexuellem Missbrauch resultiert, ist die Vorstellung, dreckig zu sein, manchmal sogar stärker als die Wahrnehmung in der aktuellen Situation und schwer zu korrigieren. Insbesondere, wenn wir unseren eigenen Körper als widerlich empfinden, neigen wir dazu, ihn verzerrt wahrzunehmen (zu fett, zu unproportioniert usw.). Alternativ stellen wir uns vor, dass unser Körper widerliche Gerüche verströmt, oder dass man uns ansehen könne, wie beschmutzt wir sind. Wenn wir etwas ekelhaft finden, das mit früheren traumatischen Erlebnissen verbunden ist, nehmen wir Gerüche oder Geschmäcker manchmal verzerrt wahr: Wir stellen uns zum Beispiel vor, dass Milch oder weißer Joghurt nach Sperma riecht, und verzichten auf den Verzehr.

Körperreaktionen

Die körperliche Reaktion auf Ekel ist ziemlich eindeutig: Übelkeit, Unwohlsein, Brechreiz bis hin zu Erbrechen. Ekel ist schwer zu verbergen. denn die Mimik ist eindeutig: Die Nase wird gerümpft und die Oberlippe hochgezogen, während die Mundwinkel nach unten gehen. Nase und Mund werden verschlossen, was evolutionär dazu diente, zu verhindern, dass gefährliche Dinge in unseren Körper gelangen könnten.

Wahrnehmung

Missbrauchsbedingter Ekel erzeugt häufig auf sich selbst bezogene Gedanken wie „Ich bin verseucht, meine Haut ist beschmiert, verdreckt und verunreinigt." Manche Patientinnen berichten über Gerüche und Ausdünstungen ihres Körpers, andere davon, dass sie tatsächlich schleimige Flüssigkeiten auf ihrer Haut wahrnähmen.

Handlungsdrang

Bei Ekel besteht häufig der Drang, sich zu waschen, zu duschen oder sich umzuziehen; die Tendenz, Essen und Trinken zu vermeiden; der Wunsch, sich die Haut abzukratzen; davonzulaufen oder anzugreifen; der Wunsch, etwas loszuwerden, wegzuschieben, kaputt zu machen. Missbrauchsbedingter Ekel drängt manchmal dazu, stark reizende Reinigungsmittel zu verwenden, um die Genitalien zu säubern, oder Reinigungsmittel zu trinken. Tun Sie das nicht, das kann lebensgefährliche Verätzungen zur Folge haben!

Übliche emotionale Folgen

Traumabedingtem Selbst-Ekel folgen oft Scham, Wut, Verachtung, Ohnmachtsgefühle und Selbsthass.

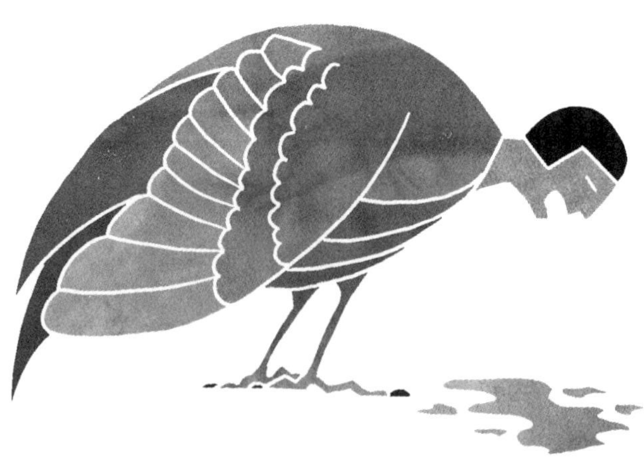

EKEL

Was wird vermieden?

Im Allgemeinen hindert uns die Aussicht auf Ekel daran, mit potenziell belasteten, kontaminierenden oder krank machenden Substanzen in Kontakt zu kommen oder mit Menschen, die unseren Werten widersprechen. Missbrauchsbedingter Selbst-Ekel führt zu Ekel gegenüber dem eigenen Körper und der Angst, von anderen abgelehnt zu werden. Daher bringt der Selbst-Ekel Menschen oft dazu, soziale Kontakte zu vermeiden sowie Berührungen, Intimität, den Blick in den Spiegel, Schwimmen oder Umkleideräume.

Menschen, die sexuellen Missbrauch erlebt haben, entwickeln oft Ekel gegenüber ihrem Körper. Daher vermeiden sie es, in den Spiegel oder in Schaufenster zu schauen. In einigen Fällen haben Betroffene Schwierigkeiten, ihren Körper zu waschen. Es werden auch Dinge vermieden, die an die traumatischen Erfahrungen erinnern und damit Ekel auslösen. Hierzu gehören Speisen, die an Sperma erinnern, wie z. B. Grießbrei oder Joghurt. Ekel vor dem Schlucken von Flüssigkeiten wie Milch oder im Extremfall sämtlichen Flüssigkeiten und zerkauter Nahrung treten bei Betroffenen auf, die orale Penetration über sich ergehen lassen mussten. Das führt dazu, dass diese Patientinnen zu wenig Flüssigkeit zu sich nehmen.
Wenn Sie weniger als 1,5 Liter pro Tag trinken, reagiert Ihr Gehirn mit Schlafstörungen, Dissoziationen und sogar Pseudo-Halluzinationen. Auch die Konzentrationsfähigkeit ist dann stark eingeschränkt. Flashbacks und Intrusionen treten dann häufiger auf! Sprechen Sie mit Ihrer Therapeutin, wenn Sie Probleme mit dem Trinken haben oder wenn Sie unter Ihrem eingeschränktem Trink- und Essverhalten leiden. Diese Probleme können so schwerwiegend wie Magersucht sein.

Wann ist Ekel berechtigt?

Immer dann, wenn wir tatsächlich Gefahr laufen, krank machende oder giftige Substanzen oder Körperflüssigkeiten (Kot, Urin, Speichel, Samenflüssigkeit, Blut, Eiter) aufzunehmen oder zu berühren. Wenn wir gezwungen werden, etwas zu essen oder einzunehmen, das wir nicht wollen, ist Ekel berechtigt. Ekel tritt auch auf, wenn wir mit Menschen konfrontiert werden, deren Moralvorstellungen unseren widersprechen. Insbesondere, wenn sie unsozial oder in der Lage sind, andere ohne Reue zu verletzen, empfinden wir das als ekelerregend. Unerwünschter sexueller Kontakt kann starken Ekel auslösen.

Wie verhalte ich mich bei berechtigtem Ekel sinnvoll?

Wenn Sie tatsächlich verschmutzt wurden oder eine gefährliche Substanz eingenommen haben, ist es sinnvoll, sich zu säubern oder diese Substanz auszuspucken oder gar zu erbrechen. Wenn Sie mit Menschen konfrontiert werden, die Ihre persönlichen Werte und Grenzen ignorieren, sollten Sie sich verteidigen oder Ihre Grenzen klar kommunizieren und die Situation so schnell wie möglich verlassen.

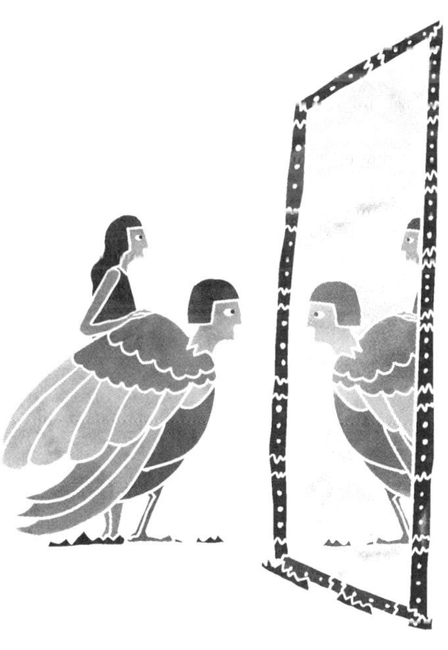

EKEL

Wie gehe ich mit Trauma-verknüpften Problemen mit Ekel um?

Ekel, der mit einem Trauma in Verbindung steht, sollte individuell psychotherapeutisch behandelt werden. Die DBT-PTSB bietet Ihnen zwei Interventionen:

1. Umgang mit ungerechtfertigtem Ekel (Arbeitsblatt 2.5 AB 8)
2. Imaginäre Zellerneuerung (Therapeutenmanual)

Die Methoden werden auf den Arbeitsblättern im Detail erklärt.

Im Prinzip ist der beste Schutz gegen Ekel, die eigenen Grenzen wahrzunehmen und dafür zu sorgen, dass diese respektiert werden – das betrifft auch das Sexualverhalten. Niemand sollte sich an sexuellen Praktiken beteiligen, die die eigenen Grenzen verletzen, nur um dem Partner einen Gefallen zu tun. Auf lange Sicht gefährdet das nicht nur Ihre Selbstachtung, sondern auch die Partnerschaft.

Wie kann ich die Intensität des Ekels reduzieren?

NUTZEN SIE DEN STOP-SKILL!

S	**Stop!** Reagieren Sie nicht. Wie hoch ist Ihre Anspannung?
T	**Testen Sie Ihre Anspannung!**
O	**Offen für *Wise Mind!*** Öffnen Sie sich für Ihr Bild von *Wise Mind*. Nehmen Sie wahr, was gerade jetzt, in diesem Moment, geschieht, sowohl in der äußeren Welt (Reality Check) als auch innerlich. Beschreiben Sie: Was sehen Sie, was hören Sie? Was fühlen Sie? Welchen Handlungsdrang verspüren Sie? „Fühle ich den Zwang, mich rituell zu duschen? Bekomme ich Panik beim Blick in den Spiegel? Will ich mich selbst zerstören? Hasse ich meine Genitalien und versuche, sie zu zerstören? Habe ich Angst davor, dass andere riechen könnten, dass etwas mit mir nicht stimmt? Fühlt sich meine Haut durch Sperma verunreinigt an?"
P	**Passt das?** Ist der Ekel im Augenblick tatsächlich gerechtfertigt? Ergibt mein Handlungswunsch auf kurze und lange Sicht Sinn?

Wenn Ihre Antwort nein lautet, reduzieren Sie die Intensität von Ekel:

- Nehmen Sie ein Stück Nahrung mit intensivem, Ihnen angenehmem Geschmack in den Mund (Rosine, Pfefferminze, Mango etc). Konzentrieren Sie sich auf den Geschmack.
- Riechen Sie achtsam an einer intensiven wohlriecheden Essenz.
- Cremen Sie sich achtsam mit einer wohlriechenden Creme ein.
- Imaginieren Sie ein Gefühl von innerer Reinheit.
- Nehmen Sie ein Schaumbad.

EKEL

Wie lässt sich ungerechtfertigter Ekel kurzfristig verringern?

BLEIBEN SIE IN DER SITUATION!

1. **Beruhigen Sie Ihre Atmung**

   Nutzen Sie Techniken, um die Atmung zu kontrollieren. Am besten ist es, Ihre Hände auf Ihren Bauch zu legen und gemeinsam mit Ihrer Atmung zu bewegen. Atmen Sie tief in den Bauch ein und bewegen Sie Ihre Hände dabei nach außen, danach bewegen Sie die Hände beim Ausatmen nach innen. Versuchen Sie, Ihre Ausatmung zu verlängern, und machen Sie eine kleine Pause, bevor Sie wieder einatmen.

2. **Ändern Sie Ihre Gedanken**

   In Momenten des Ekels denken wir: „Etwas wird mich verunreinigen, mich durchdringen oder mich beflecken. Ich muss mich übergeben. Ich muss mich duschen und alles abschrubben." Oder: „Ich bin ansteckend, ekelhaft, andere können riechen, dass ich dreckig bin, ich bin schmutzig, andere werden sich von mir abwenden." Fokussieren Sie sich stattdessen auf die Gegenwart. Unterscheiden Sie zwischen Geruch, Geschmack und Form des derzeitigen Objekts und dem Geruch, Geschmack und Form des ehemals ekelhaften Objekts. Begeben Sie sich in eine Situation, in der Sie von guten Gerüchen oder einer angenehmen Brise umgeben sind. Essen Sie etwas, dessen Geschmack Sie mögen.

3. **Ändern Sie Ihre Körperhaltung**

   Das Ekelgefühl führt zu einer starken Anspannung der Gesichtsmuskulatur und verkrampft die Bauchmuskulatur. Um dem entgegenzuwirken, entspannen Sie Ihr Gesicht. Stellen Sie sich vor, Sie nähmen eine Maske ab. Entspannen Sie Ihre Bauchmuskeln und atmen Sie tief in Ihren Bauch ein. Öffnen Sie Mund und Nase.

4. **Ändern Sie Ihre Wahrnehmung**

   Verspüren traumatisierte Menschen Ekel, fokussieren sie sich meistens auf sich selbst. Sie richten ihre Aufmerksamkeit auf Körperteile, die sie nicht mögen, und reagieren sehr stark auf normale Körpergerüche. Um den Ekel zu reduzieren, richten Sie Ihre Aufmerksamkeit auf Körperteile, die Sie akzeptieren können, legen Sie Parfüm auf und schnuppern Sie bewusst daran, unterscheiden Sie zwischen der Realität und der Vergangenheit (Skill: Wechsle die Brille – 2.8 AB 1).

5. **Ändern Sie Ihren Handlungsdrang**

   Meistens drängt Ekel Sie dazu, etwas loszuwerden, sich zu waschen, etwas zu säubern oder zu zerstören. Machen Sie sich diesen Drang bewusst und lassen Sie ihn ziehen. Geben Sie ihm nicht nach! Denken Sie nicht einmal darüber nach.

Wie kann der Ekel langfristig gemildert werden?

Füttern Sie nicht Ihre kleinen Monster!

VERHALTEN SIE SICH GEGENSÄTZLICH!

Bei Abscheu verspüren wir den Drang, uns abzuwenden oder das Objekt zu zerstören. Gegensätzlich zu handeln bedeutet: Sie sollten sich dem Geruch, dem Geschmack, dem Anblick oder der Berührung aussetzen und daran arbeiten, sich daran zu gewöhnen. Der Ekel wird nach ausreichender Gewöhnungszeit abnehmen. Essen und trinken Sie aufmerksam, mit Bedacht (und genug!). Wenn Sie glauben, dass Ihr Körper widerlich ist, schauen Sie sich ihn an (z. B. auch im Spiegel), gewöhnen Sie sich an ihn und suchen Sie nach „akzeptablen" Körperteilen. Pflegen Sie Ihren Körper mit Ölen und Massagen. Verwöhnen Sie sich und Ihren Körper.

UMGANG MIT EKEL

Nutzen Sie dieses Arbeitsblatt, um Ihre typischen Ekel-Gefühlsmuster zu beschreiben und um unangemessenen Ekel abzuschwächen.

Typische Auslöser

Ich sehe mich selbst im Spiegel. · Ich sehe meine Silhouette in einem Schaufenster. Ich stehe unter der Dusche und sehe meinen Körper. · Jemand berührt mich. Ich wasche mich. · Ich betrachte meine Narben. · Ich rieche Milch oder Joghurt. Ich trinke etwas Cremiges. · Etwas erinnert mich an ein traumatisches Erlebnis. Ich sehe oder lese intime Szenen. · Ich sehe meinen Partner/meine Partnerin unbekleidet.

Typische Gedanken

Ich bin hässlich. · Ich bin schmutzig, jede Zelle ist kontaminiert. Menschen werden meine Ausdünstungen riechen. Ich sollte mich zerstören. · Ich bin eine Zumutung für mein Gegenüber. Mein Partner/meine Partnerin ist verrückt, wenn sie/er sexuelles Verlangen nach etwas wie meinem Körper empfindet.

Typische Handlungsimpulse

Ich will mich säubern.
Ich will mich zerstören.
Ich will Reinigungsmittel trinken.
Ich lehne jeden, der mir nahesteht, ab.
Ich will mich verstecken.
Ich ziehe mich nicht vor meinem Partner aus.
Ich schaue meine Partnerin nicht an.

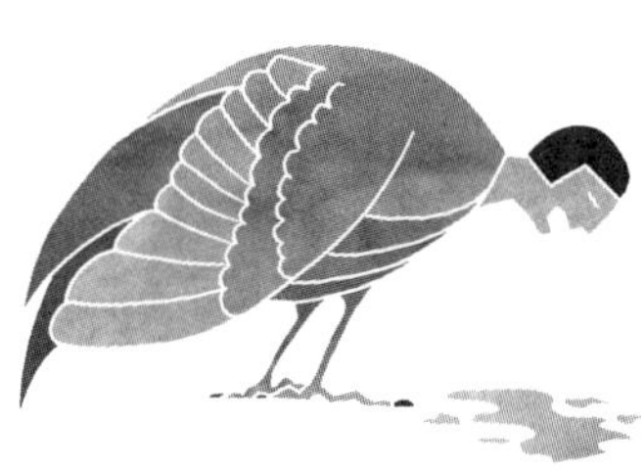

Typische Körperreaktionen

Übelkeit
Erröten
Sprachschwierigkeiten
Herzrasen
Brechreiz
Würgereiz

Typische Wahrnehmungen

Ich nehme Gerüche äußerst stark wahr.
Ich bin sehr sensibel gegenüber sozialer Ablehnung.
Jeder Mensch auf der Straße scheint über mich Bescheid zu wissen.

UMGANG MIT EKEL

Notieren Sie hier Ihre eigenen Erfahrungen analog zur Seite mit den Beispielen:

Meine typischen Auslöser

Meine typischen Gedanken

Meine typischen Handlungsimpulse

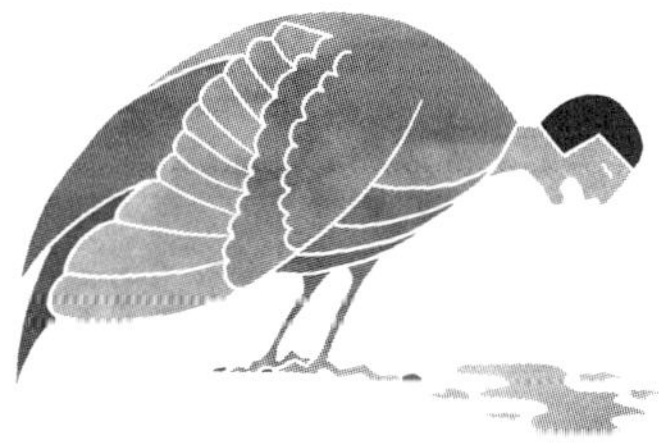

Meine typischen Körperreaktionen

Meine typischen Wahrnehmungen

UMGANG MIT EKEL

Verändern Sie möglichst alle Komponenten:

Meine Gedanken ändern

Meine Handlungsimpulse ändern

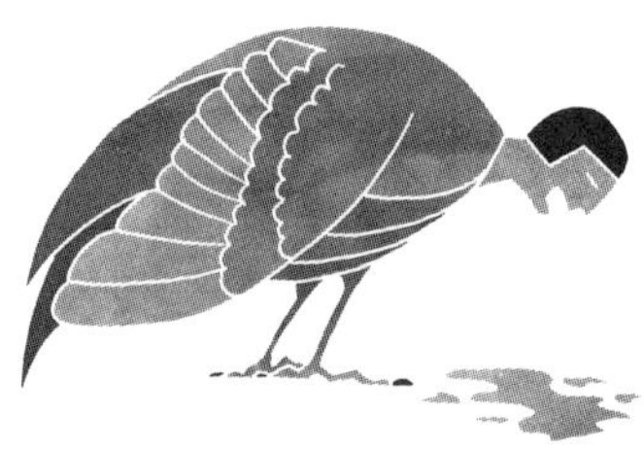

Meine Körperreaktionen ändern

Meine Wahrnehmungen ändern

Entgegengesetzt handeln

TRAUER

Grundlagen

Wir trauern, wenn wir etwas verloren haben, was uns nahe und wichtig war. Das kann der Verlust eines geliebten Menschen sein, eine lange Trennung oder der Verlust von etwas Vertrautem oder Wichtigem. Ebenso können wir trauern, wenn wir unser Zuhause oder unsere Gesundheit einbüßen. Auch das Ende einer Lebensphase und der Verlust einer wichtigen Rolle im Leben löst Trauer aus. Der Trauerprozess verläuft in Stufen: Zuerst neigen wir dazu, den Verlust zu bestreiten: „Das kann nicht wahr sein. Nicht ich …", oft gefolgt von einer Phase der Wut, Rebellion und der Verzagtheit. Schließlich führt der Prozess zur Akzeptanz des Verlusts und damit zu den Gefühlen von Trauer und Kummer. Die Akzeptanz ist der Schlüssel zu einer „erfolgreichen" Trauer, die dann von selbst aufhört. Aus evolutionärer Sicht ist Trauer nützlich und wichtig: Sie erlaubt uns, Beziehungen zu beenden und neue einzugehen sowie vergangene Beziehungen in Erinnerungen umzuwandeln, die wir dann unseren Nachkommen weitergeben können.

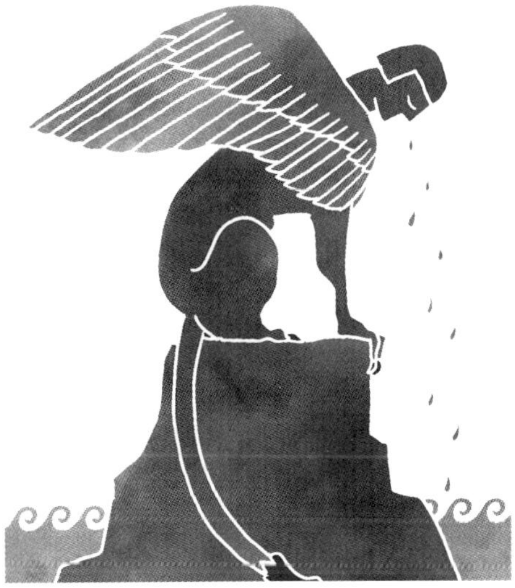

Früher war die Kindersterblichkeitsrate sehr hoch und die Partner starben oft früh, sodass es existenziell war, sich von alten Bindungen zu lösen, um neue eingehen zu können. Darüber hinaus war die Erschaffung einer Kultur, die auf Erinnerungen basiert, für die Entwicklung der Menschheit von größter Bedeutung. Viele körperliche Trauerreaktionen (wie Weinen) haben Signalcharakter für unser soziales Umfeld: „Passt auf mich auf, ich bin gerade alleine und hilflos, ich brauche jetzt eure Unterstützung und Sicherheit." Die Umwelt reagiert meist mit Mitleid oder ist zumindest berührt, das heißt, andere kümmern sich für eine bestimmte Zeit um die Betroffenen, bis sie wieder neue Bindungen eingehen können. Die meisten Kulturen haben Rituale entwickelt, um den Trauernden dabei zu helfen, ihre individuellen Erinnerungen und Verlustgefühle in eine kollektivere, optimistischere und langlebigere Erinnerung umzuwandeln: Noch heute ist es wichtig, einen Todesfall den Nachbarn oder der gesamten Stadt mitzuteilen. Trauernde Menschen versammeln sich bei Begräbnissen und zu Jahrestagen.

Zur Bedeutung von Trauer bei Patientinnen mit Borderline-Störungen und komplexer PTBS

Viele Patientinnen empfinden tiefe Trauer und Niedergeschlagenheit, wenn sie an ihre Kindheit und Jugend denken. Sie betrauern, dass ihnen eine unbeschwerte Kindheit versagt blieb.

Verständlicherweise versuchen viele, dieses Gefühl möglichst zu vermeiden. Einige Patientinnen befürchten, dass der Kummer niemals enden würde, wenn sie ihn zuließen. Sie befürchten auch, in ein tiefes Loch zu fallen, aus dem sie nie wieder herauskämen. Das ist nachvollziehbar. Man will nicht wieder in diesen Kindheitserinnerungen versinken, die aus kalten, demütigenden, traumatischen oder schrecklichen Erlebnissen bestehen. Manchmal geht die Angst vor der Trauer so weit, dass die Betroffenen diese schweren Lebensereignisse verleugnen oder der eigenen Wahrnehmung und Interpretation der Ereignisse nicht vertrauen.

Die Angst vor Trauer kann daher zu einem eigenständigen Problem werden, vor allem, wenn Sie beginnen, sich im Rahmen der Therapie mit Ihrer Vergangenheit zu beschäftigen. Es ist wichtig zu verstehen, dass Trauer ein Prozess ist, der von alleine aufhört. Die Trauer dient dazu, die Macht der Vergangenheit zu minimieren, und sie hilft, sich in der Gegenwart und Zukunft neu zu orientieren. Im Verlauf der Psychotherapie werden Sie immer wieder in einen Trauerprozess geraten. Seien Sie bereit, sich darauf einzulassen, denn er ist heilsam. Sie können die Vergangenheit nicht löschen, aber Sie können sie gemeinsam mit Ihrer Therapeutin in eine erträgliche Erinnerung umwandeln.

TRAUER

Typische Auslöser und Interpretationen

Häufige Auslöser von Trauer sind schwere Verluste durch Tod, Trennung oder eine gewichtige Änderung der Lebensverhältnisse. Es kommen Gedanken auf wie „Ich werde/bin von etwas getrennt, das ich liebe. Ich verliere jemanden oder etwas unwiederbringlich." Sogar der Gedanke, wie sehr Sie jemanden vermissen, kann Kummer auslösen. Auch Ihre eigene Einsamkeit oder Ereignisse, auf die Sie sich gefreut haben, die sich jedoch anders als erwartet herausgestellt haben, können Kummer auslösen. Wenn Sie voll und ganz damit rechnen, dass Sie etwas bekommen, und es nicht klappt, erleben Sie zuerst Enttäuschung und Ärger, auf die oft Trauer folgen. Wir können auch zusammen mit jemandem trauern, der traurig ist, verletzt wurde oder Schmerzen hat. In ähnlicher Weise kann das Lesen oder Hören von Problemen anderer Menschen Kummer auslösen.

Gedanken

Die typischen Gedanken hängen von der jeweiligen Trauerphase ab. In der ersten Phase kreisen alle Gedanken um den Verlust: „Warum ist das passiert? Hätte jemand das verhindern können? Wer ist verantwortlich und schuldig?" In dieser Phase treten diese Gedanken oft mit Verzweiflung und starker Wut auf. In der folgenden Phase drehen sich die Gedanken oft um das, was wir verloren haben. Es folgen dann Phasen, in denen sich Trauer und Verbitterung abwechseln. Selbstvorwürfe sind üblich: „Warum habe ich diese vergangenen Momente nicht aufmerksamer genossen? Warum war ich so hart oder unhöflich gegenüber der geliebten Person? Oh, was würde ich geben, um Wiedergutmachung leisten zu können!"
Diese Gedanken kommen und gehen in Wellen. Patientinnen, die in der Kindheit Missbrauch erlebt haben, entwickeln manchmal Gedanken wie: „Was kann ich tun, um meine Kindheit zurückzugewinnen? Das ist so traurig, es kann nicht wahr sein, dass ich keine zweite Chance bekomme."

Körperreaktion

Oft wird eine Körperhaltung eingenommen, die normalerweise Schmerzen in einem Körperteil mildert, z. B. Reiben oder Entspannen einer schmerzenden bzw. angespannten Schulter oder flach auf dem Rücken liegen wie bei Rückenschmerzen. Patientinnen berichten von einem Erschöpfungsgefühl, Weinen, Jammern, Müdigkeit, Energieverlust, Schmerz oder Leere in der Brust oder im Bauch, Schluckbeschwerden, Atemnot, Schwindel. Wir gehen oft langsam und schlurfen mit herunterhängenden Schultern. Der Gesichtsausdruck ist starr und spannungslos, unsere Stimme klingt möglicherweise monoton. Auch das Herz kann wehtun.

Wahrnehmung

Das Erleben von Verzweiflung kann innere Konflikte, Ängste und Wut auslösen. Später folgt vielleicht das Gefühl der Leere und Sinnlosigkeit oder man hat den Eindruck, man könne nicht aufhören zu weinen. Möglicherweise kommt auch das Gefühl auf, die Umgebung nicht mehr wahrnehmen oder teilnehmen zu können. Alles wirkt langweilig, leer und gefühllos.

Handlungsdrang

Einerseits haben wir das Bedürfnis, uns aus der Verantwortung und aus Beziehungen zurückzuziehen. Andererseits besteht der Drang, Signale an unsere Umgebung zu senden, die kommunizieren: „Passt auf mich auf! Seid für mich da und tröstet mich, weil ich verzweifelt und unglücklich bin. Teilt meine Erinnerungen und lasst mich in Ruhe!" Wir vermeiden es, Dinge zu tun, vor allem solche, die früher Spaß gemacht haben. Wir sind oft hilflos, grübeln oder sind sehr mürrisch. Selbst Musikhören heitert uns nicht mehr auf.

TRAUER

Was wird vermieden?

Menschen, die sich vor Trauer fürchten, vermeiden Erinnerungen an die relevanten Ereignisse oder Menschen oder leugnen diese. Sie spalten, kürzen oder kapseln ganze Episoden von Erinnerungen ab. Der Preis dafür ist das Gefühl von durchdringender Entfremdung.

Übliche emotionale Folgen

Der Trauerprozess verläuft meist wechselhaft. Er wird oft durch heftige Wut, Rebellion gegen die Bedeutungslosigkeit der Welt, Selbsthass und Rachegedanken unterbrochen. Das ist normal, gleicht sich mit der Zeit aus und führt zu einem sanfteren Trauerprozess.

Wann ist Trauer gerechtfertigt?

Trauer ist immer dann berechtigt, wenn Sie tatsächlich einen akuten Verlust erlebt haben oder wenn Sie einen alten, noch nicht betrauerten Verlust nun annehmen. Trauerprozesse können noch viele Jahre später mit erheblicher Verzögerung, auch im Rahmen der Psychotherapie, auftreten. Sie können beginnen zu akzeptieren, dass Ihre Kindheit und Jugend von schrecklichen Ereignissen durchzogen war. Gedanken treten auf wie: „Ich habe die Sicherheit, die ich brauchte, nicht gefunden. Ich bin von meinen Eltern niemals so beschützt worden, wie ich es verdiente."

All dies ist geschehen oder liegt unwiederbringlich in der Vergangenheit und kann nicht geändert werden. All dies anzuerkennen und zu akzeptieren aktiviert den Heilungsprozess der Trauer. Bitte lassen Sie sich nicht durch diese Erkenntnisse erschrecken; sie sind normal und sogar notwendig. In der Regel treten die meisten Probleme auf, wenn Trauer vermieden wird, und nicht deshalb, weil die Trauer zu stark ist. Es ist normalerweise gut und notwendig, alle Phasen des Trauerprozesses zu durchlaufen und abzuschließen. Der Kummer wird dann von selbst nach und nach abnehmen.

Wie kann ich Trauer ausdrücken?

Wenn Trauer gerechtfertigt ist, ist es sinnvoll, sie anzunehmen, sich dem Prozess hinzugeben und sich die Zeit dafür zu nehmen. Ältere – in Bezug auf Trauer weisere – Kulturen gewährten einen festen Zeitrahmen für das Trauerritual, in dem sich die Trauernden zurückzogen, weder in die Öffentlichkeit gingen, noch neue Partnerschaften eingingen und ihrer Umgebung eindeutig signalisierten: „Ich trauere. Respektiert, dass ich in diesem Prozess bin. Ich arbeite nicht so gut wie gewöhnlich, ich bin schwach und sehr verletzlich."

Wichtig ist, sich selbst Zeit einzuräumen: „Ich trauere. Ich brauche eine Pause, um für mich selbst zu sorgen." Vielleicht sollten Sie (gemeinsam mit Ihrer Therapeutin) ein Ritual gestalten: „Das Begräbnis meiner unerfüllten Sehnsucht nach einer besseren Kindheit".

Ja, Sie haben richtig gelesen. Sie können darüber trauern, dass Sie eine Illusion aufgeben. Das Aufgeben einer Fantasie und der Vorstellung, dass sich irgendwann alles als großer und schwerwiegender Fehler erweist und Ihre Kindheitserfahrung durch etwas Schönes und Erträgliches ersetzt wird. Das Annehmen der Vergangenheit, das Öffnen der Tür für die heilende Trauer ist der Weg zu einem sinnerfüllten Leben!

Wie kann ich die Intensität der Trauer reduzieren?

Wenn Trauer spontan durchbricht und Sie ergreift, ohne dass Sie eine Ahnung haben, was genau Sie betrauern, dann ist es sinnvoll, sich auf die Suche nach den verborgenen Ursprüngen der Trauer zu begeben. Der Königsweg ist die Achtsamkeit. Achtsamkeit und *Wise Mind* öffnen uns für die Erfahrung, radikal zu akzeptieren, dass das Leben so ist, wie es ist, und dass Verlust, Tod und Schmerz Teil des Lebens sind. Dies ist weder gut noch böse, sondern hat angesichts der Größe des Universums größere Bedeutung.

TRAUER

Wie lässt sich die Intensität der Trauer kurzfristig verringern?

BLEIBEN SIE IN DER SITUATION!

1. **Beruhigen Sie Ihre Atmung**

   Nutzen Sie Techniken, um die Atmung zu kontrollieren. Am besten ist es, Ihre Hände auf Ihren Bauch zu legen und gemeinsam mit Ihrer Atmung zu bewegen. Atmen Sie tief in den Bauch ein und bewegen Sie Ihre Hände dabei nach außen, danach bewegen Sie die Hände beim Ausatmen nach innen. Versuchen Sie Ihre Ausatmung zu verlängern und machen Sie eine kleine Pause, bevor Sie wieder einatmen.

2. **Ändern Sie Ihre Gedanken**

   Wenn wir Trauer erleben, haben wir Gedanken wie: „Ich habe etwas oder jemanden, der für mich wichtig ist, für immer oder für lange Zeit verloren. Das kann nicht sein. Das wird nie zurückkommen. Ich kann diese Situation nicht ertragen. Warum passiert das mir, ich kann nicht ohne diese Person leben. Niemand versteht, wie allein ich bin. Warum werde ich zurückgelassen?"

   In der Trauer entgegengesetzt zu denken wäre, dem verstorbenen oder verlorenen Menschen einen Platz in Ihrem Herzen zu geben. Denken Sie an die Zeit, die Ihnen mit ihm oder ihr gegeben wurde. Denken Sie daran, dass er oder sie weiter durch Sie leben kann. Denken Sie daran, dass wir am Ende alle denselben Weg gehen werden. Wenn Sie an etwas Spirituelles glauben, denken Sie daran, dass es Möglichkeiten gibt, die spirituelle Verbindung aufrechtzuerhalten. Denken Sie daran, dass es möglicherweise eine tiefere Bedeutung für die Trauer gibt, die Sie noch nicht entdeckt haben.

3. **Ändern Sie Ihre Körperhaltung**

   Bei Trauer läuft der Körper auf Sparflamme. Wir fühlen uns kraftlos und müde. Sport hilft in dieser Situation, bleiben Sie in Bewegung.

4. **Ändern Sie Ihre Wahrnehmung**

   Wenn Sie intensiv trauern, ist Ihre Wahrnehmung wie in einer dunklen Wolke gefangen. Achtsamkeitsübungen, die Ihnen helfen, sich auf die Welt um Sie herum zu konzentrieren, können helfen.

5. **Ändern Sie Ihren Handlungsdrang**

   Bei übermäßiger Trauer ist es als entgegengesetzte Maßnahme empfehlenswert, die Trauer auf bestimmte Orte und Zeiten zu beschränken. Deshalb legen wir Trauerrituale fest: Finden Sie zum Beispiel einen Ort außerhalb Ihres Hauses, errichten Sie vielleicht ein kleines Denkmal und gehen Sie zu bestimmten Zeiten zum Trauern dorthin zurück. Wenn Sie den Ort verlassen, verabschieden Sie sich und kehren in den Alltag zurück. Bei zu starken Erinnerungen ist es auch sinnvoll, Objekte aus dem Alltag zu entfernen (die Wohnung neu einzurichten, Fotos und Bilder zu entfernen) und an einem besonderen Ort aufzubewahren, an dem man wahrscheinlich nicht über sie „stolpert". Diese Übungen helfen, das Unabdingbare zu akzeptieren.

Wie kann Trauer langfristig gemildert werden?

Füttern Sie nicht Ihre kleinen Monster!

VERHALTEN SIE SICH GEGENSÄTZLICH!

Es besteht keine Notwendigkeit, die Trauer auf lange Sicht zu verringern. Trauer ist ein Prozess, der von selbst aufhört. Sobald Sie beginnen, Ihre Vergangenheit zu akzeptieren, akzeptieren Sie Ihre Kindheitserfahrung und all den Schmerz, den Sie erlebt haben. Jetzt können Sie den Heilungsprozess der Trauer beginnen. Finden Sie einen Ort, an dem Sie z. B. Ihre Träume von einer besseren Kindheit beerdigen können. Laden Sie Ihre Therapeutin und einige enge Freundinnen ein. Es ist immer besser, zu einer Beerdigung begleitet zu werden. Geben Sie Ihre alten Monster auf. Schaffen Sie Platz für das Leben.

ANGST VOR TRAUER

Nutzen Sie dieses Arbeitsblatt, um Ihre typischen Reaktionen auf Trauer zu beschreiben und um sich darauf vorzubereiten, Ihre Angst vor Trauer abzuschwächen.

Typische Auslöser

Ich fühle mich traurig. · Ich bin allein.
Ich denke an meine Kindheit.
Ich sehe Bilder von glücklichen Kindern.
Ich sehe glückliche Familien.

Typische Gedanken

Die Trauer wird mich überwältigen. · Ich muss mich wehren.
Ich werde das nicht überleben, das ist so ungerecht.
Ich stelle mich an. · Alles ist bodenlos.
Die Trauer ist nicht auszuhalten.

Typische Handlungsimpulse

Ich will mich schneiden.

Ich werde wütend.

Ich muss jemanden anrufen.

Ich fühle den Drang, Alkohol zu trinken.

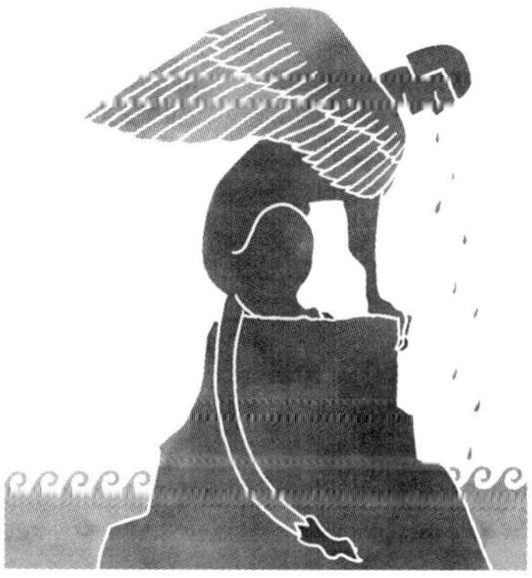

Typische Körperreaktionen

Herzrasen

Starrheit

Gefühllosigkeit

Typische Wahrnehmungen

Keine typischen Wahrnehmungen.

ANGST VOR TRAUER

Notieren Sie hier Ihre eigenen Erfahrungen analog zur Seite mit den Beispielen:

Meine typischen Auslöser

Meine typischen Gedanken

Meine typischen Handlungsimpulse

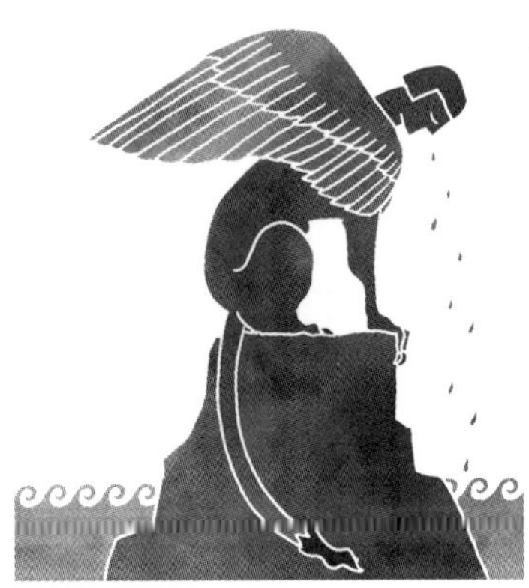

Meine typischen Körperreaktionen

Meine typischen Wahrnehmungen

ANGST VOR TRAUER

Verändern Sie möglichst alle Komponenten:

Meine Gedanken ändern

....

....

....

Meine Handlungsimpulse ändern

....

....

....

....

....

....

....

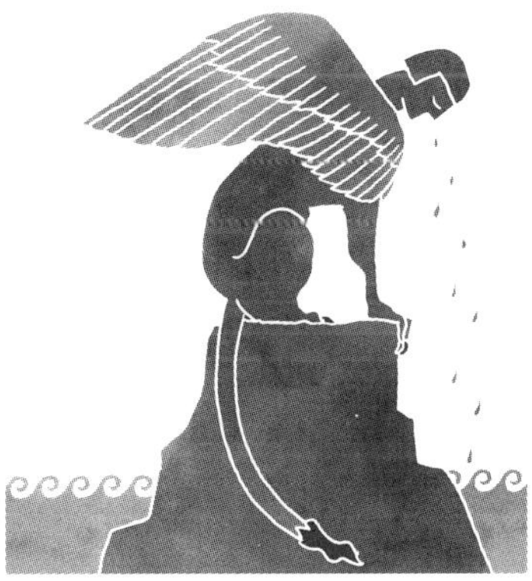

Meine Körperreaktionen ändern

....

....

....

....

....

....

....

Meine Wahrnehmungen ändern

....

....

....

Entgegengesetzt handeln

....

....

....

OHNMACHT

Grundlagen

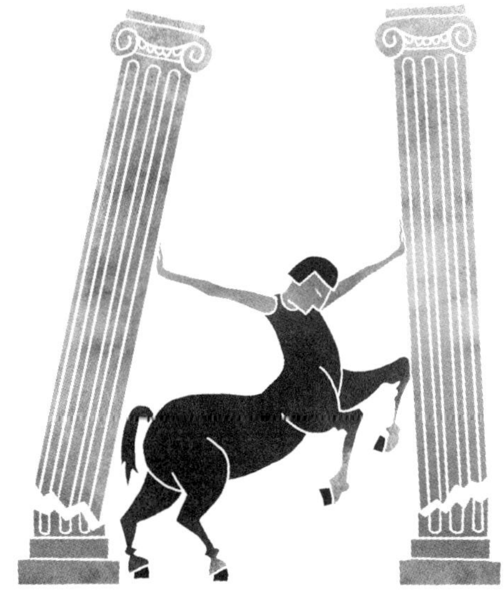

Ohnmacht ist ein emotionaler Zustand, der immer dann auftritt, wenn starke Gefühle, Wünsche, Bedürfnisse oder Konflikte nicht gelöst werden können. Wird das Gefühl der Ohnmacht stärker, drängender und intensiver, kann man einen Zustand von Hilflosigkeit und Panik entwickeln. Die Ohnmacht verschmilzt dann oft mit anderen unangenehmen Gefühlen wie Angst, Wut, Scham, Eifersucht oder Ekel. Manchmal kann Ohnmacht aber auch mit positiven Gefühlen verschmelzen: z. B. wenn man jemanden sehr liebt und diese Person einen ignoriert, oder wenn man ein bestimmtes Ziel erreichen will, aber kurz davor scheitert. Ohnmacht entsteht auch, wenn wir unangenehme Dinge nicht ändern können, nicht akzeptieren, dass die Situation nicht dem entspricht, was wir uns wünschen oder was wir eigentlich bräuchten.

Zur Bedeutung von Ohnmacht bei Borderline-Störungen und komplexer PTBS

Menschen, die zwischenmenschliche Entwertung oder Traumata erlebt haben, sei es in der Kindheit und Jugend oder als Erwachsene, sind mit dem Gefühl der Ohnmacht vertraut: Es ist die Hoffnungslosigkeit, aus einer bedrohlichen Situation zu entkommen, abhängig zu sein von der Gnade anderer. Wer solche Situationen erlebt hat, kennt bereits die typischen Folgen, das ständige Grübeln: „Warum ist mir das passiert? Was habe ich falsch gemacht? Was ist falsch an meiner Person? Wie kann ich verhindern, dass sich das wiederholt? Wer kann mir helfen? Wie kann ich das verstehen?" Neben diesem Gedankenkarussell tauchen immer wieder Erinnerungen an diese Erfahrung auf. Sie kommen unerwünscht oder manchmal unerwartet, oft mit erheblicher Wucht, und sie sind sehr schwer zu kontrollieren.

Warum geschieht das? War die Erfahrung selbst nicht schlimm genug?

Unser Gehirn ist so strukturiert, dass es immer Ausschau nach Erklärungen für unkontrollierbare Bedrohungen hält, insbesondere nach Erfahrungen, in denen wir uns ohnmächtig erlebt haben. Unser Gehirn speichert diese Erfahrungen und präsentiert sie uns immer wieder, bis wir eine akzeptable Erklärung dafür finden, warum und unter welchen Umständen wir sie gemacht haben. Nur so kann man sich auf die nächste Notsituation vorbereiten und verhindern, dass sich diese wiederholt. Manchmal erfindet das Gehirn Erklärungen. Dadurch entsteht eine gewisse Sicherheit. Ob diese Erklärungen sinnvoll sind oder nicht, spielt eine untergeordnete Rolle. Manchmal sind sie sehr logisch oder hilfreich und manchmal sind sie irrational. Das Gehirn nimmt die „beste" Lösung, die es bekommt, auch wenn sie nicht immer die sinnvollste ist. Im Notfall akzeptiert es auch sehr zweifelhafte Erklärungen: z. B. dass Sie für einen Missbrauch verantwortlich sind, weil Sie schlecht, verdorben oder zu verführerisch waren. Oder dass Sie es nicht verdient haben, dass sich jemand um Sie kümmert, weil sie im Kern schlecht und verdorben sind.

Das sind natürlich sehr unangenehme Gedanken. Aber für unser Gehirn sind sie immer noch besser als diese Ohnmacht, die entsteht, wenn wir gar keine Erklärung finden. Sobald wir uns aber eine solche Auflösung zurechtgelegt haben, die die Angst und die Ohnmacht mindert, wird unser Gehirn alles versuchen, diese aufrechtzuerhalten. Das bietet Sicherheit, schafft aber manchmal auch große Probleme. Es ist gut, sich daran zu erinnern, dass man sich auch im normalen Leben immer mal wieder ohnmächtig fühlt: wenn man nicht bekommt, was man wirklich will. Wenn man von jemandem getrennt wird, den man sehr liebt. Wenn man ein wichtiges Ziel erreichen will, aber feststellt, dass dies nicht möglich ist. Wenn man an einer chronischen körperlichen Erkrankung leidet. Es ist also nicht immer Bedrohung, die Ohnmacht auslöst, sondern eigentlich jedes starke unangenehme Gefühl, das man nicht ändern kann, und jedes starke positive Gefühl, das man nicht erreichen und erhalten kann.

OHNMACHT

Menschen mit traumatischen Erfahrungen haben oft das Problem, dass ganz alltäglichen Phasen, in denen vorübergehend Ohnmacht oder Hilflosigkeit auftritt, Erinnerungen an das Trauma auslösen. Denn Ohnmacht ist mit dem Trauma oder der Beziehungserfahrung verknüpft. Deshalb führen oft Kleinigkeiten, bei denen andere sich unwohl und kurz ohnmächtig fühlen, bei traumatisierten Menschen dazu, dass das Trauma-Netzwerk oder andere alte Netzwerke aktiviert werden. So wird fast jedes starke Gefühl zu einem Problem. Jedes kann an die Ohnmacht und somit an das Trauma erinnern. Kein Wunder, dass viele traumatisierte Menschen versuchen, starke Gefühle zu vermeiden – auch positive!

Typische Auslöser und Interpretationen

Wie bereits beschrieben, geht der Ohnmacht meist ein anderes intensives Gefühl voraus, das nicht abgemildert werden konnte. „Ich kann sowieso nichts tun. Ich bin so wütend, aber das hilft mir nicht." Oftmals lösen gemischte und widersprüchliche Gefühle Ohnmacht aus. Stellen Sie sich vor, dass Sie sehr enttäuscht sind, weil jemand Sie hintergangen hat – was Sie wütend macht und Sie eigentlich dazu drängt, diesen Ärger auch zu äußern. Aber gleichzeitig schämen Sie sich zutiefst dafür, dass Ihnen das passiert, was Sie davon abhält, irgendwas zu sagen. Daraus ergeben sich zwei starke, widersprüchliche Gefühle (Ärger und Scham) mit zwei unterschiedlichen Handlungsimpulsen, die sich gegenseitig blockieren und zum Gefühl der Ohnmacht führen. Im Prinzip rufen gemischte Emotionen mit unterschiedlichen Handlungstendenzen immer Ohnmacht hervor.

Gedanken

Das Gefühl der Ohnmacht ist schwierig zu beschreiben. Es fühlt sich an wie eine Mischung aus Verzweiflung, Hilflosigkeit und Wut, die sich schnell abwechseln. Sie fühlen eine hohe Anspannung und sind gleichzeitig resigniert und gelähmt – als müssten Sie sich auf einen letzten Angriff vorbereiten und gleichzeitig Ihre letzten Reserven bewahren. Und man fühlt sich schrecklich allein, wie viele Betroffene berichten. Möglicherweise haben Sie die Erfahrung auch schon gemacht. Auch die Gedanken ändern sich schnell: „Das kann nicht wahr sein. Wie kann ich entkommen? Ich werde nicht überleben ..."

Körperreaktion

Die physischen Reaktionen bestehen in einem beschleunigten Puls, Herzrasen, Muskelanspannungen, innerer Unruhe, Wechsel von Erschöpfung und intensiver Erregung. Ihr Gesichtsausdruck signalisiert Verzweiflung.

Wahrnehmung

Die Wahrnehmung hängt von der vorherrschenden Mischung der Emotionen ab: Wenn Angst eine Rolle spielt, konzentrieren sich alle Sinne auf potenzielle Bedrohungen und Fluchtmöglichkeiten. Geht es um Liebe, Neid, Ekel oder Scham, werden Ihre Gedanken von diesen Gefühlen angetrieben.

Handlungsdrang

Ihre Bemühungen zielen darauf ab, den Zustand der Machtlosigkeit so schnell wie möglich zu beenden. Sie würden alles dafür Mögliche tun, aber nichts führt zur Verbesserung der Situation. So schwanken die Handlungsimpulse zwischen Flucht, Angriff und Resignation.

Übliche emotionale Folgen

Sie spüren eine starke Erschöpfung.

OHNMACHT

Was wird vermieden?

Patientinnen, die intensive Phasen von Ohnmacht erlebt haben, tendieren dazu, jede Situation zu vermeiden, die im Hier und Jetzt Ohnmachtsgefühle auslösen könnte. Die Vermeidung wird im Laufe der Zeit immer stärker. Das bedeutet, dass jemand, der Ohnmacht im Zusammenhang mit Gewalt erlebt hat, versuchen wird, jede Situation zu vermeiden, in der Ohnmacht drohen könnte. Vielleicht wird so verständlicher, warum diese Betroffenen häufig Angst davor haben, zurückgewiesen zu werden, sich auf eine Partnerschaft festzulegen, sich auf Flirts einzulassen oder auch nur zu Vorstellungsgesprächen zu gehen.

Wann ist Ohnmacht gerechtfertigt?

Ohnmacht ist nur dann gerechtfertigt, wenn Sie oder eine sehr nahestehende Person einer schwerwiegenden Gefahr ausgesetzt sind, aus der es kein Entrinnen gibt. Das ist extrem selten. In den meisten Fällen gibt es entweder Lösungen oder die Möglichkeit der (radikalen) Akzeptanz.

Wie kann ich die Intensität der Ohnmacht reduzieren?

NUTZEN SIE DEN STOP-SKILL!

S	**Stop!** Reagieren Sie nicht. Wie hoch ist Ihre Anspannung?
T	**Testen Sie Ihre Anspannung!**
O	**Offen für *Wise Mind!*** Öffnen Sie sich für Ihr Bild von *Wise Mind*. Nehmen Sie wahr, was gerade jetzt, in diesem Moment, geschieht, sowohl in der äußeren Welt (Reality Check) als auch innerlich. Beschreiben Sie: Was sehen Sie, was hören Sie? Was fühlen Sie? Welchen Handlungsdrang spüren Sie? „Beginne ich zu dissoziieren? Fängt mein Gehirn an, in Panik zu geraten? Wird meine Wahrnehmung eingeschränkt? Will ich blindlings angreifen? Fange ich an zu grübeln? Suche ich nach einer Fluchtmöglichkeit?“
P	**Passt das?** Ist der Handlungsdrang auf lange Sicht sinnvoll? Ist die Ohnmacht im Augenblick tatsächlich gerechtfertigt? Ergibt mein Handlungswunsch auf kurze und lange Sicht Sinn?

Wenn Ihre Antwort nein lautet, dann führen Sie einen fünften Schritt aus:

- Reduzieren Sie die Intensität der Ohnmacht.
- Handeln Sie entgegengesetzt!

Wie lässt sich ungerechtfertigte Ohnmacht kurzfristig verringern?

BLEIBEN SIE IN DER SITUATION!

1. **Beruhigen Sie Ihre Atmung**

   Nutzen Sie Techniken, um die Atmung zu kontrollieren. Am besten ist es, Ihre Hände auf Ihren Bauch zu legen und gemeinsam mit Ihrer Atmung zu bewegen. Atmen Sie tief in den Bauch ein und bewegen Sie Ihre Hände dabei nach außen, danach bewegen Sie die Hände beim Ausatmen nach innen. Versuchen Sie, Ihre Ausatmung zu verlängern, und machen Sie eine kleine Pause, bevor Sie wieder einatmen.

OHNMACHT

2. **Ändern Sie Ihre Gedanken**

   Versuchen Sie herauszufinden, was das Gefühl der Ohnmacht in Ihnen auslöst, indem Sie es zunächst benennen und annehmen. Das ist der erste und wichtigste Schritt: „Ich fühle mich ohnmächtig" bedeutet nicht, dass Sie tatsächlich ohnmächtig sind. Beschreiben Sie alle Ihre Gefühle. Machen Sie den Reality Check: „Bin ich im falschen Film?" Wenn dem so ist: Nutzen Sie den Skill „Was macht den Unterschied?" (2.4 AB 2). Unterscheiden Sie zwischen der Gegenwart und der Vergangenheit.
   Denken Sie an Momente, die Sie gut gemeistert haben, denken Sie an Menschen, die Sie mögen und unterstützen. Wenn gemischte Gefühle das Problem sind, begrüßen Sie jedes Gefühl separat, prüfen Sie Ihre Bedürfnisse und Impulse und finden Sie einen Kompromiss. Benutzen Sie Selbstbestätigungs-Skills und sagen Sie sich: „Ich werde es schaffen, aber im Moment sollte ich es akzeptieren, wie es ist." Meistens helfen *Wise-Mind*-Skills: „Radikale Akzeptanz" oder „Annehmende Haltung".

3. **Ändern Sie Ihre Körperhaltung**

   Versuchen Sie, in Bewegung zu bleiben, frieren Sie nicht ein. Es ist wichtig, dass Ihr Körper den Unterschied zwischen Gegenwart und Vergangenheit wahrnimmt: Schwingen Sie die Arme, trampeln Sie kräftig mit den Füßen; bewegen Sie Ihre Hüften. Tanzen Sie zu rhythmischer Musik wie Flamenco.

4. **Ändern Sie Ihre Wahrnehmung**

   Wenn traumatisierte Menschen sich ohnmächtig fühlen, reaktivieren sie meist alte Wahrnehmungen und Erinnerungen. Die Wahrnehmung der Realität ist oft verschwommen und wird von Bildern der Vergangenheit überlagert. Nutzen Sie den Skill „Wechseln Sie Ihre Brille" (3.2 AB 4). Betrachten Sie Dinge außerhalb Ihrer Gedanken; hören Sie auf Geräusche außerhalb; berühren Sie Gegenstände in Ihrem Umfeld.

5. **Ändern Sie Ihren Handlungsdrang**

   Auch wenn Ihr ganzer Körper die Situation sofort verlassen will, bleiben Sie so lange wie möglich in der Situation. Machen Sie einen Reality Check und durchdenken Sie gründlich eine Lösung. Wenn widersprüchliche Handlungsdränge das Problem sind, beurteilen Sie diese und finden Sie einen Kompromiss.

Wie kann man Ohnmachtsgefühle langfristig verringern?

Die wichtigste Aufgabe ist, ständig zu unterscheiden zwischen dem Gefühl von Ohnmacht bezüglich der aktuellen Situation und der Ohnmacht, die sich aus der Vergangenheit ergibt. Das bedeutet, dass Sie in der aktuellen Situation bleiben und auch versuchen sollten, die Phasen der Ohnmacht in der Gegenwart zu akzeptieren. Das ist normal. Jeder erlebt solche Momente der Enttäuschung und der Machtlosigkeit. Und natürlich sollten Sie versuchen, Ihre bisherigen Erfahrungen zu akzeptieren. Die vergangene Situation war so, wie sie war. Ohne eine Zeitmaschine sind wir nicht in der Lage, zu ändern, was in der Vergangenheit passiert ist.

Sie können auch Ihre Handlungsmöglichkeiten optimieren. Einige Betroffene fühlen sich besser, wenn sie sich körperlich kräftiger fühlen, als sie es einmal waren. Kümmern Sie sich um Ihre Fitness – werden Sie körperlich aktiv. Versuchen Sie, Ihr Idealgewicht zu erreichen. Lernen Sie eine Selbstverteidigungs- oder Kampfkunst wie Judo, Aikido, Karate oder Jiu-Jitsu.

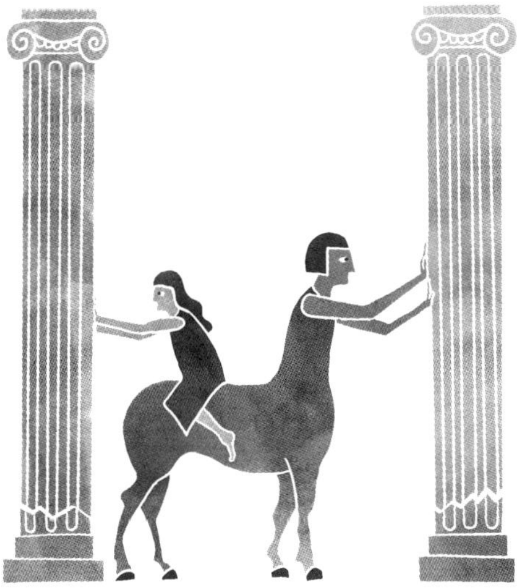

UMGANG MIT UNGERECHTFERTIGTER OHNMACHT

Nutzen Sie dieses Arbeitsblatt, um Ihre typischen Erfahrungen von Ohnmacht zu beschreiben und um sich auf entgegengesetzte Maßnahmen vorzubereiten.

Typische Auslöser

Etwas erinnert mich an traumatische Erlebnisse. · Ich sehe oder lese von intimen Szenen. Jemand kritisiert mich. · Ich mache einen Fehler. · Ich kann andere nicht kontrollieren. Jemand zwingt mich zu etwas, was ich nicht möchte. · Ich bekomme nicht sofort, was mir zusteht. Jemand fordert etwas von mir. · Ich erlebe widersprüchliche Gefühle. · Beziehungen entwickeln sich nicht nach meinen Wünschen. · Jemand droht, mich zu verlassen. · Andere reden über mich.

Typische Gedanken

Ich kann das nicht ertragen. · Es ist wie immer. · Es wird nie besser.
Ich werde das nicht überleben. · Ich bin hilflos.
Niemanden interessiert es. · Es ist himmelschreiend ungerecht.
Ich kann das nicht steuern.

Typische Handlungsimpulse

Ich will entkommen.

Ich will angreifen.

Ich wil weinen.

Ich will jemanden anrufen.

Ich will zu Hause bleiben.

Ich will um mich schlagen.

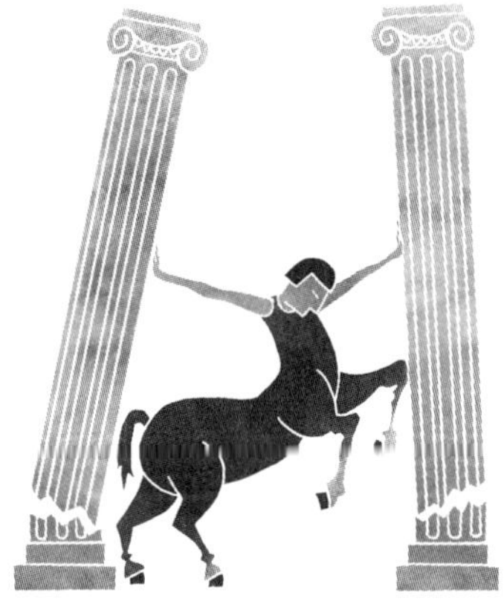

Typische Körperreaktionen

Herzrasen

Übelkeit

Dissoziation

reduzierte Schmerzempfindlichkeit

Einfrieren

Typische Wahrnehmungen

Aktivierung des Trauma-Netzwerks:
Intrusionen, Stimmen, verzerrte Gesichter

Aktivierung alter Netzwerke:
Einsamkeit, soziale Zurückweisung

UMGANG MIT UNGERECHTFERTIGTER OHNMACHT

Notieren Sie hier Ihre eigenen Erfahrungen analog zur Seite mit den Beispielen:

Meine typischen Auslöser

....

....

....

Meine typischen Gedanken

....

....

....

Meine typischen Handlungsimpulse

....

....

....

....

....

....

....

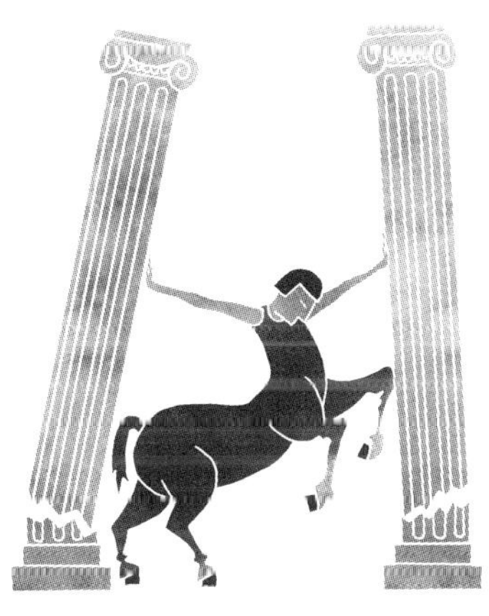

Meine typischen Körperreaktionen

....

....

....

....

....

....

Meine typischen Wahrnehmungen

....

....

....

UMGANG MIT UNGERECHTFERTIGTER OHNMACHT

Verändern Sie möglichst alle Komponenten:

Meine Gedanken ändern

....

....

....

Meine Handlungsimpulse ändern

....

....

....

....

....

....

....

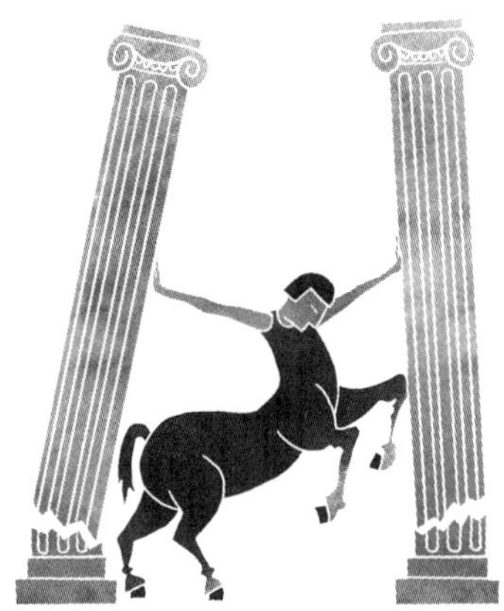

Meine Körperreaktionen ändern

....

....

....

....

....

....

....

Meine Wahrnehmungen ändern

....

....

....

↓

Entgegengesetzt handeln

....

....

....

KRÄNKUNG

Grundlagen

Kränkung tritt immer dann auf, wenn wichtige soziale Erwartungen enttäuscht werden, wenn wir uns beschämt, gedemütigt oder hintergangen fühlen. Kränkung ist kein Gefühl im engeren Sinne. Gefühle vergehen rasch und motivieren uns zu spezifischen Handlungen. Kränkungen hingegen sind emotionale Muster, die sehr lange anhalten, manchmal ein Leben lang. Sie können sogar auf nachfolgende Generationen übertragen werden.

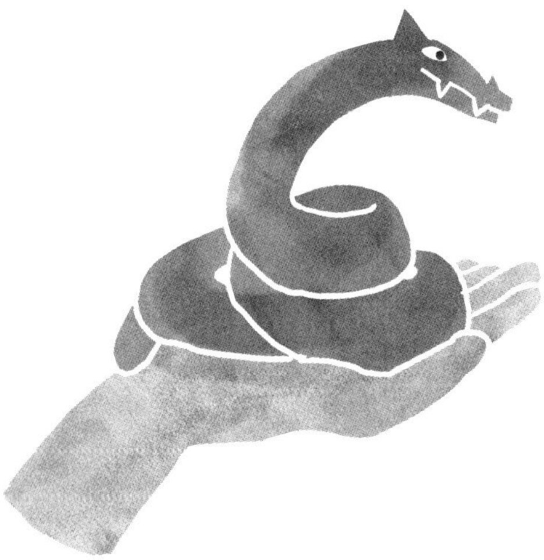

Vielleicht beschreibt man Kränkung am ehesten mit verletztem Stolz oder verletztem Selbstwert und Status. Die Kränkung signalisiert einem also, dass man sich zu wehren hat, dass die Bedeutung in der eigenen Gruppe sonst sinkt. Das können einerseits die engen persönlichen Beziehungen sein, aber auch berufliche Positionen oder sogar religiöse und kulturelle Aspekte. Werden unsere sozialen Erwartungen enttäuscht, fühlen wir uns gedemütigt oder geschmäht, so gibt es zwei Möglichkeiten zu reagieren: Wenn man die Ursachen bei sich selbst vermutet, entwickelt man Scham, Selbstverachtung oder Selbsthass. Sucht man die Ursachen bei anderen, wird man wütend und aggressiv. Das kann auch sachwanken. Kurzfristig ist die Wut wohl die „gesündere" Alternative für einen selbst. Allerdings leiden die Mitmenschen unter ungerechtfertigten Aggressionen und wenden sich dann ab, man wird sozial isoliert, was nicht zur Steigerung des Selbstwertes beiträgt.

Zur Bedeutung von Kränkungen bei Borderline-Störungen und komplexer PTSD

Viele Betroffene berichten über Situationen in ihrer Kindheit und Jugend, die sie als Zurückweisung erlebt haben, als sozialen Ausschluss, als Demütigung und manchmal auch als öffentliche Schmähung.
Der ganze Themenbereich der „traumatischen Invalidierung" dreht sich um einzelne oder wiederholte Erfahrungen von sozialer Enttäuschung und Zurückweisung. Dies kann sich im engen familiären Bereich abspielen, wenn z. B. die Mutter der Tochter nicht glaubt, dass sie missbraucht wurde, oder wenn man als kleiner Junge fortwährend heruntergeputzt wird, weil man einen unkontrollierbaren Bewegungsdrang hat, oder wenn die Geschwister mühelos glänzen, während man sich selbst bei Kleinigkeiten anstrengen muss. Eltern können auch kalt und grausam sein.
Kränkungen können sich dann im Kindergarten fortsetzen, wenn man gehänselt wird, weil die Eltern schlecht Deutsch sprechen, arm sind, man selbst zu dick ist oder die falsche Brille trägt. Kleine Kinder können sehr grausam sein. Auch die Schule und insbesondere der Schulhof sind Arenen der Kränkung. Wenn man ausgelacht wird an der Tafel, wenn man beim Sportunterricht eine traurige Figur abgibt, wenn man die „falschen" Marken trägt, „komisch" aussieht oder sich so verhält, dass man schwach und bedürftig wirkt. Schulkinder können sehr grausam sein.

Wiederholte Erfahrungen von Kränkungen wirken sich nicht nur auf den Selbstwert aus. Die meisten Betroffenen werden scheu und vorsichtig oder auch aggressiv. Das Gehirn speichert diese Erfahrungen in sogenannten emotionalen Netzwerken, die sehr lange Einfluss nehmen können und häufig das Verhalten im weiteren Verlauf des Lebens steuern: So vermeiden die Betroffenen oft, sich sozialen Herausforderungen zu stellen, oder reagieren überempfindlich und inadäquat heftig auf kleinere Zurückweisungen, was sich dann wiederum negativ auf Beziehungen auswirkt.

Zu lernen, wie man mit alten Kränkungen sinnvoll umgeht, ist ein wichtiges Ziel der DBT und wird etwa in der Arbeit mit dem Typ-II-Netzwerk (siehe 2.5 AB 18) „Soziale Zurückweisung oder Demütigung" aufgegriffen.

KRÄNKUNG

Typische Auslöser und Interpretationen

Auslöser für Kränkungen sind sehr unterschiedlich, aber für die betroffene Person meist sehr typisch. Wenn jemand zum Beispiel sehr leistungsbezogen ist, so wird sie es als kränkend erleben, wenn ihre Leistungen nicht entsprechend gewürdigt werden oder wenn sie für etwas gelobt wird, was „unter ihrem Niveau" liegt. Menschen, die davon ausgehen, dass sie auch schwierigste Dinge allein zu erledigen haben, reagieren gekränkt, wenn man ihnen Hilfe anbietet. Andere, die der Meinung sind, dass sie sofort und immer allumfassende Hilfe benötigen, reagieren gekränkt, wenn jemand nicht bemerkt, wie sehr sie gerade Unterstützung brauchen.
Wenn Sie jemanden sehr schätzen und bewundern, so werden Sie gekränkt sein, wenn er Sie nicht grüßt oder nicht bemerkt, dass Sie sich für die Verabredung besonders hübsch gemacht haben. Im Prinzip geht es immer darum, dass unsere Erwartungen an andere enttäuscht wurden und dass wir diese Enttäuschung als Geringschätzung erfahren.
Einige Menschen sind leicht kränkbar und andere haben ein „dickes Fell". Wahrscheinlich gehören Sie zu den Ersteren. Es ist hilfreich, sich klarzumachen, welche Situationen bei Ihnen persönlich häufig zu Kränkungen führen.

Gedanken

Wenn wir uns gedemütigt, ungerecht behandelt oder geschmäht fühlen, sind typische Gedanken etwa: „Das ist gemein. Wie kommen die anderen darauf, mich so zu behandeln? Ich möchte im Erdboden versinken. Ich habe mit euch allen nichts zu tun. Ich bin ganz anders als alle anderen. Ich hasse euch alle. Ich hasse mich selbst. Ich bin eine Versagerin. Ich werde mich nie mehr mit euch einlassen."

Körperreaktion

Die Körperreaktionen sind unspezifisch. Man fühlt sich verkrampft und unwohl.

Wahrnehmung

Wenn man gekränkt ist, ist die Wahrnehmung anderer häufig verzerrt. Man sieht alles als Angriff oder Feindseligkeit, man sieht überall Menschen oder Gruppen, die einen übervorteilen wollen, man übersieht Beziehungsangebote.

Handlungsdrang

In aller Regel ist man wütend und will angreifen, sich rächen, zurückschlagen, das Gegenüber zerstören oder bei anderen schlechtmachen, intrigieren. Dann sucht man Unterstützung bei Gleichgesinnten. Oder man gibt sich selbst die Schuld, fühlt sich elend und einsam, beginnt sich selbst zu hassen und zu verachten. Bisweilen treten Suizidfantasien auf, oder man spürt den Drang zur Selbstverletzung.

Übliche emotionale Folgen

Entweder man reagiert mit Angriffen, dann fühlt man sich wütend und voller Hass, oder man reagiert mit Hass oder Scham und Selbstverachtung.

Was wird vermieden?

Weil Kränkungen sehr unangenehm sind, versuchen die Betroffenen, in Zukunft ähnliche Situationen unter allen Umständen zu vermeiden. Manchmal entwickelt sich eine ausgeprägte Angst von vielfältigen sozialen Situationen, in denen man sich blamieren könnte, man spricht dann von einer sozialen Phobie.

KRÄNKUNG

Wann ist das Gefühl von Kränkung gerechtfertigt?

Das Gefühl von Kränkung ist sicherlich gerechtfertigt, wenn Ihnen soziale Anerkennung, die Sie verdient haben, versagt wird, oder wenn Sie von anderen bloßgestellt werden. Werden Sie von anderen schlechter behandelt, als Sie es wünschen, sollten Sie sich überlegen, ob Ihre Erwartungen angemessen sind.

Wie kann ich dem Gefühl entsprechend sinnvoll handeln?

Sorgen Sie dafür, dass Sie die Anerkennung erhalten, die Ihnen zusteht, kämpfen Sie um Ihr Recht. Geben Sie Ihrem Gegenüber zu verstehen, welches Verhalten Sie kränkt, versuchen Sie der Person zu vermitteln, wie er oder sie sich stattdessen verhalten sollte.

Wie kann ich die Intensität von Kränkung reduzieren?

NUTZEN SIE DEN STOP-SKILL!

(Siehe auch 2.6 AB 15 Umgang mit Geringschätzung und Kränkung.)

S	**Stop!** Reagieren Sie nicht. Wie hoch ist Ihre Anspannung?
T	**Testen Sie Ihre Anspannung!**
O	**Offen für *Wise Mind!*** Öffnen Sie sich für Ihr Bild von *Wise Mind*. Nehmen Sie wahr, was gerade jetzt, in diesem Moment, geschieht, sowohl in der äußeren Welt (Reality Check) als auch innerlich. Beschreiben Sie: Was sehen Sie, was hören Sie? Was fühlen Sie? Welchen Handlungsdrang verspüren Sie? „Fühle ich mich gedemütigt? Fühle ich mich von anderen ignoriert? Fühle ich mich ungerecht behandelt? Werde ich wütend und spüre Hass? Fühle ich mich beschämt? Möchte ich jemanden beschuldigen? Möchte ich mich heftig wehren? Suche ich Verbündete, um die Schmach zu rächen? Bin ich bereit, mir evtl. sogar selbst zu schaden, um die Kränkung zu rächen? Möchte ich meine Ehre oder die Ehre von anderen auch durch Angriff wiederherstellen?“
P	**Passt das?** Ist die Kränkung im Augenblick tatsächlich gerechtfertigt? Ist meine Reaktion vielleicht zu stark? War meine Erwartung an diese Person zu diesem Zeitpunkt angemessen? Ist mein Handlungswunsch auf kurze und lange Sicht hilfreich für meine Ziele?

Wenn Ihre Antwort nein lautet, dann führen Sie einen fünften Schritt aus:

- Reduzieren Sie die Intensität der Kränkungsgefühle.
- Machen Sie das Gegenteil dessen, wozu die Kränkung Sie drängt.

KRÄNKUNG

Wie lässt sich ungerechtfertigte Kränkung kurzfristig verringern?

BLEIBEN SIE IN DER SITUATION!

1. **Beruhigen Sie Ihre Atmung**

   Nutzen Sie Techniken, um die Atmung zu kontrollieren. Am besten ist es, Ihre Hände auf Ihren Bauch zu legen und gemeinsam mit Ihrer Atmung zu bewegen. Atmen Sie tief in den Bauch ein und bewegen Sie Ihre Hände dabei nach außen, danach bewegen Sie die Hände beim Ausatmen nach innen. Versuchen Sie, Ihre Ausatmung zu verlängern, und machen Sie eine kleine Pause, bevor Sie wieder einatmen.

2. **Ändern Sie Ihre Gedanken**

   Wenn wir uns gekränkt fühlen, dann entwickeln wir Gedanken wie: „Das darf doch nicht wahr sein, wie ungerecht. Das ist das Allerletzte, womit habe ich das verdient? Das muss ich mir nicht bieten lassen." Oder: „Das ist wieder mal typisch, ich bin der letzte Dreck. Alle sind gegen mich. Alle trampeln auf mir rum. Ich werde einsam und verlassen in der Gosse enden." Bedenken Sie bitte dabei: Aufgrund Ihrer vergangenen Erfahrungen könnten Ihre emotionalen Reaktionen auf Abwertung und Ihr Verhalten besonders intensiv sein. Überprüfen Sie die Fakten (am besten mit jemandem, dem Sie vertrauen): Passen Ihre Emotionen zur Situation? Selbst wenn Ihre Reaktion gerechtfertigt ist, kann sie zu intensiv sein. Denken Sie daran, dass Abwertung und Geringschätzung kein Weltuntergang sind. Machen Sie sich bewusst, wofür Sie dankbar sein können. Versuchen Sie, sich in die Lage Ihres Gegenübers zu versetzen. Vielleicht finden Sie gute Gründe, warum diese Person sich so verhält?

3. **Ändern Sie Ihre Körperhaltung**

   Es gibt keine spezifische Körperhaltung. Versuchen Sie, sich mittels Atemübungen zu entspannen.

4. **Ändern Sie Ihre Wahrnehmung**

   Wenn wir gekränkt sind, konzentrieren wir uns auf weitere negative soziale Signale. Wir übersehen dann leicht Beziehungsangebote, erkennen oder akzeptieren sie nicht. Hier ist es hilfreich, sich auf positive soziale Angebote zu konzentrieren. Suchen Sie Nähe und Unterstützung von anderen.

5. **Ändern Sie Ihren Handlungsimpuls**

   Starke Kränkung treibt uns zum Angriff oder zu Schamreaktionen. Verzichten Sie darauf, andere zu beschuldigen, das ist selten hilfreich. Verzichten Sie darauf, sich selbst abzuwerten. Aktivieren Sie *Wise Mind*: Mitgefühl und Gelassenheit. Akzeptieren Sie, dass es wehtut, von anderen abgewertet zu werden, selbst wenn sie recht haben sollten.

KRÄNKUNG

Wie kann das Gefühl der Kränkung langfristig gemildert werden?

Versuchen Sie, die Kränkung nicht zu pflegen.

Kränkungen sind sehr lang wirksame emotionale Muster, die sich manchmal über Jahre selbst aufrechterhalten: indem man sich immer wieder an die kränkende Situation erinnert; indem man sich immer vergegenwärtigt, wie ungerecht und gemein man behandelt wurde; indem man sich immer wieder vergewissert, dass man sich eigentlich rächen sollte; dass irgendjemand diese Ungerechtigkeit wiedergutmachen sollte oder dass die jetzige Umgebung sich besonders rücksichtsvoll verhalten sollte. Einige Betroffene sorgen auch dafür, dass es ihnen schlecht geht.

„Es geschieht meinen Vater wirklich recht, dass es mich an den Händen friert, warum kauft er mir auch keine Handschuhe?" Kennen Sie dieses Sprichwort? Es beschreibt, wie Rache zu Selbsterniedrigung führt. Man kann diesen chronischen Zustand auch als Verbitterung beschreiben: Das ganze Leben dreht sich dann um Rache, selbst wenn man selbst dabei unter die Räder kommt.

Machen Sie sich klar, dass die beste Rache ein gutes Leben ist. Machen Sie sich klar, dass diejenigen, die Sie gekränkt haben, den Sieg davontragen werden, wenn Sie verbittern.

Praktizieren Sie *Wise Mind* – „Radikales Annehmen der Vergangenheit". Sie werden Ruhe und Gelassenheit finden. Ein weiteres Blatt zum Umgang mit Geringschätzung und Kränkung finden Sie im Modul „Zwischenmenschliche Fertigkeiten" (2.6 IB 16).

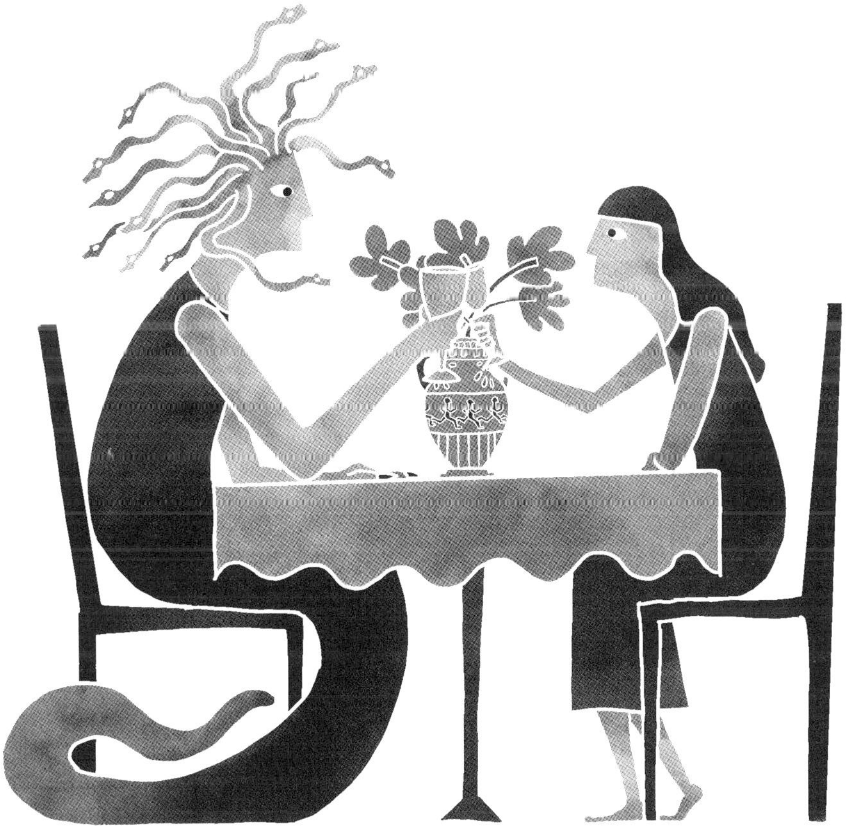

NEID

Grundlagen

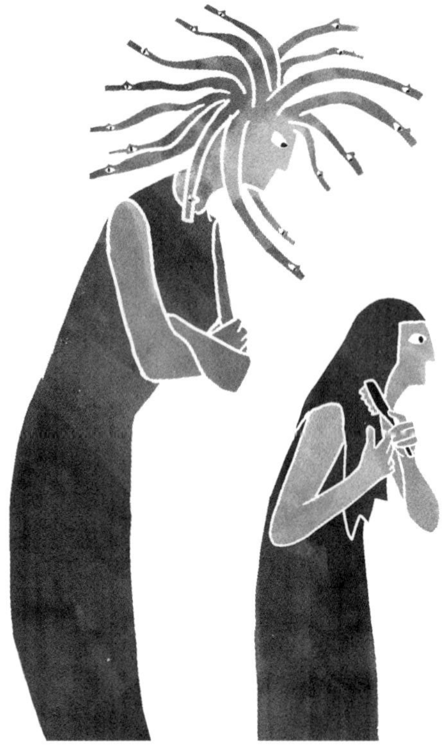

Das Gefühl von Neid entsteht, wenn man wahrnimmt, dass eine andere Person oder Gruppe etwas besitzt, was „eigentlich" einem selbst oder der eigenen Gruppe zustehen würde. Es ist also „ungerecht", dass der oder die anderen darüber verfügen. Neid kann sich auf eine Körpereigenschaft (z. B. Schönheit, Stärke), ein Talent, eine soziale Position oder einen Besitz beziehen. Und immer dominiert der Grundgedanke, dass der oder die andere einem etwas „wegnimmt", was er oder sie „nicht verdient" hat. Evolutionär sinnvoll ist dieses Gefühl insofern, als es einen antreibt, sich gegenüber anderen in eine bessere Position zu setzen, mehr Ressourcen zu erlangen oder zu verhindern, dass andere Vorteile haben. Neid ist eine sehr alte Emotion, die ebenfalls im Tierreich verankert ist. Dies demonstriert ein wunderbares Video aus dem Labor des Primatenforschers Frans de Waal, der zwei Kapuzineraffen mit unterschiedlichen Nahrungsmitteln belohnt und dadurch einen Tobsuchtsanfall des Affen hervorruft, der sich benachteiligt fühlt *(https://youtu.be/5e6o11zg9D0 – 13.08.2024)*.

Im Endeffekt geht es beim Thema Neid also immer darum, sich selbst, seinen Nachkommen oder seiner Gruppe Vorteile zu verschaffen. Neid sorgt auch für soziale Mobilität, also dafür, dass Hierarchien nicht auf ewig zementiert bleiben, dass Konkurrenz entsteht.

Neid richtet sich häufig gegen Mitglieder in unserem unmittelbaren sozialen Umfeld. Vom Neidgefühl geht Gefahr aus, wir träumen davon, anderen die gewünschten Dinge zu entreißen oder diese zu zerstören. Wir tun also gut daran, dieses Neidgefühl vor anderen zu verbergen oder versteckt auszuleben. Häufig geht damit das Gefühl eigener Unzulänglichkeit einher. (Neid ist die Schwester der Scham.) Das heißt, Neid wird von uns oft unbewusst übergangen und rasch in Handlungen umgesetzt. Diese sind meistens von Wut und Hass getragen. Intrigen oder Mobbing basieren häufig auf Neid. Auch große Gruppen rotten sich zusammen, um scheinbar oder tatsächlich besser gestellte Einzelne oder Gruppen anzugreifen, um sich dadurch Vorteile zu erwirken.

Zur Bedeutung von Neid bei Borderline-Störungen und komplexer PTBS

Wahrscheinlich sind Menschen mit Borderline-Störungen und komplexer PTBS nicht neiderfüllter als andere. Bisweilen aber werden die Betroffenen von spezifischen Neidgefühlen geplagt, die anderen eher fremd sind: Neid auf diejenigen, die eine glückliche Kindheit gehabt haben, etwa, oder Neid auf diejenigen, die sich geborgen fühlen. Der Neid bezieht sich dann nicht auf ein bestimmtes Objekt, das man gerne haben möchte, sondern beruht auf der eigenen Vergangenheit, auf Umständen, die man gerne gehabt hätte. Da wir die Vergangenheit nicht ändern können, resultiert daraus bisweilen ein chronisches Gefühl der Ungerechtigkeit, dass einem das Leben etwas vorenthalten habe, dass einem das Leben etwas schuldig sei.

NEID

Typische Auslöser und Interpretationen

Ein anderer Mensch oder eine andere Gruppe besitzt etwas oder schickt sich an, etwas zu erobern, was einem selbst oder der eigenen Gruppe zustehen würde. „Ich sehe andere, die glücklicher sind als ich, zufriedener, geborgener, eingebundener."

Typische Gedanken

„Das ist ungerecht. Warum hat der oder die etwas, was ich nicht habe? Der oder die haben das nicht verdient. Der oder die haben sich das erschlichen oder getrickst. Ich werde benachteiligt. Die Welt ist mir etwas schuldig."

Typische Körperreaktion

Neid will versteckt werden, daher hat sich kein sichtbarer Körperausdruck entwickelt.

Typische Wahrnehmung

Der Blick konzentriert sich auf die Vorteile der anderen, auf das, was einem fehlt, manchmal auf das unangemessene „Gebaren" der anderen, denen man den Erfolg nicht gönnt.

Typischer Handlungsdrang

„Ich will mir das gewünschte Objekt aneignen oder verhindern, dass jemand anderes dieses erlangt. Notfalls will ich es auch zerstören." Diesen Drang zur Zerstörung versteht man besser, wenn man sich vor Augen führt, dass es bei Neid nicht primär darum geht, sich Ressourcen anzueignen, sondern darum, zu verhindern, dass der „Andere", also die Konkurrenz, besser dasteht. So wird auch die soziale Isolierung des Konkurrenten sowie das Spinnen von Intrigen verständlich. Eine gesündere Reaktion auf Neid wäre etwa, die eigene Leistungsbereitschaft zu erhöhen, sich mehr anzustrengen, um andere hinter sich zu lassen, um die gewünschten Objekte zu bekommen.

Was wird langfristig vermieden?

Da Neid ein sehr unangenehmes Gefühl ist und der Kampf um die ersehnten Vorteile nicht immer erfolgreich verlaufen kann, wird man sich langfristig davor schützen, indem man die Konkurrenz entweder meidet oder versucht, sie sozial abzuwerten. Eine andere Technik ist, sich selbst gegenüber die neiderfüllten Bedürfnisse kleinzureden: „Das ist alles wertloser Tand. Ich brauche das alles nicht. Ich bin zu Besserem berufen."

Wann ist Neid gerechtfertigt?

Neid ist immer dann gerechtfertigt, wenn jemand etwas bekommt, oder für etwas belohnt wird, was einem eigentlich tatsächlich selbst zustände, weil man eine Leistung erbracht hat. Neid ist auch dann angebracht, wenn die Konkurrenz sich anschickt, Dinge zu erlangen, die ich dringend benötige, um meine Ziele zu erreichen.

Wie verhalte ich mich bei berechtigtem Neid sinnvoll?

Wenn Neid gerechtfertigt ist, sollte ich mich bemühen, das Objekt zu bekommen, ohne dabei langfristigen Schaden anzurichten. Bisweilen ist eine Steigerung der eigenen Anstrengungen sinnvoll, bisweilen muss man sich der direkten Auseinandersetzung stellen und den Konflikt suchen.

NEID

Wie kann ich die Intensität von Neid reduzieren?

NUTZEN SIE DEN STOP-SKILL!

S	**Stop!** Reagieren Sie nicht. Wie hoch ist Ihre Anspannung?
T	**Testen Sie Ihre Anspannung!**
O	**Offen für *Wise Mind!*** Öffnen Sie sich für Ihr Bild von *Wise Mind*. Nehmen Sie wahr, was gerade jetzt, in diesem Moment, geschieht, sowohl in der äußeren Welt (Reality Check) als auch innerlich. Beschreiben Sie: Was sehen Sie, was hören Sie? Was fühlen Sie? Welchen Handlungsdrang verspüren Sie? „Will ich etwas zerstören? Verzehre ich mich vor Wut und Ärger? Drehen sich alle meine Gedanken darum, wie ungerecht der Erfolg einer anderen Person ist? Drehen sich alle meine Gedanken darum, „wie blöd" andere sind? Bin ich bereit, auch zerstörerische Dinge zu tun, um Gerechtigkeit herzustellen? Habe ich das durchdringende Gefühl, dass die Welt mir etwas schuldet? Habe ich das Gefühl, dass andere mich auf besondere Art und Weise behandeln sollten?"
P	**Passt das?** „Ist der Handlungsdrang auf lange Sicht sinnvoll? Ist der Neid im Augenblick wirklich gerechtfertigt? Führt mein Verhalten langfristig dazu, die Dinge zu bekommen, die ich möchte, und dabei weder Beziehung noch soziales Ansehen oder Selbstwert zu gefährden? Ergibt mein Handlungsdrang auf kurze und lange Sicht Sinn?"

Wenn Ihre Antwort nein lautet, dann führen Sie einen fünften Schritt aus:

- Reduzieren Sie die Intensität von Neid.
- Machen Sie das Gegenteil dessen, wozu der Neid Sie drängt.

Wie lässt sich zu intensiver oder ungerechtfertigter Neid kurzfristig mildern?

1. **Beruhigen Sie Ihre Atmung**

   Nutzen Sie Techniken, um die Atmung zu kontrollieren. Am besten ist es, Ihre Hände auf Ihren Bauch zu legen und gemeinsam mit Ihrer Atmung zu bewegen. Atmen Sie tief in den Bauch ein und bewegen Sie Ihre Hände dabei nach außen, danach bewegen Sie die Hände beim Ausatmen nach innen. Versuchen Sie, Ihre Ausatmung zu verlängern, und machen Sie eine kleine Pause, bevor Sie wieder einatmen.

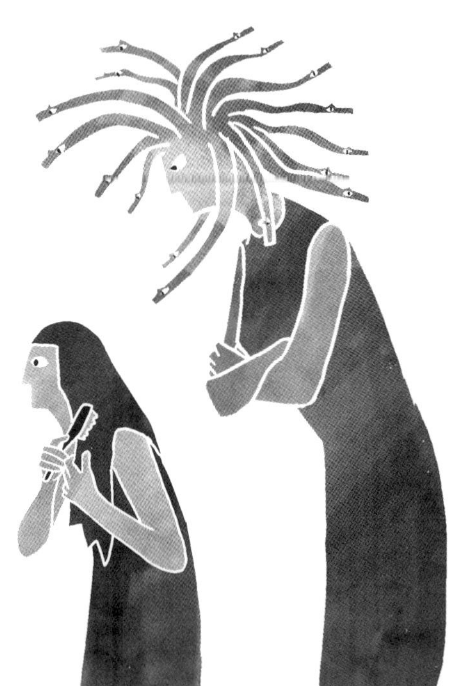

2. **Ändern Sie Ihre Gedanken**

   Neidvolles Denken beschäftigt sich mit Ungerechtigkeit, es versucht, die eigenen Leistungen und die Schwächen der anderen in den Vordergrund zu stellen. Die Gedanken kreisen um die Ungerechtigkeit. Entgegengesetztes Denken hieße dann: Vergegenwärtigen Sie sich die Leistungen und Anstrengungen der anderen. Überlegen Sie, was Ihnen schon alles geschenkt wurde und wie viel Gutes Ihnen widerfahren ist. Überlegen Sie, was für Vorteile Sie vom Vorteil der anderen haben könnten, überlegen Sie, welche Belastungen für die anderen aus deren Vorteilen erwachsen können.
   Praktizieren Sie Übungen zur radikalen Akzeptanz der eigenen Vergangenheit (2.4 IB 13; 2.4 AB 10) sowie die *Wise-Mind*-Übungen zu Mitfreude (2.3 IB 13).

3. **Ändern Sie Ihre Körperhaltung**

   Versuchen Sie, sich zu entspannen. Praktizieren Sie Achtsamkeitsübungen und „leichtes Lächeln".

4. **Ändern Sie Ihre Wahrnehmung**

   Wenn wir neidisch sind, achten wir auf all die Vorteile, die andere haben, sowie auf all die Nachteile, die wir selbst haben. Fokussieren Sie sich auf die guten und angenehmen Dinge, die Ihnen widerfahren. Vergleichen Sie sich mit Menschen, denen es schlechter geht. Erstellen Sie eine Liste mit all den Dingen, die in Ihrem Leben genau so bestehen bleiben sollen.

5. **Ändern Sie Ihren Handlungsdrang**

   Zunächst gilt es, Neid als solchen wahrzunehmen, zu benennen und anzunehmen. Konfrontieren Sie sich mit Ihrer eigenen Scham, Ihrem Gefühl von Unzulänglichkeit und machen Sie den Betroffenen ein kleines anerkennendes (öffentliches) Geschenk. Dazu gibt es einen schönen Satz: „Sie können fast alles erreichen, was Sie wollen, wenn Sie anderen dabei helfen, deren Ziele zu erreichen." Besprechen Sie Ihren Neid mit einer guten Freundin, überlegen Sie, was Sie tun können, um Ihre Leistungen zu verbessern.

Wie kann Neid langfristig gemildert werden?

VERHALTEN SIE SICH GEGENSÄTZLICH!

Wie bereits beschrieben, drängt uns Neid dazu, vermeintliche Vorteile von anderen zu reduzieren. Dies kann sich auf Erfolge von anderen beziehen oder auf Dinge, die andere haben, auf wertvolle Eigenschaften, Schönheit oder einfach Glück. Wir fühlen uns ungerecht behandelt und zurückgesetzt. Wir gehen entweder in Konkurrenz oder wir reagieren mit Verbitterung und Resignation. Das sind auf lange Sicht keine besonders attraktiven Gemütszustände.

Wie kann man sich dagegen wappnen? Die *Wise-Mind*-Übungen zu Mitfreude sind hier hilfreich: Sie können üben, sich am Glück anderer zu erfreuen – keine einfache Angelegenheit für jemanden, der über lange Phasen seines Lebens gedemütigt und erniedrigt wurde. Und trotzdem: Diese Übungen sind wirkmächtig. Sie können auch Biografien von Menschen lesen, denen große Ungerechtigkeit widerfahren ist und die dennoch in der Lage waren, sich am Glück anderer zu erfreuen. Nelson Mandela wäre ein gutes Beispiel.

UMGANG MIT NEID

Nutzen Sie dieses Arbeitsblatt, um Ihre typischen Erfahrungen von Neid zu beschreiben und um sich darauf vorzubereiten, unangemessenen Neid abzuschwächen.

Typische Auslöser

Jemand besitzt etwas oder will etwas erobern, das „eigentlich" mir (uns) zustehen würde.
Ich sehe andere, die glücklicher sind als ich. · Ich sehe, wie eine Clique Spaß hat.
Ich sehe eine Person, die stärker, attraktiver oder klüger ist als ich.
Ich sehe, dass jemand besser ausgerüstet ist als ich.
Ich sehe, wie jemand mehr Aufmerksamkeit bekommt als ich.

Typische Gedanken

Das ist gemein und ungerecht.
Warum hat jemand etwas, das ich nicht habe?
Der oder die haben das nicht verdient.
Der oder die haben sich das erschlichen oder getrickst.
Ich werde benachteiligt · Die Welt ist mir etwas schuldig.

Typische Handlungsimpulse

Ich will mir das gewünschte Objekt aneignen oder verhindern, dass jemand anderes dieses bekommt.

Notfalls will ich das Objekt auch zerstören.

Ich möchte den anderen klein machen.

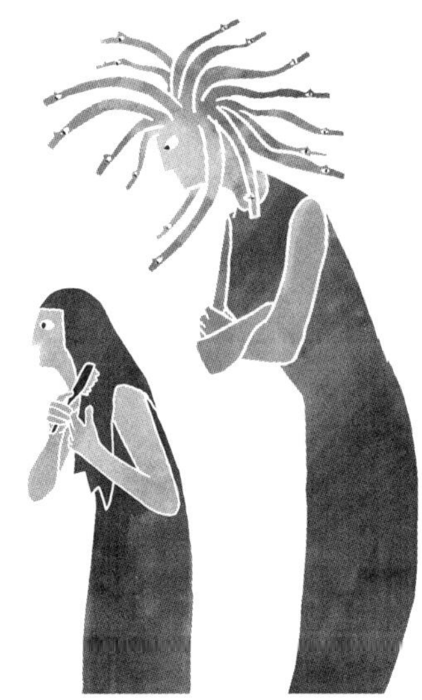

Typische Körperreaktionen

Es gibt keine typischen Körperreaktionen.

Typische Wahrnehmungen

Das Augenmerk konzentriert sich auf die Vorteile der anderen und auf das, was einem selbst fehlt, manchmal auch auf das „unangemessene Gebaren" der anderen, denen man ihren Erfolg nicht gönnt.

UMGANG MIT NEID

Notieren Sie hier Ihre eigenen Erfahrungen analog zur Seite mit den Beispielen:

Meine typischen Auslöser

Meine typischen Gedanken

Meine typischen Handlungsimpulse

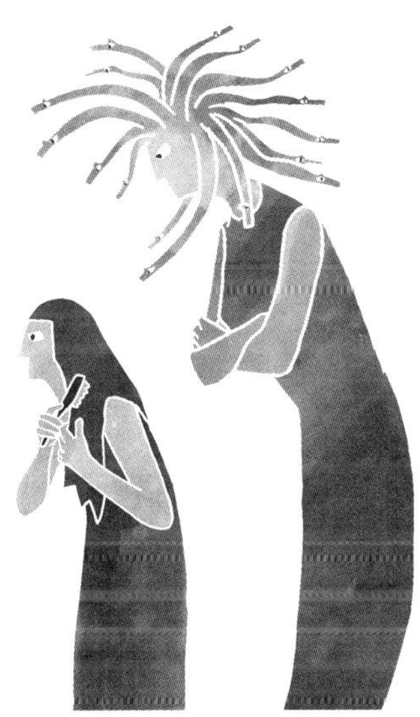

Meine typischen Körperreaktionen

Meine typischen Wahrnehmungen

UMGANG MIT NEID

Verändern Sie möglichst alle Komponenten:

Meine Gedanken ändern

....

....

....

Meine Handlungsimpulse ändern

....

....

....

....

....

....

....

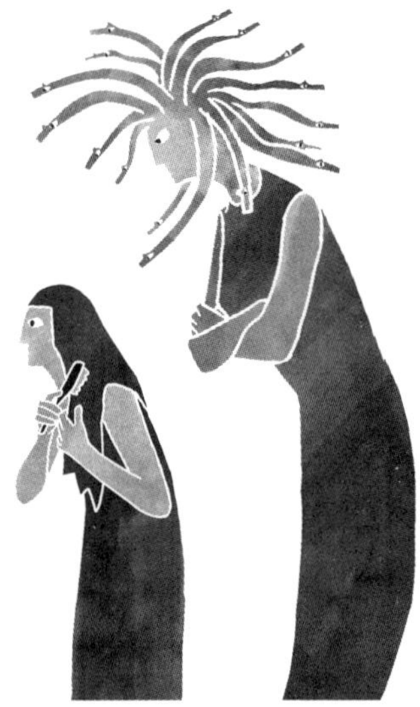

Meine Körperreaktionen ändern

....

....

....

....

....

....

....

Meine Wahrnehmungen ändern

....

....

....

↓

Entgegengesetzt handeln

....

....

....

EIFERSUCHT

Grundlagen

Die Eifersucht ist dem Neid verwandt. Immer dann, wenn wir wahrnehmen, dass zwischen zwei Personen oder innerhalb einer Gruppe Beziehungen entstehen, die wir gerne (bevorzugt oder ausschließlich) haben möchten, entsteht Eifersucht. Aus evolutionärer Sicht hat sich Eifersucht entwickelt, um dafür zu sorgen, dass wir uns kraftvoll den wichtigen Bezugspersonen zuwenden und darum kämpfen, dass uns Beachtung, Zuwendung und Liebe geschenkt wird. Das gilt auch in der Auseinandersetzung mit den Geschwistern. Zu der Zeit, als unser emotionales System entwickelt wurde, waren die Ressourcen oft knapp und die Kindersterblichkeit hoch. Kinder, die alles dafür taten, die Aufmerksamkeit, Pflege und Liebe ihrer Eltern auf sich zu lenken, sprich: die eifersüchtig auf ihre Geschwister waren, hatten wahrscheinlich deutliche Vorteile, zu überleben und zu gedeihen. Im weiteren Verlauf des Lebens sichert die Eifersucht die Beziehung zu Partnerin oder Partner. Auch dies ist von Vorteil.

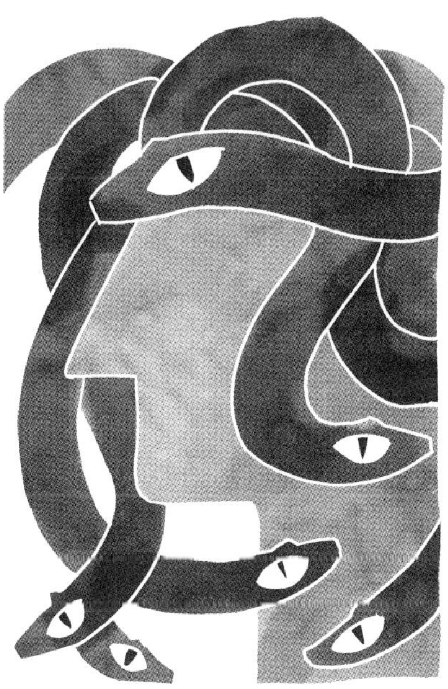

Zur Bedeutung von Eifersucht bei Borderline-Störungen und komplexer PTBS

Wir gehen heute davon aus, dass Menschen mit ausgeprägter emotionaler Empfindlichkeit auch ein ausgeprägtes Bedürfnis nach Zuwendung haben und schlecht alleine sein können. Dies fordert zunächst die Eltern, später dann die Freunde und Partner. Das kann gut gehen – wenn man Glück hat. Die Freunde und Partner kann man sich aussuchen, die Eltern nicht. Daher kann es gerade in Kindheit und Jugend auch schwierig werden – gerade, wenn die Eltern wenig Zeit haben, unsensibel sind oder wenn mehrere Geschwister um Aufmerksamkeit buhlen. Dann tritt die Eifersucht auf den Plan: Eifersucht auf die Geschwister, auf andere Kinder im Kindergarten, auf Mitschüler oder später auf die Freundinnen und Freunde der Partner. Dies kann sich zu krankhafter Eifersucht und damit zu einem ernsthaften sozialen Problem auswachsen. Unsere Erfahrungen zeigen, dass viele dysfunktionale Verhaltensweisen wie etwa Essstörungen, Suiziddrohungen, Selbstverletzungen oder dissoziative Anfälle auch dadurch aufrechterhalten werden, dass die Betroffenen gesteigerte Zuwendung erfahren. Das nagende Gefühl der Eifersucht wird dadurch nur vorübergehend gemildert. Die meisten Partnerinnen oder Partner halten intensive Eifersucht nicht lange aus. Sie werden sich abwenden und jemand anderen suchen – es entsteht ein Teufelskreis.

Typische Auslöser

„Ich vermute oder nehme wahr, dass zwischen zwei (oder mehreren) anderen Menschen eine Beziehung herrscht, aus der ich mich ausgeschlossen fühle. Ich befürchte, dass eine mir wichtige Beziehung von jemandem zerstört wird. Ich nehme wahr, dass jemand ‚lieber' gemocht wird, mehr Nähe bekommt, mehr im Mittelpunkt des Interesses steht oder vorgezogen wird von jemandem, den ich sehr achte oder bewundere."

Typische Gedanken

„Meine Eltern schätzen meine Geschwister mehr als mich. Die Kindergärtnerin mag andere lieber. Mein Partner sieht sich nach anderen Frauen um. Meine Partnerin chattet mit anderen Männern. Die Krankenschwester auf Station findet andere Patientinnen interessanter als mich."

Typische Körperreaktion

Die Körperreaktionen sind unspezifisch. Man spürt Anspannung, Wut- und Ohnmachtsreaktionen, bisweilen starke Verkrampfung. Da Eifersucht als soziale Emotion meist nicht direkt kommuniziert, sondern eher verborgen wird, gibt es weder einen speziellen Gesichts- noch Körperausdruck.

EIFERSUCHT

Typische Wahrnehmung

Wenn jemand eifersüchtig ist, drehen sich die Gedanken häufig darum, wie man den Konkurrenten oder die Konkurrentin beschädigen kann. Auch der Wunsch, den Partner zu kontrollieren, entsteht, man vermutet hinter vielen Alltagssituationen Beweise der Untreue. Diese Wahrnehmung kann intensiv werden, so dass sie das gesamte Denken beherrscht.

Typischer Handlungsdrang

Wenn man eifersüchtig ist, versucht man, mehr Nähe zu der wichtigen Bezugsperson herzustellen, die Beziehung exklusiv zu gestalten, sich wichtigzumachen: durch Anklammern oder Unterwerfung; durch exzessive Liebesbekundungen, gesteigertes sexuelles Verlangen; durch Einschränkung der Bewegungsfreiheit der Person, die man zu verlieren fürchtet. Man versucht, die Beziehung gewaltsam zu festigen, Informationen zu erhalten, auszuspionieren. Man versucht, die Konkurrenz auszustechen, schlechtzumachen, abzuwerten oder zu schädigen.

Was wird langfristig vermieden?

Wenn es darum geht, eine exklusive Beziehung zu gestalten, also den Partner oder die Partnerin ausschließlich für sich zu haben, oder die Eifersucht eine wichtige emotionale Triebkraft darstellt, liegt es nahe, den Partner oder die Partnerin zu kontrollieren, deren Freiheit einzuschränken, um zu verhindern, dass er oder sie neue Bekanntschaften macht.

Wann ist Eifersucht gerechtfertigt?

Wenn eine wichtige Beziehung tatsächlich gefährdet ist oder man trotz Anstrengung nicht die Nähe zu einer wichtigen Bezugsperson herstellen kann, ist Eifersucht gerechtfertigt.

Wie verhalte ich mich bei berechtigter Eifersucht sinnvoll?

Zunächst ist es hilfreich, die eigene Eifersucht zu erkennen und als solche anzunehmen. „Ich bin eifersüchtig, das ist jetzt mal so." Dann ist es sinnvoll, zu überprüfen, ob ich tatsächlich ein „Anrecht" auf eine exklusive Beziehung habe, und ob die Beziehung wirklich in Gefahr ist.

Paarbeziehungen, die in einigen Bereichen, etwa der Sexualität, auf Exklusivität beruhen, erfordern bisweilen tatsächlich klare Auseinandersetzungen darüber, welche Rolle Dritte bzw. weitere Personen spielen. Dann ist es sinnvoll, dafür zu sorgen, dass ich für meinen Partner attraktiver bin als die Konkurrenz. Dies kann sowohl die körperliche (sexuelle) Attraktivität als auch die intellektuelle oder alles andere betreffen, was die Partnerschaft stabilisiert und z. B. Sicherheit und Geborgenheit gibt.
Wichtig ist, diese Bemühungen dosiert einzusetzen, da bisweilen übertriebene Eifersucht den Partner so stark einengt, dass er in die Flucht geschlagen wird. Manchmal ist es sinnvoll, sich mit einer guten Freundin auszutauschen.

EIFERSUCHT

Wie kann ich die Intensität von Eifersucht reduzieren?

NUTZEN SIE DEN STOP-SKILL!

S	**Stop!** Reagieren Sie nicht. Wie hoch ist Ihre Anspannung?
T	**Testen Sie Ihre Anspannung!**
O	**Offen für *Wise Mind!*** Öffnen Sie sich für Ihr Bild von *Wise Mind*. Nehmen Sie wahr, was gerade jetzt, in diesem Moment, geschieht, sowohl in der äußeren Welt (Reality Check) als auch innerlich. Beschreiben Sie: Was sehen Sie, was hören Sie? Was fühlen Sie? Welchen Handlungsdrang verspüren Sie? „Will ich jemanden zerstören? Verzehre ich mich vor Sehnsucht und Wut? Drehen sich alle meine Gedanken darum, was die geliebte Person gerade tut? Versuche ich, meinen Partner oder meine Partnerin zu kontrollieren? Bin ich bereit, auch etwas zu zerstören, um Zuwendung zu erlangen? Bin ich bereit, mich zu verstellen oder zu unterwerfen, um Zuwendung zu bekommen?“
P	**Plan?** Ist die Eifersucht im Augenblick wirklich gerechtfertigt? Führt mein Verhalten langfristig dazu, die Partnerschaft zu verbessern? Ergibt mein Handlungsdrang auf kurze und lange Sicht Sinn?

Wenn Ihre Antwort nein lautet, dann führen Sie einen fünften Schritt aus:

- Reduzieren Sie die Intensität der Eifersucht.
- Machen Sie das Gegenteil dessen, wozu Sie die Eifersucht Sie drängt

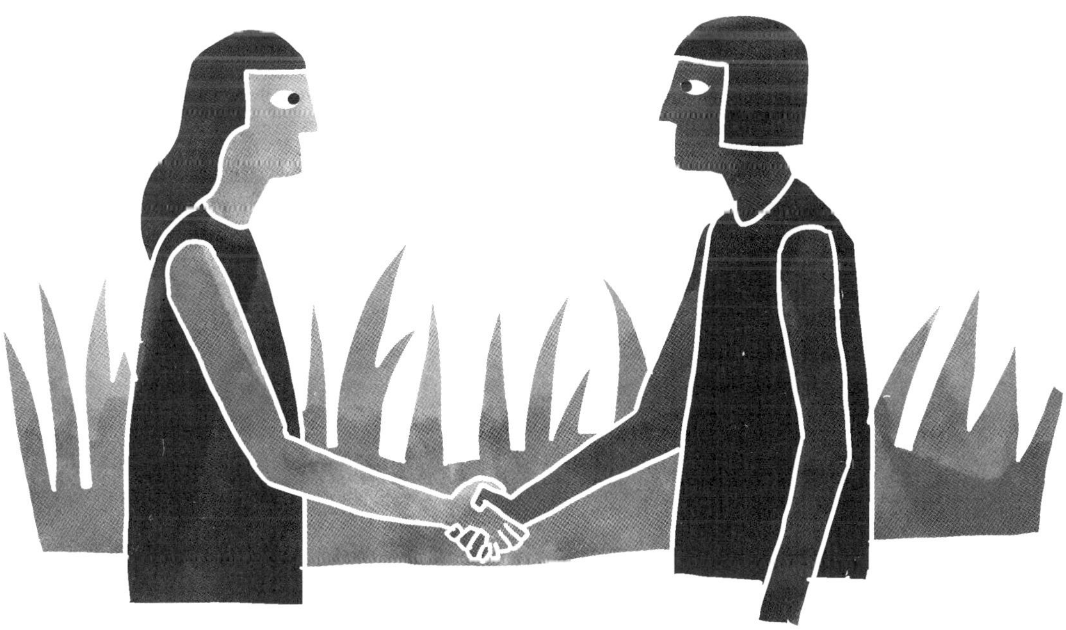

EIFERSUCHT

Wie lässt sich zu intensive oder ungerechtfertigte Eifersucht kurzfristig mildern?

1. **Beruhigen Sie Ihre Atmung**

   Nutzen Sie Techniken, um die Atmung zu kontrollieren. Am besten ist es, Ihre Hände auf Ihren Bauch zu legen und gemeinsam mit Ihrer Atmung zu bewegen. Atmen Sie tief in den Bauch ein und bewegen Sie Ihre Hände dabei nach außen, danach bewegen Sie die Hände beim Ausatmen nach innen. Versuchen Sie, Ihre Ausatmung zu verlängern, und machen Sie eine kleine Pause, bevor Sie wieder einatmen.

2. **Ändern Sie Ihre Gedanken**

   Wenn wir eifersüchtig sind, entwickeln wir Gedanken wie: „Jemand stiehlt mir meinen Partner. Andere schließen mich aus ihrer Gemeinschaft aus. Ich muss meinen Partner kontrollieren. Ich muss alles tun, um wieder interessant zu werden." Versuchen Sie, diese Gedanken ziehen zu lassen. Konzentrieren Sie sich auf Ihre eigenen Fähigkeiten. Machen Sie sich klar, dass Sie notfalls auch ohne die Beziehung auskommen können. Konzentrieren Sie sich darauf, wie Sie Ihre Beziehung verbessern können, wie Sie für Ihre Partnerin oder Ihren Partner auf eine angemessene Art interessanter werden können, ohne sich zu unterwerfen. Denken Sie an die Dinge, die Sie gemeinsam unternehmen können. Führen Sie die Übungen zur Verbesserung von Gelassenheit und Weisheit durch (2.3 IB 14).

3. **Ändern Sie Ihre Körperhaltung**

   Versuchen Sie, sich zu entspannen. Setzen Sie sich in Bewegung, treiben Sie Sport.

4. **Ändern Sie Ihre Wahrnehmung**

   Wenn wir eifersüchtig sind, achten wir auf die kleinsten Zeichen von Desinteresse, Ungerechtigkeit oder Untreue. Wir tendieren dazu, ganz normales Verhalten der anderen so zu interpretieren, wie die Eifersucht es uns aufzwingt. Versuchen Sie, diese Sichtweise zu korrigieren. Achten Sie auf die freundlichen Gesten, auf die sozialen Angebote, auf die Unterstützung und kleinen liebevollen Zuwendungen, die Sie bekommen. Fokussieren Sie sich nicht auf die oder den „Einen", weiten Sie Ihren sozialen Radius aus und versuchen Sie, sich selbst etwas Gutes zu tun.

5. **Ändern Sie Ihren Handlungsdrang**

   Wenn wir eifersüchtig sind, wollen wir uns ins Zentrum des Interesses setzen. Wir wollen der zentrale Bezugspunkt werden oder bleiben: für unseren Partner oder die Partnerin, aber auch für andere. Manchmal sogar für unseren Chef oder unsere Kinder. Dies kann sehr zerstörerische Formen annehmen: Falls es uns nicht gelingt, die Aufmerksamkeit auf uns zu lenken, so müssen wir die Konkurrenz eben ausgrenzen, schlechtmachen oder vernichten. Eifersucht kann sogar bis hin zum Mord führen. Versuchen Sie also, Ihre aggressiven und zerstörerischen Fantasien zu erkennen, anzunehmen und ziehen zu lassen. Konzentrieren Sie sich auf Ihre eigenen Stärken. Was können Sie Positives tun, das für andere hilfreich und sinnvoll ist, ohne sich zu unterwerfen?

Wie kann die Eifersucht langfristig gemildert werden?

VERHALTEN SIE SICH GEGENSÄTZLICH!

Eifersucht drängt uns dazu, im Zentrum des Interesses von anderen zu stehen. Um uns längerfristig von der Macht der Eifersucht zu befreien, ist es hilfreich, uns vom Interesse anderer unabhängiger zu machen bzw. unsere Beziehungen so zu gestalten, dass ein gewisser Grad an Flexibilität möglich ist. Es geht also darum, eigene Kompetenzen zu entwickeln, Unabhängigkeit von anderen zu erlangen, die sozialen Netze auszubauen. Die größte Gefahr, in die Fänge von Eifersucht zu geraten, besteht immer dann, wenn Menschen nur eine wichtige Person in ihrem Leben haben, der sie vertrauen. Sie können sich an den Skills 2.6 AB 2 orientieren.

Falls Ihr Partner krankhaft eifersüchtig ist, sollten Sie dies unbedingt ansprechen, und eine gemeinsame Lösung, eventuell mit therapeutischer Unterstützung, suchen. Ordnen Sie sich nicht unter, dadurch wird die Eifersucht in aller Regel nur vorübergehend gemildert, um dann umso wirkmächtiger zu werden.

UMGANG MIT EIFERSUCHT

Nutzen Sie dieses Arbeitsblatt, um Ihre typischen Eifersuchts-Gefühlsmuster zu beschreiben und um sich darauf vorzubereiten, Ihre Eifersucht abzuschwächen.

Typische Auslöser

Ich vermute oder ich nehme wahr, dass zwischen zwei (oder mehreren) anderen Menschen eine Beziehung herrscht, aus der ich mich ausgeschlossen fühle. · Ich befürchte, dass eine mir wichtige Beziehung von jemandem zerstört wird. · Ich nehme wahr, dass jemand „lieber“ gemocht wird, mehr Nähe bekommt, mehr im Mittelpunkt des Interesses steht oder vorgezogen wird von jemandem, den ich sehr achte oder bewundere.

Typische Gedanken

Meine Eltern schätzen meine Geschwister mehr als mich. Die Kindergärtnerin mag andere lieber. · Mein Partner sieht sich nach anderen Frauen um. · Meine Partnerin chattet mit anderen Männern. Die Krankenschwester auf Station findet andere Patientinnen interessanter als mich.

Typische Handlungsimpulse

Ich will Nähe herstellen.

Ich will mich in der Beziehung unersetzlich machen durch Anklammern, Unterwerfung oder exzessive Liebesbeweise.

Ich spüre gesteigertes sexuelles Verlangen.

Ich will den Partner kontrollieren.

Ich bin aggressiv.

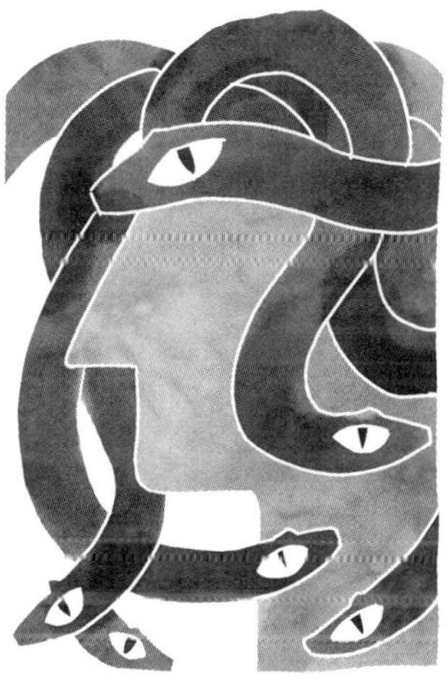

Typische Körperreaktionen

Die Körperreaktionen sind unspezifisch.

Man spürt Anspannung, Wut- und Ohnmachtsreaktionen, bisweilen starke Verkrampfung.

Typische Wahrnehmungen

Man sucht nach Beweisen für die Untreue oder den Betrug.

UMGANG MIT EIFERSUCHT

Notieren Sie hier Ihre eigenen Erfahrungen analog zur Seite mit den Beispielen:

Meine typischen Auslöser

....

....

....

↓

Meine typischen Gedanken

....

....

....

Meine typischen Handlungsimpulse

....

....

....

....

....

....

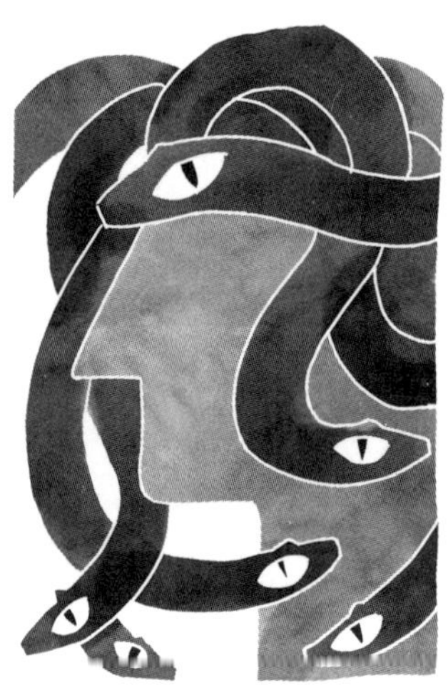

Meine typischen Körperreaktionen

....

....

....

....

....

....

Meine typischen Wahrnehmungen

....

....

....

UMGANG MIT EIFERSUCHT

Verändern Sie möglichst alle Komponenten:

Meine Gedanken ändern

Meine Handlungsimpulse ändern

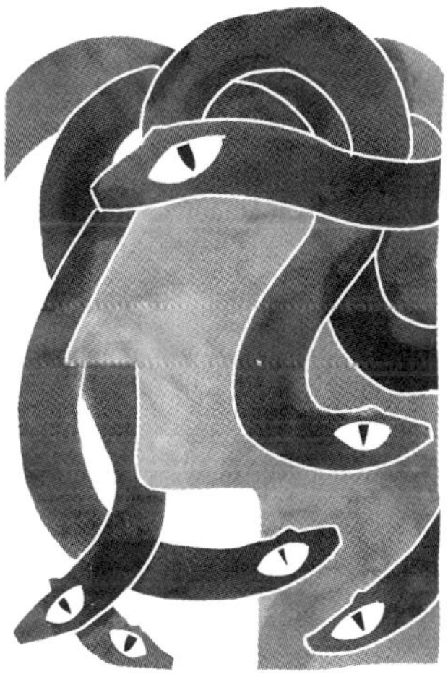

Meine Körperreaktionen ändern

Meine Wahrnehmungen ändern

Entgegengesetzt handeln

NIEDERGESCHLAGENHEIT UND MELANCHOLIE

Grundlagen

Die beiden Begriffe Niedergeschlagenheit und Melancholie beschreiben keine Gefühle, sondern Stimmungen. Stimmungen halten in der Regel länger an als Gefühle, sind durchdrungen von Gedanken, Launen, körperlichen Befindlichkeiten und es fehlen Handlungsanweisungen. Man kann Niedergeschlagenheit mit Depressivität gleichsetzen, sie unterscheidet sich in einigen wesentlichen Aspekten von der Melancholie.

Während die Niedergeschlagenheit ein durch und durch unangenehmer Gemütszustand ist, bestimmt von einem bleiernen Eindruck der Gefühllosigkeit, schwingt in der Melancholie emotionale Tiefe, Trauer, Nachdenklichkeit, immer aber auch Empfänglichkeit für den Schmerz und die Schönheit der Welt mit. Die evolutionäre Bedeutung von Niedergeschlagenheit ist nicht ganz klar. Möglicherweise hat sich Niedergeschlagenheit als Begleitsymptom für körperliche Erkrankungen entwickelt, um den Antrieb zu mindern und damit Energie für den Heilungsprozess zur Verfügung zu haben.

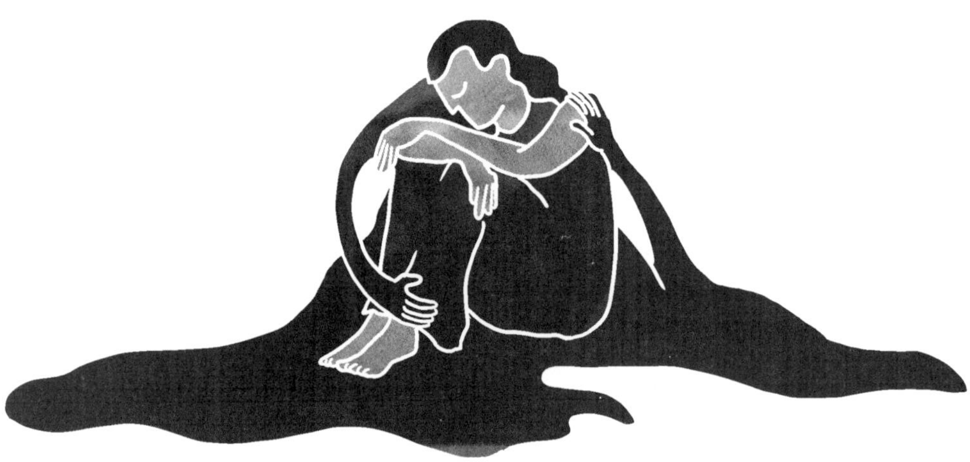

Zur Bedeutung von Niedergeschlagenheit bei Borderline-Störungen und komplexer PTBS

Viele Menschen mit ausgeprägter emotionaler Sensibilität neigen zu Phasen der Melancholie. Dies ist durchaus plausibel: Die Welt ist komplex, durchsetzt mit Leid, Ungerechtigkeit und Verlust. Die eigenen Wege sind oft unklar, die Nachrichten setzen einem zu. Das Miteinander ist lärmend, schrill und anstrengend. Melancholie ist keine „Auszeit", wie sie die moderne Wellness-Psychologie gerne verschreiben würde, sondern eine Phase der tieferen psychischen Verarbeitung von Erfahrungen, während man auf sich selbst zurückgeworfen ist. In der Melancholie schotten wir uns von den lauten sozialen Informationen ab, öffnen uns für die Geräusche des Inneren und der Natur – und das ist gut so. Die Melancholie kann ein sehr kreativer Prozess sein, wenn man sich darauf einlässt.

Phasen von Niedergeschlagenheit und Depressivität fühlen sich anders an: Man fühlt sich innerlich leer, wie abgestorben, antriebslos und bedrückt. Entscheidungen fallen schwer, man hat zu nichts Lust, ist nicht kreativ. Denkprozesse dauern lange, man grübelt und fühlt sich zu nichts zu gebrauchen. Manchmal geht man sich selbst am meisten auf die Nerven. Die Gefühle sind wie abgestorben – das ist am schlimmsten. Ob die Ursachen der Depressivität auch in der Angst vor den tiefen Gefühlen der Melancholie begründet sind, ist offen. Im klinischen Alltag zeigt sich jedoch häufig, dass viele Menschen mit BPD oder komplexer PTBS große Angst vor melancholischen Phasen haben, vielleicht weil sie sie mit Depressivität verwechseln, die sie zu vermeiden versuchen.

NIEDERGESCHLAGENHEIT UND MELANCHOLIE

Typische Auslöser

Die Auslöser für Niedergeschlagenheit können vielfältig sein. Das mögen Abschiede sein oder Überlastung am Arbeitsplatz, körperliche Verletzungen oder Mieterhöhungen – Dinge eben, die „einem gerade noch gefehlt haben". Bisweilen sind es auch Konflikte und Überforderungen. Es handelt sich um Prozesse, die viel emotionale Energie kosten. Auch das prämenstruelle Syndrom kann Gereiztheit begünstigen. Wie bereits erwähnt, könnte auch die Angst vor Traurigkeit und Melancholie eine Ursache der Niedergeschlagenheit sein.

Auslöser für melancholische Phasen sind hingegen nicht einfach zu erfassen. Die meisten Autoren und Autorinnen sehen keine Stress- oder Belastungsfaktoren im Vordergrund. Vielmehr werden zwischenmenschliche Begegnungen, Literatur oder Musik benannt. Aber auch klimatische Bedingungen oder kulturelle Einflüsse können eine Rolle spielen. Menschen, die zur Melancholie neigen und diese auch akzeptieren, suchen meist nicht nach Auslösern, weil sie die Melancholie als einen natürlichen wesenseigenen Prozess erfahren.

Im Folgenden werden ausschließlich die Charakteristika der Niedergeschlagenheit beschrieben, weil wir die Melancholie nicht zu den psychischen Problemen zählen.

Typische Gedanken

Die Gedanken sind nicht geordnet und zielen nicht auf Handlungen. Das Denken ist eher verlangsamt, träge, bleiern und ungeordnet. Meist tauchen Erinnerungen an schlechte Zeiten auf, was die negativen Gefühle bestärkt. Wenn etwas gelingt, so wird dies dem Zufall zugeordnet, wenn etwas nicht funktioniert, dann liegt es an einem selbst.

Typische Körperreaktion

Weil der Antrieb fehlt, ist der Körper müde, aber nicht ausgelastet.

Typische Wahrnehmung

Auch die Wahrnehmung ist im Allgemeinen eingeschränkt, aber unspezifisch. Wenn wir niedergeschlagen sind, dann sehen wir die Welt und uns selbst grau in grau. Gerade Dinge, die uns früher erfreut haben, wirken jetzt stumpf und fade. Die Konzentration ist schlecht, manchmal haben wir Schwierigkeiten, unsere Gefühle wahrzunehmen.

Typischer Handlungsdrang

Eigentlich würde man sich am liebsten ins Bett legen oder gar nicht aufstehen und die Decke über den Kopf ziehen. Aber das macht alles nur noch schlimmer. Die Niedergeschlagenheit will also nur eines: gar nichts mehr. Und das auch nicht wirklich.

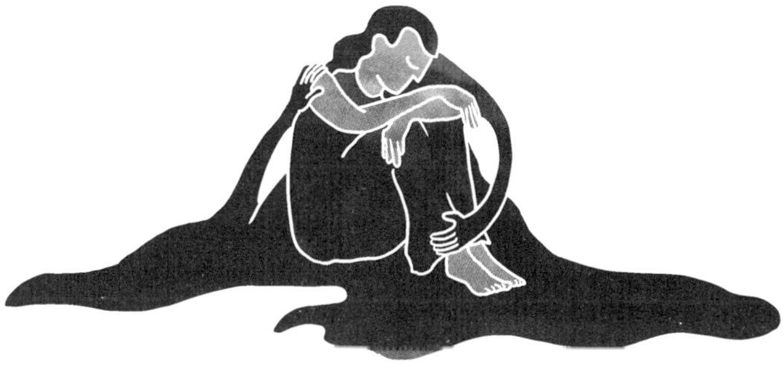

NIEDERGESCHLAGENHEIT UND MELANCHOLIE

Wie lässt sich Niedergeschlagenheit mildern?

ENTGEGENGESETZT HANDELN!

Eigentlich wollen Sie sich ins Bett legen, das Zimmer verdunkeln und den ganzen Tag liegen bleiben. Sie spüren keine Kraft und wollen sich schonen, um keine Energie zu vergeuden. Entgegengesetzt handeln heißt dann: „Raus aus den Federn, raus aus dem Haus!" Setzen Sie sich in Bewegung! Setzen Sie sich auf Ihr Fahrrad. (Sie haben keines? Unbedingt besorgen!) Gehen Sie walken oder ins Sportstudio, gehen Sie zum Tanzen, gehen Sie wandern, gehen Sie angeln, gehen Sie mit Kindern auf den Spielplatz, rufen Sie eine Freundin an, damit sie etwas mit Ihnen unternimmt. Der Körper „meint", er befände sich im Energiesparmodus, als ob Sie krank wären, doch je weniger Sie körperlich unternehmen, desto mehr überzeugen Sie Ihren Körper, dass er recht hat. Dann wird er Ihnen noch weniger Energie zur Verfügung stellen. Tun Sie alles, um diesen Teufelskreis zu durchbrechen. Nur körperliche Auslastung kann Ihren Körper davon überzeugen, dass er eigentlich gesund ist.

Ändern Sie Ihre Gedanken

Neben den körperlichen Aktivitäten können Sie auch versuchen, Ihrem Geist etwas Unterhaltung zuzuführen. Orientieren Sie sich am Infoblatt „ABC GESUND – Angenehme Gefühle sammeln". Dort finden Sie eine Liste angenehmer Aktivitäten, die Sie auf andere Gedanken bringen.

Wie können Sie Ihre Anfälligkeit für Niedergeschlagenheit langfristig verbessern?

Wenn wir davon ausgehen, dass Depressivität oder Niedergeschlagenheit häufig eine Reaktion auf Überlastung darstellt, so ist es folgerichtig, sich zu vergegenwärtigen, worin die täglichen Strapazen liegen. Belastungen reduzieren sich nicht, indem man sie wegschiebt, sondern indem man sich ihrer gewahr wird und nach Lösungen sucht.

Wissenschaftlich sind vier Schutzfaktoren gegen Depressivität erwiesen:

1. Das Gefühl, dass die wichtigen Dinge im Leben kontrollierbar und vorhersehbar sind,
2. gute soziale Netze,
3. regelmäßige körperliche Auslastung und
4. das Gefühl, ein sinnerfülltes Leben zu führen.

Es liegt also weitgehend in Ihrer Hand, diese Schutzfaktoren zu entwickeln. Um wichtige Dinge, die außer Kontrolle geraten sind, wieder in Griff zu bekommen, braucht man bisweilen therapeutische Hilfe. Aber auch das Arbeitsblatt 2.4 AB 4 („Problem- und Lösungsanalyse") kann Ihnen weiterhelfen.

Wie Sie Ihre sozialen Netze verbessern, lernen Sie im Modul „Zwischenmenschliche Fertigkeiten". Regelmäßige körperliche Belastung und die dazugehörenden Fertigkeiten bearbeitet das Infoblatt „ABC GESUND". Und das sinnerfüllte Leben stellt sich immer dann ein, wenn Sie Ihre eigenen Werte in die Realität umsetzen – dabei helfen Ihnen die Arbeitsblätter 2.7 AB 4 und AB 5. Nur Mut!

FREUDE

Grundlagen

Freude ist sicherlich eines der schönsten Geschenke, die Emotionen uns machen. Sie richtet sich auf kein Ziel, sie ist auf dem Moment gerichtet und genießt den Augenblick ohne weitere Absicht. Freude hat oft etwas Leichtes, sie kann sich aber auch zum Jubel steigern. Vielleicht ist Freude das Gegenteil von Depressivität. Sie setzt Energie frei und strahlt oft auf andere Menschen aus. Wir umgeben uns gerne mit Menschen, die Freude empfinden, denn dieses Gefühl ist ansteckend.

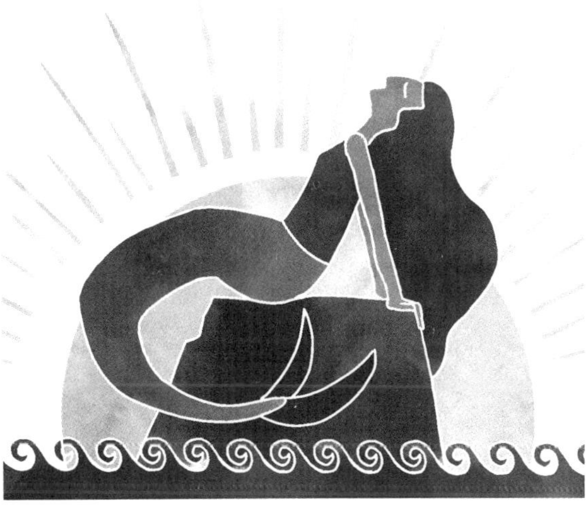

Zur Bedeutung von Freude bei Borderline-Störungen und komplexer PTBS

Natürlich können und sollen sich Menschen mit BPD und komplexer PTBS genauso oft und herzlich freuen wie alle anderen auch. Das Problem ist jedoch, dass die Betroffenen die Freude oft nur sehr kurz genießen können, weil sie häufig durchsetzt ist von Angst. Angst, dass die Freude wieder vorbeigeht, oder dass man irgendwie dafür büßen muss, weil man es nicht verdient hat, sich zu freuen. So sind viele der Freude gegenüber eher skeptisch und begnügen sich, wenn überhaupt, mit kleinen Dosen. Ein weiteres Problem ist die Taubheit, die häufig das gesamte emotionale System durchzieht, also werden neben den negativen Emotionen auch die positiven weniger wahrgenommen. Das Gleiche gilt für dissoziative Zustände oder für alle Versuche, das emotionale System unempfindlicher zu machen, wie etwa die Einnahme von hoch dosierten Neuroleptika.

Typische Auslöser und Interpretationen

Freude entsteht, wenn wir eine schöne Überraschung erhalten, wenn unsere Erwartungen übertroffen werden, aber auch, wenn wir das erhalten, was wir möchten; wenn wir erreichen, wofür wir hart gearbeitet haben. Auch wenn etwas nicht eintritt, wovor wir uns gefürchtet haben, fühlen wir freudige Erleichterung. Wir freuen uns, wenn wir Wertschätzung, Respekt, Liebe oder Zuneigung erfahren, wenn wir das Gefühl haben, „dazuzugehören", und mit jemandem in Verbindung sind, der uns mag oder liebt.

Körperreaktionen

Man fühlt sich ein bisschen aufgeregt, physisch geladen und aktiv. Man lacht, man wird rot. Manchmal fühlt man sich offen und ausgedehnt, manchmal entstehen Tränen in den Augen.

Wahrnehmung

Wenn man voller Freude ist, verändert sich die Wahrnehmung: Der Blick weitet sich, man nimmt die Dinge intensiver wahr. Kleinigkeiten, die man sonst übersieht, überraschen durch ihre Einzigartigkeit und Schönheit.

Handlungstendenz

Das Schöne an der Freude ist, dass sie keine gerichtete Handlungstendenz hat. Die Freude will den Augenblick um seiner selbst willen genießen. Und oft will sie mit der ganzen Welt geteilt werden.

Ausdruck

Man lacht, zeigt ein offenes, begeistertes Gesicht, wirkt übersprudelnd. Manchmal ist man sehr mitteilsam oder albern und witzig.

FREUDE

Häufige Folgegefühle

Es gibt Menschen, die sich grundsätzlich schwertun, Freude zu empfinden, oder das Gefühl haben, kein Recht auf Freude zu haben oder sie nicht zu verdienen. Völlig verpönt ist es dann, die Freude mit jemandem zu teilen ... Wahrscheinlich haben diese Personen die Erfahrung gemacht, dass ihre Freude nicht geteilt wird oder dass sie negative Folgen befürchten müssen, sobald sie Freude zeigen. Folgerichtig könnte Freude bei diesen Menschen große Sorge auslösen: Niedergeschlagenheit, Schuldgefühle und Angst. Kennen Sie das?

Wann ist Freude gerechtfertigt?

Eigentlich immer, es sei denn, Sie schädigen jemand anderen, um daran Freude zu haben.

Wie kann ich der Freude entsprechend handeln?

Geben Sie sich der Freude hin, öffnen Sie Ihr Herz und teilen Sie sich mit. Niemand wird es Ihnen neiden.

Wie kann ich Freude herbeiführen?

Die Achtsamkeitsübungen, insbesondere „*Wise Mind*: Freude für Andere", werden Ihnen das Tor öffnen für die Freude des Momentes. Hilfreich ist es, zu anderen nett und höflich zu sein und andere mit schönen Dingen zu überraschen. Bemühen Sie sich, sich einmal am Tag selbst eine Freude zu machen – ganz gezielt und bewusst. Bemühen Sie sich, diesen Augenblick zu genießen und die Freude zuzulassen.

„Living well is the best revenge."
Lassen Sie es sich gut gehen – das ist die beste Rache.

Eigene Beispiele:

Nehmen Sie sich Zeit, um Umstände und Ereignisse zu notieren,
die Ihnen in den letzten Monaten Freude bereitet haben:

Wie viele dieser Ereignisse waren zufällig, und wie viele haben Sie selbst herbeigeführt?

Welche Ereignisse könnten Sie im nächsten Monat herbeiführen?

LIEBE

Grundlagen

Das Wort Liebe umschreibt ein ganzes Bündel von sehr unterschiedlichen Gefühlen. Diese reichen von sexueller Lust und Begehren bis zu tiefer religiöser Verbundenheit zu einem höheren Wesen. Die Verliebtheit in einen Partner oder eine Partnerin ist also nur ein Teilaspekt, soll aber an dieser Stelle ausführlicher betrachtet werden.

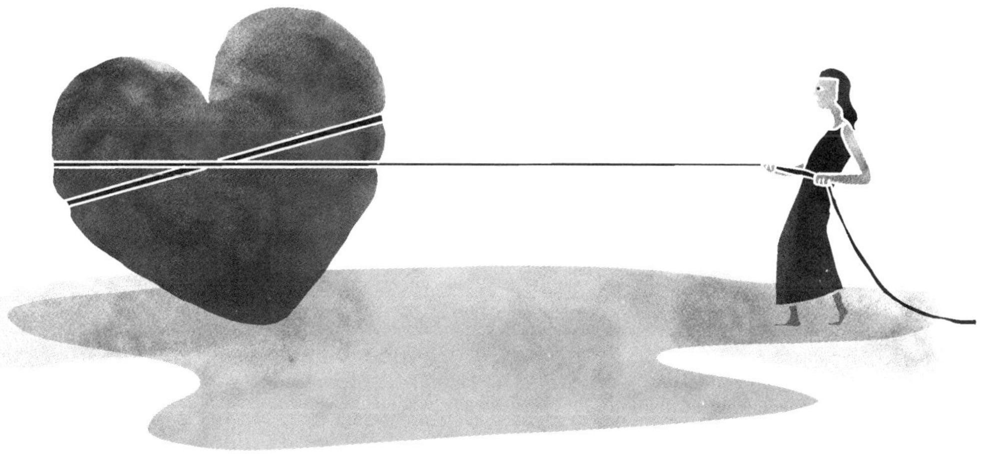

Verliebtheit ist ein starkes, manchmal sogar schmerzhaftes Gefühl. Es befähigt uns, eine intensive Beziehung aufzunehmen, ohne die sozialen „Fesseln" zu berücksichtigen. Das heißt, wir sind dann in der Lage, soziale Strukturen wie Familien oder Freundeskreise zu verlassen, um uns ganz auf die neue Person einzulassen. Diese sinnvolle „Erfindung" der Evolution fördert die Vermischung von Genen verschiedener Gruppen. Liebe im Sinne der Verliebtheit hat also etwas von einem Ausnahmezustand: Man ist völlig erfüllt von einer durchdringenden Beseeltheit, man sieht den Partner in einem verklärten Licht: Er wirkt „anders als alle anderen", und zwar in jeder Nuance. Eigentlich versteht man gar nicht, weshalb so ein Wunderwesen sich mit einem Menschen wie einem selbst abgibt. Natürlich blendet man alle kritischen Stimmen aus, wohlmeinende Ratschläge werden als Gehässigkeit und Neid abgetan, man ist bereit, alle anderen Beziehungen zugunsten der „großen Liebe" aufzugeben.

Es ist Unsinn
sagt die Vernunft
Es ist was es ist
sagt die Liebe

Es ist Unglück
sagt die Berechnung
Es ist nichts als Schmerz
sagt die Angst
Es ist aussichtslos
sagt die Einsicht
Es ist was es ist
sagt die Liebe

Es ist lächerlich
sagt der Stolz
Es ist leichtsinnig
sagt die Vorsicht
Es ist unmöglich
sagt die Erfahrung
Es ist was es ist
sagt die Liebe

Erich Fried

Liebe kann auch eine sehr egozentrische, destruktive und schmerzhafte Komponente haben. Sie entwickelt das Bedürfnis nach vollständiger und immerwährender Nähe zum geliebten Partner. Wir wollen Besitz ergreifen, sind nicht bereit zu teilen und leiden selbst unter kurzer Abwesenheit der anderen Person. Die Vorstellung einer Trennung ist unerträglich, man meint tatsächlich, ohne den anderen nicht leben zu können – obgleich man ihn vielleicht vor zwei Wochen noch gar nicht gekannt hat.

Im Sinne eines geregelten Sozialsystems ist es tröstlich, dass dieser Zustand meist nicht lange anhält. Wohlgemerkt: Nicht alle Menschen erleben in ihrem Leben einen derartigen Zustand, andere erleben ihn zu oft. Auch ist dieses Gefühl nicht unbedingt nötig, um eine gelungene Partnerschaft aufzubauen. Im Gegenteil: Eine gelingende Partnerschaft muss ebendiesen Zustand der Verliebtheit umwandeln von bedingungsloser Liebe in eine abgemilderte, alltagstauglichere Form, die sich gewissen Regeln unterwirft. Man muss lernen, sich gegenseitig loszulassen, sich auch über längere Zeiträume nicht zu sehen, Missverständnisse auszuräumen, Andersartigkeit und Widersprüche beim anderen zu akzeptieren. Sprich: Man muss lernen, dass der andere ein ganz normaler Mensch ist. Das ist oft enttäuschend, so als wache man aus einem intensiven Traum auf – man wird wütend, dass er vorbei ist, und will wieder in die Traumwelt zurück.

Zur Bedeutung von Liebe bei Borderline-Störungen und komplexer PTBS

Viele Menschen mit BPD oder komplexer PTBS haben ausgesprochene Schwierigkeiten, das Gefühl von Liebe oder Verliebtheit zuzulassen. Sich voll und ganz auf jemanden einzulassen, erfordert ein gewisses Maß an Vertrauen und die Bereitschaft, auch Scheitern und Enttäuschung zuzulassen. Für Betroffene, die in Kindheit oder Jugend sehr unsichere Beziehungserfahrungen machen mussten, ist dies oft nicht einfach. Ein weiteres Problem ist die oben angesprochene Umwandlung von romantischer Liebe, die weitgehend ohne Bedingungen und Abstriche auskommt, in eine partnerschaftliche Beziehung, die erfordert, dass man sich mit dem Partner auch unter Alltagsbedingungen auseinandersetzt, eigene Wünsche und Bedürfnisse klärt und die des anderen akzeptiert. Studien haben gezeigt, dass Menschen mit BPD viel länger und intensiver an das Prinzip der bedingungslosen, romantischen Liebe glauben und daher oft enttäuscht und gekränkt sind, wenn der oder die Partnerin sich nicht entsprechend verhält oder einem bestimmten Bild nicht entspricht.

Typische Auslöser und Interpretationen

Darüber, wer sich wann und warum in wen verliebt, ist vielfach geschrieben worden … ob es nun Menschen sind, die denen in unserer Familie ähneln oder ganz anders als wir sind … es scheint viele Möglichkeiten zu geben, und das ist auch schön so.
Auffällig ist jedoch, wie häufig sich Menschen in Partner verlieben, die ihnen offensichtlich nicht guttun. Dann stellt sich die Frage, weshalb sich jemand Gewalt unterwirft oder Demütigungen und sich dennoch zu der dominanten Person hingezogen fühlt. Hier zeigt sich, dass es häufig bereits gemachte Erfahrungen sind, die den Ausschlag geben. Opfer von Gewalt in der Kindheit wählen sehr viel häufiger gewaltsame Partner. Auch ist die Wahrscheinlichkeit hoch, sich nach Trennung von einem gewalttätigen Partner erneut in einen derartigen Menschen zu verlieben.

Körperreaktionen

Die Körperreaktionen sind eher unspezifisch: Wenn wir verliebt sind, fühlen wir uns voller Energie, leicht und aufgeregt … wir haben die sprichwörtlichen Schmetterlinge im Bauch.

Wahrnehmung

Natürlich ist unsere Wahrnehmung eingeengt. Liebe macht bekanntlich blind. Das heißt, wir sehen ausschließlich die positiven Seiten in unserem Gegenüber, selbst unangenehme Geschichten aus dessen Vergangenheit blenden wir aus, weil wir hoffen, dass nun „alles anders wird".

Handlungstendenz

Die Liebe ist sehr resolut: Sie drängt uns dazu, die oder den Geliebten so rasch, so lange und so exklusiv wie möglich an uns zu binden. Wir wollen, dass wir für diese Person von so einzigartiger Bedeutung sind wie sie für uns. Dass dieser Wunsch oft zu absurden Reaktionen führt, über die sich unsere Umgebung amüsiert, ist uns dann egal.

Ausdruck

Vielen Menschen sieht man an, wenn sie verliebt sind: Der Blick ist strahlend, das ganze Wesen öffnet sich, sie wirken, als wollten sie die ganze Welt umarmen.

Häufige Folgegefühle

Die Liebe hat ihren Preis: Angst, Trauer und Eifersucht. Gerade wenn wir uns sehr stark an jemanden binden, ist die Angst, diese Person zu verlieren, unser ständiger Begleiter. Ein gutes Beispiel ist die intensive Angst einer Mutter, die sich um ihr krankes Kind sorgt. Trauer und Sehnsucht können schon bei kürzesten Trennungen auftreten. Wenn wir nicht bereit sind, diesen Preis zu zahlen, ist es sehr schwierig, Liebe zu ertragen. Auch Eifersucht begleitet uns, denn natürlich wollen wir unseren Partner nur für uns und halten ängstlich nach möglichen Nebenbuhlern Ausschau. Dennoch sollten beide versuchen, sich den Spielraum zu gewähren, den beide benötigen.

LIEBE

Wie kann ich zu starke Liebe abschwächen?

Es gibt sowohl zu starke als auch unangemessene Liebe. Gerade wenn wir uns in unerreichbare Menschen verlieben, wird es problematisch. Dazu gehören oft Lehrer, Geistliche oder Therapeutinnen. Sie sind freundlich und zugewandt und gehen eine – manchmal sehr intensive – Arbeitsbeziehung ein. Aber sie bleiben unerreichbar und werden das Bedürfnis nach Geborgenheit, Zärtlichkeit und Sexualität (hoffentlich) nicht erfüllen. Man kann sich natürlich auch in einen gebundenen Menschen verlieben und dann sehr darunter leiden oder schlicht in einen gewaltbereiten Menschen, einen Drogenabhängigen, der sich nicht um seine Therapie kümmert – also in Menschen, die einem auf lange Sicht sehr schaden können. Manchmal ist es auch nötig, sich von jemandem zu trennen, der sich selbstständig macht. Alle liebenden Eltern kennen diesen Schmerz. Dann ist es sinnvoll, ein paar Möglichkeiten zu kennen, die Liebe abzuschwächen:

Entgegengesetzt handeln

Gegen zu starke Liebe hilft nur Distanz. Halten Sie Abstand. Gehen Sie eigenen Aktivitäten nach, die Sie ausfüllen und Ihnen Befriedigung geben. Frischen Sie alte Freundschaften wieder auf und knüpfen Sie neue Bekanntschaften. Verzichten Sie auf Kontroll-Telefonate und Messaging-Terror. Wenn Sie sich trennen wollen, so seien Sie konsequent. Trennung ist wie ein Drogenentzug. Man muss sich radikal entscheiden. Entfernen Sie alle Bilder, Kleider, Erinnerungsstücke, zumindest während der Trennungsphase. Vermeiden Sie unnötige klärende Gespräche sowie insbesondere sexuelle Kontakte. Zum Abschied noch einmal miteinander zu schlafen ist eine ausgezeichnete Methode, um sich gründlich zu quälen … Vielleicht ist es besser, sich auf eine kleine Reise zu begeben?

Entgegengesetzt denken

Machen Sie sich vor allem klar, dass eine Trennung oder eine Distanzierung immer mit Schmerzen verbunden ist. Ein Pflaster muss mit einem Ruck abgezogen werden, auch wenn es wehtut. Diesen Schmerz anzunehmen und sich für die Trauer zu öffnen, ist die Grundvoraussetzung für eine erfolgreiche Trennung. Sie können es sich etwas leichter machen, indem Sie sich wieder auf sich selbst besinnen: auf Ihre Stärken, auf das, was Ihnen Spaß macht. Verdeutlichen Sie sich auch die Schwächen Ihres Ex-Partners und die Probleme, die die Beziehung mit sich brachte. Schreiben Sie diese auf und lesen Sie diese Notizen, wenn Sie schwach werden. Sprechen Sie darüber mit Ihrer Freundin, holen Sie sich Unterstützung. Auch wenn es zunächst nicht zu glauben ist: Der Trennungsschmerz dient dazu, sich auf neue Beziehungen vorzubereiten. Verzichten Sie auf Rachefeldzüge. Auch wenn Sie sich gekränkt fühlen – Rache führt nicht zur Unabhängigkeit, sondern zu chronischer Bindung und Unglück.

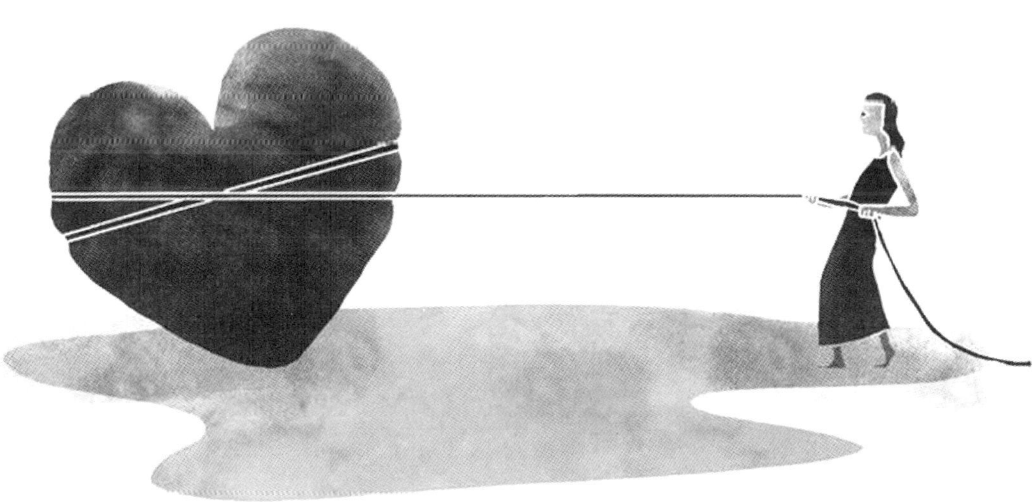

LUST UND BEGEHREN

Grundlagen

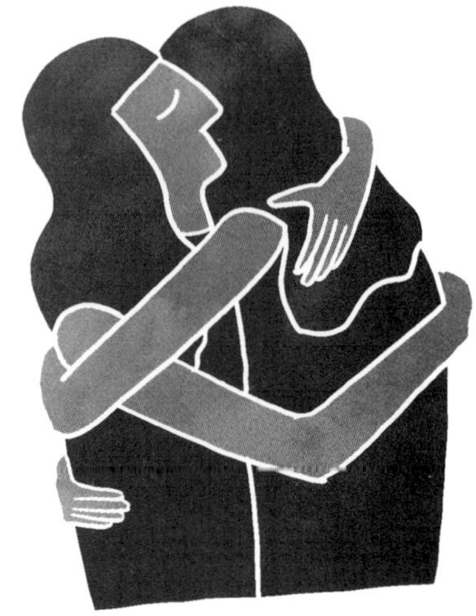

Auch wenn es auf den ersten Blick so aussieht: Der Begriff „Lust" bezeichnet nicht nur die sexuelle Lust. Auch Drogen können Lust erzeugen, gutes Essen, Fasten, Musik und Tanzen, Bilder, aber auch Sport und hohe Geschwindigkeit. All dem ist gemeinsam, dass wir uns der jeweiligen sinnlichen Erfahrung vollständig hingeben und dabei ein hohes Maß an Glück im Augenblick erfahren. Dies kann sich bis zur Ekstase steigern. Das rasche, in einem Höhepunkt gipfelnde Ansteigen der Lust wird über spezielle Botenstoffe im Gehirn vermittelt. Das haben wir mit den meisten Tieren gemeinsam.

Die Auslöser der Lust hingegen unterscheiden sich nicht nur bei den einzelnen Tierarten, auch bei Menschen sind sie sehr verschieden. Es ist hilfreich, ein paar Grundlagen der Lust zu kennen:

- Lust ist recht diktatorisch: Wenn Lust eine gewisse Intensität erreicht hat, dann will sie auch zum Höhepunkt kommen, das heißt, sie lässt sich schwer unterbrechen.
- Wenn Lust unterbrochen wird, steigen Ärger und Wut oder Depression auf.
- Lust will Wiederholung.
- Lust will sich steigern.
- Lust lässt sich auch durch Denken an lustvolle Ereignisse erzeugen. Diese müssen nicht unbedingt verwirklicht werden, bisweilen ist die Vorstellung intensiver als das Ereignis selbst. Dies führt zu Enttäuschungen.
- Lust ist nicht unbedingt an angenehme Empfindungen gekoppelt. Sie kann auch an aversive Gefühle gekoppelt sein. Manche Menschen empfinden sehr starke Lust, wenn diese mit Schmerz, Angst oder sogar Ekel gekoppelt ist.

Haben Menschen wiederholt starke Lust empfunden, so versuchen sie, diese erneut herbeizuführen. Das heißt, ihre Gedanken und Verhaltensmuster richten sich danach aus: Sobald das begehrte Objekt oder der Reiz in Aussicht steht, entwickelt sich ein Drang oder Begehren. Auch dieses ist nicht nur sexuell geprägt. Wir können auch Drogen begehren oder Gegenstände, Glücksspiel usw. In der Fachsprache heißt dieses Begehren *Craving*. Jeder, der einen Drogenentzug gemacht hat, weiß, wie intensiv das Verlangen nach Drogen sein kann.

Zur Bedeutung von Lust und Begehren bei BPS und komplexer PTBS

Menschen, die von sexuellem Missbrauch betroffen sind, haben meist ein schwieriges Verhältnis zur eigenen Sexualität. Zum einen wird der eigene Körper als „Einfallstor" für den Missbrauch verortet und daher häufig abgelehnt. Gefühle wie Beschmutzung, Ekel und Hass auf den Körper spielen dann in der Folge eine starke Rolle. Dies verhindert oft auch im Erwachsenenalter einen entspannteren Umgang mit der eigenen sexuellen Lust. Zum anderen aber versuchen gerade pädophile Täter häufig, Kinder und Jugendlichen sexuell zu stimulieren, um sich selbst zu rechtfertigen und um die damit hervorgerufene Erregung als Beweis für die Lust des Opfers zu sehen. Die Betroffenen erleben dann ihren eigenen Körper als unabhängiges, verwirrendes, nicht kontrollierbares Organ und fühlen sich bisweilen deshalb schmutzig und verdorben.

LUST UND BEGEHREN

Spüren die Betroffenen dann als Erwachsene eigene sexuelle Erregung, werden dadurch nicht nur Trauma-Netzwerke und Intrusionen aktiviert, sondern eben auch die alte Vorstellung, dass man an der Traumatisierung selbst schuld sei, weil man damals sexuelle Stimulation erfahren hatte. Bisweilen tauchen auch während der sexuellen Aktivität Bilder und Szenen des Traumas auf und werden dann als stimulierend und tief beschämend erlebt. All dies sind normale Reaktionen des Gehirns auf eine völlig unnormale Erfahrung. Sprechen Sie mit Ihrer Therapeutin darüber.

Viele Borderline-Patientinnen hingegen sind in der Lage, ausgesprochen intensive Lust zu erleben, stärker als viele andere. Das gilt auch für den sexuellen Bereich. Manche sind darüber sehr erschrocken und vermeiden sexuelle Kontakte ganz. Sprechen Sie mit Ihrer Therapeutin darüber. Auch wenn Sie sich dafür schämen: Therapeutinnen sind dafür ausgebildet. Scham ist in der Therapie fehl am Platz – ein echtes Hindernis.

Typische Auslöser und Interpretationen

Die Auslöser von Lust und Begehren sind sehr unterschiedlich, das heißt stark von individuellen und kulturellen Erfahrungen geprägt. Oft sind sie bei den meisten Menschen relativ ähnlich, auch wenn es hier viele Feinheiten gibt. Aber eigentlich kann fast jeder Auslöser mit Lust und Begehren gekoppelt werden: Ein Briefmarkensammler wird schlaflose Nächte bekommen, wenn er das letzte fehlende Stück seiner Sammlung entdeckt, eine Bergsteigerin träumt davon, senkrechte Wände in Eis und Schnee zu bewältigen, ein Gourmet wird viel Geld für ein besonderes Stückchen Fleisch hinlegen und eine Masochistin wird beim Anblick von Lederpeitschen in Verzückung geraten. Der Alkoholabhängige entwickelt ein heißes Begehren, sobald er auch nur ein Werbeplakat mit einem alkoholischen Getränk sieht.

Was ist all diesen Erfahrungen gemeinsam? Jeder einzelne Auslöser hat schon einmal bei den Betroffenen neurobiologisch verankerte Lustzentren aktiviert. Die Lust ist also gekoppelt – das Verhalten, danach zu suchen, ist gelernt.

Wichtig ist, dass nicht nur der Auslöser selbst Lust hervorruft, sondern auch damit verbundene (assoziierte) Reize. So wird der Briefmarkensammler gerne in Katalogen stöbern, die Bergbegeisterte ihre Ausrüstung sortieren, der Gourmet Kochbücher lesen. Der Drogenabhängige aber wird bereits Verlangen nach der Droge entwickeln, wenn er Musik hört, die ihn an die Droge erinnert.

Lust und Begehren werden stärker, wenn das begehrte Objekt „näherkommt". Das heißt, je wahrscheinlicher die Befriedigung der Lust ist, desto weniger können wir unseren Drang kontrollieren.

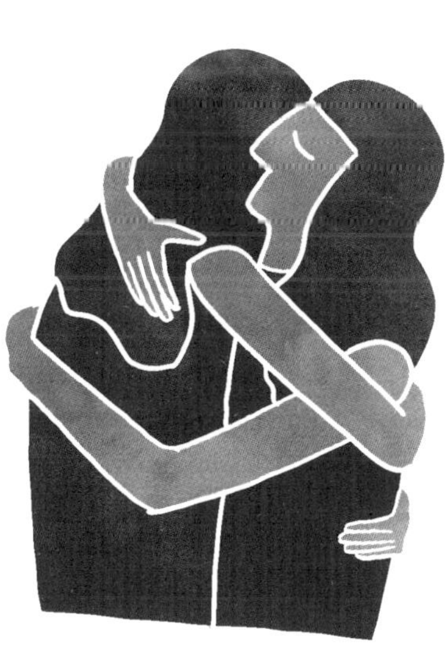

LUST UND BEGEHREN

Körperreaktion

Die Körperreaktionen zielen alle auf Aktivierung. Der Kreislauf wird angekurbelt, das Herz schlägt schneller, der Blutdruck steigt, die Atmung wird intensiver, manchmal fühlt man ein „Kribbeln im Bauch". Bisweilen wird man unruhig, „hibbelig" und beginnt unwillkürlich, sich zu bewegen.

Wahrnehmung

Je näher das begehrte Objekt erscheint, desto „eingeengter" wird die Wahrnehmung. Alle Energie und alle Gedanken sind nur noch auf die Erfüllung der Lust gerichtet. Man gerät in einen Sog. Das bedeutet eine hohe Konzentration der Aufmerksamkeit, während alle unwesentlichen Aspekte ausgeblendet werden. Das kann dazu führen, dass man sich verliert und rücksichtslos ist. Langfristige Ziele oder eigene Werte geraten in den Hintergrund der Wahrnehmung.

Handlungstendenz

Die Handlungstendenzen sind so verschieden, wie die Auslöser von Lust und Begehren verschieden sein können. Es ist jedoch wichtig, sich klarzumachen, dass die eigenen Handlungen zu kontrollieren umso schwieriger ist, je stärker Lust und Begehren werden.

Häufige Folgegefühle

Ob sich nach dem Abflauen der Lust Zufriedenheit und wohliges Behagen einstellt oder ob ein Gefühl der Leere, Depression, Schuld oder Scham dominiert, hängt davon ab, ob der Zustand der Lust oder die jeweiligen Begleitumstände in das individuelle Werte- und Moralsystem des Betroffenen passen.
Dies ist nicht immer der Fall und führt dann zu erheblichem Unglück im Alltag. So schämen sich zum Beispiel alkoholkranke Menschen häufig über einen Rückfall so sehr, dass sie meinen, dieses Gefühl nur noch durch Alkohol bekämpfen zu können. (Das hatte ja schon der „Kleine Prinz" von Saint-Exupéry festgestellt, als er den Trinker fragte, weshalb er trinke, und dieser antwortete: „Weil ich mich schäme." „Und wofür schämst du dich?", hatte der kleine Prinz gefragt. „Dafür, dass ich trinke", lautete die Antwort.)

Natürlich haben wir ein Recht darauf, Lust zu erleben, uns ganz dem Augenblick hinzugeben und ihn in vollen Zügen zu genießen. Borderline-Patientinnen neigen leider häufig dazu, sich diese Momente im Nachhinein zu vergällen, weil ihnen Vergnügen eigentlich nicht „zustehe". Kennen Sie das?

Wann wird Lust oder Begehren zum Problem?

Es gibt, wie bei allen positiven Gefühlen, mehrere Möglichkeiten, wie Lust und Begehren zum Problem werden können:

- Lust und Begehren sind eigentlich gerechtfertigt und Sie selbst lassen sie nicht zu.
- Lust und Begehren können unter den gegebenen Umständen nicht befriedigt werden, bestimmen aber Ihr Denken und Wünschen, sodass Sie sich auf nichts mehr wirklich konzentrieren können.
- Lust und Begehren treiben Sie zu Handlungen, die langfristig für Sie schädlich sind.
- Lust und Begehren treiben Sie zu Handlungen, die für andere schädlich sind.

Wann ist Lust gerechtfertigt?

Die Frage ist nicht leicht zu beantworten. Lust rechtfertigt sich zunächst selbst. Lust und Begehren flüstern Ihnen gute Gründe ein, dem Verlangen nachzugeben. Ist die Lust sehr stark, versucht sie, Sie zu überreden, alle Vernunft fahren zu lassen. Manchmal liegt gerade darin der Reiz.

Ob Lust gerechtfertigt ist, hängt davon ab, ob die jeweiligen Verhaltensmuster mit Ihren eigenen Werten und Zielen übereinstimmen oder nicht. Abgesehen davon besteht noch ein gesellschaftlicher Aspekt. Der Staat hat das Recht, die Umsetzung von Lust und Begehren des Individuums zu verhindern, wenn dadurch anderen oder der Gemeinschaft Schaden zugefügt wird.

LUST UND BEGEHREN

Wie kann man der Lust oder dem Begehren entsprechend sinnvoll handeln?

Tun Sie, wozu Ihnen Ihre Lust rät. Konzentrieren Sie sich auf den Augenblick, versuchen Sie, loszulassen und den Moment zu genießen.

Was geschieht, wenn man Lust nicht zulässt?

Es gibt unendlich viele Mythen darüber, was geschieht, wenn man etwa sexuelle Bedürfnisse verdrängt. Die meisten dieser Märchen sind unsinnige Männerfantasien. Es gibt viele Menschen, die auch ohne praktizierte Sexualität ganz fröhlich sind und das Leben genießen. Schwierig wird es allerdings, wenn man sich jedwede Lust versagt oder sich dafür verachtet, diese „Schwäche" zu haben. Es wird sehr viel Kraft und Energie kosten, sich alles zu verbieten, was Lust macht. Die Folgen sind oft Verbitterung, Neid und Eifersucht auf alles Lebendige. Dafür ist das Leben nun wirklich zu schade.

Ein Punkt ist für Opfer von sexueller Gewalt sehr wichtig: Es ist nur zu verständlich, wenn Sie nun Angst haben vor Ihrer eigenen Lust, etwa davor, die Kontrolle zu verlieren und dann Ihrem ehemaligen Peiniger zu ähneln. Dies ist nachvollziehbar, aber als Einstellung nicht sinnvoll. Mit einem Messer kann man jemanden erstechen – das heißt nicht, dass man mit einem Messer nicht Brot schneiden sollte.

Eine weitere, sehr verbreitete Fehlannahme unter Missbrauchsopfern ist, dass die Wahrnehmung der eigenen sexuellen Lust und Begierde als Erwachsene so etwas wie ein nachträglicher Beweis dafür ist, dass man auch früher, etwa als Kind, verantwortlich für den sexuellen Übergriff war. Vorsicht! Sprechen Sie mit Ihrer Therapeutin auch über dieses Problem, sie sollte sich damit auskennen.

Wann werden Lust und Begehren zu wichtig?

Wie alle positiven Gefühle will Lust sich wiederholen und nicht vergehen. Deshalb drängt uns das Begehren zu weiteren Handlungen, um Lust herbeizuführen. Wenn dieses Gefühl zu stark wird, wenn es uns daran hindert, den Alltag zu bewältigen, es uns zu Handlungen treibt, die mit unseren Zielen und Werten nicht zu vereinbaren sind, die für unseren Körper schädlich sind und sich unserer Kontrolle entziehen, dann werden wir zu Sklaven unserer Lust – dann handelt es sich um Suchtverhalten.

Wie kann man das Begehren abschwächen?

Ist man sich im Klaren darüber, dass das Begehren zu stark ist oder schädlich, so eröffnen sich viele Möglichkeiten, das Gefühl abzuschwächen. Orientieren Sie sich an den folgenden Regeln:

1. Die wichtigste Regel ist: Meiden Sie die Auslöser! In der Fachsprache der Verhaltenstherapeuten heißt dies „Stimulus-Kontrolle". Finden Sie heraus, welche Reize bei Ihnen das schädliche Begehren auslösen, und machen Sie einen weiten Bogen darum.
2. Orientieren Sie sich an Ihren langfristigen Zielen. Führen Sie sich vor Augen, was Sie wirklich wollen, wie die Situation in der Zukunft sein wird, wenn Sie den Verlockungen des Augenblickes widerstehen.
3. Lenken Sie sich ab. Konzentrieren Sie sich auf andere Dinge, treiben Sie Sport, hören Sie intensive Musik. Nutzen Sie die Skills aus dem Stress-Toleranz-Modul.
4. Machen Sie sich klar, dass jeder Moment, in dem Sie dem Drang nicht nachgeben, ein Training darstellt. Je stärker der Drang jetzt ist, desto mehr werden Sie davon profitieren, ihm nicht nachzugeben. Das ist wie im Sport: Je mehr Sie sich anstrengen, desto besser werden Sie.
5. Und schließlich: Auch der Drang nach Drogen ist nur ein Gefühl. Sie können es beobachten und beschreiben, Sie müssen ihm niemals folgen.

STOLZ

Grundlagen

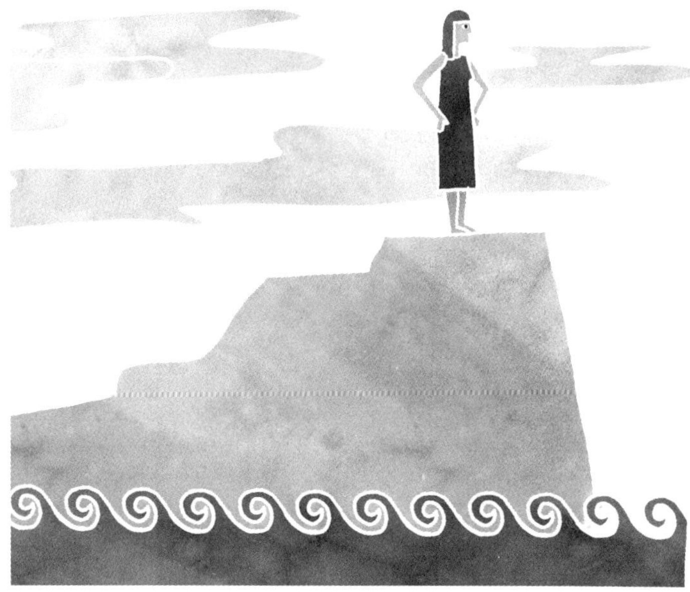

Wann sind wir stolz? Immer dann, wenn wir oder jemand, mit dem wir uns verbunden fühlen, eine Leistung vollbringt, also etwas Besonderes erreicht. Häufig hat dieses Gefühl etwas damit zu tun, dass wir oder unsere Gruppe besser sind als die Konkurrenz. Stolz sorgt auch dafür, dass wir diesen Triumph allen mitteilen. Stolz will sich zeigen. Die Umgebung soll sehen, dass wir eine Leistung erbracht haben, und sie soll dies auch würdigen. Stolz will Öffentlichkeit. Und die Öffentlichkeit reagiert (meistens) positiv. Man zeigt sich gerne mit erfolgreichen Menschen, identifiziert sich gerne mit den Gewinnern, deshalb inszeniert man Siegesfeiern.

Man denke nur an die fröhlichen Feste von Fußballfans nach einem gewonnenen Spiel: Selbst der unsportlichste Fan ist von einem Gefühl des Triumphs durchdrungen. Sein Team hat gewonnen, er fühlt sich aufgewertet und bedeutend, er sucht den Kontakt mit wildfremden Leuten – er ist sehr stolz.

Dieses Gefühl hat aber auch eine sehr individuelle, eher stille Komponente: Ich kann stolz darauf sein, gegen Widerstände, aber gemäß meiner inneren Werte zu handeln, einen Kampf gegen sich selbst zu gewinnen, einer Versuchung zu widerstehen. Man kann also stolz darauf sein, mit dem Rauchen aufgehört zu haben, auf Selbstverletzungen zu verzichten, regelmäßig Klavier zu üben. Man kann auch auf Dinge stolz sein, die für andere „ganz normal" sind, für einen selbst jedoch eine große Leistung darstellen. Wenn jemand z. B. sehr schüchtern ist, kann sie mit Recht stolz darauf sein, einen Vortrag vor der Klasse zu halten. In der Menschheitsgeschichte hat Stolz die Funktion, uns individuell oder die Gruppe zu Leistung anzutreiben und uns dem Wettkampf im sozialen Gefüge zu stellen, um damit für uns oder unsere Gemeinschaft Vorteile zu erkämpfen. Bisweilen ist der Wunsch nach Stolz ein so starker Motor, dass er Menschen zu heroischen Taten motiviert, also dazu, über sich selbst hinauszuwachsen und sich zu opfern.

Zur Bedeutung von Stolz bei Borderline-Störung und komplexer PTBS

Die meisten Borderline-Betroffenen und Menschen mit komplexer PTBS haben große Schwierigkeiten mit diesem Gefühl. Sie meinen, sie hätten grundsätzlich kein Recht darauf, stolz zu sein. Sie fürchten die Reaktionen der anderen, sie erwarten Ausgrenzung und Demütigungen, sobald sie ihren Stolz öffentlich zeigen. Das geht so weit, dass manche Patientinnen innere Stimmen aktivieren, um sich selbst zu demütigen, sobald sie stolz sind. „Du hast das nicht verdient. Du taugst eh zu nichts. Du bist dümmer und blöder als alle anderen, am besten ziehst du dich wieder in dein Schneckenhaus zurück."

Es erscheint daher wichtig, sich mit dem Gefühl des Stolzes zu konfrontieren, es nicht zu meiden, sondern als Motor für Selbstverwirklichung und sozialen Erfolg zu nützen.

STOLZ

Typische Auslöser und Interpretationen

„Ich habe eine Leistung erbracht. Ich habe mich durchgesetzt. Ich habe etwas gewagt. Ich habe einer Versuchung widersagt. Jemand, den ich sehr bewundere, hat mich anerkannt. Mein Kind hat eine Leistung erbracht. Mein Kind wird von jemandem gelobt. Meine Freundin, Partnerin, Partner usw. haben eine tolle Leistung vollbracht. Mein Team hat gewonnen."

Körperreaktion

Man fühlt sich leicht und gehoben, beschwingt. Die Gedanken laufen schnell, man wirkt erfrischt und energetisiert, bisweilen braucht man weniger Schlaf und ist dennoch sehr leistungsfähig.

Wahrnehmung

Das Gefühl von Stolz versetzt einen in Hochstimmung. Das Selbstwertgefühl steigt, für diesen Moment wähnt man sich sorgenfrei, stark und leistungsfähig. Man fühlt sich siegessicher und den Problemen der Welt gewachsen. Man erinnert sich an vergangene Erfolge und schmiedet Pläne für weitere große Taten.

Handlungstendenz

Stolz will Öffentlichkeit. Stolz drängt, sich mitzuteilen. Man will die Leistung kundtun, man möchte Anerkennung erfahren, Lob ernten. Manchmal möchte man den Stolz auch schlicht teilen. Wenn das Fußballteam gewonnen hat, drängt der Stolz die Menschen auf die Straße, um gemeinsam den Triumph zu feiern. Bisweilen will man mit seinem Stolz auch alleine sein. Auf alle Fälle möchte man dieses Gefühl von Stolz gerne aufrechterhalten oder wiederholen. Deshalb wird man versuchen, erneut Leistungen zu erbringen, um dieses Gefühl zu reaktivieren.

Ausdruck

Stolz drängt den Körper, sich aufzurichten, sich zu zeigen, den Kopf und die Nase hoch zu nehmen, die Brust herauszustrecken, Stolz will gesehen werden.

Häufige Folgegefühle

Stolz kann bei anderen Neid oder Eifersucht auslösen. Wenn man nicht die erwartete Aufmerksamkeit und Bewunderung erlangt, fühlt man sich bisweilen gekränkt und enttäuscht. Ein sehr selbstunsicherer Mensch befürchtet, durch öffentliches Lob oder Anerkennung unter Druck zu geraten, weil er die Erwartungen nicht erfüllen wird. Dann spielt Angst vor Demütigung oder sozialer Abwertung eine Rolle.

Wann wird Stolz zum Problem?

Es gibt, wie bei allen positiven Gefühlen, auch Situationen, in denen Stolz zum Problem werden kann:

- Stolz ist eigentlich gerechtfertigt und Sie lassen ihn nicht zu.
- Stolz ist nicht gerechtfertigt, Sie fühlen sich aber trotzdem stolz und fordern Anerkennung von Ihrer Umgebung.
- Ihr Stolz ist zu intensiv, Sie können nicht mehr davon lassen und wollen immer mehr davon.

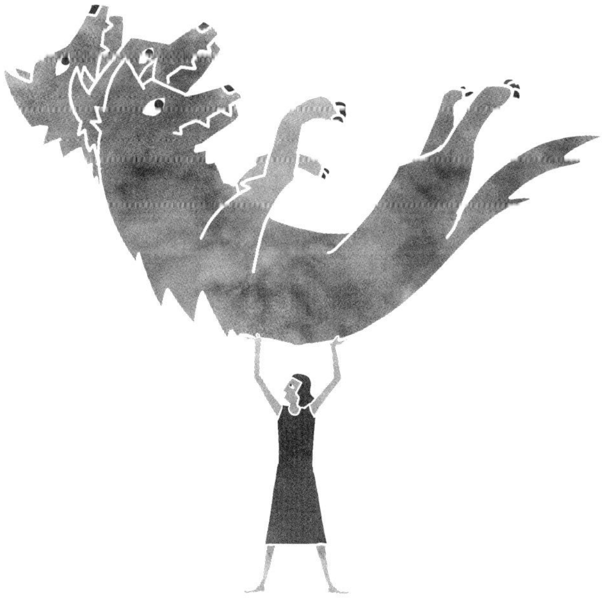

STOLZ

Wann ist Stolz gerechtfertigt?

Stolz ist immer dann gerechtfertigt, wenn Sie, Ihre Gruppe oder jemand, der Ihnen nahesteht, eine Leistung erbracht hat, das heißt, mit seinen Anstrengungen erfolgreich war. Man kann auch schon auf die Anstrengung per se stolz sein, auch wenn sie nicht unmittelbar zum Ziel geführt hat.

Wie kann man dem Stolz entsprechend sinnvoll handeln?

Wenn Sie sich zu Recht stolz fühlen, so ist es nur folgerichtig, dass Sie dieses Hochgefühl zulassen und mit Ihren Freundinnen, manchmal auch mit der Öffentlichkeit, teilen. Wenn die Umgebung diese Leistung ebenfalls anerkennt, so wird sie sich gerne mit Ihnen freuen und Ihnen die entsprechende Anerkennung zollen.

Was geschieht, wenn man Stolz nicht zulässt?

Menschen, die Angst vor Stolz haben, befürchten negative soziale Konsequenzen wie Neid, Eifersucht oder Verachtung der anderen, oder sie haben Angst davor, die geweckten Erwartungen nicht zu erfüllen. Das Problem dabei ist, dass einer der wichtigsten Motoren für Anstrengung und Leistungsbereitschaft, auch für soziales Engagement, dann fehlt. Diese Menschen werden also große Schwierigkeiten haben, ihre Ziele zu erreichen.

Wann ist Stolz nicht gerechtfertigt?

Wenn jemand stolz ist auf Eigenschaften, für die er keine Leistung erbracht hat, wie etwa auf seine Nationalität, sein Geschlecht, sein Aussehen oder auch auf eine Begabung, aus der er nichts gemacht hat, so wird er über kurz oder lang arrogant erscheinen. Nicht immer wird sich jedoch die Umgebung von ihm abwenden. Ist jemand zum Beispiel stolz auf sein großes Erbe, so wird er sicherlich trotz seiner Arroganz von Bewunderern umgeben sein, die sich finanzielle Vorteile versprechen. Das hat etwas mit der Sicherung von sozialer Macht zu tun. Wann immer also in der Öffentlichkeit Stolz für nicht erbrachte Leistungen zur Schau gestellt wird, geht es um Demonstration von Macht und damit um Missbrauch von Stolz.

Wann wird Stolz zu wichtig?

Wie alle positiven Gefühle will Stolz sich wiederholen und nicht vergehen. Deshalb drängt dieses Gefühl uns zu weiteren Leistungen und spornt uns weiter an. Das ist auch gut so. Problematisch wird es, wenn das gesamte Leben auf Anerkennung ausgelegt wird, wenn der einzige Maßstab für Zufriedenheit der öffentliche Erfolg ist. Die Betroffenen sind quasi süchtig nach Anerkennung und unterwerfen sich der öffentlichen Erwartung.

Wie kann man Stolz abschwächen?

Die meisten Menschen mit Borderline-Störungen oder komplexer PTBS sind Meisterinnen darin, ihren (oft berechtigten) Stolz abzuschwächen: Man braucht sich nur klarzumachen, dass die Leistung nicht nur durch eigene Anteile errungen wurde, dass andere oder glückliche Umstände geholfen haben, dass diese Leistung eine Momentaufnahme ist, die sich nicht unbedingt wiederholen lässt. Es tut gut, wenn sich eine Spur Dankbarkeit in den Stolz mischt, man hat ja auch etwas geschenkt bekommen. Es ist kein Zufall, dass in der Frühzeit die Sieger von Wettkämpfen, bevor sie im Triumph gefeiert wurden, ein Dankesopfer darbrachten.

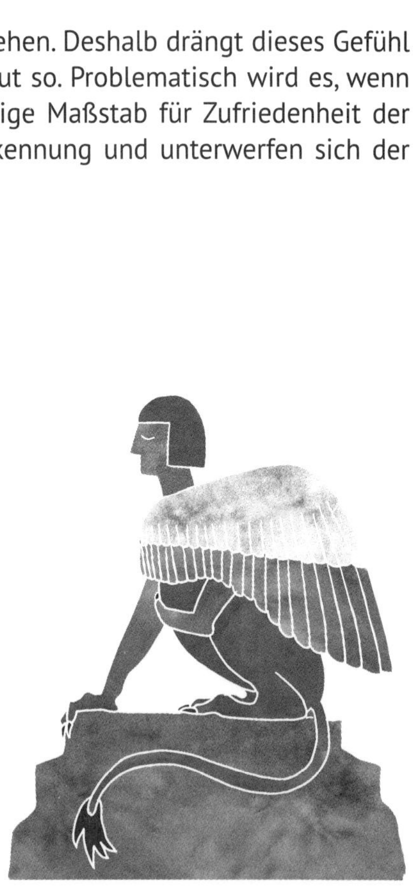

GEBORGENHEIT

Grundlagen

Mit Geborgenheit verbinden wir Bilder von Nähe, Wärme, Wohlbefinden, Zuneigung, Liebe, Verständnis, wohlwollender Innerer Ruhe und – Sicherheit. Geborgenheit ist also keine Emotion, sondern ein emotionsgetönter Zustand, in dem sich eine Vielzahl von Emotionen und physiologischen Prozessen mischen.

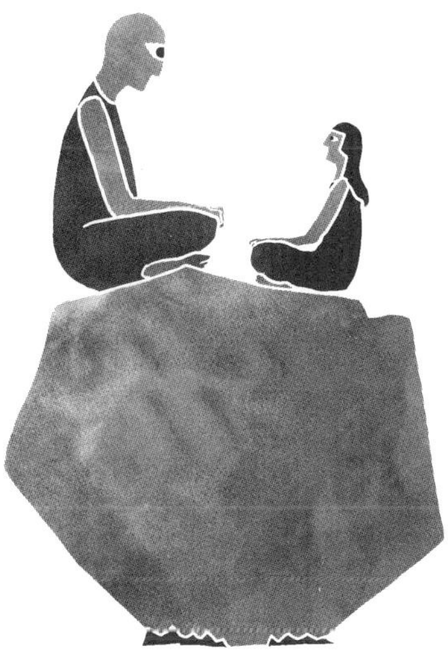

Sicherheit ist die innere Voraussetzung für Geborgenheit. Wenn wir uns nicht in Sicherheit fühlen, können wir uns nicht fallen lassen und uns entspannen. Wir müssen auf der Hut sein, ständig bereit, uns zu verteidigen, uns zu wehren und auf unsere soziale Umgebung einzuwirken.

Sicherheit bezieht sich nicht nur auf körperliche Unversehrtheit, sondern auch auf soziale Zugehörigkeit und unseren Status in der Gruppe. Also nur dann, wenn wir uns keine Sorgen machen müssen, dass wir körperlich angegriffen, sozial gedemütigt und ausgegrenzt oder gar verlassen werden, nur dann fühlen wir uns ausreichend sicher, um uns für das Gefühl der Geborgenheit zu öffnen.

Auch auf der physiologischen Ebene kommt der Körper zur Ruhe: Die Herzfrequenz sinkt, das parasympathische System, also unser neuronales Ruhesystem, dominiert, die Verdauung wird angeregt, alles dreht sich also um Regeneration. Wir öffnen uns für zärtlichen Körperkontakt, freuen uns, gestreichelt oder sanft berührt zu werden. Es kommen dann neuronale Botenstoffe wie Oxytocin ins Spiel, die uns das Gefühl von Vertrauen und sozialer Sicherheit vermitteln. Evolutionspsychologisch greifen hier also viele grundlegende Mechanismen ineinander, die sich verstärken und zu einem wesentlichen Bestandteil unseres psychischen Systems wurden.

Wir greifen deutlich zu kurz, wenn wir bei dem Gefühl der Geborgenheit lediglich an vertraute, zärtliche Begegnung zwischen zwei Menschen denken. Es gibt viele Möglichkeiten, Geborgenheit zu spüren:

- Man kann sich in *bestimmten Umgebungen* geborgen fühlen. In den eigenen vier Wänden, in einer Gartenlaube, im Wald, unter der Bettdecke, an bestimmten Plätzen einer Stadt, einer Kneipe oder einem Café. Es gibt allgemeine Aspekte, die Geborgenheit beeinflussen, wie etwa die Höhe der Zimmerdecke, und es gibt sehr individuelle Aspekte, wie das berühmte Schmusetier, das manchmal das Kindesalter überlebt und gar ins Ehebett mit umzieht.
- Man kann sich bei *anderen Lebewesen* geborgen und aufgehoben fühlen. Das müssen nicht immer Menschen sein (wobei die Großeltern hier meistens den ersten Rang einnehmen), auch Haustiere können diese Funktion erfüllen.
- Man kann sich auch *in sich selbst* geborgen fühlen oder das Gefühl durch die Erinnerung an Momente der Geborgenheit aktivieren. Wenn die eigenen Möglichkeiten nicht ausreichen, kann man auch mit entsprechenden Drogen dieses Gefühl auslösen.
- Manche Menschen sind in der Lage, Geborgenheit zu empfinden, wenn sie *Musik* hören, *Literatur* lesen oder auch *Bilder* betrachten.
- Und schließlich spielen religiöse oder *spirituelle Erfahrungen* eine wichtige Rolle. Bei vielen gläubigen Menschen löst der Gedanke, „in Gottes Hand zu sein", ein tiefes Gefühl der Sicherheit, Geborgenheit und Zuversicht aus. In allen Religionen der Welt entfalten entsprechende Riten und Texte ihre Wirksamkeit, indem sie diese Erfahrung vermitteln.

Es handelt sich bei der Geborgenheit also um eine tiefe universelle Erfahrung, die man auf sehr unterschiedliche Weise hervorrufen kann. Sicherlich ist Geborgenheit nicht etwas, was man lernen muss oder was einem nur erwächst, wenn man die entsprechenden tragenden Erfahrungen mit seiner Mutter erleben durfte.

GEBORGENHEIT

Zur Bedeutung von Geborgenheit bei Borderline-Störungen und komplexer PTBS

Es liegt auf der Hand: Viele Menschen mit Borderline-Störungen und komplexer PTBS haben ausgesprochene Schwierigkeiten, das Gefühl von Geborgenheit zuzulassen. Sie haben oft extrem schlechte Erfahrungen mit Mitmenschen gemacht, denen sie vertrauten oder vertrauen mussten. Wissenschaftliche Untersuchungen haben ergeben, dass zärtliche körperliche Berührungen von Betroffenen als unangenehmer eingestuft werden als von anderen. Andererseits ist es natürlich nicht so, dass die Betroffenen das Gefühl der Geborgenheit nicht kennen. Ganz im Gegenteil, viele prägt eine ausgesprochene Sehnsucht danach. In einem sehr persönlichen Moment beschrieb mir Marsha Linehan einmal, dass ihr ganzes Leben geprägt sei von *„some kind of permanent homesickness"*, also einem anhaltend unbestimmten Gefühl des Heimwehs. Damit beschrieb sie ihre tiefe Sehnsucht nach Vertrautheit und Geborgenheit, die sie dann durch spirituelle Erfahrungen schließlich fand.

Wenn Sie also heute Sehnsucht nach Geborgenheit spüren, der Gedanke an menschliche Nähe Ihnen jedoch Angst macht, weil Sie schlechte Erfahrungen gemacht haben, so bedeutet dies keinesfalls, dass Sie auf diese Momente der Geborgenheit verzichten müssen. Es gibt viele Wege, sich für diese Erfahrungen zu öffnen.

Wie öffnet man sich für angstfreie Erfahrung von Geborgenheit?

Im Prinzip gibt es zwei Wege, die einander gut ergänzen:

1. Sie können lernen, dass zwischenmenschliche Nähe und Geborgenheit in Ihrem heutigen Leben nicht mehr gefährlich sind.
2. Sie können sich für Gelegenheiten für Geborgenheit öffnen, die außerhalb der zwischenmenschlichen Erfahrung liegen.

Wie können Sie lernen, dass zwischenmenschliche Nähe und Geborgenheit in Ihrem jetzigen Leben nicht mehr gefährlich sind?

Das ist relativ einfach: Sie müssen Ihr Gehirn überzeugen, dass die alte Angst nicht mehr berechtigt ist. Wenn Sie sich wiederholt dieser Erfahrung aussetzen, so wird das Gehirn langsam lernen, diese automatische Angst, die immer dann entsteht, wenn Sie sich jemandem nahe fühlen, zu blockieren.
Es ist naheliegend, diese Aufgabe mit Ihrer Therapeutin zu besprechen. Ob diese dann selbst bereit ist, eine sogenannte Nähe-Exposition durchzuführen, hängt von ihrer jeweiligen therapeutischen Ausbildung ab. Nehmen Sie es also nicht persönlich, wenn Ihre Therapeutin Ihnen hierbei eher beratend zur Seite steht.

Im ersten Schritt sollten Sie nach jemandem Ausschau halten, dem Sie tatsächlich vertrauen. Das kann eine gute Freundin sein, auch eine gut ausgebildete Physiotherapeutin kann diese Aufgabe übernehmen. Es geht dann darum, sich unter entspannten Bedingungen (passende Musik, passendes Licht, passender Raum) hinzulegen und sich über einen begrenzten Zeitrahmen (etwa 15 Minuten) sanft den Nacken und die Schultern massieren zu lassen. Dabei sollten Sie all Ihre Aufmerksamkeit diesen Berührungen widmen und nicht dissoziieren. Steuern Sie zunächst die Berührungen so, dass diese für Sie angenehm sind. Wenn Sie sich unwohl fühlen und Angst bekommen, ist dies ein gutes Zeichen, dass die Übung wirkt. Bleiben Sie in der Übung, versuchen Sie, sich zu entspannen. Es ist nur die alte gelernte Angst, die automatisch aktiviert wird, aber heute keine Bedeutung mehr hat. Sie wird vergehen.

Versuchen Sie, diese Übung so oft wie möglich zu wiederholen. Vielleicht mit anderen Menschen, unter anderen Bedingungen, an anderen Orten. Sie werden ca. 40 Übungseinheiten benötigen. Dann werden Sie spüren, dass die Angst deutlich weniger wird und dass Sie beginnen können, die Momente der Geborgenheit zu genießen.

GEBORGENHEIT

Wie können Sie sich für Gelegenheiten für Geborgenheit öffnen, die außerhalb der zwischenmenschlichen Erfahrung liegen?

Wie oben skizziert gibt es sehr viele Möglichkeiten, Geborgenheit zu erleben: mit Tieren, in der Natur, mit Musik, Literatur, an speziellen Orten, im Gebet, in der Meditation.

Vielleicht schließen Sie kurz die Augen und spüren mal in sich nach, wie sich Geborgenheit eigentlich anfühlt. Versuchen Sie, ein inneres Bild von Geborgenheit zu gestalten. Sie können dieselbe Körperhaltung einnehmen wie bei den Achtsamkeitsübungen: aufrechte Sitzhaltung, offene Hände auf dem Schoß, mildes Lächeln. Beobachten Sie, wie Ihr Atem sich beruhigt, und öffnen Sie sich für alle Bilder und Wahrnehmungen, die sich in Ihnen entfalten, wenn Sie an Momente der Geborgenheit denken – Geborgenheit, Verbundenheit, Zuversicht, Heiterkeit, Leichtigkeit, Getragenwerden …

Beobachten Sie, welche Erinnerungen Ihnen einfallen, in denen Sie diese Erfahrung machen durften.
War das mit Menschen, mit Tieren, an bestimmten Orten, mit bestimmten Gerüchen oder Geräuschen verbunden? Lassen Sie alle Gedanken zu.
Sie können auch Ihre Therapeutin bitten, diese Übung mit Ihnen durchzuführen.

Machen Sie sich Notizen:

Wie fühlt sich für mich Geborgenheit an?

Unter welchen Bedingungen kann ich Geborgenheit erleben?

Im Anschluss sollten Sie sich den Raum für regelmäßige Erfahrung geben: entweder mental, also in gezielten imaginativen Übungen, oder ganz real. Wenn sich diese Übungen mit den *Wise-Mind*-Übungen überschneiden, dann sollten Sie sich auf die *Wise-Mind*-Übungen konzentrieren.
Bitten Sie Ihre Therapeutin, Sie mit der Imaginationsübung „Momente der Geborgenheit" anzuleiten.

HOFFNUNG

Vision, Zuversicht und Trost – Grundlagen

Irgendwann im Laufe der Evolution entwickelten die Menschen die Fähigkeit, Zeit als eine Abfolge von Vergangenheit, Gegenwart und Zukunft zu sehen. Seither können wir die Gegenwart nutzen, um uns eine Vorstellung davon machen, wie die Dinge zu einem späteren Zeitpunkt aussehen sollten. Und daraus erwuchs die Fähigkeit zu planen, also den gegenwärtigen Zustand so zu formen und zu gestalten, dass die Zukunft erträglicher oder besser würde. Und diese Vorstellung einer besseren Zukunft lässt die Gegenwart, wenn sie denn unglücklich ist, erträglicher erscheinen. Hoffnung hat also drei Aspekte:

Zunächst birgt die Hoffnung eine *Vision*, wie die Zukunft in etwa aussehen sollte. Diese Vorstellung ist oft vage und meist kaum in Worte zu fassen. Es kann darum gehen, Dinge erträglicher zu machen: Schmerzen würden gelindert, eine Krankheit geheilt, eine Geliebte würde zurückkommen, der Krieg wäre zu Ende. Vielleicht besteht auch der Wunsch, die Dinge positiver zu gestalten: eine neue Wohnung, neue Freunde, Sieg bei einem Wettkampf, ein Kunstwerk würde gelingen, neue Technologien entwickelt.

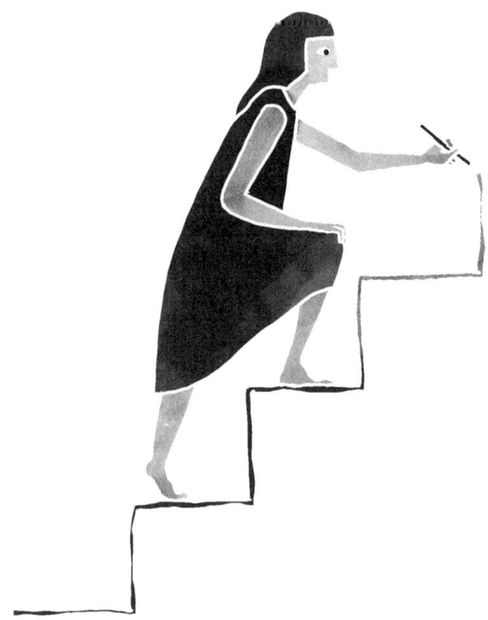

Diese Visionen würden allerdings kraftlos in der Luft hängen, blieben dann auch nur ein Wunsch, wenn wir nicht in der Lage wären, eine *Verbindung* herzustellen zwischen unserer Gegenwart und der Zukunft, wie sie sein sollte. Und diese Verbindung sollte zumindest eine vage Vorstellung davon aufweisen, was wir tun könnten, um unsere Vision umzusetzen. Je klarer die Vorstellung, wie die Zukunft aussehen soll, je klarer der Weg, wie man diese Vorstellung erreicht, aber auch je variantenreicher, desto stärker ist die Hoffnung.

Der zweite Aspekt ist die *Zuversicht*, also das Zutrauen, dass unsere Vision in der Zukunft eintreten wird. Diese Zuversicht kann darin bestehen, dass man sich selbst zutraut, die Dinge seinen Wünschen entsprechend zu gestalten. Dies nennt man *Selbstwirksamkeit*. Die Zuversicht kann aber auch darin begründet sein, dass man an die Macht anderer Menschen glaubt, die Dinge entsprechend unseren Wünschen zu gestalten: Eltern, Politiker, Therapeuten. Und schließlich kann sich die Zuversicht auch aus abstrakten Ideen speisen: Man kann glauben, ein weiser Gott werde die Dinge in seinem Sinn gestalten und durch Gebete könnten wir Einfluss darauf nehmen. Man kann glauben, dass der Lauf der Geschichte die Dinge regeln wird und Gerechtigkeit sich Bahn bricht. Man kann auch an höhere Prinzipien glauben, deren Regeln wir erst erforschen müssen, um Einfluss auf unsere Zukunft nehmen zu können.

Der dritte Aspekt der Hoffnung ist der *Trost*. Hier wendet sich die Zukunft zurück in die Gegenwart und lässt sie erträglicher erscheinen. Wenn wir eine Vorstellung davon haben, dass es in Zukunft besser sein wird als gegenwärtig, so fühlen wir uns nicht nur gestärkt, das gegenwärtige Unbill zu ertragen, sondern auch motiviert, unseren Plan auf den Weg zu bringen.

Es verwundert also wenig, dass umfangreiche Forschung auf dem Gebiet der Positiven Psychologie zeigen konnte, dass „hoffnungsvolle" Menschen gesünder leben. Personen, die auch in schwierigen Situationen an günstige Veränderungen glauben und sich zutrauen, diese „irgendwie" anzupacken, treiben mehr Sport, kümmern sich um Krebsvorsorge und zeigen bessere Krankheitsverläufe selbst bei schweren körperlichen Erkrankungen. Und natürlich hat die Hoffnung einen starken Einfluss auf unsere psychische Befindlichkeit sowie auf den Verlauf von schwerwiegenden psychischen Erkrankungen.

HOFFNUNG

Ist es nicht eine Charakteristik von schweren psychische Erkrankungen, dass sie unsere Fähigkeit, Hoffnung zu empfinden, direkt schwächen? Ist Hoffnungslosigkeit nicht ein Symptom von Burn-out, Depressionen, Psychosen oder schweren Angststörungen? Haben wir es hier nicht mit einem Teufelskreis zu tun? Je ausgeprägter die Depression, desto größer die Hoffnungslosigkeit, umso schlimmer die Depression?

Ja und nein. Es ist richtig, dass schwere psychische Störungen unsere Hoffnungsfähigkeit beeinträchtigen. Es ist aber auch richtig, dass wir sie gezielt fördern können. Doch dazu weiter unten.

Zur Bedeutung von Hoffnung bei Borderline-Störungen und komplexer PTBS

Gerade zu Beginn der Therapie fühlen sich viele Menschen, die an Borderline-Störungen oder komplexer PTSD leiden, oft zutiefst hoffnungslos: Die negativen Emotionen wirken überwältigend. Sie fühlen sich den Intrusionen ausgeliefert, der Anspannung und der Angst, verlassen zu werden. Sie fühlen sich einsam, unverstanden und krank vor Sehnsucht, einfach nur verstanden und gemocht zu werden. Vor die Frage gestellt, wie sie sich ihre Zukunft denn ausmalen würden, wenn all ihre Symptome und Probleme verschwunden wären, können die wenigsten eine positive Antwort geben. Das ist verständlich. Solange man damit beschäftigt ist, um das soziale Überleben zu kämpfen, ist es schwierig, sich seine Zukunft auszumalen.

Andererseits suchen Sie ja therapeutische Hilfe und Unterstützung. Und dies würden Sie nicht tun, wenn Sie nicht eine gewisse Hoffnung in sich spürten, dass Sie Ihr Erleben und Verhalten verbessern könnten. Auch wenn diese Hoffnung manchmal nur ein Keim ist – Sie können die Hoffnung gezielt fördern.

Wie kann man Hoffnung fördern?

Führt man sich die oben genannten Aspekte von Hoffnung noch einmal vor Augen, wird deutlich, wie wir Hoffnung stärken können.

1. Jede Hoffnung nährt sich aus einer Vision. Also einer Vorstellung davon, wie die Dinge in etwa aussehen sollten in der Zukunft. Am stärksten wirken bildliche Vorstellungen. Diese Vorstellungen kann man entwickeln. Man kann sie mental stärken und spürbar machen, und man kann sie aktivieren, um die Kraft zu spüren, die diese Vision ausstrahlt.
2. Die Hoffnung braucht einen Weg. Sonst ist sie nur ein Wunsch, von dem keine Kraft ausgeht. Also sollten wir uns Möglichkeiten vorstellen, wie diese Vision Wirklichkeit werden könnte.
3. Dabei sollten wir uns möglichst auf uns selbst verlassen oder auf Dinge, die wir beeinflussen können. Darauf basiert die Zuversicht. Es geht darum, sich auf den Weg zu machen. Entscheidend sind kleine konkrete Schritte auf dem neuen Weg.
4. Jeder Schritt vorwärts stärkt die Hoffnung. Und jedes Quäntchen Hoffnung lässt die Gegenwart besser ertragen.

Konkrete Schritte

Die allerwichtigste Information lautet: Die Wirksamkeit von DBT ist wissenschaftlich nachgewiesen. Wenn Sie sich auf die Therapie einlassen, wenn Sie mitarbeiten, haben Sie eine große Chance, dass sich die Dinge rasch zum Besseren wenden. Die DBT bietet zudem eine Vielzahl von Werkzeugen und Übungen, die Ihnen gezielt helfen, aus dem Teufelskreis der Hoffnungslosigkeit herauszukommen. Wahrscheinlich haben Sie schon einige kennengelernt: der alte und der neue Weg; die Arbeit an Werten; Therapieziele setzen; ABC GESUND; *Wise-Mind*-Übungen und vieles mehr.

- Notieren Sie in der Tagebuchkarte, wie hoch das Vertrauen ist, das Sie in die Therapie setzen. Sprechen Sie mit Ihrer Therapeutin darüber, falls Ihr Vertrauen schwindet.
- Sprechen Sie mit anderen Betroffenen, die bereits Erfahrung mit dieser Therapie gemacht haben.
- Organisieren Sie sich in Selbsthilfegruppen.
- Bitten Sie Ihre Therapeutin, Sie in der Imaginationsübung „Momente der Zuversicht" anzuleiten, und führen Sie diese regelmäßig durch.

ANGST VOR POSITIVEN GEFÜHLEN

Grundlagen

Wozu gibt es positive Emotionen? Die meisten würden sagen, dass diese Emotionen unser Leben verschönern sollen. Tatsächlich aber wurden positive Gefühle für den gleichen Zweck wie negative Gefühle entwickelt, nämlich um unser Verhalten zu steuern. Wann immer wir positive Gefühle wie Stolz, Nähe, Liebe, Glück, Aufregung und sexuelle Erregung erleben, will unser Gehirn diese Gefühle so lange wie möglich bewahren, und wenn sie verschwinden, hat das Gehirn den Impuls, sie wieder hervorzurufen.
Wir richten unser Verhalten also darauf aus, negative Gefühle zu vermeiden und positive zu erhalten. Dabei steigert die Erwartung von positiven Gefühlen unsere Motivation.

Fast jede Leistung, die unseren Werten entspricht, geht normalerweise mit einer positiven Emotion einher: Wir fühlen uns zufrieden, manchmal sind wir auch ein wenig stolz auf uns. Dies hilft uns, unsere Orientierung im Leben beizubehalten und Schwierigkeiten zu überwinden. Die meisten Menschen haben auch gelernt, ihre Stimmung durch Fantasien aufzuhellen, die positive Gefühle erzeugen. Das hat einen starken Einfluss auf die Stimmungslage im Alltag. Es gibt jedoch auch Angst vor positiven Gefühlen, und dann versucht man sie zu vermeiden.

Die Bedeutung positiver Gefühle für Menschen mit Borderline-Störungen und komplexer PTBS

Menschen, die Opfer von sexueller Gewalt oder Missbrauch waren, haben oft gelernt, dass positive Gefühle wie Nähe, Vertrauen, Intimität oder Zärtlichkeit mit Enttäuschung, Schmerz, Missbrauch und Terror verbunden sind. Diese positiven Gefühle sind Teil ihres Trauma-Netzwerks geworden. Das bedeutet, dass diese Gefühle zu Auslösern des Trauma-Netzwerks werden können, was mit Flashbacks, Scham, Selbsthass und vielen anderen negativen Gefühlen einhergeht.

Aber auch Menschen, denen die Missbrauchserfahrungen erspart geblieben sind, können Angst vor positiven Gefühlen entwickeln, wenn Vertrauen enttäuscht wurde oder Nähe auch Gefahr bedeutete. Kinder von alkoholkranken Eltern, depressiven Müttern oder emotional sehr empfindliche Menschen berichten davon.

Es ist kein Wunder, dass die Betroffenen dann versuchen, im weiteren Verlauf sowohl positive als auch negative Gefühle zu vermeiden. Leider ist der Preis dafür hoch. Das Leben ist traurig, blass und düster ohne positive Gefühle. Und es ist schwierig, für die eigenen Werte und Ziele zu arbeiten und zu kämpfen, wenn man Angst vor der Belohnung hat und Stolz als unangenehm einstuft. Können Sie keine positiven Fantasien nutzen, um Ihre Stimmung aufzuhellen, unterliegen Sie der ständigen Gefahr, depressiv zu werden.

Auf den Punkt gebracht: Gut zu leben ist die beste Rache. Ist es nicht höchste Zeit für Sie, zu lernen, Ihre positiven Gefühle zuzulassen, zu genießen und sinnvoll damit umzugehen?

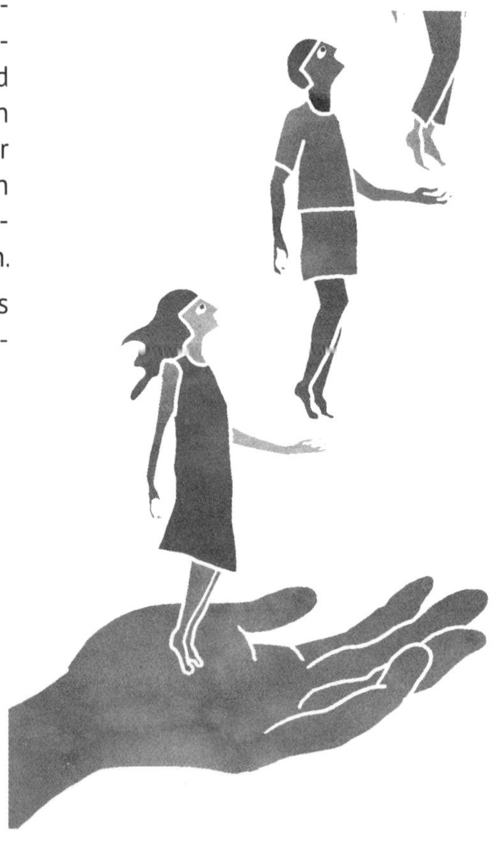

ANGST VOR POSITIVEN GEFÜHLEN

Typische Auslöser und Interpretationen

Typische Auslöser sind die positiven Gefühle selbst. Die Erfahrung von Nähe, Intimität, Geborgenheit, sexueller Erregung oder Stolz führen dann zu einem undefinierten Gefühl von Unbehagen und Unwohlsein, manchmal auch zu Angst. Die typischen Gedanken sind: „Ich kann dieses Gefühl nicht ertragen. Ich werde sowieso enttäuscht. Ich kann das Gefühl der Sehnsucht nicht ertragen. Ich verdiene es nicht, gut behandelt zu werden. Ich vertraue diesen Gefühlen nicht. Ich kann den Schmerz dieser Gefühle nicht ertragen."

Körperliche Reaktionen

Die körperlichen Reaktionen sind meistens unspezifisch, aber oft begleitet von einem hohen Maß an undefiniertem Unwohlsein und Anspannung.

Handlungsdrang

Der klassische Handlungsdrang ist, die positiven Gefühle zu vermeiden oder ihnen zu entkommen. Wenn Nähe und Intimität die Auslöser sind, werden manchmal Wut und Angst aktiv, die Aggressivität oder nicht sinnvolles Verhalten fördern.

Übliche emotionale Folgen

Die Vermeidung oder Flucht vor positiven Gefühlen wird oft von Frustration, Trauer und Selbsthass begleitet. Die Unfähigkeit, positive Fantasien zu entwickeln, führt zu Depressionen und dem allgegenwärtigen Gefühl der Abgestumpftheit.

Wie kann ich die Angst vor positiven Gefühlen reduzieren?

NUTZEN SIE DEN STOP-SKILL!

S	**Stop!** Reagieren Sie nicht. Wie hoch ist Ihre Anspannung?
T	**Testen Sie Ihre Anspannung!**
O	**Offen für *Wise Mind!*** Öffnen Sie sich für Ihr Bild von *Wise Mind*. Nehmen Sie wahr, was gerade jetzt, in diesem Moment, geschieht, sowohl in der äußeren Welt (Reality Check) als auch innerlich. Beschreiben Sie: Was sehen Sie, was hören Sie? Was fühlen Sie? Welchen Handlungsdrang verspüren Sie? „Nein, ich kann diese Nähe nicht erdulden. Ich verdiene es nicht, nett behandelt zu werden. Ich will meine Beziehung zerstören. Ich werfe mir vor, dass ich stolz bin."
P	**Passt das?** Ist der Handlungsdrang auf lange Sicht sinnvoll? Ergibt mein Handlungsdrang auf kurze und lange Sicht Sinn?

Wenn Ihre Antwort nein lautet, dann führen Sie einen fünften Schritt aus:

- Reduzieren Sie die Intensität der Angst vor positiven Gefühlen.
- Handeln Sie entgegengesetzt!

ANGST VOR POSITIVEN GEFÜHLEN

Wie lässt sich ungerechtfertigte Angst vor positiven Gefühlen kurzfristig verringern?

BLEIBEN SIE IN DER SITUATION!

1. **Beruhigen Sie Ihre Atmung**

   Nutzen Sie Techniken, um die Atmung zu kontrollieren. Am besten ist es, Ihre Hände auf Ihren Bauch zu legen und gemeinsam mit Ihrer Atmung zu bewegen. Atmen Sie tief in den Bauch ein und bewegen Sie Ihre Hände dabei nach außen, danach bewegen Sie die Hände beim Ausatmen nach innen. Versuchen Sie, Ihre Ausatmung zu verlängern, und machen Sie eine kleine Pause, bevor Sie wieder einatmen.

2. **Ändern Sie Ihre Gedanken**

   Hören Sie auf, über die Endlichkeit der positiven Gefühle zu grübeln, schalten Sie den alten Film ab. Geben Sie positiven Gefühlen eine Chance. Versuchen Sie zu sagen: „Ja, so ist es jetzt gerade. Ich habe das jetzt mal verdient, ich lasse mich jetzt mal darauf ein."

3. **Ändern Sie Ihre Körperhaltung**

   Entspannen Sie Ihre Bauchmuskeln und atmen Sie tief in Ihren Bauch ein, lächeln Sie leicht und öffnen Sie Ihre Hände.

4. **Ändern Sie Ihre Wahrnehmung**

   Bleiben Sie in diesem Moment. Erleben und genießen Sie ihn. Schauen Sie sich die glücklichen Gesichter um Sie herum an und versuchen Sie, die Natur so wahrzunehmen, wie sie ist. Bleiben Sie im Hier und Jetzt.

5. **Ändern Sie Ihren Handlungsdrang**

   Sie können sogar versuchen, Ihre positiven Gefühle mit anderen zu teilen! Es ist nicht so, wie Sie denken: Menschen, die positive Gefühle teilen, werden viel mehr geschätzt als Sauertöpfe!

Wie kann ich positive Gefühle langfristig erhöhen?

Füttern Sie Ihre kleinen Monster nicht!

HANDELN SIE GEGENSÄTZLICH!

Wenn wir Angst haben, fühlen wir den Drang, uns abzuwenden oder die Quelle der positiven Gefühle zu zerstören. Gegensätzlich zu handeln heißt: Sie sollten sich so oft wie möglich positiven Gefühlen aussetzen. Suchen Sie sich aus der Liste der positiven Aktivitäten (siehe 2.5 IB 31) einige aus, arbeiten Sie jeden Tag an dieser Liste. Sprechen Sie mit Ihrer Therapeutin über Ihr Übungsprogramm. Notieren Sie sich die Übungen auf Ihrer Tagebuchkarte! Versuchen Sie sich selbst zu loben, das ist eine Exposition. Das ist harte Arbeit, aber sie zahlt sich aus!

ANGST VOR POSITIVEN GEFÜHLEN

Gefühl	Mythos	Fakten	Was möchten Sie üben?
Stolz	Stolze Menschen sind hochnäsig und werden von anderen abgelehnt.	Menschen, die ihren berechtigten Stolz teilen, schließen Freundschaften.	
Freude	Menschen, die Freude ausdrücken, werden als oberflächlich angesehen und von anderen abgelehnt.	Menschen, die ihre Freude teilen, sind beliebter als andere.	
Nähe	Nähe und Intimität ist eine Einladung für Missbrauch.	Nähe und berechtigtes Vertrauen können sicher und sehr angenehm sein.	
Glück	Glück ist ein zufälliges, oberflächliches Gefühl, auf das unmittelbar eine bittere Enttäuschung folgt.	Glück kann erarbeitet, toleriert und kultiviert werden.	
Sexuelle Erregung	Sexuelle Erregung bedeutet, die Kontrolle über das Verhalten zu verlieren.	Selbst durch intensive sexuelle Erregung verliert man nicht die Kontrolle über die Situation.	

GEMISCHTE EMOTIONEN UND EMOTIONALE NETZE

Grundlagen

Stellen Sie sich vor: Ihre Mutter ruft an, um Ihnen zu Ihrem Geburtstag zu gratulieren. Nach zwei Sätzen beginnt sie, über Ihre Schwester zu sprechen, die ihr Staatsexamen vor zwei Wochen bestanden hat. Ganz im Gegensatz zu Ihnen, die Sie doch immer nur Schwierigkeiten bereiten würden. Wie intelligent die Schwester doch sei und wie stolz sie immer auf ihre Leistung sein kann. Sie erzählt Ihnen auch, dass sie selbst, also die Mutter, starke Rückenschmerzen hat und seit einer Woche nicht mehr schlafen kann. Sie möchte Sie sehen. So rasch wie möglich, Sie hätten ja eh nichts zu tun. Um genau zu sein, erwartet sie, dass Sie sie besuchen und ein paar Tage bei ihr bleiben, um sie zu trösten und für sie einzukaufen.

Wie würden Sie sich fühlen? Angenehm überrascht? Ja, zu Anfang wahrscheinlich – zumindest ruft Ihre Mutter an, um Ihnen zu gratulieren. Letztes Jahr hatte sie Ihren Geburtstag vergessen. Eifersüchtig? Sicher, Ihre Schwester ist der Star – das war sie schon immer. Im Gegensatz zu Ihnen ist sie jedermanns Liebling. Genau genommen hassen Sie sie. Mitfühlend? Ja, Ihre Mutter leidet, und Sie wissen, wie schrecklich Rückenschmerzen sein können. Empört? Ja, wie kommt die Mutter auf die Idee, dass Sie nichts anderes zu tun hätten, als sich um Sie zu kümmern, wann immer sie das will? Schuldig? Ja, wie können Sie so schlecht über Ihre arme und leidende Mutter denken! Beschämt? Ja, was für eine schlechte und undankbare Tochter Sie doch sind!

Wie würden Sie auf den Wunsch Ihrer Mutter reagieren? Sie wissen es nicht? Sie haben keinen eindeutigen Handlungsdrang? Das ist sehr verständlich. Unterschiedliche Gefühle drängen zu unterschiedlichen Handlungen. Wahrscheinlich würden Sie sich gelähmt fühlen. Auch das ist verständlich. Widersprechen sich mehrere Handlungsimpulse, ist es schwierig, eine einzige Handlung daraus abzuleiten. Sie spüren Ihre innere Anspannung steigen. Das ist normal. Wenn ein Handlungsdrang nicht verarbeitet werden kann, steigt die Anspannung.

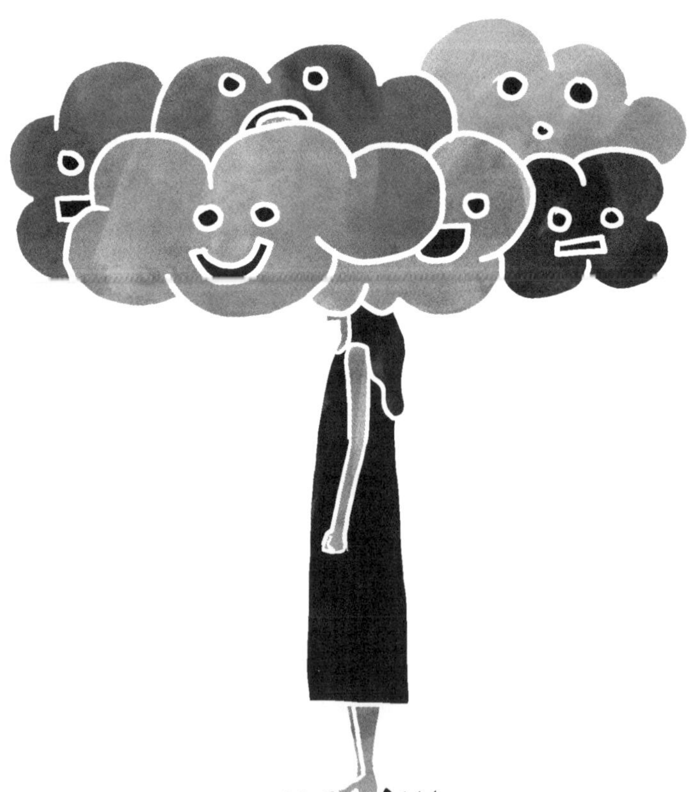

GEMISCHTE EMOTIONEN UND EMOTIONALE NETZE

Welche Bedeutung haben „gemischte Emotionen" für Menschen mit Borderline-Störung und komplexer PTSD?

Jeder Mensch erlebt mehrere Gefühle gleichzeitig, zumindest meistens. Die meisten nehmen diese Tatsache gar nicht zur Kenntnis. Ganz reine Gefühle sind eher selten. Deshalb werden die meisten unserer Handlungen in der Regel durch Gewohnheiten oder durch eine Vielzahl von unbewussten Entscheidungen gesteuert. Wann aber wird dieses Gefühlsmischmasch wichtig und wann problematisch?

Die Probleme entstehen meist dann, wenn die verschiedenen Gefühle sehr stark sind. Starke Gefühle fordern ein sofortiges Handeln. Sind diese Handlungsimpulse widersprüchlich, werden die Gefühle in der Regel noch stärker und übernehmen die Kontrolle über unser Gehirn und erzeugen dort Verwirrung, manchmal sogar Panik. Ein vernünftiges Gleichgewicht wird schwierig. Wie in einem Teufelskreis wird die Anspannung stärker und aktiviert manchmal das Trauma-Netzwerk – was entsprechende Folgen hat.

Wie kann ich mit gemischten Emotionen umgehen?

NUTZEN SIE DEN STOP-SKILL!

S	**Stop!** Keine unüberlegten Handlungen! Ihre Emotionen versuchen, Sie zu unüberlegtem Handeln zu zwingen.
T	**Testen Sie Ihre Anspannung!** Wie hoch ist Ihr Spannungsniveau? Über 70: Hochstress Skills – Unter 70: *Wise Mind:* Legen Sie Ihre Hand dorthin, wo Sie *Wise Mind* am besten spüren. Entspannen Sie Ihre Hände, Ihre Kiefermuskeln, lächeln Sie sanft. Konzentrieren Sie sich auf Ihre Atmung: Atmen Sie zehnmal langsam ein, sagen Sie ruhig „*Wise*". Atmen Sie langsam aus, sagen Sie ruhig „*Mind*".
O	**Offen für *Wise Mind!*** Öffnen Sie sich für Ihr Bild von *Wise Mind*. Nehmen Sie wahr, was gerade jetzt, in diesem Moment, geschieht, sowohl in der äußeren Welt (Reality Check) als auch innerlich. Beschreiben Sie: Was sehen Sie, was hören Sie? Was fühlen Sie? Welchen Handlungsdrang verspüren Sie? Beschreiben Sie all Ihre unterschiedlichen Gefühle. Auch unterschiedliche Gefühle haben ihre Berechtigung. Sagen Sie leise: „Ja, so ist das jetzt gerade."
P	**Passt das?** Was wollen Sie tun? Fragen Sie *Wise Mind*. Steht Ihr Plan im Einklang mit *Wise Mind?* Das heißt: Handeln Sie angemessen im Hinblick auf Ihre langfristigen Ziele und Ihre Werte?

GEMISCHTE EMOTIONEN

Üben Sie den Umgang mit gemischten Emotionen

Sie können mit diesem Arbeitsblatt nachträglich eine Situation klären oder auch ein zukünftiges Ereignis planen. Schritt eins: Schließen Sie Ihre Augen und erinnern Sie sich an das vergangene Ereignis bzw. stellen Sie sich vor, was geschehen wird.

Machen Sie sich Notizen:

Was ist genau geschehen, wer hat was gesagt – bzw. was wird wohl passieren, wer könnte was sagen?

Wie haben Sie sich gefühlt bzw. wie fühlen Sie sich, wenn Sie an das zukünftige Ereignis denken? Nehmen Sie jede einzelne Emotion wahr und beschreiben Sie sie. Beurteilen Sie sie nicht. Jede Emotion ist willkommen.

Emotion 1:

Emotion 2:

Emotion 3:

Emotion 4:

Emotion 5:

Treten Sie innerlich einen Schritt zurück und nehmen alle diese Gefühle mit ihren teilweise auch unterschiedlichen Handlungsimpulsen wahr. Wozu drängen Sie diese Emotionen? Sie können auch fragen, was „will" die Emotion, damit ihr Bedürfnis befriedigt ist?

Emotion 1: möchte

Emotion 2: möchte

Emotion 3: möchte

Emotion 4: möchte

Emotion 5: möchte

Was wäre das für Ihre Ziele hilfreichste Verhalten? Bitten Sie *Wise Mind* um einen Kompromiss. Was wäre (könnte) die klügste Entscheidung sein – kurz- und langfristig?

Wise Mind rät:

VORSICHT, FALLE – ALTE NETZE!

Wenn die Vergangenheit die Gegenwart bestimmt

Menschen mit Borderline-Störungen oder komplexer PTBS haben in ihrer Vergangenheit wiederholt belastende oder traumatische Erfahrungen gemacht. Manche dieser Erfahrungen werden als Netzwerke gespeichert (siehe auch 2.5 IB 6 und 2.1 IB 1, 2, 3). Diese emotionalen Netzwerke verknüpfen Emotionen, sinnliche Eindrücke, körperliche Befindlichkeit und automatische Bewertung von Ereignissen. Auch die entsprechenden Handlungen können von diesen alten Netzwerken gesteuert werden.

Diese Netzwerke sind durchaus sinnvoll – sie ermöglichen, dass wir auf bestimmte Ereignisse, die an alte Erfahrungen erinnern, automatisch und schnell reagieren, ohne lange nachzudenken, ohne auf Einzelheiten und Details zu achten. Wenn wir bestimmte Geräusche hören, werden wir alarmiert, bestimmte Gerüche verleiten uns zur Flucht und bestimmte Bemerkungen lösen in uns Wut und Ärger aus. Im Zweifelsfall lieber auf Nummer sicher gehen – so sammelt unser Gehirn die Erfahrungen der Vergangenheit. Weil diese Netzwerke auch automatisch wirken, wenn wir unser Verhalten planen, sollen sie uns vor zukünftigen negativen Ereignissen schützen.

Doch: „Wer einmal von einer Schlange gebissen wurde, erschrickt ein Leben lang vor einem Seil." Dieses chinesische Sprichwort trifft ein zentrales Problem: Gerade weil einzelne Signale genügen, um die Netzwerke auszulösen, gibt es oft falschen Alarm. Borderline-Patientinnen, die schlechte Erfahrung mit sozialer Ausgrenzung gemacht haben, sehen zwei Freundinnen auf dem Schulhof plaudern und reagieren mit Enttäuschung, Neid, Wut und Selbsthass. Die Vorstellung, zu einem Bewerbungstermin für ein Praktikum zu gehen, löst ein altes Netzwerk aus, das mit Zurückweisung, Versagen, Scham und Demütigung verbunden ist. Und wenn Sie mit Panik, Verzweiflung und Verlassenheit reagieren, weil Ihr Partner ein Treffen absagt, dann beruht auch dies auf einem alten Netzwerk der Verlassenheit, das die Regie übernimmt. Die Betroffenen befinden sich im falschen Film, als trüge man eine VR-Brille, die einem vorspielt, in einer Achterbahn zu sitzen: Man spürt förmlich, wie man aus der Kurve getragen wird, die steile Abfahrt verschlägt einem den Atem, manchmal schreit man auch. Auf Außenstehende wirkt dies dann verstörend. Die können ja nicht ahnen, dass man gerade Achterbahn fährt.

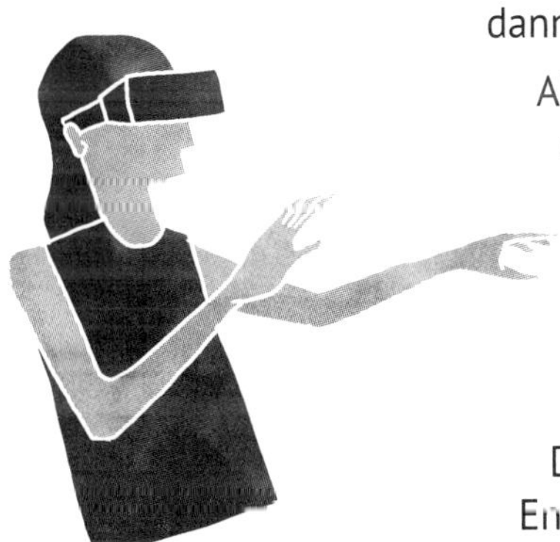

Alte Netzwerke laufen immer nach dem gleichen Muster ab, daher passen sie nicht in die Realität und erzeugen, wenn man entsprechend handelt, rundweg Probleme: So werden die beiden Freundinnen auf dem Schulhof sich über gehässige Bemerkungen wundern und auf Abstand gehen. Die Kollegen, die vergebens auf Sie für das Bewerbungsgespräch warten, werden keinen neuen Termin vergeben, und der Partner wird sich überlegen, ob er sich nicht besser tatsächlich trennt, weil er die anhaltenden Dramen nicht mehr erträgt. Die meisten Betroffenen bemerken im Nachgang, also wenn „der alte Film" zu Ende ist, dass etwas gründlich schiefgelaufen ist. Entweder sie schämen sich dann für ihr Verhalten oder sie ärgern sich über unverständliche Reaktionen der anderen. Irgendwie passte alles nicht zusammen. Mal wieder.

Wäre es nicht hilfreich, früher zu bemerken, dass man sich im falschen Film befindet? Dass die alten Netzwerke aktiviert sind? Dass man die Wirklichkeit aus Sicht der Vergangenheit interpretiert? Dann könnte man versuchen, die Wirklichkeit durch eine andere Brille zu sehen und sich etwas stimmiger zu verhalten.

Der Skill „Vorsicht, Falle" besteht aus 4 Schritten und sollte Ihnen dabei helfen, alte Muster zu vermeiden:

- Schritt 1: Beschreiben Sie Ihre alten Netzwerke (Ihre falschen Filme) im Vorfeld (2.5 AB 16–18).
- Schritt 2: Erkennen Sie Ihre alten Netzwerke (Ihre falschen Filme), wenn sie aktiv sind.
- Schritt 3: Praktizieren Sie den Skill „STOP – Frage *Wise Mind*".
- Schritt 4: Handeln Sie entsprechend.

VORSICHT, FALLE 1

Schritt 1: Beschreiben Sie Ihre alten emotionalen Netzwerke (Ihre falschen Filme) im Vorfeld.

Dieses Arbeitsblatt dient dazu, Ihre alten emotionalen Netzwerke zu untersuchen und zu benennen. Unsere Erfahrungen zeigen, dass Menschen mit traumatischen Beziehungserfahrungen in Kindheit und Jugend ihre Erfahrungen häufig in zwei spezifischen Netzwerken abspeichern, die wir Ihnen als Modelle anbieten: das emotionale Netzwerk der Verlassenheit und das emotionale Netzwerk der sozialen Demütigung. Zusätzlich können Sie Ihr persönliches Netzwerk bearbeiten.

Menschen, die von sexueller Traumatisierung betroffen sind, entwickeln häufig sog. Trauma-Netzwerke, die nicht mit diesem Arbeitsblatt bearbeitet werden, sondern in der Einzeltherapie, mit einem gesonderten Arbeitsblatt.

Typ 1: Das Netzwerk Verlassenheit

Hier geht es um die Themen Verlassenwerden, Einsamkeit, Existenzangst, anders zu sein als alle anderen, das Gefühl der Fremdheit und des Ausgestoßenseins – also um soziale Zugehörigkeit. Wir nehmen an, dass diese Netzwerke mit frühen Erfahrungen des Verlassenwerdens und des sozialen Ausschlusses durch Gleichaltrige zu tun haben.

Die Schlüsselemotionen des Typ-1-Netzwerkes sind vergleichbar mit den Gefühlen, die ein kleines Kind erlebt, das sich von seiner Familie verlassen fühlt. Das sind vor allem: Grauen, Angst, Bedrohung, Verlassenheit, Schuld, Entsetzen, Eifersucht, Panik. Hinzu kommt ein diffuses Gefühl von Schuld, das immer dann entsteht, wenn man sich von sozialem Ausschluss bedroht sieht.

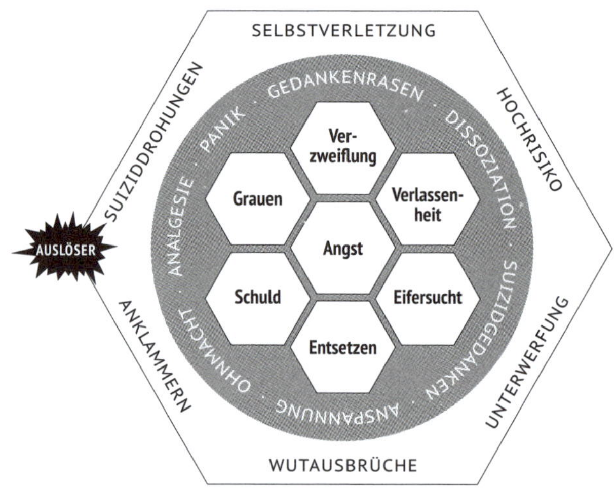

Typ 2: Das Netzwerk Demütigung

Hier geht es um die Themen Versagen, geringe Wertschätzung, Demütigung, Abwertung, das Gefühl, minderwertiger zu sein als andere. Das Thema ist sozialer Status. Wir nehmen an, dass dieses Netzwerk mit Erfahrungen der Demütigung innerhalb der Familie, aber auch der Ausgrenzung durch Gleichaltrige zu tun hat.

Die Schlüsselemotionen des Typ-2-Netzwerkes sind vergleichbar mit den Gefühlen, die ein Kind oder eine Jugendliche erlebt, die von wichtigen Bezugspersonen keine Anerkennung bekommt und lächerlich gemacht wird. Also vor allem: Scham, Enttäuschung, Beschämung, Selbsthass, aber auch Angst, Ohnmacht und manchmal Neid und Wut.

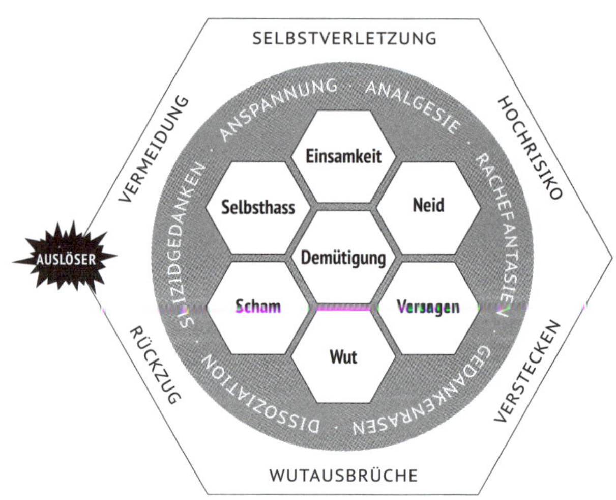

Emotionale Netzwerke bestehen aus Gefühlen, Gedanken, Körperwahrnehmung und Handlungsimpulsen.

VORSICHT, FALLE 1

Denken Sie an eine jüngere Episode intensiver emotionaler Belastung oder Hochspannung (die von dysfunktionalem Verhalten gefolgt sein kann oder auch nicht).
Überlegen Sie zunächst, welche Emotionen dabei aktiv waren:

Emotionen

Angst	☐ ☐ ☐ ☐ ☐ ☐ ☐ ☐ ☐ ☐ 0 = Gar nicht .... Sehr intensiv = 100
Verlust	☐ ☐ ☐ ☐ ☐ ☐ ☐ ☐ ☐ ☐ 0 = Gar nicht .... Sehr intensiv = 100
Wut	☐ ☐ ☐ ☐ ☐ ☐ ☐ ☐ ☐ ☐ 0 = Gar nicht .... Sehr intensiv = 100
Selbsthass	☐ ☐ ☐ ☐ ☐ ☐ ☐ ☐ ☐ ☐ 0 = Gar nicht .... Sehr intensiv = 100
Verzweiflung	☐ ☐ ☐ ☐ ☐ ☐ ☐ ☐ ☐ ☐ 0 = Gar nicht .... Sehr intensiv = 100
Ohnmacht	☐ ☐ ☐ ☐ ☐ ☐ ☐ ☐ ☐ ☐ 0 = Gar nicht .... Sehr intensiv = 100
Bedrohung	☐ ☐ ☐ ☐ ☐ ☐ ☐ ☐ ☐ ☐ 0 = Gar nicht .... Sehr intensiv = 100
Enttäuschung	☐ ☐ ☐ ☐ ☐ ☐ ☐ ☐ ☐ ☐ 0 = Gar nicht .... Sehr intensiv = 100
Schuld	☐ ☐ ☐ ☐ ☐ ☐ ☐ ☐ ☐ ☐ 0 = Gar nicht .... Sehr intensiv = 100
Scham	☐ ☐ ☐ ☐ ☐ ☐ ☐ ☐ ☐ ☐ 0 = Gar nicht .... Sehr intensiv = 100
Hoffnungslosigkeit	☐ ☐ ☐ ☐ ☐ ☐ ☐ ☐ ☐ ☐ 0 = Gar nicht .... Sehr intensiv = 100
Einsamkeit	☐ ☐ ☐ ☐ ☐ ☐ ☐ ☐ ☐ ☐ 0 = Gar nicht .... Sehr intensiv = 100
Demütigung	☐ ☐ ☐ ☐ ☐ ☐ ☐ ☐ ☐ ☐ 0 = Gar nicht .... Sehr intensiv = 100
Neid	☐ ☐ ☐ ☐ ☐ ☐ ☐ ☐ ☐ ☐ 0 = Gar nicht .... Sehr intensiv = 100
Eifersucht	☐ ☐ ☐ ☐ ☐ ☐ ☐ ☐ ☐ ☐ 0 = Gar nicht .... Sehr intensiv = 100
Grauen	☐ ☐ ☐ ☐ ☐ ☐ ☐ ☐ ☐ ☐ 0 = Gar nicht .... Sehr intensiv = 100
Entsetzen	☐ ☐ ☐ ☐ ☐ ☐ ☐ ☐ ☐ ☐ 0 = Gar nicht .... Sehr intensiv = 100
Anderes:	☐ ☐ ☐ ☐ ☐ ☐ ☐ ☐ ☐ ☐ 0 = Gar nicht .... Sehr intensiv = 100

Versuchen Sie nun, diese Emotionen einem der beiden Netzwerke zuzuordnen:
Typ 1: Angst vor Verlassenheit; Typ 2: Demütigung. Nutzen Sie dazu die Arbeitsblätter 2.5 AB 17 und 18.
Falls Ihre Emotionen zu keinem der beiden Netzwerke passen, benutzen Sie das Arbeitsblatt 2.5 AB 19.

VORSICHT, FALLE 1

Körperliche Empfindungen und geistige Zustände

Denken Sie an die jüngere Episode intensiver emotionaler Belastung oder Hochspannung. Überlegen Sie nun, was Sie dabei spürten und wie Sie sich geistig fühlten:

Welche körperlichen und geistigen Zustände traten auf?

Anspannung	☐ ☐ ☐ ☐ ☐ ☐ ☐ ☐ ☐ ☐ 0 = Gar nicht .... Sehr intensiv = 100
Schmerzlosigkeit	☐ ☐ ☐ ☐ ☐ ☐ ☐ ☐ ☐ ☐ 0 = Gar nicht .... Sehr intensiv = 100
Verwirrung	☐ ☐ ☐ ☐ ☐ ☐ ☐ ☐ ☐ ☐ 0 = Gar nicht .... Sehr intensiv = 100
Innere Leere	☐ ☐ ☐ ☐ ☐ ☐ ☐ ☐ ☐ ☐ 0 = Gar nicht .... Sehr intensiv = 100
Inneres Rasen	☐ ☐ ☐ ☐ ☐ ☐ ☐ ☐ ☐ ☐ 0 = Gar nicht .... Sehr intensiv = 100
Dissoziation	☐ ☐ ☐ ☐ ☐ ☐ ☐ ☐ ☐ ☐ 0 = Gar nicht .... Sehr intensiv = 100
Innere Taubheit	☐ ☐ ☐ ☐ ☐ ☐ ☐ ☐ ☐ ☐ 0 = Gar nicht .... Sehr intensiv = 100
Enttäuschung	☐ ☐ ☐ ☐ ☐ ☐ ☐ ☐ ☐ ☐ 0 = Gar nicht .... Sehr intensiv = 100
Anderes:	☐ ☐ ☐ ☐ ☐ ☐ ☐ ☐ ☐ ☐ 0 = Gar nicht .... Sehr intensiv = 100
Anderes:	☐ ☐ ☐ ☐ ☐ ☐ ☐ ☐ ☐ ☐ 0 = Gar nicht .... Sehr intensiv = 100

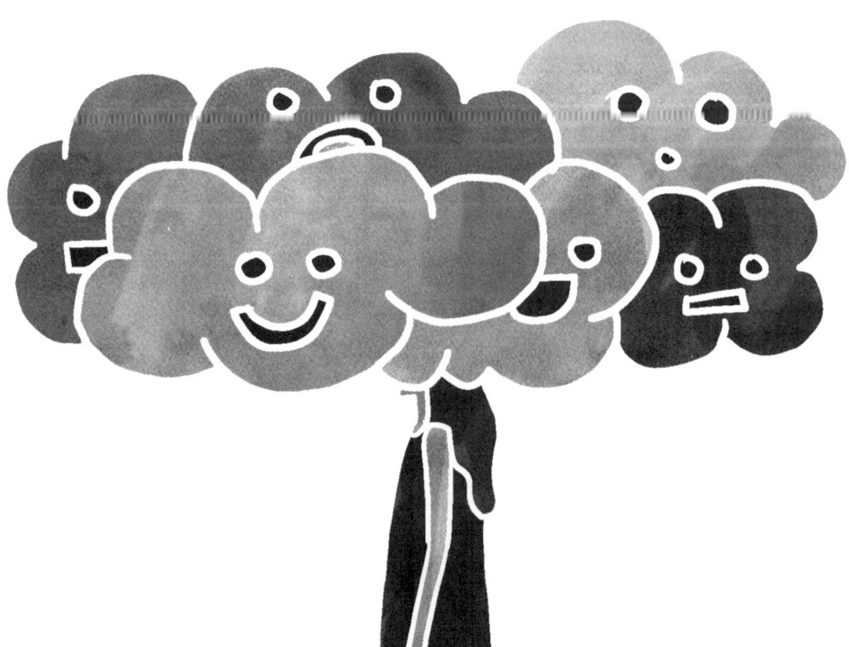

VORSICHT, FALLE 1

Überlegen Sie nun, welche Handlungsimpulse Ihnen durch den Kopf gingen:

Welche Wünsche und Handlungsdränge entstehen?

Wunsch nach Selbstverletzung	☐ ☐ ☐ ☐ ☐ ☐ ☐ ☐ ☐ ☐ 0 = Gar nicht ...... Sehr intensiv = 100
Wunsch nach Alkohol	☐ ☐ ☐ ☐ ☐ ☐ ☐ ☐ ☐ ☐ 0 = Gar nicht ...... Sehr intensiv = 100
Wunsch nach Suizid	☐ ☐ ☐ ☐ ☐ ☐ ☐ ☐ ☐ ☐ 0 = Gar nicht ...... Sehr intensiv = 100
Wunsch nach Aggression	☐ ☐ ☐ ☐ ☐ ☐ ☐ ☐ ☐ ☐ 0 = Gar nicht ...... Sehr intensiv = 100
Drang nach köper-licher Aktivität	☐ ☐ ☐ ☐ ☐ ☐ ☐ ☐ ☐ ☐ 0 = Gar nicht ...... Sehr intensiv = 100
Drang nach Hoch-risikoverhalten	☐ ☐ ☐ ☐ ☐ ☐ ☐ ☐ ☐ ☐ 0 = Gar nicht ...... Sehr intensiv = 100
Wunsch, sich anzuklammern	☐ ☐ ☐ ☐ ☐ ☐ ☐ ☐ ☐ ☐ 0 = Gar nicht ...... Sehr intensiv = 100
Wunsch nach Rückzug	☐ ☐ ☐ ☐ ☐ ☐ ☐ ☐ ☐ ☐ 0 = Gar nicht ...... Sehr intensiv = 100
Wunsch nach Kontakt mit anderen	☐ ☐ ☐ ☐ ☐ ☐ ☐ ☐ ☐ ☐ 0 = Gar nicht ...... Sehr intensiv = 100
Anderes:	☐ ☐ ☐ ☐ ☐ ☐ ☐ ☐ ☐ ☐ 0 = Gar nicht ...... Sehr intensiv = 100
Anderes:	☐ ☐ ☐ ☐ ☐ ☐ ☐ ☐ ☐ ☐ 0 = Gar nicht ...... Sehr intensiv = 100

Übertragen Sie nun auch diese beiden Aspekte, also Körperempfinden, Gedanken und Handlungsimpulse in die Arbeitsblätter 2.5 AB 17 und 18. Versuchen Sie, die beiden Netzwerke jeweils zu trennen. Falls das nicht funktioniert, können Sie gerne das Arbeitsblatt 2.5 AB 19 verwenden.

Typische Auslöser für Schlüssel-Emotionen-Netzwerke

Typ 1: Verlassenheit

Welche äußeren oder inneren Auslöser sind typisch für Ihre Schlüssel-Netzwerke?

Ich sehe, wie andere zusammenstehen und Spaß haben.	☐ ☐ ☐ ☐ ☐ ☐ ☐ ☐ ☐ ☐ 0 = Gar nicht typisch ...... Sehr typisch = 100
Wenn andere zu mir freundlich und herzlich sind	☐ ☐ ☐ ☐ ☐ ☐ ☐ ☐ ☐ ☐ 0 = Gar nicht typisch ...... Sehr typisch = 100
Wenn ich allein bin	☐ ☐ ☐ ☐ ☐ ☐ ☐ ☐ ☐ ☐ 0 = Gar nicht typisch ...... Sehr typisch = 100
Wenn ich unter Kollegen bin	☐ ☐ ☐ ☐ ☐ ☐ ☐ ☐ ☐ ☐ 0 = Gar nicht typisch ...... Sehr typisch = 100

VORSICHT, FALLE 1

5/10

Wenn andere mehr Aufmerksamkeit bekommen als ich	☐ ☐ ☐ ☐ ☐ ☐ ☐ ☐ ☐ ☐ 0 = Gar nicht typisch .... Sehr typisch = 100
Wenn ich abgelehnt werde	☐ ☐ ☐ ☐ ☐ ☐ ☐ ☐ ☐ ☐ 0 = Gar nicht typisch .... Sehr typisch = 100
Wenn jemand unzuverlässig ist	☐ ☐ ☐ ☐ ☐ ☐ ☐ ☐ ☐ ☐ 0 = Gar nicht typisch .... Sehr typisch = 100
Wenn ich jemandem emotional sehr nahekomme	☐ ☐ ☐ ☐ ☐ ☐ ☐ ☐ ☐ ☐ 0 = Gar nicht typisch .... Sehr typisch = 100
Wenn ich mich abhängig von jemandem fühle	☐ ☐ ☐ ☐ ☐ ☐ ☐ ☐ ☐ ☐ 0 = Gar nicht typisch .... Sehr typisch = 100
Wenn sich eine wichtige Person entfernt	☐ ☐ ☐ ☐ ☐ ☐ ☐ ☐ ☐ ☐ 0 = Gar nicht typisch .... Sehr typisch = 100
Wenn mich jemand verlässt	☐ ☐ ☐ ☐ ☐ ☐ ☐ ☐ ☐ ☐ 0 = Gar nicht typisch .... Sehr typisch = 100
Wenn ich jemanden attraktiv finde	☐ ☐ ☐ ☐ ☐ ☐ ☐ ☐ ☐ ☐ 0 = Gar nicht typisch .... Sehr typisch = 100
Wenn ich mich in jemanden verliebe	☐ ☐ ☐ ☐ ☐ ☐ ☐ ☐ ☐ ☐ 0 = Gar nicht typisch .... Sehr typisch = 100
Wenn ich melancholisch bin	☐ ☐ ☐ ☐ ☐ ☐ ☐ ☐ ☐ ☐ 0 = Gar nicht typisch .... Sehr typisch = 100
Wenn ich mich einsam fühle	☐ ☐ ☐ ☐ ☐ ☐ ☐ ☐ ☐ ☐ 0 = Gar nicht typisch .... Sehr typisch = 100
Wenn ich Trauer spüre	☐ ☐ ☐ ☐ ☐ ☐ ☐ ☐ ☐ ☐ 0 = Gar nicht typisch .... Sehr typisch = 100
Wenn ich mich ohnmächtig fühle	☐ ☐ ☐ ☐ ☐ ☐ ☐ ☐ ☐ ☐ 0 = Gar nicht typisch .... Sehr typisch = 100
Wenn ich verwirrt bin	☐ ☐ ☐ ☐ ☐ ☐ ☐ ☐ ☐ ☐ 0 = Gar nicht typisch .... Sehr typisch = 100
Wenn ich irgendwie unter Stress stehe	☐ ☐ ☐ ☐ ☐ ☐ ☐ ☐ ☐ ☐ 0 = Gar nicht typisch .... Sehr typisch = 100
Wenn ich Streit mit einem Freund oder einer Freundin habe	☐ ☐ ☐ ☐ ☐ ☐ ☐ ☐ ☐ ☐ 0 = Gar nicht typisch .... Sehr typisch = 100
Wenn jemand, der mir wichtig ist, nicht sofort Zeit hat	☐ ☐ ☐ ☐ ☐ ☐ ☐ ☐ ☐ ☐ 0 = Gar nicht typisch .... Sehr typisch = 100
Anderes:	☐ ☐ ☐ ☐ ☐ ☐ ☐ ☐ ☐ ☐ 0 = Gar nicht typisch .... Sehr typisch = 100

VORSICHT, FALLE 1

Typ 2: Demütigung und Abwertung

Welche äußeren oder inneren Auslöser sind typisch für Ihr Demütigungs-Netzwerk?

Ich sehe, wie andere zusammenstehen und Spaß haben.	☐ ☐ ☐ ☐ ☐ ☐ ☐ ☐ ☐ ☐ 0 = Gar nicht typisch .... Sehr typisch = 100
Wenn andere zu mir freundlich und herzlich sind	☐ ☐ ☐ ☐ ☐ ☐ ☐ ☐ ☐ ☐ 0 = Gar nicht typisch .... Sehr typisch = 100
Wenn ich unter Kollegen bin	☐ ☐ ☐ ☐ ☐ ☐ ☐ ☐ ☐ ☐ 0 = Gar nicht typisch .... Sehr typisch = 100
Wenn ich kritisiert werde	☐ ☐ ☐ ☐ ☐ ☐ ☐ ☐ ☐ ☐ 0 = Gar nicht typisch .... Sehr typisch = 100
Wenn andere besser sind als ich	☐ ☐ ☐ ☐ ☐ ☐ ☐ ☐ ☐ ☐ 0 = Gar nicht typisch .... Sehr typisch = 100
Wenn andere mehr Aufmerksamkeit bekommen als ich	☐ ☐ ☐ ☐ ☐ ☐ ☐ ☐ ☐ ☐ 0 = Gar nicht typisch .... Sehr typisch = 100
Wenn ich in einen Fehler mache	☐ ☐ ☐ ☐ ☐ ☐ ☐ ☐ ☐ ☐ 0 = Gar nicht typisch .... Sehr typisch = 100
Wenn ich abgelehnt werde	☐ ☐ ☐ ☐ ☐ ☐ ☐ ☐ ☐ ☐ 0 = Gar nicht typisch .... Sehr typisch = 100
Wenn jemand unzuverlässig ist	☐ ☐ ☐ ☐ ☐ ☐ ☐ ☐ ☐ ☐ 0 = Gar nicht typisch .... Sehr typisch = 100
Wenn mich jemand ungerecht behandelt	☐ ☐ ☐ ☐ ☐ ☐ ☐ ☐ ☐ ☐ 0 = Gar nicht typisch .... Sehr typisch = 100
Wenn ich jemandem emotional sehr nahekomme	☐ ☐ ☐ ☐ ☐ ☐ ☐ ☐ ☐ ☐ 0 = Gar nicht typisch .... Sehr typisch = 100
Wenn ich mich abhängig von jemandem fühle	☐ ☐ ☐ ☐ ☐ ☐ ☐ ☐ ☐ ☐ 0 = Gar nicht typisch .... Sehr typisch = 100
Wenn mich jemand ungerecht behandelt	☐ ☐ ☐ ☐ ☐ ☐ ☐ ☐ ☐ ☐ 0 = Gar nicht typisch .... Sehr typisch = 100
Wenn ich jemanden attraktiv finde	☐ ☐ ☐ ☐ ☐ ☐ ☐ ☐ ☐ ☐ 0 = Gar nicht typisch .... Sehr typisch = 100
Wenn ich mich in jemanden verliebe	☐ ☐ ☐ ☐ ☐ ☐ ☐ ☐ ☐ ☐ 0 = Gar nicht typisch .... Sehr typisch = 100
Wenn ich melancholisch bin	☐ ☐ ☐ ☐ ☐ ☐ ☐ ☐ ☐ ☐ 0 = Gar nicht typisch .... Sehr typisch = 100
Wenn ich mich einsam fühle	☐ ☐ ☐ ☐ ☐ ☐ ☐ ☐ ☐ ☐ 0 = Gar nicht typisch .... Sehr typisch = 100

VORSICHT, FALLE 1

Wenn ich verwirrt bin	☐ ☐ ☐ ☐ ☐ ☐ ☐ ☐ ☐ ☐	0 = Gar nicht typisch .... Sehr typisch = 100
Wenn ich irgendwie unter Stress stehe	☐ ☐ ☐ ☐ ☐ ☐ ☐ ☐ ☐ ☐	0 = Gar nicht typisch .... Sehr typisch = 100
Wenn mich jemand lobt	☐ ☐ ☐ ☐ ☐ ☐ ☐ ☐ ☐ ☐	0 = Gar nicht typisch .... Sehr typisch = 100
Wenn ich stolz bin	☐ ☐ ☐ ☐ ☐ ☐ ☐ ☐ ☐ ☐	0 = Gar nicht typisch .... Sehr typisch = 100
Anderes:	☐ ☐ ☐ ☐ ☐ ☐ ☐ ☐ ☐ ☐	0 = Gar nicht typisch .... Sehr typisch = 100
Anderes:	☐ ☐ ☐ ☐ ☐ ☐ ☐ ☐ ☐ ☐	0 = Gar nicht typisch .... Sehr typisch = 100

Übertragen Sie nun die wichtigsten Auslöser für die beiden Netzwerke in die Arbeitsblätter 2.5 AB 17 und AB 18 bzw. in das Arbeitsblatt 2.5 AB 19.

Kurzfristige Bewältigungsstrategien

Der nächste Schritt besteht darin, sich zu überlegen, welche Methoden Sie anwenden, um diese unangenehmen Schlüssel-Netzwerke aufzulösen, abzuschwächen oder zu vermeiden. Manche dieser Verhaltensweisen helfen kurzfristig und sind auch langfristig sinnvoll, wie z. B. Musikhören, Sporttreiben, sich ablenken, ein Gespräch suchen.

Manche Verhaltensweisen, insbesondere diejenigen, die sehr schnell helfen, sind jedoch langfristig schädlich. Sie werden daher als Problemverhalten bezeichnet.

Selbstverletzungen	☐ ☐ ☐ ☐ ☐ ☐ ☐ ☐ ☐ ☐	0 = Gar nicht .... Sehr häufig = 100
Suizidversuche	☐ ☐ ☐ ☐ ☐ ☐ ☐ ☐ ☐ ☐	0 = Gar nicht .... Sehr häufig = 100
Suiziddrohungen	☐ ☐ ☐ ☐ ☐ ☐ ☐ ☐ ☐ ☐	0 = Gar nicht .... Sehr häufig = 100
Hochrisikoverhalten	☐ ☐ ☐ ☐ ☐ ☐ ☐ ☐ ☐ ☐	0 = Gar nicht .... Sehr häufig = 100
Wut und Aggressionsausbrüche	☐ ☐ ☐ ☐ ☐ ☐ ☐ ☐ ☐ ☐	0 = Gar nicht .... Sehr häufig = 100
Alkohol	☐ ☐ ☐ ☐ ☐ ☐ ☐ ☐ ☐ ☐	0 = Gar nicht .... Sehr häufig = 100
Drogen	☐ ☐ ☐ ☐ ☐ ☐ ☐ ☐ ☐ ☐	0 = Gar nicht .... Sehr häufig = 100

VORSICHT, FALLE 1

Essanfälle	☐ ☐ ☐ ☐ ☐ ☐ ☐ ☐ ☐ ☐	0 = Gar nicht ... Sehr häufig = 100
Brechattacken	☐ ☐ ☐ ☐ ☐ ☐ ☐ ☐ ☐ ☐	0 = Gar nicht ... Sehr häufig = 100
Sport	☐ ☐ ☐ ☐ ☐ ☐ ☐ ☐ ☐ ☐	0 = Gar nicht ... Sehr häufig = 100
Ablenken	☐ ☐ ☐ ☐ ☐ ☐ ☐ ☐ ☐ ☐	0 = Gar nicht ... Sehr häufig = 100
Anderes:	☐ ☐ ☐ ☐ ☐ ☐ ☐ ☐ ☐ ☐	0 = Gar nicht ... Sehr häufig = 100
Anderes:	☐ ☐ ☐ ☐ ☐ ☐ ☐ ☐ ☐ ☐	0 = Gar nicht ... Sehr häufig = 100

Vermeidungsstrategien

Im letzten Schritt geht es darum, zu untersuchen, welche Anstrengungen Sie unternehmen, um zu verhindern, dass diese Netzwerke aktiviert werden.
Sie haben im Laufe der Zeit gelernt, viele innere oder äußere Anlässe zu meiden, die Ihre alten Netzwerke aktivieren können. Häufig werden mit der Zeit immer mehr Dinge zum Auslöser. Dies nennt man Generalisierung. Das führt dazu, dass immer mehr Situationen vermieden werden. Manche Lebensbereiche werden gar nicht mehr gelebt – sie sind gar nicht entfaltet. Das Leben wird dadurch zunehmend eingeschränkt.

Welche Dinge meiden Sie?

Bestimmte Orte:	☐ ☐ ☐ ☐ ☐ ☐ ☐ ☐ ☐ ☐	0 = Gar nicht ... Ständig = 100
Bestimmte Aktivitäten:	☐ ☐ ☐ ☐ ☐ ☐ ☐ ☐ ☐ ☐	0 = Gar nicht ... Ständig = 100
Gegenstände:	☐ ☐ ☐ ☐ ☐ ☐ ☐ ☐ ☐ ☐	0 = Gar nicht ... Ständig = 100
Situationen:	☐ ☐ ☐ ☐ ☐ ☐ ☐ ☐ ☐ ☐	0 = Gar nicht ... Ständig = 100
Situationen:	☐ ☐ ☐ ☐ ☐ ☐ ☐ ☐ ☐ ☐	0 = Gar nicht ... Ständig = 100
Situationen:	☐ ☐ ☐ ☐ ☐ ☐ ☐ ☐ ☐ ☐	0 = Gar nicht ... Ständig = 100

VORSICHT, FALLE 1

Es gibt noch andere Möglichkeiten, die emotionale Empfindlichkeit abzuschwächen:

- intensiver Stress, dauernd beschäftigt sein (z. B. mehrere Jobs, exzessives Putzen)
- Alkohol, Drogen
- Psychopharmaka
- stark eingeschränkte Nahrungsaufnahme
- stark eingeschränkte Flüssigkeitszufuhr
- selbstverletzendes Verhalten
- vollständige emotionale Taubheit

Was unternehmen Sie, um Ihre emotionale Verwundbarkeit zu reduzieren?

Medikamente:	☐	☐	☐	☐	☐	☐	☐	☐	☐	☐
	0 = Gar nicht									100 = Ständig
Kontrolliertes Essen:	☐	☐	☐	☐	☐	☐	☐	☐	☐	☐
	0 = Gar nicht									100 = Ständig
Anderes:	☐	☐	☐	☐	☐	☐	☐	☐	☐	☐
	0 = Gar nicht									100 = Ständig
Anderes:	☐	☐	☐	☐	☐	☐	☐	☐	☐	☐
	0 = Gar nicht									100 = Ständig

Versuchen Sie nun, die Bewältigungs- und Vermeidungsstrategien auf die Arbeitsblätter 2.5 AB 17 und 18 bzw. 2.5 AB 19 zu übertragen.

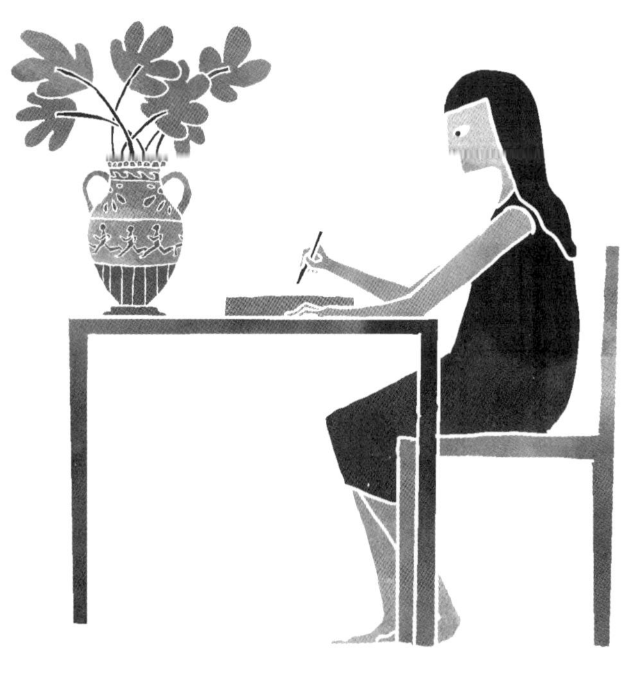

VORSICHT, FALLE 1

Benennen Sie die Erkennungszeichen (Marker) Ihrer alten Netze

Sie haben die Arbeitsblätter 2.5 AB 17 bis AB 19 bearbeitet? Dann haben Sie den ersten Schritt bewältigt! Im zweiten Schritt geht es darum, wie Sie diese alten Netzwerke erkennen, wenn Sie in Ihrem Alltag aktiv sind.
Der große Vorteil von Netzwerken ist, dass sie immer gleich sind. Manche Betroffene sagen, das sei, als würde man statt der Tagesschau einen Heimatfilm ansehen – also immer dasselbe.
Legen Sie sich noch einmal die Grafiken der Arbeitsblätter 2.5 AB 17 bis AB 19 vor. Markieren Sie die auffälligsten Merkmale dieser Netzwerke, also diejenigen Aspekte, die besonders eindringlich sind und die regelhaft auftreten. Das können bestimmte Gefühle sein, Gedanken, Anspannung oder auch körperliche Aspekte und Handlungsimpulse. Suchen Sie sich pro Netzwerk zwei bis drei Erkennungszeichen (Marker) aus, an denen Sie diese Netzwerke erkennen können.
Versuchen Sie, sich an einige Situationen Ihrer jüngsten Vergangenheit zu erinnern, in deren Verlauf die Netzwerke aktiv waren. Waren die Marker aktiv? Machen Sie sich Notizen:

Typ-1-Netzwerk – Verlassenheit (2.5 AB 17)

Meine wichtigsten Marker:

Emotionen: ....

Gedanken: ....

Körper: ....

Handlung: ....

Typ-2-Netzwerk – Demütigung (2.5 AB 18)

Meine wichtigsten Marker:

Emotionen: ....

Gedanken: ....

Körper: ....

Handlung: ....

Unspezifisches Netzwerk (2.5 AB 19)

Meine wichtigsten Marker:

Emotionen: ....

Gedanken: ....

Körper: ....

Handlung: ....

SCHLÜSSEL EMOTIONALES NETZWERK · TYP 1: VERLASSENHEIT

Übertragen Sie Ihre Aufzeichnungen von 2.5 AB 16 in dieses Schaubild. Versuchen Sie, die wichtigsten Emotionen, Gedanken, Handlungsimpulse zu notieren, die auftreten, wenn Ihre Angst vor Verlassenwerden aktiviert ist. Tragen Sie auch Ihre typischen Methoden ein, die Sie anwenden, um dieses Netzwerk abzuschwächen und zu vermeiden

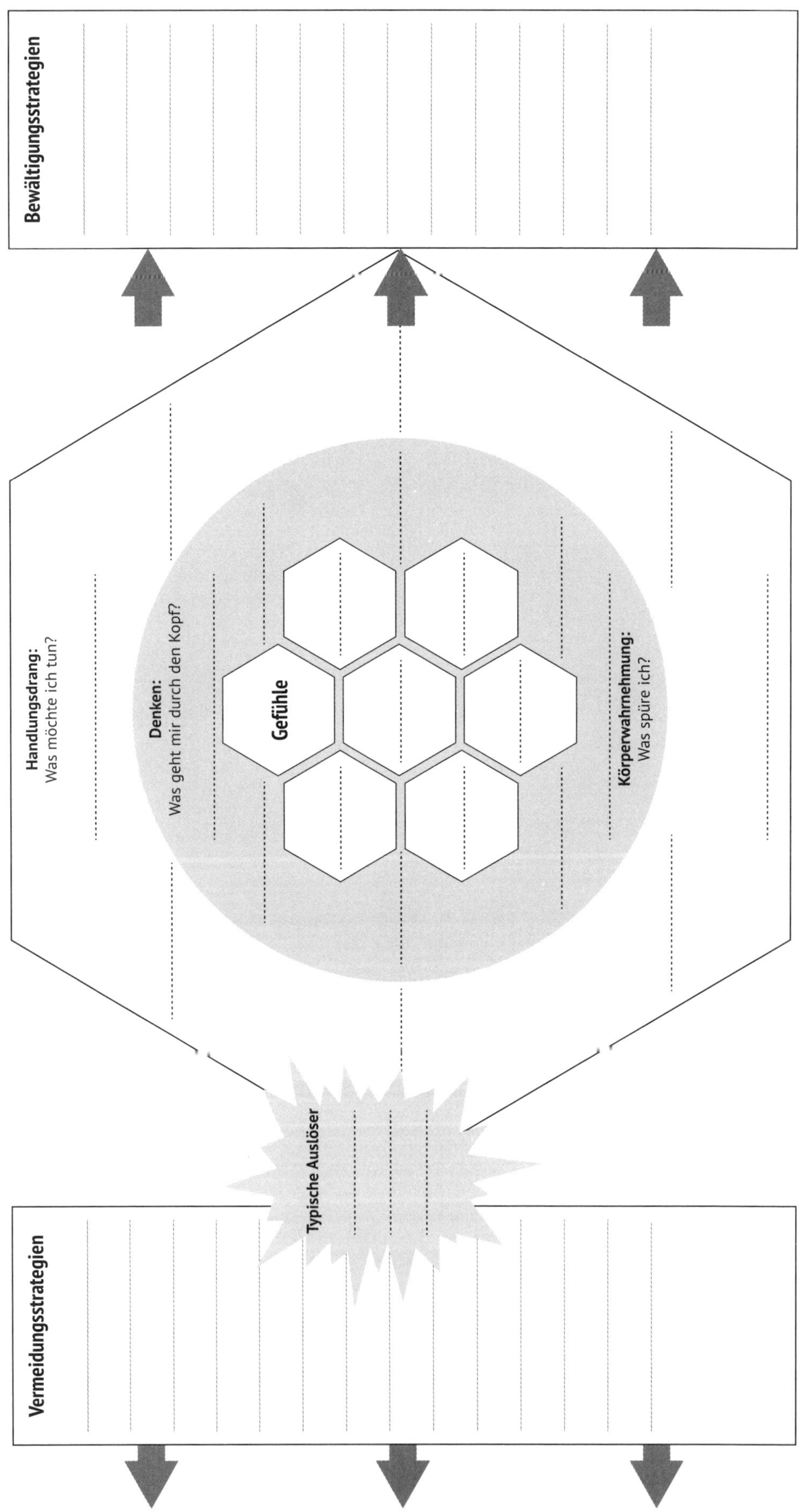

SCHLÜSSEL EMOTIONALES NETZWERK · TYP 2: DEMÜTIGUNG

Übertragen Sie Ihre Aufzeichnungen von 2.5 AB 16 in dieses Schaubild. Versuchen Sie, die wichtigsten Emotionen, Gedanken, Handlungsimpulse zu notieren, die auftreten, wenn Ihre Angst vor Demütigung aktiviert ist. Tragen Sie auch Ihre typischen Methoden ein, die Sie anwenden, um dieses Netzwerk abzuschwächen und zu vermeiden.

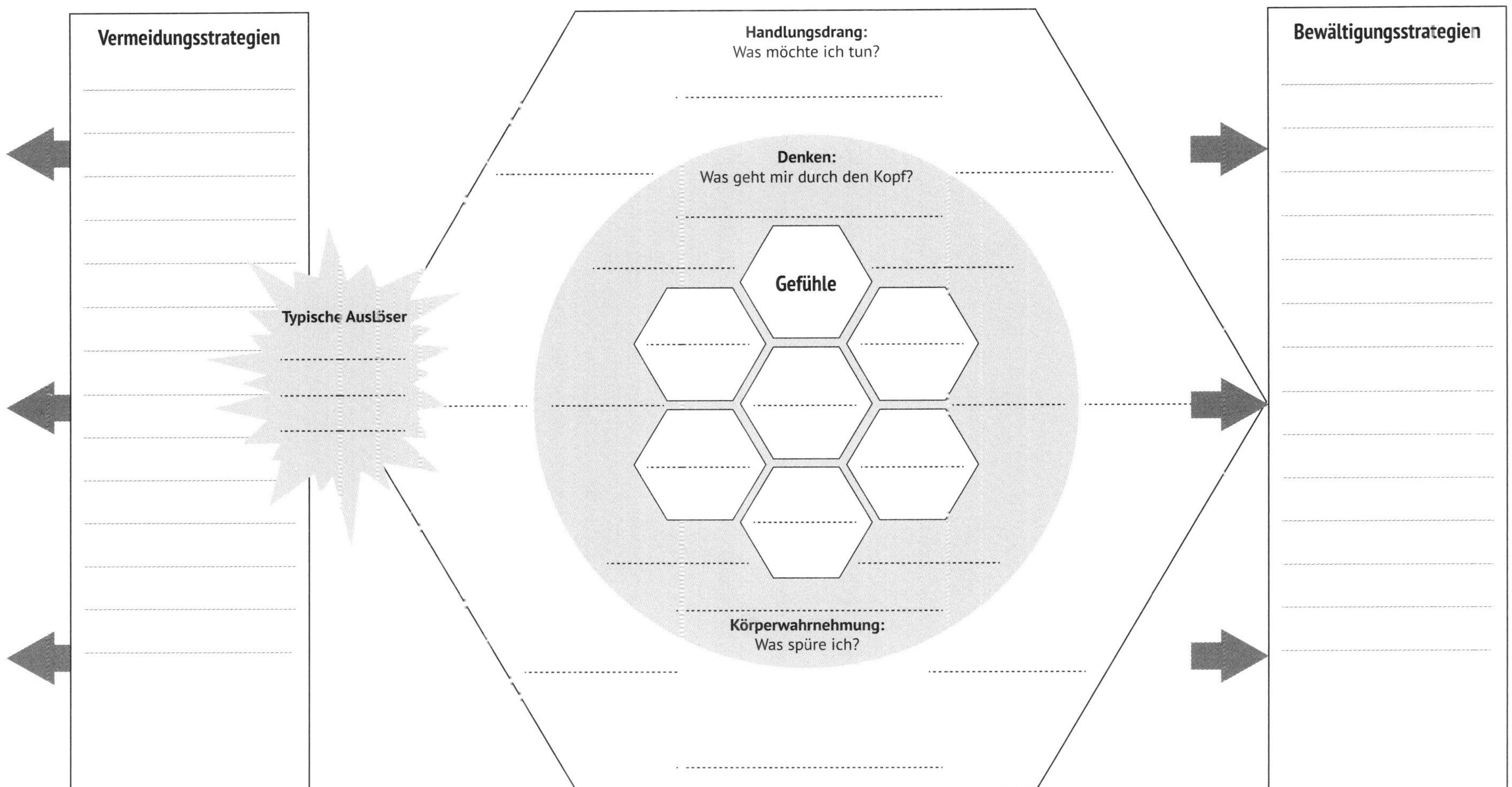

SCHLÜSSEL EMOTIONALES NETZWERK · UNSPEZIFISCH

Übertragen Sie Ihre Aufzeichnungen von 2.5 AB 16 in dieses Schaubild. Versuchen Sie, die wichtigsten Emotionen, Gedanken, Handlungsimpulse zu notieren, die auftreten, wenn Ihr persönliches Netzwerk aktiv ist. Tragen Sie auch Ihre typischen Methoden ein, die Sie anwenden, um dieses Netzwerk abzuschwächen und zu vermeiden.

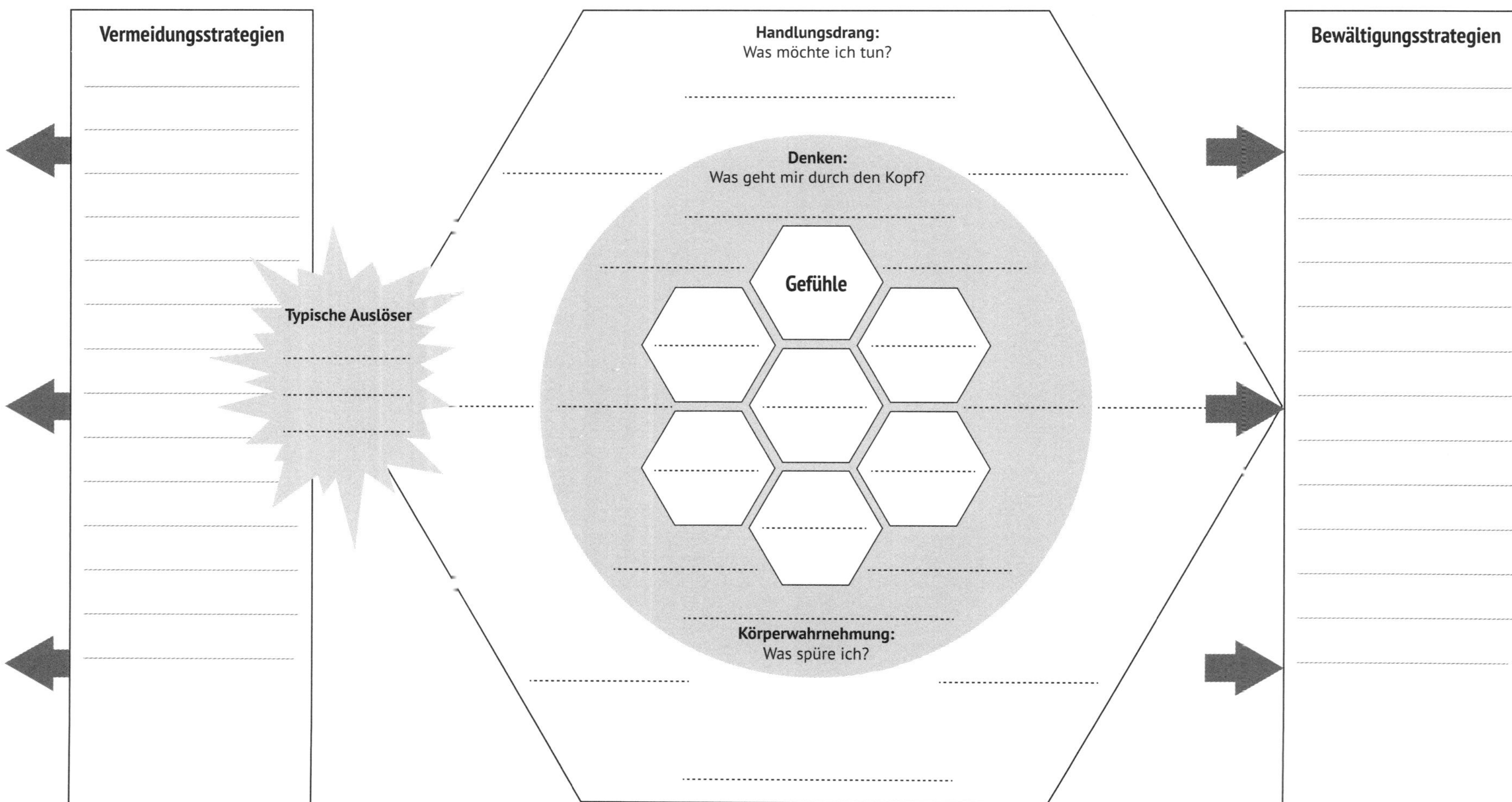

VORSICHT, FALLE 2

Schritt 2: Erkennen Sie Ihre alten Netzwerke, wenn diese aktiv sind

Der große Vorteil von Netzwerken ist, dass sie immer gleich sind. Manche Betroffene sagen, das sei, als würde man einen Heimatfilm statt der Tagesschau ansehen – also immer dasselbe. Diesen Vorteil können Sie nutzen, um die alten Netzwerke zu erkennen, wenn sie aktiviert sind.
Sie haben sich im Arbeitsblatt 2.5 AB 16 die wichtigsten Marker für Ihre Netzwerke notiert. Wann immer im Alltag Sie diese Signale bemerken, sollten Sie hellhörig werden. Vorsicht, Falle! Es könnte sein, dass Sie sich im falschen Film befinden.
Dies ist der entscheidende Schritt: Üben Sie, die Signale der alten Netzwerke zu erkennen und diese ernst zu nehmen. Sagen Sie sich innerlich etwa: „Oh, ich merke, dass ich Panik und Angst bekomme, und anfange zu klammern". Es kann sein, dass ich im falschen Verlassenheits-Film bin." Sie erinnern sich? Das Beobachten und Beschreiben von inneren Erfahrungen verbessern Sie mit Achtsamkeits-Übungen (Modul 2.3).

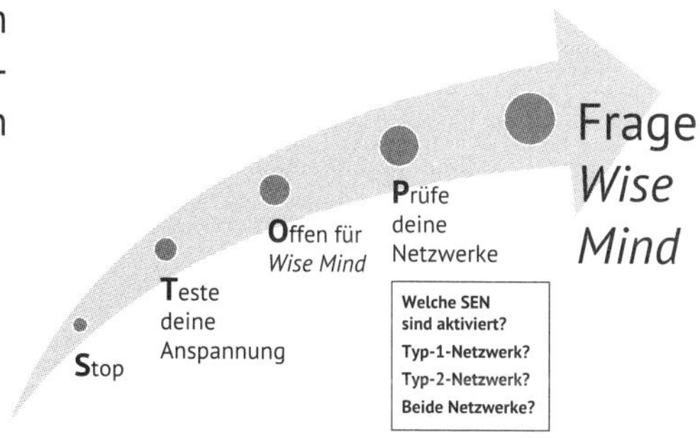

Schritt 3: STOP – frage *Wise Mind!*

Wenn Sie die Signale für alte Netzwerke beobachten, praktizieren Sie den STOP-Skill.

STOP	Sie haben das Gefühl, dass Sie nicht mehr klar denken können, dass Ihre Anspannung sehr hoch ist, dass Sie zu raschen und unüberlegten Handlungen getrieben werden? **Sagen Sie STOP. Treten Sie innerlich einen Schritt zurück.**	
Wie hoch ist die Anspannung?	Klären Sie zunächst, wie hoch auf einer Skala von 0 bis 100 Ihre gegenwärtige innere Anspannung ist (siehe 2.4 AB 1).	
> 70 %	Falls Ihre innere Anspannung **höher als 70 Prozent ist**, wenden Sie rasch wirksame **Hochstress-Skills** an. Dies sind in erster Linie starke sensorische Reize, Atemtechniken oder auch Bewegung (siehe 2.4 IB 3 Hochstress-Skills).	
< 70 % **Aktiviere *Wise Mind***	Falls Ihre innere Anspannung **niedriger als 70 Prozent** ist, aktivieren Sie *Wise Mind:* Legen Sie Ihre Hand dorthin, wo Sie *Wise Mind* am besten spüren. Entspannen Sie und öffnen Sie die Hände und Kiefermuskeln, lächeln Sie sanft. Konzentrieren Sie sich auf Ihre Atmung: Atmen Sie zehnmal langsam ein und aus. Sagen Sie beim Einatmen sanft „*Wise*"; beim Ausatmen sagen Sie sanft „*Mind*". Öffnen Sie sich für Ihr inneres Bild von *Wise Mind.*	
Beobachten **Beschreiben** **Annehmen**	Was sind meine Gedanken? Was sind meine Gefühle? Was sagt mein Körper? Was möchte ich tun?	Alte Netzwerke aktiv?
Frage *Wise Mind*	Was ist der Unterschied?	Was brauche ich gerade? Was kann ich umsichtig tun?

Handeln Sie entsprechend. (Tu so, als ob): Überwinden Sie Ihre alten Netzwerke, lassen Sie sich nicht von ihnen leiten, auch wenn es sich seltsam oder widersprüchlich anfühlt („Ja, das ist so."). Handeln Sie trotzdem so, wie *Wise Mind* Ihnen rät.

PRÜFEN SIE DIE FAKTEN

Zum Umgang mit Befürchtungen

Die meisten Befürchtungen sind uns nicht bewusst, aber sie sind sehr wirksam. Befürchtungen können zutreffen, sie können aber auch irrational, übertrieben oder schlicht unangemessen sein.

- Befürchtungen können uns daran hindern, eine wichtige Sache in Angriff zu nehmen. („Das wird eh nicht funktionieren, ich werde mich blamieren, das werde ich nicht überleben.")
- Befürchtungen können uns daran hindern, unsere Beziehungen zu gestalten. („Er könnte mich verlassen, allein kann ich nicht überleben.")
- Befürchtungen können unser psychisches Wohlbefinden massiv beeinträchtigen. („Etwas Schlimmes wird geschehen, jemand wird mich angreifen, ein Krieg wird ausbrechen.")

Mit diesem Arbeitsblatt können Sie Ihre Befürchtungen hinterfragen. Nutzen Sie im Anschluss das Arbeitsblatt 2.7 AB 3.

Schritt 1: Klarer Kopf

Bevor Sie beginnen, sollten Sie sich um einen klaren Kopf bemühen. Starke Emotionen trüben unsere Fähigkeit nachzudenken. Sicherlich hilft eine Achtsamkeitsübung, vielleicht die *Wise-Mind*-Imagination.

Schritt 2: Thema

Beschreiben Sie das „Thema", um das es geht, zum Beispiel:

„Ich sollte mich um einen neuen Job bewerben. Ich sollte eine Hausarbeit abgeben. Ich sollte meinem Partner klarmachen, dass er mich nicht anschreien darf. Ich sollte in die Skills-Gruppe gehen. Ich habe irgendwie Angst vor meinen Nachbarn."

....

....

....

....

....

Schritt 3: Bauchgefühle

Beschreiben Sie die Gefühle, die bei Ihnen auftauchen, wenn Sie an das Thema denken. Die Gefühle müssen keine präzisen Emotionen sein, zum Beispiel:

„Ich habe Druck im Bauch und einen Kloß im Hals und irgendwie Angst. Ich fühle mich minderwertig. Ich fühle Panik und Verzweiflung. Mir ist irgendwie übel. Ich fühle mich wie gelähmt."

....

....

....

....

....

PRÜFEN SIE DIE FAKTEN

Schritt 4: Befürchtungen

Beschreiben Sie Ihre Befürchtungen. Manche Befürchtungen erscheinen schon auf den ersten Blick irrational. Schreiben Sie sie dennoch auf. Alle Befürchtungen sollen aufs Papier, zum Beispiel:

„Die werden mich blöd finden und auslachen. Ich werde eh eine schlechte Note bekommen. Mein Partner wird mich verlassen, ich werde nie mehr einen neuen Partner finden, ich werde einsam sterben. Die anderen in der Skills-Gruppe werden merken, dass ich nur bluffe. Meine Nachbarn könnten sich zusammenrotten und die Türe eintreten."

Schritt 5: Überprüfen Sie die Fakten

Ordnen Sie zunächst Ihre Befürchtungen nach Schweregrad.
Dann hinterfragen Sie jede einzelne Befürchtung:

a) Wie wahrscheinlich ist es, dass diese Befürchtung tatsächlich eintritt (von 0 bis 100 Prozent)?

b) Was könnte tatsächlich im schlimmsten Fall geschehen?

c) Versuchen kleine Monster (alte Annahmen), Einfluss zu nehmen? Falls ja, welche?

d) Was wird realistisch gesehen tatsächlich geschehen und weshalb?

Zum Beispiel:

- Beim Bewerbungsgespräch werden die mich blöd finden und auslachen:
  a) 10 % – b) Ich bekomme den Job nicht. c) Ja: Ich bin nichts wert. – d) Ich werde den Job bekommen, weil ich gute Zeugnisse habe und Erzieherinnen gesucht sind.
- Ich bekomme eh eine schlechte Note:
  a) 50 % – b) Ich bekomme die schlechteste Note. – c) Ja: ich bin eine Versagerin. – d) Dass ich eine ganz gute Note bekomme, weil ich in den letzten Prüfungen auch ganz gut war.
- Mein Partner wird mich verlassen:
  a) 5 % –b) Dass ich nie mehr einen Partner finde. – c) Ja: Ich bin nicht liebenswert. – d) Dass er schmollt, weil er mich bisher noch nie verlassen hat.
- Die anderen Teilnehmer meinen, ich bluffe:
  a) 40 % – b) Keine Ahnung. – c) Ja: Ich bin anders als alle anderen. – d) Gar nichts, weil ich Skills lernen möchte.
- Die Nachbarn werden die Türe eintreten:
  a) 0,1 % – b) Sie könnten mich anschreien. – c) Ja: Die Welt ist unberechenbar, ich muss alles kontrollieren. – d) Gar nichts, weil bislang noch nie etwas passiert ist.

PRÜFEN SIE DIE FAKTEN

a) Wie wahrscheinlich ist es, dass die Befürchtung eintritt?

b) Was könnte im schlimmsten Fall geschehen?

c) Worin bestehen Ihre kleinen Monster?

d) Was wird wahrscheinlich tatsächlich geschehen und weshalb?

Schritt 6: Was könnten Sie tun, wenn der schlimmste Fall eintritt?

Zum Beispiel: „Ich könnte
– 1. mich woanders bewerben. – 2. mehr lernen. – 3. trauern.
– 4. ein paar konkrete Probleme benennen. – 5. die Polizei rufen."

Schritt 7: Alter Weg und neuer Weg

Benutzen Sie jetzt das Arbeitsblatt 2.7 AB 3 „Der alte und der neue Weg",
um die konkreten nächsten Schritte zu planen.

EMOTIONS-SURFEN

> Eine kurze Übung: Emotions-Surfen

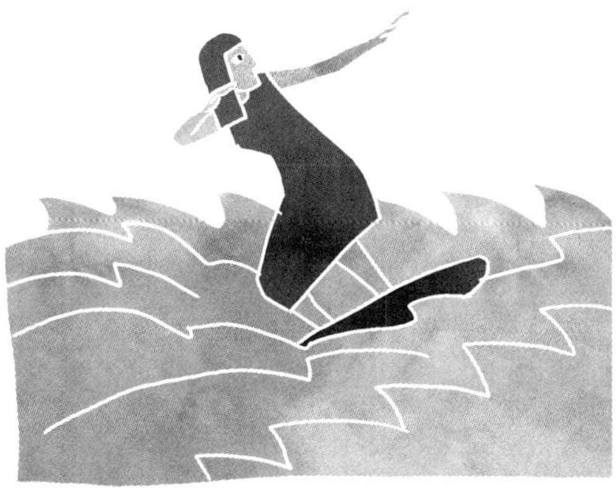

Stellen Sie sich einen wunderschönen, warmen Strand vor. Draußen auf dem Meer bauen sich immer wieder hohe Wellen auf, die brechen und schließlich auf den Strand auslaufen. Sie entdecken eine Surferin, die auf eine weitere hohe Welle wartet. Sobald sich eine Welle aufbaut, paddelt sie kraftvoll auf sie zu. Kurz bevor die Welle bricht, zieht sie sich auf das Board, kniet zunächst, und richtet sich dann auf. Sie surft entlang des Wellenkamms, mal weiter oben, mal weiter unten. Direkt hinter ihr bricht die Welle! Würde sie das Gleichgewicht verlieren, würde die Welle über ihr zusammenschlagen. Nachdem die Surferin die Welle eine Zeit lang geritten hat, läuft sie langsam aus. Die Surferin gleitet ein Stück weiter auf den Strand zu und springt schließlich vom Board hinunter.

Man kann auch auf Emotionen surfen und diese auslaufen lassen. Währenddessen werden Sie zur Surferin, die die Welle des Gefühls surft. Dies ist eine sehr hilfreiche Strategie im Umgang mit intensiven Emotionen, die Sie nicht anderweitig abschwächen können oder wollen: Statt in den Strudel der Welle hineinzugeraten und von ihr verschlungen und durchgeschüttelt zu werden, surfen Sie auf der Welle, bis sie ausläuft, und können sogar mit ihr spielen.

Von: „Ich bin das Gefühl!" zu: „Ich habe ein Gefühl!"

Wie funktioniert Emotions-Surfen?
Schritt 1: STOP-Skill (2.6 AB 6)

Wenn Sie unter intensiven Emotionen leiden, die Sie nicht abschwächen können, praktizieren Sie zunächst den STOP-Skill.

S	**Stop!** Tun Sie nichts! Bewegen Sie sich nicht! Ihre alten Netzwerke und Gefühle übernehmen die Kontrolle und zwingen Sie, ohne nachzudenken zu handeln. Behalten Sie die Kontrolle. Öffnen Sie sich für *Wise Mind*.
T	**Testen Sie Ihre Anspannung!** Wie hoch ist Ihre innere Anspannung? Wenn die Schwelle von 70 Prozent überschritten ist, wenden Sie Hochstress-Skills an.
O	**Offen für *Wise Mind!*** Treten Sie innerlich einen Schritt zurück. Öffnen Sie die Hände; legen Sie eine Hand dorthin, wo Sie *Wise Mind* am stärksten im Körper spüren; leichtes Lächeln; 10-mal *Wise Mind*: Konzentrieren Sie sich auf Ihre Atmung: Beim Einatmen sagen Sie sanft „*Wise*"; beim Ausatmen sagen Sie sanft „*Mind*". Beobachten und beschreiben Sie: Was fühle ich? Was denke ich? Was sagt mein Körper? Was ist mein Handlungsdrang?
P	**Passt das?** „Ist mein Handlungswunsch angemessen?"

EMOTIONS-SURFEN

Schritt 2: Surfen

Wenn Sie nichts Sinnvolles tun können, um die Gefühle abzuschwächen, wenn es sich um mehrere, widersprüchliche Gefühle handelt oder wenn die Gefühle stimmig sind, aber extrem stark – dann können Sie jetzt surfen:

- Schicken Sie Ihren Atem zu den Gefühlen.
- Öffnen Sie die Hände und sagen Sie sich laut im Kopf: „Ich habe jetzt gerade folgende Gefühle … Ja, so ist das gerade. Das ist jetzt gerade wild! Aber ich bin nicht das Gefühl, ich habe diese Gefühle."
- Atmen Sie weiter mit den Gefühlen, bis die Welle abnimmt und langsam ausläuft.
- Versuchen Sie, Ihre Emotionen nicht zu blockieren.
- Versuchen Sie, Ihren Emotionen freien Lauf zu lassen.
- Versuchen Sie nicht, Ihre Emotionen loszuwerden.
- Atmen Sie weiter mit den Gefühlen, bis die Welle abnimmt und langsam ausläuft.
- Erleben Sie die Gefühle, so stark sie eben jetzt gerade sind. Niemand stirbt an Emotionen.
- Beobachten und beschreiben Sie Ihren Handlungsdruck und belassen Sie es dabei.

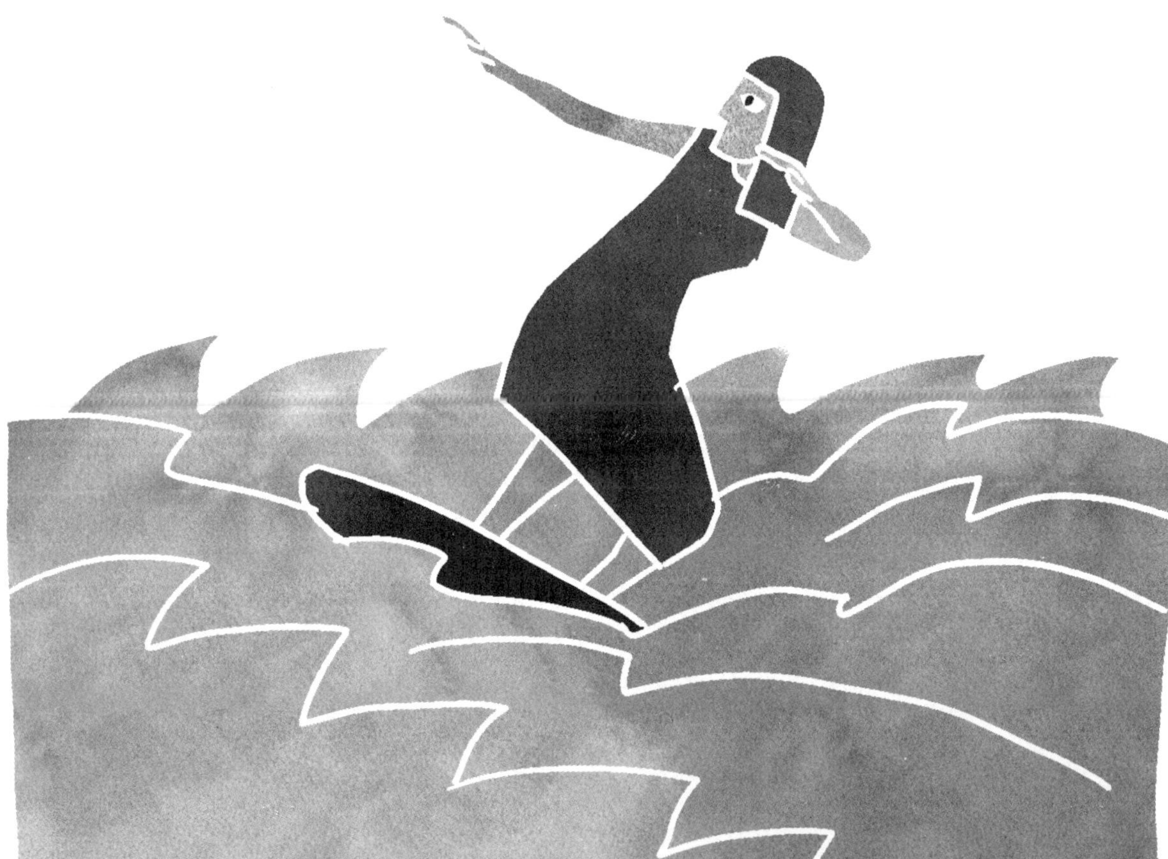

ABC GESUND

Reduzieren Sie Ihre Anfälligkeit für negative Emotionen, Dissoziation, Intrusionen und Flashbacks dadurch, dass Sie gezielt angenehme Erfahrungen sammeln. Wenn Ihre emotionale Verletzlichkeit zunimmt, werden Sie anfälliger für starke Emotionen, alte Netze, Dissoziationen und Intrusionen. Gelingt es Ihnen aber, Ihre emotionale Verletzlichkeit zu verringern, sind Sie besser gerüstet, um mit aktuellen Problemen und Schwierigkeiten umzugehen. Darüber hinaus können Sie sich besser abgrenzen gegenüber den Erfahrungen aus der Vergangenheit.

ABC GESUND

A = angenehme Gefühle sammeln

B = bewusst Verantwortung übernehmen

C = Chaos durch Planung vermeiden

G = Gymnastik und andere Bewegungen

E = Essen und Trinken

S = Schlaf

U = Untersuchung und Behandlung von körperlichen Erkrankungen

ND = Nein zu Drogen

A – Angenehme Gefühle sammeln

Unangenehme Emotionen kommen und gehen – es ist sinnvoll, diese mit angenehmen Gefühlen auszugleichen: kurzfristig und längerfristig. Achten Sie auf Ihre eigenen Bedürfnisse und die der anderen – gestalten Sie Ihr Leben.

Sammeln Sie kurzfristig angenehme Erfahrungen.

- Wählen Sie aus der nachfolgenden Liste einige angenehme Aktivitäten, die jetzt möglich sind.
- Wählen Sie jeden Tag etwas aus der Liste angenehmer Aktivitäten und setzen Sie diese auch um!
- Vermeiden Sie Vermeidung.

Nehmen Sie positive Erfahrungen achtsam wahr.

- Öffnen Sie sich für angenehme Dinge und genießen Sie.
- Denken Sie bewusst an Positives, wenn Ihre Gedanken zu negativen Dingen wandern.
- Praktizieren Sie *Wise-Mind*-Imaginationsübungen.
- Üben Sie „Momente der Geborgenheit".

Lassen Sie Sorgen kommen und gehen …

- Sie können Ihrer Sorgen gewahr werden, aber Sie mussen sie nicht ernst nehmen:
  „Ob das gute Gefühl wohl bald vorbei sein wird?"
  „Verdiene ich diese positive Erfahrung überhaupt?"
  „Werden Menschen in Zukunft zu viel von mir erwarten?"

ABC GESUND

Liste angenehmer Aktivitäten:

Achten Sie auf Ihre Bedürfnisse!

1.	Ein Bad nehmen	37.	Zum Tanzen ausgehen
2.	Dinge sammeln (Münzen, Muscheln ...)	38.	Sich selbst loben („Gut gemacht!")
3.	In den Urlaub fahren	39.	Planen, sich selbst etwas zu kaufen
4.	Alte Dinge reparieren	40.	Einen Drachen steigen lassen
5.	Zu einer Verabredung gehen	41.	Ein intensives Gespräch führen
6.	Für kurze Zeit faul sein	42.	Zeit mit der Familie verbringen
7.	Unter der Woche ins Kino gehen	43.	Motorradfahren
8.	Joggen	44.	Zärtlichen Sex haben
9.	Genießen, produktiv gewesen zu sein	45.	Laut singen
10.	Musik hören	46.	Blumen arrangieren
11.	Schöne Erinnerungen	47.	Kirchgang (Glauben praktizieren)
12.	In der Sonne liegen	48.	An den Strand gehen
13.	Sich an Reisen und Urlaube erinnern	49.	Denken, dass man ziemlich okay ist
14.	Anderen zuhören	50.	Zeichnen
15.	Eine Zeitung oder ein Magazin lesen	51.	Handarbeiten
16.	Zeit mit einem Freund verbringen	52.	Im Chor singen
17.	Sich an schöne Landschaften erinnern	53.	Flirten
18.	Spielen	54.	Ein Instrument spielen
19.	Bewusst essen	55.	Ein Geschenk basteln
20.	Karate, Judo oder Yoga praktizieren	56.	Eine (Sport-)Veranstaltung besuchen
21.	Einen ruhigen Abend zu Hause verbringen	57.	Eine Party planen
22.	Sich um Pflanzen kümmern	58.	Kochen
23.	Mannschaftssport	59.	Wandern
24.	Eine Fahrradtour	60.	Gedichte schreiben
25.	Ein Waldspaziergang	61.	Nähen
26.	Geschenke kaufen	62.	Kleidung kaufen
27.	In den Zoo gehen	63.	Auswärts essen gehen
28.	Feinkost essen	64.	Arbeiten
29.	Anderen etwas beibringen	65.	Zum Friseur gehen
30.	Fotografieren	66.	Im Bett frühstücken
31.	Mit einem Tier spielen	67.	Kuscheln
32.	Einen Roman lesen	68.	Kindern beim Spielen zuschauen
33.	Ganz bewusst alleine sein	69.	Dankbar sein für das, was man hat
34.	Tagebuch oder Briefe schreiben	70.	Meditieren
35.	Aufräumen	71.	...
36.	Ein Sachbuch lesen	72.	...

ABC GESUND

Sammeln Sie längerfristig angenehme Erfahrungen.

- Setzen Sie sich Ziele, die Ihnen Freude machen.
- Notieren Sie sich die kleinen Schritte, die in Richtung dieser Ziele führen.
- Machen Sie den ersten Schritt!
- Erstellen Sie eine Liste mit Dingen, die Ihnen längerfristig Freude bereiten.

Kümmern Sie sich um Ihre Beziehungen.

- Nehmen Sie Kontakt zu alten Freunden oder Familienmitgliedern auf, die Ihnen guttun und Sie unterstützen.
- Lernen Sie neue Menschen kennen und bauen Sie neue Beziehungen auf.
- Arbeiten Sie daran, bestehende Beziehungen zu stärken.
- Beenden Sie schädliche Beziehungen.

Gestalten Sie ein sinnerfülltes Leben – setzen Sie Ihre Werte um.

- Verdeutlichen Sie sich Ihre wichtigsten Werte (2.7 AB 4 und AB 5).
- Gestalten Sie sich einige Lebensmottos (2.7 AB 6).
- Beginnen Sie, einige Werte neu umzusetzen (2.7 AB 3).

B – Bewusst Dinge angehen und Verantwortung übernehmen

Menschen, die kleinere Aufgaben erfolgreich bewältigen, trauen sich auch zu, schwierigere Aufgaben anzugehen. Versuchen Sie, jeden Tag etwas anzugehen, das Ihnen nicht in den Schoß fällt. Also etwas, wofür Sie sich ein wenig anstrengen müssen, die „Herausforderung des Tages".

- Planen Sie so, dass Sie wahrscheinlich erfolgreich sein werden.
- Falls es nicht funktioniert, finden Sie heraus, warum, und probieren Sie es noch einmal. Falls die Aufgabe zu einfach war, stellen Sie sich schwierigere.
- Kleine Schritte zu machen ist wichtig! Es muss nichts Schwieriges, Fantastisches oder Außergewöhnliches sein. Es sollte ein kleiner Schritt sein, eine Aufgabe, die Sie heute erfolgreich bewältigen können.
- Es kann auch ein Ziel sein, an dem Sie bereits arbeiten. Achten Sie darauf, diese Aufgabe bewusst und vielleicht etwas sorgfältiger als sonst zu erfüllen.
- Nehmen Sie sich vor, einen Beitrag dazu zu leisten, die Welt in einen besseren, liebevolleren und lebenswerteren Ort zu verwandeln, und wenn es nur minimal ist.

Stärken Sie das Gefühl, dazuzugehören. Übernehmen Sie Verantwortung, auch für kleine Dinge im Leben. Auch wenn es manchmal nicht ganz einfach ist.

Planen Sie eine oder mehrere Aktivitäten pro Tag, bei denen Sie gezielt die Verantwortung für etwas oder für jemanden übernehmen. Übernehmen Sie die Verantwortung für die Pflege eines Haustieres, einer hilfsbedürftigen Person, eine gute Sache, eine Aufgabe oder für etwas Unangenehmes.

Wenn Sie der Welt etwas geben, dann wird die Welt Ihnen etwas zurückgeben.

ABC GESUND

Bitte nennen Sie mindestens drei Personen oder Aufgaben, für die Sie von Bedeutung sind. Das heißt, dass ein Problem entstehen würde, wenn es Sie plötzlich nicht mehr gäbe.

1. ....

2. ....

3. ....

C – Chaos durch Planung vermeiden

Beschreiben Sie eine zukünftige Situation, die wahrscheinlich schwierig sein wird und zu unangenehmen Gefühlen führen kann.

Situation: ....

Mögliche Schwierigkeiten: ....

Erwartete Gefühle: ....

Unterscheiden Sie: Welche Aspekte dieser möglichen Schwierigkeiten können Sie beeinflussen und welche nicht?

A: Kann ich beeinflussen	B: Kann ich nicht beeinflussen

Was können Sie tun, um den Verlauf der Dinge zu verbessern, die Sie beeinflussen können?

....

Was tun Sie, um die Dinge auszuhalten, die Sie nicht beeinflussen können?

....

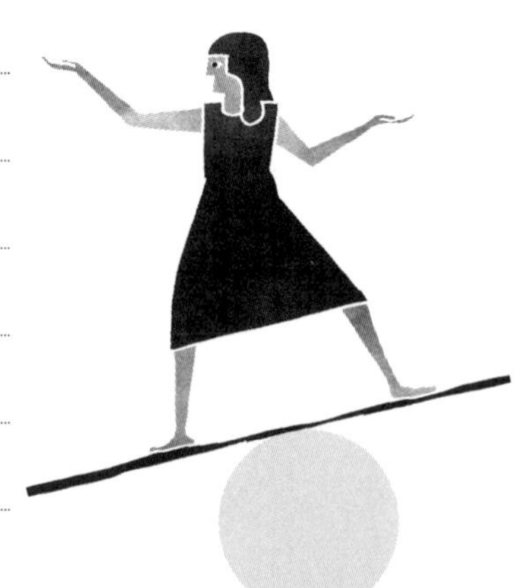

ABC GESUND

Wenn Sie Ihre Anfälligkeit durch ABC GESUND senken, sind Sie besser gerüstet, mit Schwierigkeiten umzugehen.

G – Gymnastik und andere Bewegungen

- Machen Sie jeden Tag ein paar Sportübungen (mindestens 20 Minuten)
  Das ist wirklich wichtig – zahlreiche Forschungsergebnisse zeigen, dass regelmäßiger Sport
  – die emotionale Verwundbarkeit reduziert,
  – die Laune verbessert und
  – Depressivität vorbeugt.

E – Essen und Trinken

- Essen Sie nicht zu viel und nicht zu wenig. Stellen Sie sicher, dass Sie Ihren Körper ausgewogen ernähren. Essen Sie über den Tag verteilt regelmäßig und achtsam.
- Vermeiden Sie Nahrung, die Stimmungsschwankungen auslösen kann.
- Nehmen Sie genügend Flüssigkeit zu sich.

S – Schlafen Sie gut

- Schlafen Sie ausreichend (weder zu lange noch zu wenig).
- Kreieren Sie Ihr individuelles Programm, wenn Sie Probleme mit dem Schlafen haben.
  Ein einfaches Hausmittel ist z. B., vor dem Schlafen die Unterschenkel kalt abzuduschen.

U – Untersuchung und Behandlung im Krankheitsfall

- Lassen Sie sich von Ihrem Arzt helfen.
- Pflegen Sie Ihren Körper. Gehen Sie bei Bedarf oder zur Vorsorge zum Arzt (Zahnvorsorge, gynäkologische Vorsorgeuntersuchung).
- Führen Sie Gesundheits-Checks durch und lassen Sie sich bei Schmerzen und Krankheit behandeln.
- Nehmen Sie von verschreibungspflichtigen Medikamenten nicht mehr als verschrieben bzw. nötig. Besprechen Sie Veränderungen mit Ihrem Arzt.

ND – Nein zu Drogen

- Vermeiden Sie stimmungsverändernde Substanzen (auch Cannabis).
- Vermeiden Sie Medikamente, die Ihnen nicht verschrieben wurden.
- Vermeiden Sie den Konsum von Drogen.
- Trinken Sie Alkohol bedacht und in Maßen.

Achten Sie auf Ihre Seele, indem Sie sich um Ihren Körper kümmern!

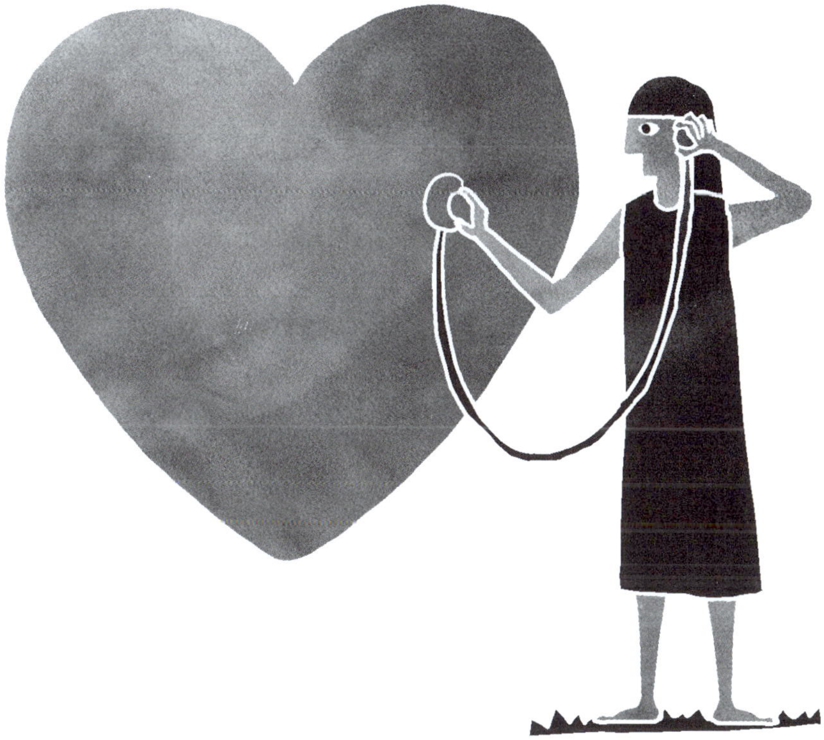

2.6 Zwischenmenschliche Fertigkeiten

ZWISCHENMENSCHLICHE FERTIGKEITEN

Was ist das Problem?

Viele Menschen mit ausgeprägten Störungen der Emotionsregulation, wie Borderline-Störungen oder komplexe PTBS, fühlen sich abgeschnitten von ihren Mitmenschen. Sie haben das Gefühl, ganz anders zu sein als andere, und fühlen sich oft zutiefst einsam. Dies hängt häufig damit zusammen, dass es nur sehr wenige Menschen gibt, denen sie wirklich vertrauen können: Wie viele enge Freundinnen und Freunde haben Sie? Wie vielen Menschen können Sie Ihre Sorgen und Geheimnisse mitteilen? Gesunde Menschen haben im Durchschnitt etwa vier bis fünf enge Freundinnen, denen sie vertrauen können. Wie viele Ihrer Bekannten würden Sie zu den engsten Freundinnen zählen?

- **Wenn Sie die Einsamkeit überwinden wollen, sollten Sie lernen, enge Beziehungen aufzubauen und zu pflegen.**

Viele Menschen mit Störungen der Emotionsregulation haben auch Schwierigkeiten am Arbeitsplatz – mit Chefs oder mit Kollegen. Aber auch in vielen anderen sozialen Bereichen ist es oft nicht einfach für sie.

- **Wenn Sie Ihre beruflichen oder auch freizeitbezogenen Ziele umsetzen wollen, sollten Sie lernen, soziale Kontakte aufzubauen und zu pflegen.**

Manche Menschen mit Störungen der Emotionsregulation sehen sich selbst als unwürdig, minderwertig und überflüssig an. Dies spiegelt sich dann in geringer sozialer Verantwortung, in schlechten Arbeitsbedingungen und häufig in schwerwiegenden sozialen Problemen.

- **Wenn Sie Ihr Selbstwertgefühl verbessern wollen, sollten Sie lernen, Ihren Verantwortungsbereich zu erweitern und Ihre sozialen Beziehungen zu verbessern.**

Das Modul Zwischenmenschliche Fertigkeiten ist darauf ausgerichtet, Ihnen in diesen drei Bereichen zu helfen: in partnerschaftlichen oder freundschaftlichen Beziehungen, in den weiteren sozialen Rollen und im sozialen Selbstwert.

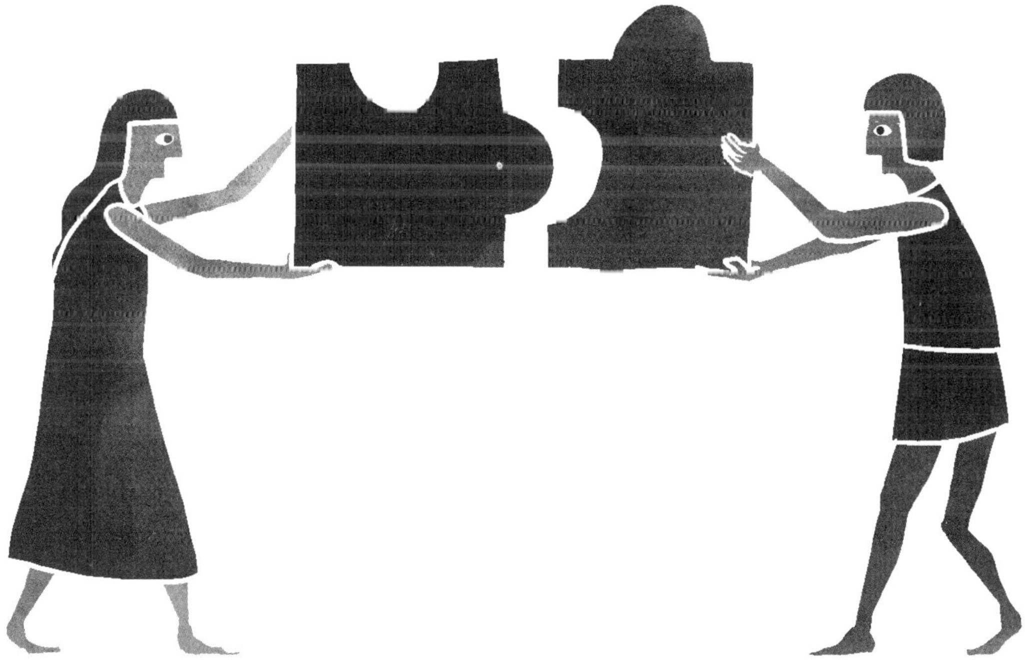

ZWISCHENMENSCHLICHE FERTIGKEITEN: EINFÜHRUNG

Ziele der zwischenmenschlichen Fertigkeiten

Sie können lernen, wie Sie Ziele umsetzen, ohne Beziehungen zu belasten.

- Lernen Sie zu reflektieren, ob Ihre Bedürfnisse und Wünsche angemessen sind.
- Lernen Sie, andere zu motivieren, Dinge zu tun, die Sie gerne hätten.
- Lernen Sie, andere zu motivieren, Ihre Meinung ernst zu nehmen.
- Lernen Sie, unerwünschte Bitten wirksam und freundlich abzulehnen.

Sie können lernen, neue Beziehungen aufzubauen und zu pflegen sowie zerstörerische Beziehungen zu beenden.

- Lernen Sie, Ihre engen Beziehungen zu stärken und zu pflegen.
- Lernen Sie, angemessene soziale Rollen zu verstehen.
- Lernen Sie, Ihre eigenen Bedürfnisse und Wünsche zu reflektieren.
- Lernen Sie, die Bedürfnisse und Wünsche von anderen zu verstehen.
- Lernen Sie, unterschiedliche Meinungen und Bedürfnisse zu tolerieren.
- Lassen Sie nicht zu, dass sich Verletzungen und Probleme aufstauen.
- Lernen Sie, Konflikte in Beziehungen zu lösen.
- Lernen Sie, Konflikte zu lösen, bevor sie übermächtig werden.
- Lernen Sie, neue Beziehungen zu knüpfen und aufzubauen.
- Beenden Sie hoffnungslose Beziehungen.

Sie werden lernen, den Mittelweg zu gehen.

- Schaffen und erhalten Sie ein Gleichgewicht in Beziehungen.
- Balancieren Sie Akzeptanz und Veränderung in Beziehungen.

Die zwischenmenschlichen Fertigkeiten helfen Ihnen, neue Beziehungen aufzubauen und zu pflegen, bestehende Beziehungen zu stärken und mit Konfliktsituationen besser umzugehen.

Es ist günstig, wenn Sie bereits Achtsamkeit, Stresstoleranz und Skills zur Emotionsregulation kennengelernt haben, weil dieses Modul darauf aufbaut. Sollten Sie das Skills-Training mit diesem Modul beginnen, können Sie dann, wenn Ihnen Begriffe unbekannt sind, in den anderen Modulen nachlesen. Insbesondere werden wir immer wieder auf *Wise-Mind*-Übungen zurückgreifen, die ausführlich im Modul Achtsamkeit erklärt werden.

Unterscheiden Sie zwischen kurzfristigen und langfristigen Skills

Kurzfristige Skills dienen dazu, sich in aktuellen sozialen Situationen sinnvoll zu verhalten. Also immer dann, wenn eine sofortige Reaktion erforderlich ist und Sie Ihr Verhalten so anpassen wollen, dass dieses besser mit Ihren zwischenmenschlichen Zielen übereinstimmt.

Langfristige Skills dienen dazu, schwierige zwischenmenschliche Situationen mit etwas Abstand im Voraus und im Nachhinein zu betrachten. Dies dient dazu, zu überlegen, wie Sie in Zukunft Ihre Ziele für sich selbst und für die Beziehung erreichen können, und darüber nachzudenken, was geklappt hat und was noch nicht.

Die Rückschau kann Ihnen auch helfen, zu überlegen, was Sie beim nächsten Mal anders machen könnten. Mit langfristigen Fähigkeiten können Sie Ihre mentale Einstellung zu sich selbst und anderen ändern und sich im Laufe der Zeit immer mehr so verhalten, wie Sie es sich wünschen.

STOLPERSTEINE IM ZWISCHENMENSCHLICHEN BEREICH

Woran liegt es, wenn es schwierig wird?

Zwischenmenschliche Situationen stellen an Menschen mit Störungen der Emotionsregulation oft ganz besondere Herausforderungen:

- Weil die persönlichen Hintergründe und frühere Erfahrungen die Wahrnehmung von aktuellen sozialen Situationen färben.
- Weil manchmal intensive Emotionen die Kontrolle übernehmen.
- Weil die eigenen Wünsche, Erwartungen und Bedürfnisse in der aktuellen sozialen Situation manchmal unangemessen sind.

Wir haben hier einige der typischen Herausforderungen und Schwierigkeiten in zwischenmenschlichen Situationen aufgelistet. Kennen Sie einige dieser Probleme von sich selbst?

Sie haben nicht die zwischenmenschlichen Fertigkeiten, die Sie brauchen

- Sie möchten zum Beispiel um etwas bitten, wissen aber nicht, wie Sie das am besten anstellen sollen. In der Vergangenheit haben Sie oft die Erfahrung gemacht, dass Ihre Versuche diesbezüglich nicht gut ankamen.
- Sie wissen nicht, wie Sie in einer Gruppe Small Talk betreiben können.
- Sie wissen nicht, wie Sie eine Kritik anbringen können, ohne Ihr Gegenüber zu beleidigen.
- Eigene Beispiele:

....

....

Sie wissen nicht genau, was Sie wollen

Sie verfügen eigentlich über die nötigen Skills, können aber nicht entscheiden, was Sie wirklich von Ihrem Gegenüber wollen. Sie haben Schwierigkeiten, Ihre Bedürfnisse mit denen der anderen Person in Einklang zu bringen:

- Entweder Sie verlangen zu viel oder verzichten auf alles.
- Entweder Sie sagen zu allem nein oder Sie lassen sich auf alles ein.
- Eigene Beispiele:

....

....

Sie wollen die richtigen Dinge zur falschen Zeit von der falschen Person

- Sie haben Schwierigkeiten, sich in den aktuellen emotionalen Zustand oder in die Situation einer anderen Person zu versetzen.
- Sie haben Schwierigkeiten zu reflektieren, ob die andere Person tatsächlich in der Lage ist oder auch tun möchte, was Sie von ihr erwarten.
- Eigene Beispiele:

....

....

STOLPERSTEINE IM ZWISCHEN-MENSCHLICHEN BEREICH

Ihre Emotionen kommen Ihnen in die Quere

- Sie haben die richtigen Skills, aber Ihre starken Emotionen (Wut, Stolz, Verachtung, Angst, Scham, Schuldgefühle) kontrollieren Ihr Handeln.
- Eigene Beispiele:

Ihre kleinen Monster kommen Ihnen in die Quere

- Sie verfügen über die nötigen Skills, aber Ihr Verhalten wird von dysfunktionalen langfristigen Annahmen und Gedanken beherrscht: „Ich vertraue niemandem." „Ich kann ohne einen starken Beschützer nicht überleben." „Ich muss ständig kämpfen." „Ich muss mich unterwerfen, um zu überleben." „Ich kann keine weitere Zurückweisung überleben." „Ich muss zeigen, wie elend ich mich fühle."
- Eigene Beispiele:

Sie vergessen Ihre langfristigen Ziele zugunsten kurzfristiger

- Sie stellen Ihre unmittelbaren Bedürfnisse und Wünsche über Ihre langfristigen Ziele – die Zukunft verschwindet aus Ihren Gedanken.
- Eigene Beispiele:

Andere Menschen kommen Ihnen in die Quere

- Sie haben die Skills, aber andere Menschen stehen Ihnen im Weg.
- Andere Menschen sind mächtiger als Sie.
- Andere fühlen sich vielleicht bedroht oder mögen es nicht, wenn Sie bekommen, was Sie wollen.
- Andere Menschen quälen Sie, aber Sie kommen nicht von ihnen los.
- Andere Menschen tun vielleicht nicht, was Sie wollen, es sei denn, Sie opfern Ihre Selbstachtung, zumindest ein wenig.
- Eigene Beispiele:

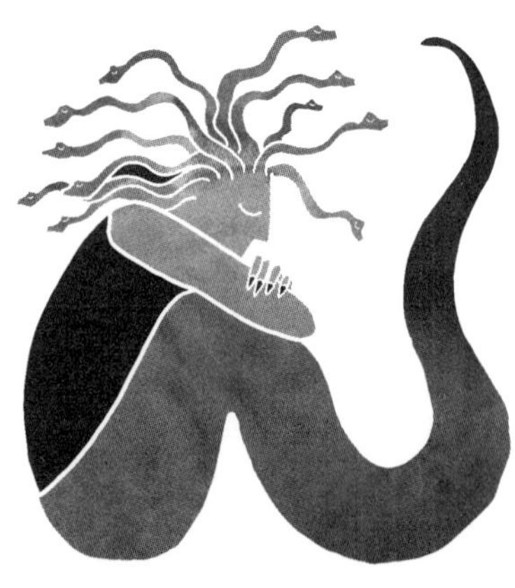

MEIN SOZIALES NETZWERK

Was sind soziale Netzwerke?

Ihr soziales Netzwerk ist ein ganz wesentlicher Bestandteil Ihrer inneren Balance und Stärke. Nehmen Sie sich die Zeit, dieses Netzwerk näher zu betrachten. Die folgende Übung hilft Ihnen dabei. Im Arbeitsblatt 2.6 AB3 finden Sie eine Vorlage mit 4 Feldern, die für die Lebensbereiche Beziehung/Familie, Freunde, Beruf und andere (also Nachbarn, Vereinskollegen etc.) stehen.

1. In das mittlere Feld schreiben Sie Ihren Namen – dieses Mal sollen Sie ungestört im Mittelpunkt stehen! In die vier anderen Felder notieren Sie jeweils die Namen derjenigen Menschen, die für Sie in den jeweiligen Lebensbereichen eine wichtige Rolle spielen. Ihr Vorgesetzter steht dann beispielsweise im Feld „Beruf", vorausgesetzt, dass er Ihnen hier bedeutsam erscheint. Im Feld „Partnerschaft" hat er nichts zu suchen – meistens jedenfalls.
2. Als Nächstes zeichnen Sie Kreise um die Namen. Zeichnen Sie die Kreise größer oder kleiner, je nachdem, wie wichtig Ihnen die Personen sind: große Kreise um wichtige Personen.
3. Verbinden Sie nun die Kreise mit Ihrem Namen und nutzen Sie verschiedenartige Linien dabei: Gerade Linien erhalten die Personen, zu denen Sie eine positive Beziehung haben. Für die schwierigen Beziehungen zeichnen Sie wellenförmige Linien. Je schwieriger die Beziehung, desto welliger sollte die Linie werden.
4. Nun spielen Sie mit der Stärke der Linien: Je häufiger die Kontakte sind, desto dicker zeichnen Sie die Linien, je seltener Sie Kontakt haben, desto dünner. Vielleicht gibt es Menschen, die Ihnen wichtig sind, zu denen der Kontakt jedoch (fast) abgebrochen oder eingeschlafen ist. Die Verbindung zu diesen Menschen können Sie als gestrichelte Linie darstellen.

Beispiel: Das Schaubild von Sabine

Die Kreise veranschaulichen die Bedeutung die, die Menschen für Sabine haben: Die Eltern sind mit einem großen Kreis umkringelt. Sie sind für Sabine sehr wichtig. Ihr Kollege Karl ist mit einem kleinen Kreis umkringelt, er ist für Sabine nicht wichtig.

Wellenlinien bezeichnen schwierige Beziehungen: Hiervon sind Fritz betroffen, Karl und Herr Wurf. Da Karl für Sabine nicht sehr wichtig ist, ist das nicht weiter schlimm. Problematisch aber scheint das Verhältnis zu Herrn Wurf zu sein: Es ist wichtig und offensichtlich schwierig.

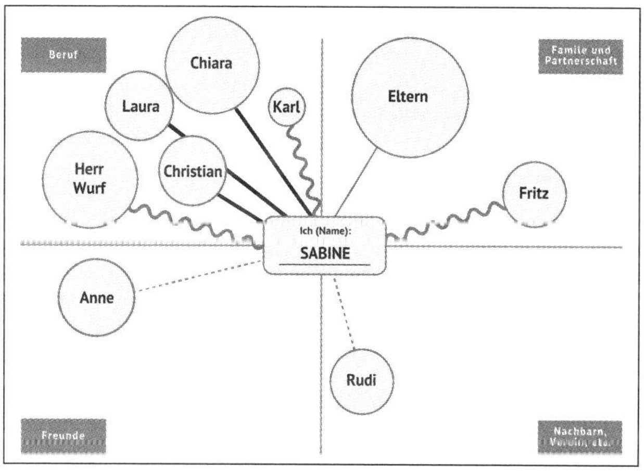

Die Stärke der Linien bezeichnet die Häufigkeit, mit der Sabine Kontakte hat: Mit den Eltern hat Sabine wenig zu tun, mit Rudi noch weniger. Mit Chiara, Laura und Fritz sehr viel. Wahrscheinlich wäre es günstig, wenn Sabine sich mehr mit ihren Eltern treffen würde. Sie sind wichtig für sie, sie haben eine gute Beziehung, aber sie trifft sie nur sehr selten.

Sie haben Ihr soziales Netzwerk (2.6 AB 3) ausgefüllt? Die entsprechenden Namen in die Felder eingefügt, Kreise darum herum gezeichnet und Ihren Namen mit dicken oder dünnen, gewellten oder geraden Strichen verbunden? Dann können Sie jetzt an die Auswertung gehen.

Wissenschaftliche Studien haben gezeigt, dass es günstiger ist, ein breiteres Netz zu spannen als nur einen oder zwei Bereiche abzudecken. Ein Netz mit vielen Maschen, ein Netz, das aus Nachbarinnen, Vereins- und Arbeitskolleginnen besteht, aus Freundinnen und nicht zuletzt aus der Familie, das ist das, was die Wissenschaft empfiehlt.

MEIN SOZIALES NETZWERK

Ein solches Netz schützt Sie in Krisenzeiten davor, den Halt zu verlieren. Wenn eines der Standbeine wegfällt – weil beispielsweise Ihr Arbeitsplatz gefährdet ist, weil Sie umziehen oder eine gute Freundin oder sogar den Partner verlieren –, dann haben Sie Menschen um sich, die Sie auffangen können.

Natürlich ist es nicht immer möglich, alle vier Felder auszufüllen – vielleicht sind Sie nicht berufstätig oder Sie haben keine Familie. Erfahrene Therapeutinnen und Coaches ermuntern deshalb ihre Klientinnen, möglichst *drei von vier* sozialen Feldern gut mit ausreichenden Sozialkontakten zu besetzten:

Ein Tisch braucht mindestens drei Beine, um zu stehen.

Sehen Sie sich das Schaubild von Sabine (oben) noch einmal an: Es ist ein Beispiel für ein unausgewogenes soziales Netzwerk. Ein erster prüfender Blick zeigt, dass das Feld „Beruf" als einziges wirklich gut ausgefüllt ist. Es gibt Menschen, deren Kontakte sich gleichmäßig auf alle vier Felder verteilen, und es gibt andere (in diesem Fall Sabine), deren Kontakte sich in einem einzigen Bereich verdichten. Sabines Schaubild steht für ein ziemlich eingeschränktes soziales Umfeld: Die wichtigsten Kontakte konzentrieren sich auf den Beruf. Davon bereiten ihr zwei Kollegen offensichtlich reichlich Stress – sie sind mit welligen Linien mit ihr verbunden. Im privaten Bereich ist der Kontakt zu den Eltern, die ihr eigentlich wichtig wären (großer Kreis) nur sehr gering. Dafür scheint ihr ein Fritz, der ihr gar nicht so viel bedeutet (kleiner Kreis), jede Menge Ärger zu bereiten. Anne scheint eine gute Freundin von Sabine zu sein, der Kontakt ist jedoch eingeschlafen. Auch in der Nachbarschaft scheint Sabine nicht sehr integriert: Es gibt einen Rudi – oder besser gesagt: Es gab ihn irgendwann einmal.

Als Resümee bleibt zu ziehen: Das soziale Leben von Sabine scheint sich fast ausschließlich im Bereich der Arbeit abzuspielen. Wahrscheinlich wird ihr das im Augenblick gar keine Probleme bereiten, sie hat ja jede Menge zu tun ... Aber was wird geschehen, wenn die Firma in Konkurs gehen sollte? Oder wenn Sabine aus irgendeinem Grund nicht mehr leistungsfähig ist oder krank wird? Weniger dramatisch, aber ebenso möglich – was passiert, wenn man Sabine in eine andere Abteilung versetzt?

Überlegen Sie:

1. Ist Ihr soziales Netz ausbalanciert oder gibt es Felder, die Sie bisher vernachlässigt haben?
2. Im Feld „Familie und Partnerschaft" sollten Sie mindestens drei (besser vier) Personen haben, denen Sie wirklich vertrauen.
3. Gibt es Menschen, die Ihnen wichtig sind und die Sie zu selten treffen?
4. Gibt es Menschen, mit denen Sie viel zu tun haben, aber in Schwierigkeiten verstrickt sind?

Machen Sie sich hier Notizen, was Sie an Ihrem sozialen Netzwerk in nächster Zeit verändern wollen. Wünschen Sie sich mehr Kontakte? Wollen Sie alte Kontakte intensivieren? Wollen Sie wichtige zwischenmenschliche Probleme lösen? Wollen Sie sehr ungünstige und belastende Beziehungen beenden?

Gewünschte Veränderungen im Bereich Familie und Partnerschaft:

Gewünschte Veränderungen im Bereich Freunde:

Gewünschte Veränderungen im kollegialen (beruflichen) Bereich:

Gewünschte Veränderungen im weiteren Bereich (Nachbarschaft, Verein etc.):

SOZIALES NETZWERK

Familie und Partnerschaft

Nachbarn, Verein etc.

Ich (Name): ______

Beruf

Freunde

UMGANG MIT STOLPERSTEINEN

Hindernisse beseitigen

Manchmal ist es hilfreich, sich die Stolpersteine auf dem Weg zu einem Ziel aufzuschreiben. Das wirkt zwar ein bisschen gewollt und mühsam, ist aber trotzdem eine gute Methode.

Überlegen Sie ein wichtiges soziales Ziel aus Arbeitsblatt 2.6 AB 2, das Sie gerade nicht umsetzen können, z. B. einen Job suchen, ein Beziehungsproblem klären, neue Freunde gewinnen ...

Formulieren Sie Ihr Ziel:

....

....

Überlegen Sie nun, was Sie genau daran hindert, dieses Ziel zu erreichen:

Mangel an Fertigkeiten	
störende Gedanken	
kleine Monster	
störende Gefühle	
Unentschlossenheit	
ein ungünstiges Umfeld	
Anderes:	

Sie können auch das Arbeitsblatt 2.7 AB 3 „Der alte und der neue Weg", nutzen, um Ihre Gedanken zu sortieren. Überlegen Sie nun, wie Sie mit diesen Hindernissen umgehen wollen. Vielleicht holen Sie sich Rat bei anderen Patientinnen, bei Ihrer Therapeutin, bei einer guten Freundin oder Kollegin? Je klarer Sie die Hindernisse formulieren, desto einfacher wird es sein, Lösungen zu finden.

Sie können auch die Problem- und Lösungsanalyse (2.4 AB 4) benutzen.

	Problem?	**Lösung**
Mangel an Fertigkeiten	Ja / Nein ☐ ☐	
störende Gedanken	Ja / Nein ☐ ☐	
kleine Monster	Ja / Nein ☐ ☐	
störende Gefühle	Ja / Nein ☐ ☐	
Unentschlossenheit	Ja / Nein ☐ ☐	
ein ungünstiges Umfeld	Ja / Nein ☐ ☐	
Anderes:	Ja / Nein ☐ ☐	

MYTHEN, DIE DAS SOZIALE LEBEN ERSCHWEREN

Menschen mit schwierigen zwischenmenschlichen Erfahrungen sammeln im Laufe des Lebens eine Menge von Vermutungen und Verhaltensregeln an, die das Zusammenleben mit anderen nicht unbedingt erleichtern. Das ist einerseits verständlich – schließlich ging es lange Zeit primär darum, in einer schwierigen sozialen Umgebung zu überleben, sich zu schützen, um weiteren Schaden von sich abzuwenden. Jedoch passen diese Vermutungen und Regeln manchmal nicht mehr in die neue Zeit und in das neue soziale Umfeld. Und manchmal verhindern genau diese alten Mythen und Regeln, dass man mit anderen vertrauensvoll zusammenleben kann. Es ist Zeit, den eigenen Mythen auf die Schliche zu kommen und sie ein wenig zu hinterfragen.

In der Liste unten sind einige typischen Annahmen gelistet, die das soziale Leben erschweren.

1. Kreuzen Sie zunächst an, welche dieser Annahmen Sie für sich selbst als stimmig erachten (Skala: 0 = stimmt überhaupt nicht | 100 = trifft vollkommen zu).
2. Im zweiten Schritt überlegen Sie, welche Folgen es für Ihr Leben hat, wenn Sie konsequent nach diesen Annahmen und Regeln handeln.
3. Im dritten Schritt notieren Sie sich jeweils Aussagen, die Ihnen helfen, diese Mythen etwas abzuschwächen.

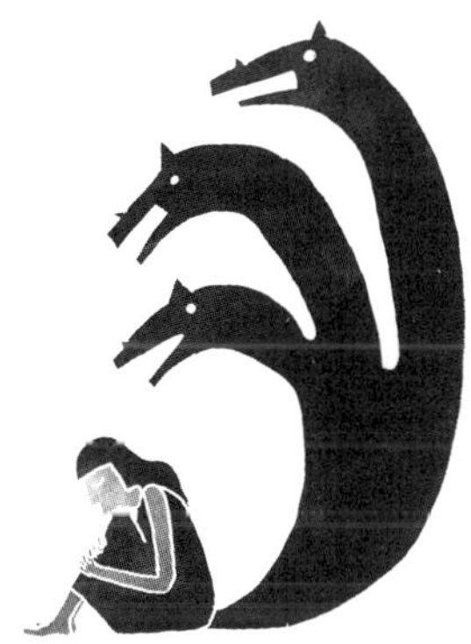

Mythen, die es Ihnen schwer machen, Ziele zu erreichen

„Ich bin es nicht wert, Dinge zu bekommen, die ich brauche oder die mir zustehen."

☐	☐	☐	☐	☐	☐	☐	☐	☐	☐	☐
0	10	20	30	40	50	60	70	80	90	100

Folgen für mein Leben:

Alternativen:

„Wenn ich einen Wunsch äußere, zeigt das, dass ich sehr schwach und verletzlich bin."

☐	☐	☐	☐	☐	☐	☐	☐	☐	☐	☐
0	10	20	30	40	50	60	70	80	90	100

Folgen für mein Leben:

Alternativen:

„Ich muss wissen, dass jemand ja sagt, bevor ich diese Person um etwas bitten kann."

☐	☐	☐	☐	☐	☐	☐	☐	☐	☐	☐
0	10	20	30	40	50	60	70	80	90	100

Folgen für mein Leben:

Alternativen:

MYTHEN, DIE DAS SOZIALE LEBEN ERSCHWEREN

„Ich kann ich es nicht ertragen, wenn jemand auf eine Bitte von mir ärgerlich reagiert oder ablehnt."

☐	☐	☐	☐	☐	☐	☐	☐	☐	☐	☐
0	10	20	30	40	50	60	70	80	90	100

Folgen für mein Leben:

Alternativen:

„Wenn andere ‚Nein' sagen, werde ich das nicht überleben."

☐	☐	☐	☐	☐	☐	☐	☐	☐	☐	☐
0	10	20	30	40	50	60	70	80	90	100

Folgen für mein Leben:

Alternativen:

„Jemand, der Anforderungen stellt, ist eigennützig, selbstsüchtig und egozentrisch."

☐	☐	☐	☐	☐	☐	☐	☐	☐	☐	☐
0	10	20	30	40	50	60	70	80	90	100

Folgen für mein Leben:

Alternativen:

„Eine Bitte abzuschlagen ist immer sehr selbstsüchtig."

☐	☐	☐	☐	☐	☐	☐	☐	☐	☐	☐
0	10	20	30	40	50	60	70	80	90	100

Folgen für mein Leben:

Alternativen:

„Ich sollte meine eigenen Bedürfnisse denen anderer unterordnen."

☐	☐	☐	☐	☐	☐	☐	☐	☐	☐	☐
0	10	20	30	40	50	60	70	80	90	100

Folgen für mein Leben:

Alternativen:

MYTHEN, DIE DAS SOZIALE LEBEN ERSCHWEREN

„Wenn ich nicht alles selbst schaffe oder jemanden um Hilfe bitte, ist das ein Zeichen von Schwäche."

☐	☐	☐	☐	☐	☐	☐	☐	☐	☐	☐
0	10	20	30	40	50	60	70	80	90	100

Folgen für mein Leben:

Alternativen:

„Offensichtlich stelle nur ich mich so blöde an.
Würde ich anders denken, bräuchte ich niemanden, der mir hilft."

☐	☐	☐	☐	☐	☐	☐	☐	☐	☐	☐
0	10	20	30	40	50	60	70	80	90	100

Folgen für mein Leben:

Alternativen:

„Wenn ich nicht bekomme, was ich dringend brauche, macht das auch nichts, ich sollte mich nicht so anstellen."

☐	☐	☐	☐	☐	☐	☐	☐	☐	☐	☐
0	10	20	30	40	50	60	70	80	90	100

Folgen für mein Leben:

Alternativen:

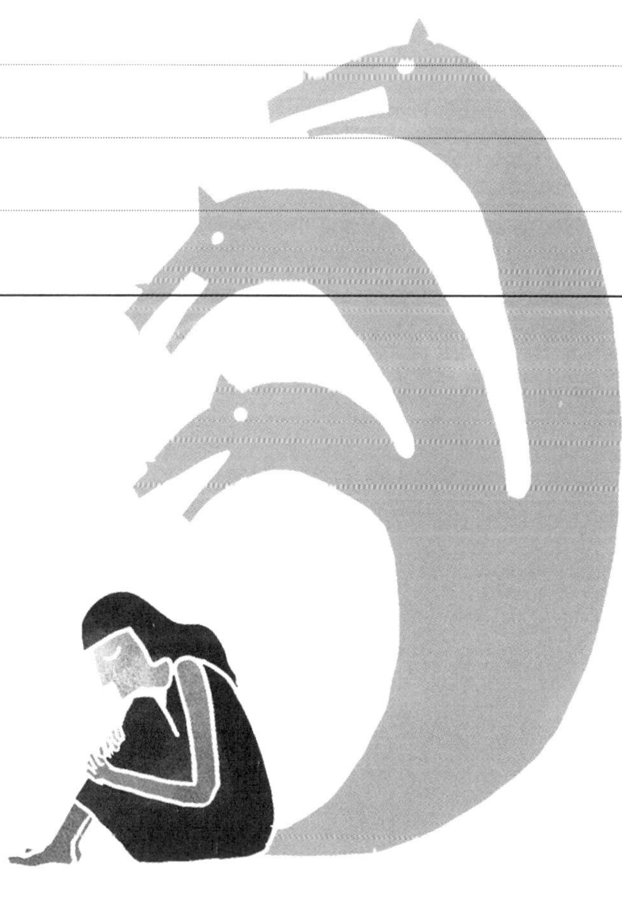

MYTHEN, DIE DAS SOZIALE LEBEN ERSCHWEREN

„Die anderen sollten verstehen, was ich möchte, und entsprechend reagieren, ohne dass ich es sagen muss."

☐	☐	☐	☐	☐	☐	☐	☐	☐	☐	☐
0	10	20	30	40	50	60	70	80	90	100

Folgen für mein Leben:

Alternativen:

„Die anderen sollten wissen, was ihr Verhalten bei mir auslöst, ich muss das doch nicht extra erklären."

☐	☐	☐	☐	☐	☐	☐	☐	☐	☐	☐
0	10	20	30	40	50	60	70	80	90	100

Folgen für mein Leben:

Alternativen:

„Ich sollte wirklich nicht um Dinge verhandeln müssen, die mir eigentlich zustehen."

☐	☐	☐	☐	☐	☐	☐	☐	☐	☐	☐
0	10	20	30	40	50	60	70	80	90	100

Folgen für mein Leben:

Alternativen:

„Andere sollten sich intensiv um mich kümmern."

☐	☐	☐	☐	☐	☐	☐	☐	☐	☐	☐
0	10	20	30	40	50	60	70	80	90	100

Folgen für mein Leben:

Alternativen:

„Menschen, die ich liebe, sollten mich bedingungslos lieben."

☐	☐	☐	☐	☐	☐	☐	☐	☐	☐	☐
0	10	20	30	40	50	60	70	80	90	100

Folgen für mein Leben:

Alternativen:

MYTHEN, DIE DAS SOZIALE LEBEN ERSCHWEREN

„Menschen, denen ich nahe bin, sollten immer für mich Zeit haben."

0	10	20	30	40	50	60	70	80	90	100
☐	☐	☐	☐	☐	☐	☐	☐	☐	☐	☐

Folgen für mein Leben:

Alternativen:

„Wenn ich jemanden brauche, sollte diese Person auch sofort für mich da sein."

0	10	20	30	40	50	60	70	80	90	100
☐	☐	☐	☐	☐	☐	☐	☐	☐	☐	☐

Folgen für mein Leben:

Alternativen:

„Manche Menschen verdienen es nicht, dass ich zu ihnen freundlich bin und sie anständig behandle."

0	10	20	30	40	50	60	70	80	90	100
☐	☐	☐	☐	☐	☐	☐	☐	☐	☐	☐

Folgen für mein Leben:

Alternativen:

„Wenn ich etwas brauche, dann brauche ich es sofort. Und das ist okay so."

0	10	20	30	40	50	60	70	80	90	100
☐	☐	☐	☐	☐	☐	☐	☐	☐	☐	☐

Folgen für mein Leben:

Alternativen:

„Wenn andere mich schlecht behandeln, brauche ich sie nicht fair, freundlich oder respektvoll behandeln."

0	10	20	30	40	50	60	70	80	90	100
☐	☐	☐	☐	☐	☐	☐	☐	☐	☐	☐

Folgen für mein Leben:

Alternativen:

MYTHEN, DIE DAS SOZIALE LEBEN ERSCHWEREN

„Manchmal fühlt sich Rache so gut an, dass das alle negativen Folgen aufwiegt."

☐ 0 | ☐ 10 | ☐ 20 | ☐ 30 | ☐ 40 | ☐ 50 | ☐ 60 | ☐ 70 | ☐ 80 | ☐ 90 | ☐ 100

Folgen für mein Leben:

Alternativen:

„Nur Schwächlinge folgen irgendwelchen Werten."

☐ 0 | ☐ 10 | ☐ 20 | ☐ 30 | ☐ 40 | ☐ 50 | ☐ 60 | ☐ 70 | ☐ 80 | ☐ 90 | ☐ 100

Folgen für mein Leben:

Alternativen:

„Der Zweck heiligt die Mittel, wenn es darum geht, etwas zu erreichen oder zu bekommen, was ich möchte."

☐ 0 | ☐ 10 | ☐ 20 | ☐ 30 | ☐ 40 | ☐ 50 | ☐ 60 | ☐ 70 | ☐ 80 | ☐ 90 | ☐ 100

Folgen für mein Leben:

Alternativen:

„Wenn ich etwas dringend brauche, dann sollte ich das auch sofort bekommen."

☐ 0 | ☐ 10 | ☐ 20 | ☐ 30 | ☐ 40 | ☐ 50 | ☐ 60 | ☐ 70 | ☐ 80 | ☐ 90 | ☐ 100

Folgen für mein Leben:

Alternativen:

„Mir ist es schon so schlecht ergangen, das Leben ist mir etwas schuldig."

☐ 0 | ☐ 10 | ☐ 20 | ☐ 30 | ☐ 40 | ☐ 50 | ☐ 60 | ☐ 70 | ☐ 80 | ☐ 90 | ☐ 100

Folgen für mein Leben:

Alternativen:

MYTHEN, DIE DAS SOZIALE LEBEN ERSCHWEREN

„Wenn andere mir nicht geben, was ich brauche, so bedeutet das, dass sie mich geringschätzen."

☐ 0 | ☐ 10 | ☐ 20 | ☐ 30 | ☐ 40 | ☐ 50 | ☐ 60 | ☐ 70 | ☐ 80 | ☐ 90 | ☐ 100

Folgen für mein Leben:

Alternativen:

„Die anderen sollten mich nach meinen Absichten beurteilen und nicht nach meinem Verhalten."

☐ 0 | ☐ 10 | ☐ 20 | ☐ 30 | ☐ 40 | ☐ 50 | ☐ 60 | ☐ 70 | ☐ 80 | ☐ 90 | ☐ 100

Folgen für mein Leben:

Alternativen:

Anderes:

☐ 0 | ☐ 10 | ☐ 20 | ☐ 30 | ☐ 40 | ☐ 50 | ☐ 60 | ☐ 70 | ☐ 80 | ☐ 90 | ☐ 100

Folgen für mein Leben:

Alternativen:

Anderes:

☐ 0 | ☐ 10 | ☐ 20 | ☐ 30 | ☐ 40 | ☐ 50 | ☐ 60 | ☐ 70 | ☐ 80 | ☐ 90 | ☐ 100

Folgen für mein Leben:

Alternativen:

Anderes:

☐ 0 | ☐ 10 | ☐ 20 | ☐ 30 | ☐ 40 | ☐ 50 | ☐ 60 | ☐ 70 | ☐ 80 | ☐ 90 | ☐ 100

Folgen für mein Leben:

Alternativen:

ORIENTIERUNG IN ZWISCHEN-MENSCHLICHEN SITUATIONEN

Was ist mir in dieser Angelegenheit wichtig?

In den meisten zwischenmenschlichen Situationen ist es hilfreich, sich klarzumachen, welche Dinge einem am wichtigsten sind:

- die Ziele,
- die Beziehung,
- die Selbstachtung.

Meistens sind nicht alle Dinge gleichzeitig zu erreichen. Deshalb ist es oft hilfreich, eine Reihenfolge aufzustellen und die Gesichtspunkte zu ordnen:

Zum Beispiel:
Der Kreis symbolisiert die Gesamtheit Ihrer Möglichkeiten. Weil Sie nicht alle drei Gesichtspunkte zu 100% verwirklichen können, müssen Sie abwägen.
In diesem Fall wäre etwa das Ziel ganz besonders wichtig. Dann ergibt es durchaus Sinn, etwas deutlicher und „härter" aufzutreten, und klarere Forderungen zu stellen, als wenn die Beziehung sehr hoch eingestuft worden wäre.

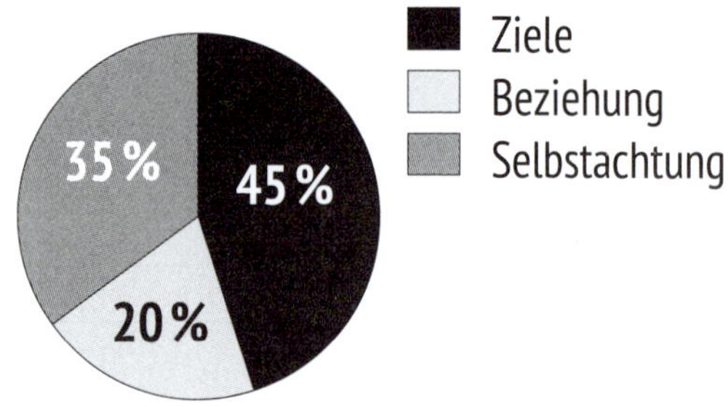

Ziele verwirklichen:

Zielorientiertes Handeln konzentriert sich darauf, in einer bestimmten Situation ein bestimmtes Ziel zu erreichen, zum Beispiel selbst eine Bitte zu äußern oder Forderungen zu stellen.
Um Ziele zu verwirklichen, helfen die „6 Bs" (siehe Kasten rechts):
6-mal B: 3-mal „Was soll ich tun" und 3-mal „Wie soll ich es tun"

Orientierung an der Beziehung:

Orientierung an der Beziehung bedeutet, dass Ihnen die Beziehung wichtig ist, oder dass Sie die Beziehung verbessern wollen. Und zwar, obwohl Sie versuchen, auch ein Ziel zu erreichen oder vielleicht eine Bitte ablehnen. Im optimalen Fall bekommen Sie, was Sie möchten, und die Person mag oder respektiert Sie sogar mehr als vorher.
Um beziehungsorientiert zu handeln, helfen die LIVE-Fertigkeiten (siehe 2.6 IB 4).

Orientierung an der Selbstachtung:

Orientierung an der Selbstachtung bedeutet, Ihre Selbstachtung zu stabilisieren und zu stärken. Wenn Sie versuchen, Ziele zu erreichen, und es gleichzeitig schaffen, Ihre eigenen Werte und Überzeugungen zu respektieren und ein positives Gefühl zu sich selbst zu entwickeln, dann ist Ihr Verhalten in dieser Hinsicht wirksam. Um sich wirksam im Bereich der Selbstachtung zu verhalten, sind die FAIR-Skills hilfreich (siehe 2.6 IB 5).

ZIELE VERWIRKLICHEN: 6-MAL B

Was kann ich tun, um Ziele zu verwirklichen?

Wenn wir Ziele verwirklichen wollen, ist es hilfreich, das Ziel klar zu benennen und dann auch entsprechend klare Schritte einzuleiten.

Drei Bs: WAS mache ich?

B	**Beschreiben** Beschreiben Sie zunächst die Situation, würdigen Sie auch die Position oder die Meinung des anderen und benennen Sie Ihre entsprechende Position oder Reaktionen möglich konkret. Das ist wichtig, um Missverständnisse zu vermeiden. „Du hast gesagt, dass du zum Abendessen zu Hause bist, aber du kamst erst um 23 Uhr. du hast sicherlich deine Gründe dafür, aber ich war darüber ziemlich enttäuscht, weil ich extra gekocht habe. Später wurde ich dann sehr ärgerlich, weil ich das Gefühl hatte, ich sei dir nicht wichtig." Oder: „Ich arbeite jetzt seit zwei Monaten ohne festen Arbeitsvertrag, das mag aus verwaltungstechnischen Gründen irgendwie sinnvoll sein, aber ich fühle mich unsicher und mache mir Sorgen." Oder: „Ich habe gesagt, dass ich keine Lust auf Sex habe, und du hast trotzdem versucht, mich anzumachen. Wahrscheinlich warst du erregt, aber ich fühlte mich bedrängt, überrumpelt und missachtet."
B	**Bitten** Es ist wichtig, Ihre Wünsche und Bitten klar zum Ausdruck zu bringen, auch Ablehnungen sollten klar formuliert werden. Gehen Sie nicht davon aus, dass der oder die andere Ihre Gedanken erraten kann oder irgendwie spüren sollte, was Sie eigentlich möchten. „Könntest du bitte in Zukunft anrufen, wenn du bemerkst, dass du nicht rechtzeitig kommen kannst?" Oder: „Könnten Sie sich bitte darum kümmern, dass ich innerhalb der nächsten Woche einen Arbeitsvertrag vorgelegt bekomme?" Oder: „Ich würde dich dringend bitten, in Zukunft meine Ansagen zu respektieren und nicht versuchen, mich anzumachen, wenn ich keine Lust habe."
B	**Belohnen** Schon während Sie Ihren Wunsch formulieren, ist es sinnvoll, den anderen zu motivieren, sich entsprechend zu verhalten. Stellen Sie also die positiven oder negativen Konsequenzen deutlich in Aussicht. „Wenn du anrufst, könnte ich mich darauf einstellen und meinen eigenen Abend verplanen. Ich hätte keinen Ärger, und du hättest kein schlechtes Gewissen. Ich glaube, das täte uns beiden gut." Oder: „Sonst müsste ich mich leider nach einem anderen Arbeitsplatz umsehen." Oder: „Wenn das nicht klappt, werden wir in getrennten Betten schlafen."

ZIELE VERWIRKLICHEN: 6-MAL B

Drei Bs: WIE mache ich es?

B	**Beharren** Beharren Sie auf Ihrem Wunsch oder Ihrer Absage! Wenn Sie kritisiert werden, ignorieren Sie die Bedrohung oder die Versuche, Sie abzulenken oder zu verwirren. Lassen Sie sich nicht ablenken. Bleiben Sie bei Ihrem Standpunkt. *Kratzer auf der Schallplatte:* Kommen Sie immer wieder auf Ihren Wunsch zurück. Bleiben Sie dabei, ohne emotional zu werden oder immer neue Begründungen zu finden. Beharren Sie freundlich, gelassen und bestimmt auf Ihrer Forderung. *Bleiben SIe elastisch:* Wenn eine andere Person Sie angreift, bedroht oder versucht, das Thema zu wechseln, ignorieren Sie die Drohungen, Kommentare oder Versuche, Sie abzulenken. Reagieren Sie nicht auf Angriffe. Ignorieren Sie Ablenkungen. Bleiben Sie einfach bei Ihrem Standpunkt. „Das mag alles stimmen, aber ich würde dennoch darauf bestehen, dass du mich in Zukunft anrufst.“ „Sie mögen recht haben, das klingt kompliziert, und trotzdem hätte ich gerne Ende nächster Woche meinen Arbeitsvertrag.“
B	**Beeindrucken** Es ist auch wichtig, Selbstsicherheit zu zeigen. Sie haben bessere Möglichkeiten, sich durchzusetzen, wenn Sie sich überzeugend und kompetent zeigen, z.B. wenn Sie eine ruhige und deutliche Stimme, eine aufrechte Körperhaltung und eine lockere Gestik haben. Also: Keine Piepsstimme, keine hochgezogenen Schultern, keine Blicke auf den Boden oder hilflos an die Wand, kein Kindchenschema und kein hilfloses kleines Mädchen. Keine Floskeln wie „Ich weiß nicht“ oder „Ich frage mich, ob vielleicht …“ Sie sind erwachsen, verhalten Sie sich entsprechend. Das ist ein guter erster Schritt.
B	**Bieten** Nicht immer können wir unsere Ziele uneingeschränkt erreichen. Jemand, der weiß, was er will, kennt dieses Risiko und kann die Situation gut einschätzen. Wenn man bereit ist zu verhandeln, kann ein ähnliches Ziel erreicht werden. Im Amerikanischen heißt der Skill „Give to get“, also „Gib etwas, um etwas zu bekommen“. Weichen Sie also eventuell einen Schritt von Ihren Maximalforderungen ab oder bieten Sie etwas an, um dann das Problem zu lösen. Konzentrieren Sie sich auf das, was funktionieren wird. „Wie wäre es, wenn du mir eine SMS schickst, wenn du denkst, dass du dich verspäten könntest?“ „Könnte ich mal mit Ihrer Verwaltung sprechen und denen verdeutlichen, wie schwierig das alles für mich ist?“ „Ich könnte dir ja im Gegenzug auch mal sagen, wann ich Lust habe?“ Drehen Sie den Spieß um: Fragen Sie nach anderen Lösungen: „Was denkst du, was wir tun sollten? Ich kann einfach nicht aufhören, mir Sorgen zu machen, wenn du zu spät kommst.“ „Was hätten Sie für eine Lösung? Ich fühle mich verunsichert.“ „Was fällt dir denn ein, was du tun könntest? Ich möchte das jedenfalls nicht mehr erleben.“

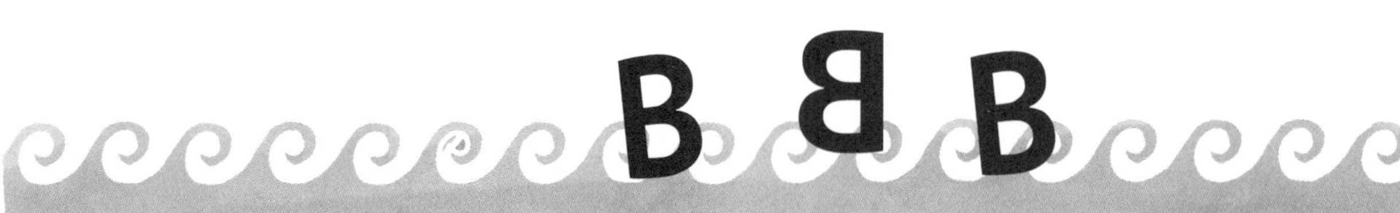

ORIENTIERUNG AN DER BEZIEHUNG: LIVE-SKILLS

Wie können wir Ziele erreichen und gleichzeitig die Beziehung stabilisieren?

Orientierung an der Beziehung bedeutet, dass es Ihnen in dieser Situation sehr wichtig ist t, die Beziehung aufrechtzuerhalten oder zu verbessern – obwohl Sie versuchen, Ihre Ziele zu verwirklichen oder etwas abzulehnen. Im optimalen Fall bekommen Sie, was Sie möchten, und die Person mag oder respektiert Sie sogar mehr als zuvor.

Um beziehungsorientiert zu handeln, helfen die **LIVE-Skills**:

L	**Lächeln** Seien Sie freundlich, respektvoll und liebenswürdig. Keine Angriffe: Keine verbalen oder körperlichen Angriffe, keine geballten Fäuste. Nicht laut werden. Ärger oder Wut können Sie auch in Worten ausdrücken. Keine Drohungen: Wenn Sie schmerzhafte Konsequenzen beschreiben müssen, weil Sie nicht bekommen, was Sie wollen, beschreiben Sie diese ruhig und ohne zu übertreiben. Keine „manipulativen" Aussagen: Keine versteckten Drohungen. Kein „Ich bringe mich um, wenn du …" Tolerieren Sie ein „Nein": Bleiben Sie in der Diskussion, auch wenn es schmerzhaft wird. Beenden Sie die Unterhaltung mit Anstand. Kein Urteilen, kein Moralisieren. Kein „Wenn du ein guter Mensch wärst, würdest du …" Kein Spott: Kein Grinsen, Augenrollen, Zähne zusammenbeißen. Kein Abwimmeln oder Weggehen. Keine Abwertung: Kein „Es ist mir egal, was du sagst."
I	**Interesse zeigen** Hören Sie zu, unterbrechen Sie die andere Person nicht, fallen Sie ihr nicht ins Wort. Halten Sie Blickkontakt, beugen Sie sich eher nach vorne als zurück. Wenn Ihr Gegenüber die Diskussion verschieben möchte, gehen Sie darauf ein. Versuchen Sie, geduldig zu bleiben.
V	**Validieren (würdigen und wertschätzen)** Zeigen Sie Ihrem Gegenüber, dass Sie seine eigene Sichtweise verstehen. Das heißt nicht, dass Sie dies für einzig richtig, wahr und gut heißen. Es heißt lediglich, dass Sie die Meinung des anderen als dessen subjektive Sichtweise anerkennen. Sprechen Sie das aus: „Ich verstehe deine Gründe", „Das muss hart sein für dich", „Ich merke, dass dir das gar nicht passt." …
E	**Entspannt bleiben** Versuchen Sie, der Situation mit Leichtigkeit zu begegnen. Lächeln Sie, seien Sie humorvoll, schmeicheln Sie, wenn es nötig ist, und besänftigen Sie. Gute Verhandler*innen schaffen eine „samtene" Atmosphäre und lassen ihren Ärger draußen vor der Tür.

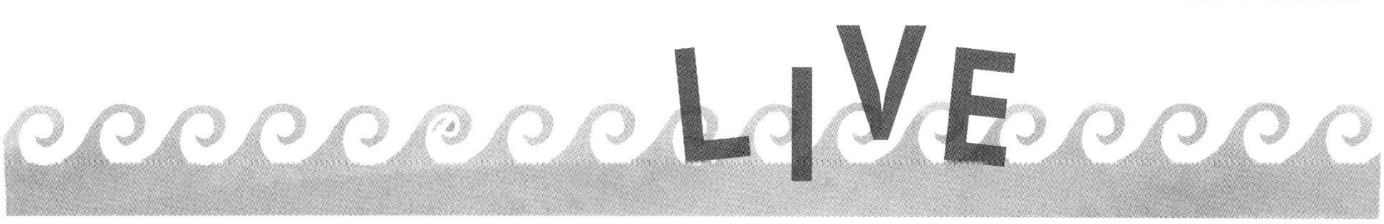

ORIENTIERUNG AN DER SELBSTACHTUNG: FAIR-SKILLS

Was können Sie tun, um sich selbst noch in die Augen sehen zu können?

Orientierung an der Selbstachtung bedeutet, dass es Ihnen in dieser Situation sehr wichtig ist, Ihre Selbstachtung zu wahren oder zu gar zu verbessern.

Wenn Sie versuchen, Ziele zu verwirklichen, und es gleichzeitig schaffen, Ihre eigenen Werte und Überzeugungen zu respektieren und ein positives Gefühl zu sich selbst zu entwickeln, dann ist Ihr Verhalten in dieser Hinsicht wirksam.

Wenn die Selbstachtung im Mittelpunkt steht, dann, sind die **FAIR-Skills** hilfreich:

F	**Fairness** Seien Sie fair zu sich selbst und zu anderen Menschen. Rechtfertigen Sie sich nicht andauernd. Entschuldigen Sie sich nicht dafür, dass Sie leben. Rechtfertigen Sie sich nicht dafür, dass Sie um etwas bitten oder dass Sie eine eigene Meinung haben. Würdigen Sie Ihre eigenen Werte und auch die Werte der anderen.
A	**Akzeptanz** Sowohl Sie selbst als auch Ihr Gegenüber müssen lernen, Ihre Entscheidung zu akzeptieren. Versuchen Sie, sich nicht fortwährend zu entschuldigen. Sie haben ein Recht auf Ihre eigene Meinung, Sie haben auch ein Recht, anderer Meinung zu sein als Ihr Gegenüber.
I	**Innere Werte** Gehen Sie nicht so weit, Ihre Wertvorstellungen zu opfern, um ein Ziel zu erreichen oder die Beziehung zu retten, es sei denn, es gibt wirklich äußerst wichtige Gründe.
R	**Realität** Bleiben Sie bei der Realität. Vermeiden Sie zu lügen (das klappt nicht immer), vermeiden Sie, sich hilflos zu geben, wenn Sie es nicht sind, und vermeiden Sie zu übertreiben.

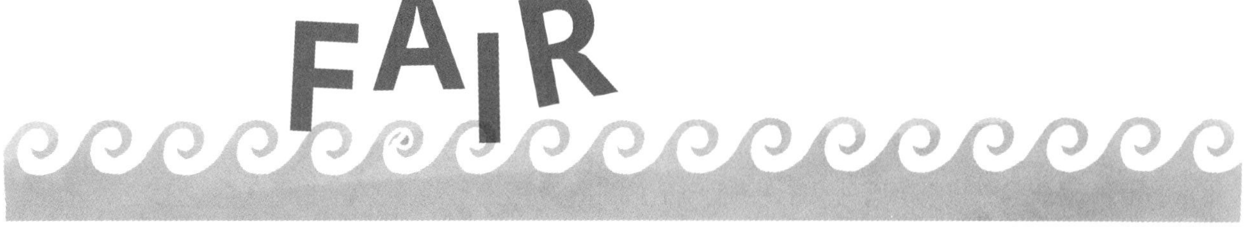

STOP – WAS IST MIR GERADE WICHTIG?

Was können Sie tun, um in einer aktuellen sozialen Situation rasch innezuhalten und einzuschätzen, wie Sie umsichtig handeln können? Sie brauchen kurzfristig wirksame Skills:

Stop – *Wise Mind*

Wenn Sie sich in einer sozialen Situation überfordert fühlen oder spüren, wie Sie innerlich aufgewühlt sind, wenn Sie intensive Emotionen spüren oder den Eindruck haben, im „alten Film" zu sein, wenn Sie Ihre Frühwarnzeichen spüren, dann sagen Sie STOP zu sich selbst (siehe 2.4 IB 4):

S	**Stop!** Tun Sie nichts! Bewegen Sie sich nicht! Ihre Gefühle übernehmen die Kontrolle und zwingen Sie, ohne nachzudenken zu handeln. Behalten Sie die Kontrolle. Öffnen Sie sich für *Wise Mind*.
T	**Testen Sie Ihre Anspannung!** Wie hoch ist Ihre innere Anspannung? Wenn die Schwelle von 70 überschritten ist, wenden Sie Hochstress-Skills an:
O	**Offen für *Wise Mind!*** Treten Sie innerlich einen Schritt zurück. Öffnen Sie die Hände, legen Sie eine Hand dorthin, wo Sie *Wise Mind* am stärksten im Körper spüren; leichtes Lächeln. Konzentrieren Sie sich auf Ihre Atmung: Beim Einatmen sagen Sie sanft „*Wise*"; beim Ausatmen sagen Sie sanft „*Mind*". Beobachten und beschreiben Sie, was gerade jetzt in diesem Moment geschieht – sowohl äußerlich als auch innerlich. Was genau sehen Sie? Was hören Sie? Welche verschiedenen Emotionen sind aktiv? Unterscheiden Sie zwischen Erinnerungen an die Vergangenheit und dem, was tatsächlich geschieht.
P	**Passt das?** Nun, wenn Sie etwas ruhiger sind, stellen Sie sich vier Fragen: • Zielorientierung: Was will ich eigentlich erreichen? Wie wichtig ist mir das? • Beziehungsorientierung: Wie soll der/die andere anschließend über mich denken? • Selbstachtungsorientierung: Wie möchte ich mich nach der Begegnung fühlen? • Fragen Sie *Wise Mind:* Wie sollte ich umsichtig handeln? **Handeln Sie entsprechend (Tun Sie so, als ob)**: Überwinden Sie Ihre gegenwärtigen Gefühle, lassen Sie sich nicht von ihnen leiten, selbst wenn es sich seltsam oder widersprüchlich anfühlt „Ja, das ist so." Handeln Sie trotzdem so, wie Sie sich umsichtig verhalten wollen.

SOZIALE SITUATIONEN IM VORAUS PLANEN

Wie können Sie sich auf soziale Situationen vorbereiten?

In jeder zwischenmenschlichen Situation, in der Sie etwas erreichen wollen, kommen drei unterschiedliche Bedürfnisse zum Tragen:

1. **ein Ziel zu verwirklichen**
2. **die Beziehung zu dem Gegenüber**
3. **Selbstachtung**

Gehen Sie davon aus, dass es leider kaum Situationen gibt, in denen Sie alle drei Bedürfnisse vollständig befriedigen können. Sonst müssten Sie ja nicht verhandeln oder um etwas kämpfen. Es ist hilfreich, festzulegen, welche Bedürfnisse Ihnen in der jeweiligen Situation am wichtigsten sind. Das heißt, Sie sollten Prioritäten setzen. Das fällt natürlich schwer, denn am liebsten möchte man, gerade in wichtigen zwischenmenschlichen Situationen, alle Bedürfnisse befriedigen und keine Abstriche machen. Dennoch ist es hilfreich, die Realität zu akzeptieren.

Wenn Sie für sich klären konnten, welche Bedürfnisse Ihnen in der kommenden Situation am wichtigsten sind, ist es deutlich einfacher, Ihr eigenes Verhalten zu planen und sich auf mögliche Stolpersteine einzustellen.

Dieses Arbeitsblatt hilft Ihnen, zukünftige soziale Situationen besser zu planen:

1. Beschreiben Sie kurz die bevorstehende Situation

....

....

....

2. *Wise Mind*

Aktivieren Sie *Wise Mind*. Sie können dazu eine der Übungen verwenden, die Ihre Therapeutin aufgenommen hat. Schließen Sie die Augen, öffnen Sie Ihre Hände, legen Sie eine Hand dorthin, wo Sie *Wise Mind* am stärksten in Ihrem Körper spüren. Leichtes Lächeln; atmen Sie langsam ein – sagen Sie sanft „*Wise*"; atmen Sie langsam aus, sagen Sie leise „*Mind*". Nehmen Sie sich dafür ein oder zwei Minuten Zeit. Versuchen Sie, nun aus dieser *Wise-Mind*-Perspektive auf die bevorstehende Situation zu schauen.

3. Was ist Ihnen wichtig?

Machen Sie sich jetzt bewusst, was Ihnen in der kommenden Situation eigentlich am wichtigsten ist: Wollen Sie ein bestimmtes Ziel erreichen? Wollen Sie die Beziehung zu einer Person sichern? Geht es darum, Ihre Selbstachtung zu wahren? Bedenken Sie, dass Sie auf den drei folgenden Skalen insgesamt nur 200 Punkte verteilen können. Sie können also nicht jede Frage mit 100 Punkten beantworten, sondern Sie müssen Abstriche machen.

SOZIALE SITUATIONEN IM VORAUS PLANEN

Was ist mein Ziel?

Wie wichtig ist es mir, dieses Ziel zu erreichen? (0 = gar nicht | 100 = überaus wichtig)

☐	☐	☐	☐	☐	☐	☐	☐	☐	☐	☐
0	10	20	30	40	50	60	70	80	90	100

Was soll(en) der oder die andere(n) anschließend mir gegenüber empfinden?

Wie wichtig ist mir die Beziehung? (0 = gar nicht | 100 = überaus wichtig)

☐	☐	☐	☐	☐	☐	☐	☐	☐	☐	☐
0	10	20	30	40	50	60	70	80	90	100

Wie soll mein Selbstwert nach dieser Begegnung sein?

Wie wichtig ist mir mein Selbstwert? (0 = gar nicht | 100 = überaus wichtig)

☐	☐	☐	☐	☐	☐	☐	☐	☐	☐	☐
0	10	20	30	40	50	60	70	80	90	100

Vergewissern Sie sich noch einmal, dass die Gesamtpunktezahl 200 nicht überschreitet.

Einstufung der Gesamtsituation:

- Ziele: __________ %
- Beziehung: __________ %
- Selbstachtung: __________ %

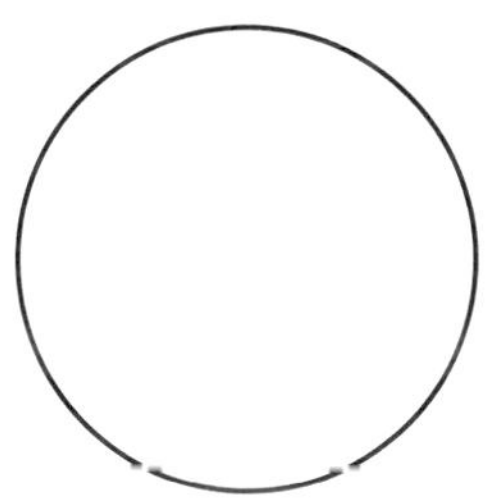

Teilen Sie den Kreis in drei Segmente und passen Sie deren Größe an die Wichtigkeit an (vgl. 2.6 IB 2):
Was für Konsequenzen ziehen Sie aus diesem Diagramm?

4. Planen Sie Ihr Verhalten

Wenn Sie diese Grafik nun berücksichtigen: Wie wollen Sie sich verhalten? Bei Orientierung an den Zielen helfen die 6 Bs; bei Orientierung an der Beziehung die LIVE-Skills und bei Orientierung am Selbstwert die FAIR-Skills. Notieren Sie, wie Sie sich in der geplanten sozialen Begegnung verhalten wollen:

4.1 Um Ziele zu verwirklichen

4.2 Um die Beziehung zu stärken

4.3 Um den Selbstwert zu stärken

SOZIALE SITUATIONEN IM VORAUS PLANEN

5. Vorsicht, Falle – alter Film

Was wissen Sie bereits über Ihre „typischen" Reaktionsmuster? Haben Sie schon ungünstige Verhaltensmuster identifiziert, die in solchen Situationen immer wieder, wie automatisch, auftreten und Ihren Plänen im Weg stehen?

5.1 Stolpersteine beim Zieleverwirklichen

5.2 Stolpersteine bei der Stärkung der Beziehung

5.3 Stolpersteine beim Selbstwert

6. *Wise Mind:* Wege aus dem alten Film

Wenn man weiß, was man tun möchte, und welche Stolpersteine im Weg liegen könnten, ist es hilfreich, sich kleine, starke Sätze zurechtzulegen, die Sie dann in der entsprechenden Situation einsetzen können, um Ihr Verhalten steuern – also vom alten Film in den neuen Film zu kommen. Aktivieren Sie noch einmal *Wise Mind*, versuchen Sie, sich die Situation vorzustellen, und bitten Sie *Wise Mind* um hilfreiche Sätze.

6.1 Hilfreiche Sätze, um Ziele zu verwirklichen

6.2 Hilfreiche Sätze, um die Beziehung zu stärken

6.3 Hilfreiche Sätze, um den Selbstwert zu stärken

7. Und sonst noch?

Was können Sie sonst noch tun, um sich auf die Situation vorzubereiten?

SOZIALE SITUATIONEN NACHLESE

Manchmal läuft etwas gründlich schief – das geht uns allen so. Und das ist auch gut so, sonst könnten wir nichts verbessern. Aber häufig beginnt unser Gehirn dann ganz automatisch zu grübeln. Das Kopfkino läuft auf Hochtouren, ohne eine vernünftige Lösung anzubieten.

Dieses Arbeitsblatt ist hilfreich, um etwas Ordnung in die Gedanken zu bringen und aus Fehlern zu lernen. Man kann dieses Arbeitsblatt auch gut zu zweit machen, um einen Konflikt zu klären: „Wie habe ich empfunden, was du gesagt hast?" – „Wie hast du das verstanden, was ich gesagt habe?" – Macht Spaß.

1. Zwischenmenschliche Kettenanalyse

Beschreiben Sie die Situation, die Sie erlebt haben, in ein paar kurzen Sätzen in der folgenden Tabelle. Berücksichtigen Sie, dass die Angaben in den grauen Feldern lediglich Vermutungen darstellen.

	Was habe ich empfunden?	Was war mein Bedürfnis, was wollte ich ausdrücken?	Was habe ich tatsächlich gesagt/getan?	Was mag der/die andere empfunden haben?	Was mag das Bedürfnis des/der anderen gewesen sein?	Was hat der/die andere gesagt/getan?
1						START
2						
3						
4						
5						
6						

SOZIALE SITUATIONEN NACHLESE

2. Aktivieren Sie *Wise Mind*

Sie können dazu eine der Übungen verwenden, die Ihre Therapeutin aufgenommen hat. Schließen Sie die Augen, öffnen Sie Ihre Hände, legen Sie eine Hand dorthin, wo Sie *Wise Mind* am stärksten in Ihrem Körper spüren. Leichtes Lächeln. Atmen Sie langsam ein, sagen Sie sanft *„Wise"*; atmen Sie langsam aus, sagen Sie leise *„Mind"*. Nehmen Sie sich dafür ein oder zwei Minuten Zeit. Versuchen Sie nun, aus dieser *Wise-Mind*-Perspektive auf die zurückliegende Situation zu blicken.

3. Ordnen Sie aus der Perspektive von *Wise Mind*

Was war Ihnen eigentlich wichtig?

3.1 Was für ein Bedürfnis wollten Sie befriedigen?
Verfolgten Sie ein bestimmtes Ziel? War dieses Ziel kurz- und langfristig wichtig?
Ist das gelungen?

3.2 War dieser Wunsch, dieses Bedürfnis, wirklich angemessen?
Konnte (und wollte) der/die andere Ihren Wunsch tatsächlich zu diesem Zeitpunkt erfüllen?
(Versuchen Sie, sich in die Situation des/der anderen zu versetzen.)

3.3 Wie wichtig war Ihnen die Beziehung?
Was sollte der/die andere nach dieser Situation Ihnen gegenüber empfinden?
Ist das gelungen?

3.4 Wie wichtig war Ihnen Ihr Selbstwert?
Wie wollten Sie sich nach der Situation fühlen?
Ist das gelungen?

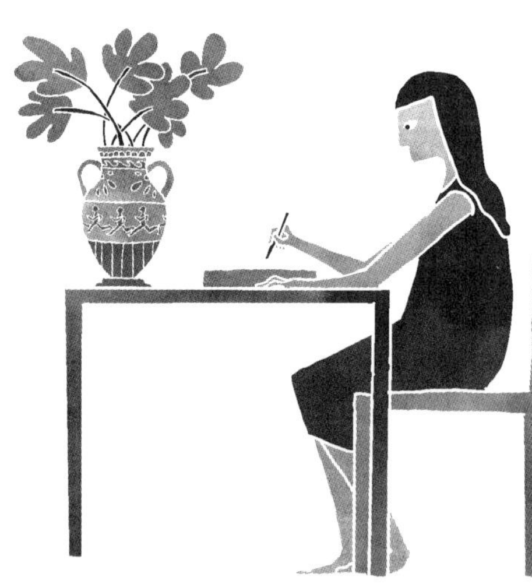

SOZIALE SITUATIONEN NACHLESE

4. Stolpersteine

Arbeiten Sie nun mit der *Wise-Mind*-Perspektive: An welcher/n Stelle/n traten in dieser Situation Stolpersteine auf? Welche Reaktionen hinderten Sie daran, sich so zu verhalten, wie Sie sich eigentlich verhalten wollten? Waren Sie im „falschen Film"?

- „Waren mir die kurzfristigen Ziele wichtiger als die langfristigen Ziele?
- Hatte das JETZT SOFORT die Oberhand?
- Wollte ich unbedingt recht haben?
- Wollte ich unbedingt die aktuellen Gefühle befriedigen?
- Waren meine Emotionen zu intensiv, sodass ich nicht mehr klar denken konnte?
- Folgte ich schlicht meinen Gewohnheiten?
- Waren kleine Monster aktiv, wenn ja, welche?
- Verhielten sich die a nderen in meinem sozialen Umfeld anders als erwartet?"

5. Das nächste Mal besser

Was rät Ihnen *Wise Mind*, welche Fertigkeiten bräuchten Sie, um beim nächsten Mal in einer ähnlichen Situation Ihre Ziele umzusetzen?

6. Üben, üben, üben

Wie und wann könnten Sie diese Fertigkeiten in den nächsten Wochen konkret üben?

NEIN-SAGEN ÜBEN

Nachdrücklichkeit beim Nein-Sagen

Sie können mit diesem Arbeitsblatt eine Situation nachbearbeiten oder vorbereiten.

Nacharbeiten: Beschreiben Sie eine Situation, in der Sie nicht sicher gewesen sind, ob Sie eine Bitte ablehnen sollten oder nicht.

Vorbereiten: Beschreiben Sie eine zukünftige Situation, in der Sie nicht sicher sind, ob Sie eine Bitte ablehnen sollten oder nicht.

....

....

Fragen Sie *Wise Mind*

Treten Sie nun innerlich einen Schritt zurück. Öffnen Sie die Hände: Legen Sie eine Hand dorthin, wo Sie *Wise Mind* am stärksten in Ihrem Körper spüren. Leichtes Lächeln; konzentrieren Sie sich auf Ihre Atmung: Atmen Sie langsam ein – sagen Sie sanft „*Wise*"; atmen Sie langsam aus – sagen Sie sanft „*Mind*"; öffnen Sie sich für Ihr Bild von *Wise Mind*. Gehen Sie die Situation nun noch einmal innerlich durch. Lesen Sie jede der folgenden Fragen durch und versuchen Sie, sie aus der *Wise-Mind*-Perspektive zu betrachten. Spüren Sie achtsam hin, was Ihr *Wise Mind* Ihnen rät:

1. Klarheit War (ist) die Bitte der/des anderen klar und deutlich formuliert?	**NEIN** →	Fragen Sie (das nächste Mal) genauer nach. Sie brauchen mehr Information.
↓ **JA** ↓		
2. Ihre Fähigkeiten Konnte (kann) ich der Person geben, was sie will?	**NEIN** →	Lehnen Sie (das nächste Mal) die Bitte freundlich und wertschätzend ab.
↓ **JA** ↓		
3. Freie Entscheidungsmöglichkeit Kann ich es mir leisten, „Nein" zu sagen?	**NEIN** →	Sagen Sie (das nächste Mal) zu, aber versuchen Sie „Schadensbegrenzung", z. B. durch Verhandlung.
↓ **JA** ↓		

Wenn Sie die ersten drei Fragen mit Ja beantwortet haben, können Sie mit den folgenden sechs Fragen fortfahren: Überlegen Sie, mit welcher Nachdrücklichkeit Sie „Nein" sagen wollen!

4. Zeitpunkt: War (ist) es ein schlechter Zeitpunkt, nein zu sagen?	☐ Ja	☐ Nein
5. Rechte: Würde (wird) eine Ablehnung gegen die Rechte der/des anderen verstoßen?	☐ Ja	☐ Nein
6. Zuständigkeit: War (bin) ich dafür zuständig?	☐ Ja	☐ Nein
7. Gegenseitigkeit: War (ist) die Bitte der Person/unserer Beziehung angemessen?	☐ Ja	☐ Nein
8. Ziele: Stand (steht) ein Nein im Konflikt mit langfristigen Zielen?	☐ Ja	☐ Nein
9. Selbstachtung: Was sagt meine Intuition?	☐ Ja	☐ Nein

Summe der Nein-Antworten: ________

Konzentrieren Sie sich nun noch einmal ganz auf Ihr *Wise Mind*. Wie fühlt sich die Situation nun an? Spüren Sie Unstimmigkeiten oder Unsicherheiten? Oder fühlt es sich für Sie stimmig an? Wie lautet das Resultat aus Sicht von *Wise Mind?*

....

....

BITTEN, FRAGEN, FORDERN

Manchmal ist es sinnvoll und wichtig, seine Wünsche und Erwartungen, aber auch Forderungen klar und deutlich zu formulieren. Dies kann hilfreich sein, um etwa berufliche Ziele zu erreichen, aber auch im partnerschaftlichen Bereich. Auch im Zusammenleben mit Freundinnen ist es oft viel einfacher, wenn Sie klar sagen, was Sie möchten.

Das birgt natürlich auch Risiken: Der Wunsch könnte ja abgelehnt werden. Und viele Menschen mit schwierigen zwischenmenschlichen Erfahrungen haben genau davor Angst: „Wenn ein Wunsch abgelehnt wird, dann bedeutet das, dass ich als Person abgelehnt werde, und das reißt alte Wunden wieder auf, und das werde ich nicht ertragen."

Es gibt auch andere Hemmnisse: „Wenn ich einen Wunsch äußere, dann meint der/die andere, ich sei hochmütig, selbstsüchtig, oder eingebildet, und wird mich abstoßen, und das werde ich nicht ertragen." Oder: „Wenn mein Partner, meine Freundin, meine Kollegin oder mein Chef mich wirklich mögen oder schätzen, dann sollten sie eigentlich von selber wissen, was ich möchte oder was mir guttut. Wenn ich danach fragen muss, bedeutet dies, dass die anderen mich nicht schätzen".

Kommen Ihnen diese Annahmen bekannt vor? Wenn Sie sich nach ihnen richten, werden Sie zwar ein bisschen weniger Stress erleben, aber langfristig zahlen Sie einen hohen Preis! Sie werden wahrscheinlich nicht bekommen, was Sie möchten, Sie werden enttäuscht sein, und dies eventuell anderen in die Schuhe schieben. Darüber hinaus werden Sie sich isolieren. Wenn es darum geht, ein sinnerfülltes Leben aufzubauen, gehört die Fertigkeit, um etwas zu bitten oder seine Wünsche klar zu äußern, einfach dazu.

Dieses Arbeitsblatt gibt Ihnen einige einfache Tipps: Was sollten Sie berücksichtigen, wenn Sie um etwas bitten oder nach etwas fragen möchten?

- Innere Klarheit
  Weiß ich selbst, was ich möchte?
  Kann ich mein Bedürfnis, meinen Wunsch klar formulieren?
- Die Beziehung zur anderen Person
  Ist das, was ich möchte, der Beziehung angemessen?
- Gegenseitigkeit
  Kann ich der Person ebenso viel geben, wie ich es mir von ihr wünsche?
  Bin ich bereit, auch etwas zu geben, falls sie ja sagt?
- Gegenseitige Rechte (bei Forderungen)
  Ist es berechtigt, der Person zu sagen, was sie tun sollte?
  Ist die Person gesetzlich oder moralisch verpflichtet, mir zu geben, was ich möchte?
- Richtiger Zeitpunkt
  Ist jetzt der richtige Zeitpunkt zu fragen?
  Ist die Person in der richtigen Stimmung, um sich mir aufmerksam zuzuwenden?
- Richtige Vorbereitung
  Habe ich meine „Hausaufgaben" erledigt?
  Weiß ich alles Notwendige, um meine Bitten zu begründen?
- Auswirkungen
  Wird Zurückhaltung zum jetzigen Zeitpunkt die Situation entspannen, aber auf die Dauer zu Problemen führen?
  Bin ich auch bereit, eine Ablehnung zu tolerieren?

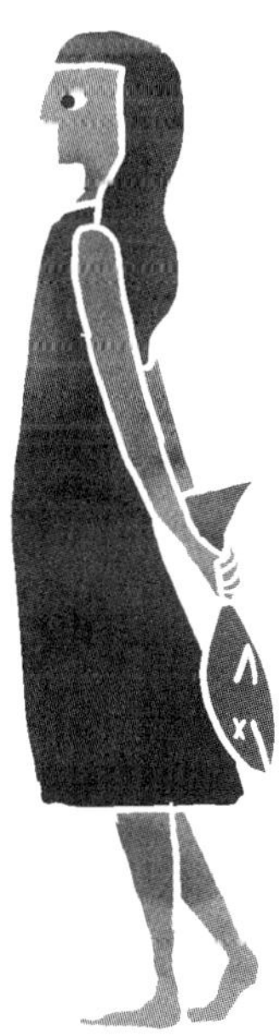

ÜBUNGEN ZUM BITTEN, FRAGEN, FORDERN

Nachdrücklich bitten oder fragen

Nutzen Sie dieses Arbeitsblatt, um Situationen (auch Rollenspiele) nachzuarbeiten oder vorzubereiten. Denken Sie an eine vergangene oder zukünftige Situation, in der Sie unsicher waren (sind), ob Sie um etwas bitten oder fragen sollten. Beschreiben Sie sie:

Fragen Sie *Wise Mind*

Treten Sie nun innerlich einen Schritt zurück. Öffnen Sie die Hände. Legen Sie eine Hand dorthin, wo Sie *Wise Mind* am stärksten in Ihrem Körper spüren. Leichtes Lächeln; konzentrieren Sie sich auf Ihre Atmung: Atmen Sie langsam ein – sagen Sie sanft „*Wise*"; atmen Sie langsam aus – sagen Sie sanft „*Mind*"; öffnen Sie sich für Ihr Bild von *Wise Mind*. Gehen Sie die Situation nun noch einmal innerlich durch. Lesen Sie jede der folgenden Fragen durch und versuchen Sie, sie aus der *Wise-Mind*-Perspektive zu betrachten. Spüren Sie achtsam hin, was Ihr *Wise Mind* Ihnen rät:

1. Klarheit Wusste (weiß) ich alles Nötige, um meine Bitte zu unterstreichen? Bin ich mir klar, was ich will?	**NEIN** →	Sie brauchen mehr Klarheit oder mehr Informationen.
↓ **JA** ↓		
2. Berechtigung War (ist) meine Bitte/Forderung berechtigt?	**NEIN** →	In dieser Situation brauchen Sie Ihre Bitte nicht zu formulieren.
↓ **JA** ↓		
3. Die Fähigkeiten der anderen Person Konnte (kann) sie mir geben, was ich will?	**NEIN** →	In dieser Situation brauchen Sie Ihre Bitte nicht zu formulieren – sie würde zwangsläufig abgelehnt werden!
↓ **JA** ↓		
4. Freie Entscheidungsmöglichkeit Kann die Person frei entscheiden oder hat jemand Macht über sie und beeinflusst die Situation?	**NEIN** →	Die Wahrscheinlichkeit ist gering, dass die Person zusagen kann. Versuchen Sie, die Situation zu verändern.
↓ **JA** ↓		

5. Zeitpunkt: War (ist) es ein guter Zeitpunkt, um zu bitten/zu fragen?	☐ Ja	☐ Nein
6. Rechte: Habe ich ein Recht auf das, worum ich bitte/wonach ich frage?	☐ Ja	☐ Nein
7. Zuständigkeit: Ist die Person zuständig für das, worum ich bitte/wonach ich frage?	☐ Ja	☐ Nein
8. Gegenseitigkeit: War (ist) die Bitte der Person/Beziehung angemessen?	☐ Ja	☐ Nein
9. Ziele: Ist die Bitte/Frage wichtig für langfristige Ziele?	☐ Ja	☐ Nein
10. Selbstachtung: Verhalte ich mich kompetent?	☐ Ja	☐ Nein

Summe der Ja-Antworten: ________

Konzentrieren Sie sich nun noch einmal ganz auf Ihren *Wise Mind*. Wie fühlt sich die Situation nun an? Spüren Sie Unstimmigkeiten oder Unsicherheiten? Oder fühlt es sich für Sie stimmig an? Wie lautet das Resultat von Ihrem *Wise Mind?*

VALIDIEREN

Was bedeutet Validierung?

Das Wort „Validierung" bedeutet etwas wertschätzen, würdigen oder anerkennen.

Wenn wir mit anderen in Kontakt sind, geht es darum, dem Gegenüber (und manchmal auch sich selbst) zu vermitteln, dass Sie dessen Art und Weise, über Dinge zu denken, Dinge zu erleben, nachspüren und nachvollziehen können.

Validierung bedeutet *nicht*, etwas uneingeschränkt gutzuheißen oder die Meinung des anderen zu teilen: „Ich kann nachvollziehen, dass Sie Angst vor Nähe und Vertrautheit haben" bedeutet noch nicht, dass dies eine sinnvolle Einstellung ist oder gar die einzig mögliche.

Was bewirken wir mit Validierung?

- Wir fördern Vertrauen und Nähe zu anderen, auch wenn es unterschiedliche Meinungen gibt.
- Wir vermitteln Respekt und Würde.
- Wir besänftigen negative Gefühle wie Ärger, Wut oder Angst.
- Wir senken das Risiko, dass Streit entsteht oder eskaliert.
- Wir stärken unsere Selbstachtung und die des anderen.
- Wir fördern Beziehungen und Bindung, auch in schwierigen Auseinandersetzungen.
- Validierung erzeugt so gut wie nie Ärger und Probleme.

Eine „Invalidierung" ist im Gegensatz zu einer Validierung wie Gift für die Beziehung und für die Person selbst. Invalidierung bedeutet, dass Sie die gegenwärtige Situation Ihres Gegenübers (oder auch von Ihnen selbst) nicht ernst nehmen, dass Sie dessen Sichtweise lächerlich finden oder überflüssig oder gar verachtenswert. Die meisten Menschen mit Störungen der Emotionsregulation kennen das Gefühl, das Invalidierung erzeugt, nur allzu gut.

Wann laufen wir Gefahr, jemanden zu invalidieren?

- Wenn wir die Meinung oder Gefühle anderer Menschen oder von uns selbst lächerlich finden.
- Wenn wir Menschen in schwierigen Situationen ignorieren.
- Wenn wir andere Menschen (oder uns selbst) ständig mit „Du müsstest" und „Du solltest" behelligen.
- Wenn wir Drohungen aussprechen und aggressiv werden.

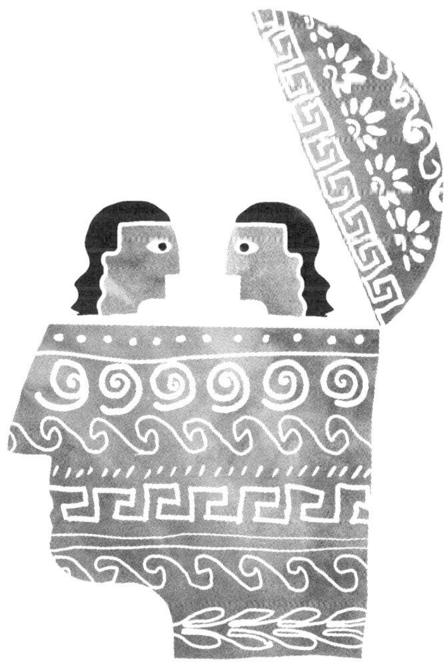

VALIDIEREN

Was können Sie validieren?

Generell validiert man Gefühle, Gedanken und Verhaltensweisen, die für andere oder für sich selbst Sinn ergeben. Man kann also auch sich selbst validieren: das Recht, etwas zu wollen, das Recht, eine Meinung zu haben, etwas zu denken und zu reflektieren, etwas zu glauben. Sie können anerkennen, wie schwierig etwas ist, oder anerkennen, wie sehr sich jemand bemüht, etwas zu tun oder zu erreichen.

Wie können Sie validieren?

1. **Hören Sie aufmerksam zu.**

- Zeigen Sie eine freundliche und wertschätzende Zugewandtheit.
- Bauen Sie Blickkontakt auf.
- Versuchen Sie, die Perspektive des anderen zu übernehmen. Fragen Sie sich ständig:
  Wie ist es, sie/er zu sein?
  Was sind ihre/seine Erfahrungen? Was erlebt sie/er gerade?
  Wie fühlt sie/er sich?
  Was mag sie/er? Was mag sie/er nicht?

  Kommen Sie immer wieder auf diese Fragen zurück.

2. **Erkennen Sie an, was Ihr Gegenüber erlebt, auch wenn Sie die Dinge anders sehen.**

- Wie können Sie am besten Unklarheiten in einem Gespräch klären?
- Welche Verhaltensweisen und Äußerungen sind für das Gegenüber am beruhigendsten?
- Welche Verhaltensweisen oder Äußerungen lösen beim Gegenüber keine Verteidigungshaltung aus?
- „Interessant, dass du so darüber denkst …"
- „Ich bin sicher, du hast deine guten Gründe …"
- „Ich weiß, ich habe etwas getan, das dich wütend macht …"

3. **Interessieren Sie sich aufrichtig für die Perspektive und die Erfahrungen der anderen Person.**
   Fassen Sie die Sichtweise des/der anderen beschreibend zusammen oder fragen Sie nach, um ihn oder sie besser zu verstehen. Validieren Sie die Gefühle und auch die Beweggründe der anderen Person.

- **Fragen Sie:**
  „Ich sehe, du bist wütend, was ist geschehen?"
  „Was habe ich getan, was dich so wütend macht?"
  „Was genau hat dich so traurig gemacht?"
  „Kannst du mir das erklären? Ich habe es noch nicht ganz verstanden."
- Finden Sie heraus, um welches Gefühl es eigentlich geht. Fassen Sie das Bedürfnis oder das Gefühl der anderen Person in Worte, ohne zu bewerten, oder auch nur als Hypothese.

  „Ich frage mich, ob du enttäuscht bist, dass es nicht so gelaufen ist, wie du gedacht hast."
  „Ich könnte mir vorstellen, dass unter der Wut auch Traurigkeit war?"
  „Warst du so enttäuscht, weil es dir so wichtig war?"
  „Bist du so wütend, weil du dich so verletzt fühlst?"
  „Schämst du dich so, weil du das Gefühl hast, du wurdest bloßgestellt?"
  „Ich glaube, mich hätte dieses Verhalten auch verletzt. War das bei dir so?"

VALIDIEREN

4. Versuchen Sie, die Probleme oder schwieriges Verhalten der anderen Person vor dem Hintergrund ihrer Lebensgeschichte und ihrer Erfahrungen zu verstehen.

„Ich kann mir vorstellen, dass du dich damit nicht wohlfühlst. In diesem Bereich hast du ja auch bereits schlechte Erfahrungen gemacht."
„Ich kann mir vorstellen, dass du an der Stelle misstrauisch bist. In ähnlichen Situationen ist dein Vertrauen ja auch schon missbraucht worden."

5. Normalisieren Sie die Gedanken, Gefühle und Wünsche Ihres Gegenübers, wenn diese normal sind.

„Es ist ganz normal, dass du dich so fühlst. Jeder hätte so reagiert."
„Natürlich bist du verletzt. Was ich gesagt habe, war gemein."

6. Begegnen Sie der anderen Person auf Augenhöhe, bringen Sie ihr Wertschätzung und Respekt entgegen.

- Behandeln Sie Ihr Gegenüber auf Augenhöhe.
- Seien Sie authentisch und ehrlich.
- Wenn Ihr Gegenüber nicht hilfreich handelt, dann sagen Sie ihm dies offen auf eine unterstützende und einfühlsame Weise.

7. Zeigen Sie Ihre eigene Verletzbarkeit, wenn der andere sich verletzlich zeigt.

„Mir ginge es genauso." „Mir ginge es wie dir."
„Ich möchte auch nicht, dass wir uns ständig streiten."
„Ich will wie du, dass wir anders miteinander umgehen."

8. Zeigen Sie Ihrem Gegenüber auch über Handlungen, dass Sie ihn verstehen und ernst nehmen.

- Wenn Ihr Gegenüber weint, trösten Sie die Person, nehmen Sie die Person in den Arm, geben Sie ihr ein Taschentuch.
- Möchte Ihr Gegenüber Ihre Gesellschaft, verbringen Sie Zeit mit ihm oder unternehmen etwas mit ihm zusammen.
- Möchte Ihr Gegenüber alleine sein, geben Sie ihm die Zeit, alleine zu sein.

9. Denken Sie daran, dass zur Validierung auch der passende Gesichtsausdruck und die entsprechende Körperhaltung gehören.

- Vielleicht machen Sie sich klar, dass die Körpersprache deutlich stärker wirkt als die gesprochene Sprache.
- Wissen Sie, wie Ihr Gesichtsausdruck auf andere wirkt?
- Zeigen Sie Ihr Interesse auch mit Ihrer Mimik und Körpersprache. Das kann man auch vor dem Spiegel üben.

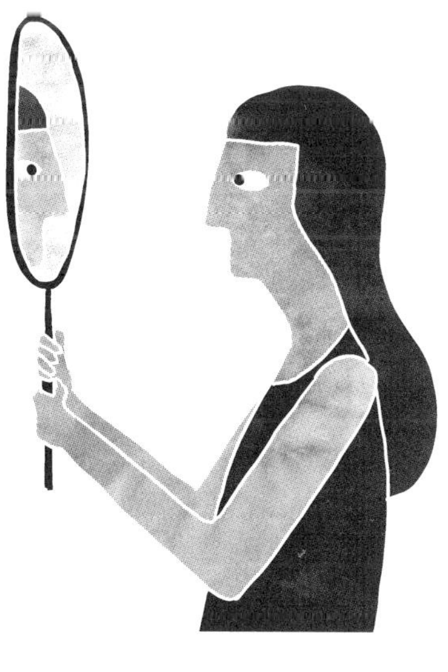

VALIDIEREN

Das ganze Spektrum der Kommunikation

Beispiele für Validierung: Wir können alle Aspekte der menschlichen Kommunikation validieren.

Aspekte	Andere Person	Eigene Person
Gedanken	„Ich kann verstehen, dass du dachtest, ich würde dich verlassen, doch eigentlich wollte ich lediglich mal ein Wochenende allein verbringen."	„Okay, ich habe schlechte Erfahrungen gemacht, deshalb denke ich oft, dass andere mich auslachen."
Gefühle	„Oh, ich merke, du bist ziemlich wütend, worüber ärgerst du sich so sehr?"	„Ich spüre, dass ich wütend bin, und das ist okay so, mein Chef hat mich ungerecht behandelt."
Handlungen	„Ich finde es völlig angemessen, dass du heute früher gehst, du hast die letzten drei Tage Überstunden gemacht."	„Ich habe mal wieder vergessen, die Therapie-Aufgaben zu machen. Ist verständlich bei all dem, was ich um die Ohren habe, trotzdem …"
Meinungen	„Ich kann gut nachvollziehen, dass du der Meinung bist, alle Männer seien gewaltbereit, bei der Erfahrung, die du machen musstest."	„Ich bin der Meinung, dass wir in unserem Betrieb zu wenig Personal haben, ich sollte dies unbedingt vortragen."
Wünsche	„Habe ich dich richtig verstanden, Mutter, du wünschst, dass ich dich jeden Tag dreimal anrufe, damit du dich nicht mehr so einsam fühlst?"	„Ich wünsche mir mal wieder einen Partner, ich sollte mich darum kümmern."
Bemühungen	„Ich sehe, dass du dich wirklich bemühst, dein Zimmer regelmäßiger aufzuräumen, vielleicht kannst du noch …"	„Es funktioniert natürlich noch nicht immer, *Wise Mind* einzusetzen, aber in der letzten Woche konnte ich *Wise Mind* schon zweimal anwenden."
Bedürfnisse	„Ich sehe, du hättest gerne jemanden, um den du dich ein wenig kümmern kannst …"	„Ich habe das dringende Bedürfnis, mal wieder in den Arm genommen zu werden. Okay, das ist jetzt so."
Beziehungen	„Weißt du, die Beziehung zu dir ist mir sehr wichtig, und gerade deshalb würde ich dich bitten, am Telefon etwas freundlicher zu mir zu sein."	„Ja, die Beziehung zu Karl ist mir wichtig, obwohl ich Angst habe, wieder enttäuscht zu werden."
Situationen	„Okay, das ist jetzt wirklich eine verfahrene Situation, ich habe gerade keine Idee, wie ich das lösen kann. Ich fürchte, wir brauchen etwas Geduld."	
Körperliche Befindlichkeiten	„Ich sehe, Sie schonen sich beim Laufen, haben Sie Schmerzen?"	„Ich bin etwas übergewichtig, das Laufen fällt mir schwer, trotzdem sollte ich …"

SICH SELBST VALIDIEREN

Was bedeutet Selbst-Validierung?

Sich selbst zu validieren, also seine eigenen Befindlichkeiten, Wünsche, Bedürfnisse und Gefühle anzunehmen, ist häufig ein ungewohntes Abenteuer. Das ist der *neue Weg*. Und der einzige Weg in Richtung sinnerfülltes Leben.
Natürlich haben Sie gute Gründe, sich selbst schlechter zu behandeln als andere. Das haben Sie schließlich so gelernt. Und das Gelernte zu wiederholen vermittelt ein Gefühl von Vertrautheit und Sicherheit – der *alte Weg*.

Und übrigens: Seine eigenen Wünsche und Bedürfnisse zu validieren, bedeutet zunächst einmal nur, anzuerkennen, dass diese Wünsche da sind. Es bedeutet nicht, dass diese Wünsche und Bedürfnisse im Augenblick besonders stimmig sind oder besonders kluge Wege weisen: Wenn Sie Angst davor haben, sich um einen Job zu bewerben, weil Sie befürchten, abgelehnt zu werden, dann sollten Sie diese Angst zunächst annehmen und validieren. „Okay, ich habe jetzt Angst." Das bedeutet aber nicht, dass Sie darauf verzichten sollten, sich zu bewerben. Man kann auch gegen seine Gefühle handeln: „Okay, ich habe Angst, weil ich fürchte, abgelehnt zu werden, trotzdem ist mir der Job wichtig, also fasse ich jetzt Mut und probiere es."

- Betrachten Sie Ihre eigenen Gedanken, Gefühle, Bedürfnisse und Handlungen achtsam und beschreibend.
- Nehmen Sie Ihre Gefühle und Bedürfnisse offen an, auch wenn Sie diese nicht mögen. Ihre Gefühle sind Ihre Gefühle.
- Aktivieren Sie so oft wie möglich *Wise Mind:* liebevolle Güte, Mitgefühl, Freude für andere und Gelassenheit.
- Validieren Sie sich selbst, wie Sie es bei jemand anderem tun würden, der diese Gefühle ausdrückt.
- Beachten Sie Ihre Grenzen und Ihre jeweiligen Umstände:

  Wenn Sie nicht auf Ihre Grenzen achten, dann werden Sie irgendwann erschöpft und nicht mehr in der Lage sein, für andere, Ihre Partnerin/Ihren Partner, Ihre Kinder, da zu sein.

  Auf eigene Grenzen zu achten, hilft Ihnen, Ihr Gefühl für sich selbst, Ihre Selbstachtung und Ihre Beziehung langfristig aufrechtzuerhalten. Wenn Sie sich Ihrer Grenzen bewusst sind, dann sind Sie in einer stärkeren Position, um andere zu unterstützen.

  Beachten Sie auch, dass sich Ihre Grenzen im Laufe der Zeit verschieben können. Teilen Sie Ihre Grenzen mit, ohne dabei Ihr Gegenüber zu verletzen.
  Beispiel: Wenn Sie für Ihre Freundin immer telefonisch erreichbar sind und diese oft auch mitten in der Nacht anruft, wird es Sie irgendwann überfordern und stark belasten. Wenn Sie auf Ihre Grenzen achten und absprechen, wie oft und zu welchen Uhrzeiten ein Anruf für Sie akzeptabel ist, dann haben Sie mehr Energie, mehr Erholung und Schlaf und können Ihre Freundin auch langfristig besser unterstützen.

Notieren Sie die Bereiche, in denen Sie sich häufig selbst invalidieren:

....

....

In welchem dieser Bereiche möchten Sie üben, sich selbst mehr zu validieren?

....

....

VALIDIEREN ÜBEN

Was bedeutet Validieren?

Validieren bedeutet, dem Gegenüber zu vermitteln, dass Sie nachvollziehen und verstehen können, wie es die Dinge sieht, auf seine ganz eigene Weise. Das gilt auch für sein Verhalten. Zu verstehen, wie jemand denkt und fühlt und weshalb er/sie sich entsprechend verhält, bedeutet nicht, dessen Verhalten gutzuheißen oder zu billigen.

Invalidieren bedeutet, dass ich mich nicht für die jeweiligen Beweggründe, die Befindlichkeit, oder die Bedürfnisse meines Gegenübers interessiere, dass ich nur meine eigenen Maßstäbe gelten lasse.
Man kann sich auch selbst invalidieren, indem man ständig unzufrieden ist mit sich selbst, die eigenen Bedürfnisse nicht ernst nimmt, sich ständig unter- oder überfordert. Invalidieren ist wie Gift: für Beziehungen und für einen selbst. Durch Invalidierung kann man sich und anderen das Leben gründlich zur Hölle machen.

Wie kann man andere validieren?

Am einfachsten validieren Sie, indem Sie sowohl das sichtbare Verhalten der anderen Person als auch deren jeweiligen Bedürfnisse oder Gefühle würdigen: „Ich merke, dass du ärgerlich bist. Liegt es daran, dass du so enttäuscht bist? Ich spüre, dass es dir nicht gut geht, was ist denn passiert?"

Wie kann man sich selbst validieren?

Auch sich selbst können (und sollten) Sie validieren, indem Sie Ihre jeweiligen Gefühle, Bedürfnisse oder auch Fähigkeiten zunächst mal annehmen, so wie sie sind: „Ok,ay ich sollte mich um einen neuen Job bewerben, und habe große Angst, mich zu blamieren." „Okay, ich bin die erste Woche auf einer Therapiestation, ich habe noch keine Ahnung, wie die Regeln sind, ich fühle mich sehr unsicher."

Sich selbst zu validieren bedeutet allerdings nicht, dass man seinen Bedürfnissen und Gefühlen stets folgen sollte: „Ich habe große Angst, mich zu blamieren, trotzdem gehe ich zum Vorstellungsgespräch." „ Ich fühle mich sehr unsicher, trotzdem gebe ich mir eine Chance und halte jetzt mal durch."

Im Folgenden beschreiben wir einige zwischenmenschliche Situationen, die mehr oder weniger unglücklich verlaufen. Versuchen Sie zu verstehen, was schieflief, und versuchen Sie, validierende Aussagen aufzuschreiben. Sie können Szenen auch in der Gruppe als Rollenspiele üben.

Anleitung für die Rollenspiele:

1. Orientierung: Was steht für Sie im Vordergrund?
   a) Ziele umsetzen
   b) die Beziehung stabilisieren
   c) den Selbstwert achten
2. Rollenspiel durchführen
3. Rückmeldung einholen, Verbesserungsvorschläge anhören
4. Wiederholen, nachspüren

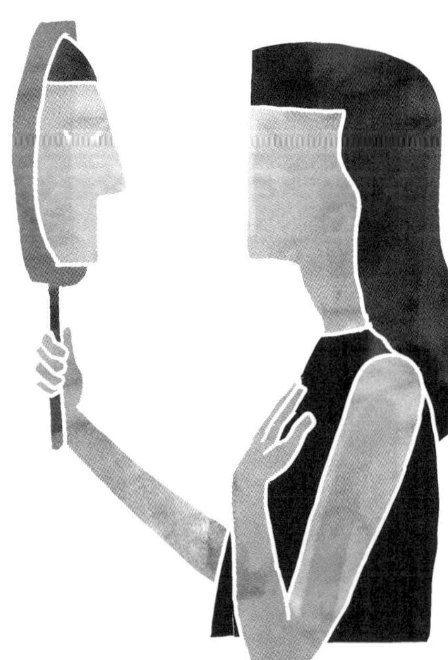

VALIDIEREN ÜBEN

Szene 1:

Seit vielen Jahren leidet Lena unter schweren sozialen Ängsten. Heute hat sie eine Präsentation bei der Arbeit vor dem ganzen Team hinter sich. Der Tag war sehr anstrengend für sie und sie fühlt sich völlig erschöpft. Aufgrund der Ängste sind ihr viele Fehler bei der Präsentation unterlaufen, und weder ihr Chef noch sie selbst waren zufrieden mit ihrer Leistung. Jetzt macht sie sich Sorgen, dass sie ihre Arbeit verlieren könnte.
Ihre Schwester ist zu Hause und ist gut gelaunt. Sie schaut sie an und sagt mit fröhlicher Stimme: „Aber Lena, du übertreibst bestimmt. Ich bin sicher, dass du eine großartige Präsentation gemacht hast. du weißt ja, dass dein Chef nie zufrieden ist. Ach, mach dir keine Sorgen! Und übrigens, heute Abend wollte ich gerne mit ein paar Freunden ins Kino gehen. Könntest du den Hund Gassi führen?"
Lena: „Mann, ich bin völlig fertig, ich glaube, ich habe total versagt, einen Fehler nach dem anderen bei meiner Präsentation, mein Chef hat geguckt, als ob er Essigwasser getrunken hätte, und hinterher hat er kein Wort mit mir geredet, ich glaube, ich verliere den Job."

Welche Invalidierungen finden Sie? (Unterstreichen Sie sie oben mit einem Stift.)

- ☐ Drohungen aussprechen
- ☐ aggressiv sein
- ☐ die jeweilige Wahrnehmung anderer Personen ignorieren
- ☐ Vorurteile und Kritik aussprechen
- ☐ die gegenwärtigen Bedürfnisse anderer ignorieren
- ☐ sich selbst im Mittelpunkt der Welt sehen
- ☐ andere:

Welche Formen der Validierung wären angemessen gewesen? Schreiben Sie die entsprechenden Sätze auf.

- ☐ Zeigen, dass man zuhört, und den anderen ernst nimmt
- ☐ Die Gefühle der anderen beschreiben und würdigen
- ☐ Auf das jeweilige Bedürfnis des anderen eingehen

Wie hätte Lenas Schwester auf ihre Sorgen validierend reagieren können? Notieren Sie sich Ihre Antwort. Es ist hilfreich, die Gedanken tatsächlich auszuformulieren und aufzuschreiben. Sie können diese dann gerne jemandem vorlesen, im Rollenspiel üben und/oder jemanden nach seiner Reaktion fragen.

Ihre validierende Reaktion:

VALIDIEREN ÜBEN

Szene 2:

Es ist vier Uhr morgens. Die Mutter von Linda (17) sitzt auf der Treppe und starrt auf die Haustür. Sie ist äußerst besorgt. Linda hatte versprochen, spätestens um zwölf Uhr nach Hause zu kommen, jetzt sie immer noch nicht da. Auch auf ihrem Handy gibt es keine Lebenszeichen, trotz zahlloser Versuche. Endlich hört sie Schritte und den Schlüssel im Schloss. Linda kommt herein, sieht die Mutter auf der Treppe, verdreht die Augen und meint: „Du hast mir gerade noch gefehlt." Die Mutter rastet aus und schreit sie an: „Was bildest du dir eigentlich ein? Bist du wahnsinnig geworden? Wie kannst du mir das antun?" Linda schreit zurück: „Ich ziehe hier aus, du bist unmöglich!", verschwindet im Bad, verriegelt die Tür und reagiert auch nicht auf das heftige Klopfen der Mutter.

Den weiteren Verlauf dieses Dramas ersparen wir uns besser.

Lindas Verhalten wird verständlicher, wenn wir erfahren, dass sich ihr Freund überraschend von ihr getrennt hat und sie den ganzen Abend voller Verzweiflung mit ihm getextet und telefoniert hat. Darüber lief der Akku leer. Sie ist dann noch in einer Kneipe mit ihrer Freundin abgestürzt, musste den Weg nach Hause zu Fuß laufen und war sehr erschöpft, als sie ihre Mutter auf der Treppe sitzen sah.

Den weiteren Verlauf kennen wir.

Wie hätte validierende Kommunikation ausgesehen?

- Machen Sie sich Gedanken, wie sowohl die Mutter als auch Linda hätten reagieren können, um die Eskalation zu vermeiden. Vielleicht aktivieren Sie kurz *Wise Mind* und versuchen, aus dieser Perspektive die jeweiligen Bedürfnisse zu verstehen.
- Machen Sie sich bitte die Mühe und notieren Sie sich Ihre Antwort. Sie können Ihre Antworten gerne jemandem vorlesen oder auch im Rollenspiel üben und/oder jemanden nach seiner Reaktion fragen.

Linda kommt zu Tür herein und sieht die Mutter.
Lindas validierende Reaktion:

....

....

Linda verdreht die Augen und meint: „Du hast mir gerade noch gefehlt."
Die validierende Reaktion der Mutter:

....

....

Linda verschwindet im Bad.
Die validierende Reaktion der Mutter:

....

....

....

VALIDIEREN ÜBEN

Szene 3:

Jan, der Partner von Carla, ist schrecklich eifersüchtig. Sie sind seit drei Jahren zusammen und sind sich sehr zugetan. Vor etwa einem Jahr hatte Carla Jan einen Seitensprung (One-Night-Stand) gebeichtet. Das hatte Jan schwer getroffen, er hatte ihr jedoch verziehen und nach einem intensiven Gespräch hatten sie beide beschlossen, die Beziehung weiterzuführen. Seither aber versucht Jan, jeden von Carlas Schritten zu kontrollieren. Von Zeit zu Zeit ortet er das Handy und checkt ihre Mails. Carla versteht die Gründe für Jans Verhalten, hält aber die permanente Kontrolle nicht mehr aus und überlegt sich, die Beziehung zu beenden. Ihre beste Freundin Susi rät ihr, zunächst ein klärendes Gespräch mit Jan zu suchen.

Wie sollte Carla dieses Gespräch beginnen? Notieren Sie die ersten vier Sätze dieses Gespräches:

Carla (validierend):

....

....

....

....

....

Szene 4:

Frau Müller (42) ist Borderline-Patientin und seit vier Tagen in einer psychiatrischen Klinik zur Krisenintervention. Bei Aufnahme wurde ihr vom Stationsarzt mitgeteilt: „Wann immer Sie sich große Sorgen machen oder gar Suizidgedanken haben, wenden Sie sich bitte unverzüglich an unser Pflegepersonal, das wir Ihnen helfen. Kann ich mich darauf verlassen?“ Frau Müller hatte zugestimmt.

Jetzt geht es ihr nicht gut, sie hatte gerade ein Telefonat mit ihrer Tochter, die ihr Vorwürfe machte. Sie fühlt sich (mal wieder) als Versagerin und schuldig, dass sie sich nicht ausreichend um ihre Tochter kümmert und stattdessen in der Psychiatrie – wie ihre Tochter dies ausdrückt – „rumhängt“. Sie fühlt Anspannung in sich aufsteigen, Schneidedruck und Suizidgedanken. Jetzt fällt ihr ein, was sie dem freundlichen Stationsarzt versprochen hatte: Natürlich, sie sollte sich an das Pflegepersonal wenden.

Dummerweise ist die Tür des Pflegestützpunktes geschlossen. „Übergabe“ steht auf dem Schild, das an einem Wollfaden an der Klinke baumelt. „Immer, wenn ich jemanden brauche, ist niemand da“, denkt Frau Müller und macht sich auf den Weg ins Bad, um mit Rasierklingen die Anspannung zu senken. Sie besinnt sich aber noch einmal, nimmt all ihren Mut zusammen und klopft an die ominöse Tür. Eine etwas entnervte Schwester öffnet: „Ja, was ist?“ „Hm“, meint Frau Müller, „mir geht es grad nicht so gut.“ „Das sehe ich“, antwortet die Schwester, „und sehen Sie auch das Schild? Übergabe heißt, dass wir eine dringende Besprechung haben. Gehen Sie bitte skillen und kommen Sie in einer halben Stunde wieder.“

Frau Müller spürt, wie eine heiße Welle der Enttäuschung und Wut über sie hereinbricht. Ohne ein Wort läuft sie ins Bad, knallt – sodass es alle hören – die Türen zu und verbarrikadiert sich mit Rasierklingen bewaffnet auf der Toilette. Das Pflegepersonal ist alarmiert, positioniert sich in voller Mannschaftsstärke vor der Toilettentür, fordert deren sofortige Öffnung, ruft den Dienstarzt und die mobile Einsatztruppe. Ganz großer Bahnhof.

Glücklicherweise betritt jetzt der Fachpfleger Mayer die Szene. Er hat gerade Dienstbeginn. Und er hat eine Grundausbildung in DBT. Das heißt, er hat zumindest eine Idee, was er tun könnte, um die Situation zu deeskalieren.

VALIDIEREN ÜBEN

Schlüpfen Sie in die Rolle des Pflegers. Was würden Sie tun, und wie würden Sie Frau Müller ansprechen? Notieren Sie die ersten vier Sätze des Dialoges:

Pfleger (validierend):

....

....

....

....

....

Szene 5:

Laura (24) ist Borderline-Patientin und nimmt seit drei Wochen an einer Skills-Gruppe teil. Sie ist sehr schüchtern und hat große Angst, sich zu blamieren. Eigentlich besucht sie diese Gruppe nur, weil ihre Einzeltherapeutin dies von ihr verlangt. Die hat ja keine Ahnung, wie diese Gruppe auf Laura lastet. Das Ganze erinnert sie an ihre Schulzeit, an Sprechblockaden beim Abfragen und an die ständigen Hänseleien auf dem Schulhof. In der gestrigen Skills-Gruppe war die Situation dann eskaliert. Sie hatte versucht, nicht aufzufallen, indem sie ihre Haare ins Gesicht kämmte und sich in dissoziative Trance schaukelte. Leider hatte sie die Skills-Trainerin trotzdem angesprochen. Schwieriger Moment. Alle starrten sie an, der Raum schien sich ins Unendliche zu verlieren, sie hörte nur noch Kichern, das Blut rauschte in ihren Ohren. Laura stand auf, packte ihre Sachen und stürmte hinaus. Erst nach einer Viertelstunde hörte sie auf zu laufen. Der kalte Wind um die Nase tat ihr gut.
Sie setzt sich auf eine Parkbank und überlegt. Sie hat es wieder einmal vermasselt. Sie ist doch zu blöd zu allem. Was stellt sie sich auch so an. Jetzt kann sie nie mehr in die Gruppe zurück. Und was soll sie ihrer Einzeltherapeutin erzählen? Sie wird sie rauswerfen, genau das hatte sie ja erwartet. Alles wie immer. Tabletten. Und dann Ende. Oder?

Jetzt sind Sie dran: Versetzen Sie sich in die Lage von Laura. Aktivieren Sie *Wise Mind*. Versuchen Sie, ein inneres validierendes Gespräch mit Laura zu führen aus der Perspektive von *Wise Mind*.

Was würden Sie als Laura validierend zu sich sagen?

Liebe Laura

....

....

....

....

....

....

....

....

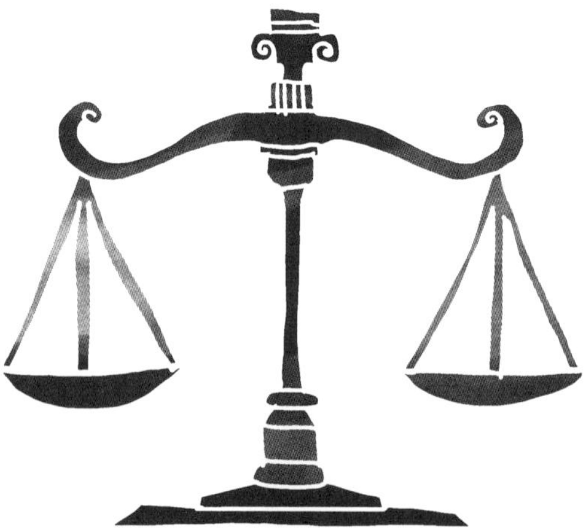

VALIDIEREN ÜBEN

Szene 6:

Luisa (17) lebt zu Hause bei ihren Eltern. Seit ein paar Monaten geht es ihr nicht gut. Das ist ein bisschen untertrieben. Es geht ihr sogar ziemlich schlecht. Sie isst nur noch gelegentlich, trinkt abends regelmäßig reichlich Alkohol und kommt morgens nicht aus dem Bett. In der letzten Woche hat sie mehrmals die Schule geschwänzt, obwohl es eigentlich wichtig gewesen wäre, die Arbeit mitzuschreiben.

Natürlich macht sich die Mutter Sorgen, und nachdem Luisa heute Morgen wieder nicht beim Frühstück erschien, ging sie in Luisas Zimmer, um sie zu wecken. Schweren Herzens, denn sie ahnte, was auf sie zukommen würde. „Luisa, Schätzchen, wie wäre es, wenn du aufstehen würdest?" „Lass mich in Ruhe", fauchte es unter der Bettdecke hervor. „Hau ab, ich ertrage dich nicht." „Ach Luisa", flötete die Mutter unbeeindruckt weiter, „komm schon ... du weißt, dass du in die Schule musst." „Lass mich in Ruhe mit deiner scheiß Schule, du widerst mich an, ich ertrage dich nicht!" Doch die Mutter ließ nicht locker: „Ach Kindchen, sei doch nicht so, du schadest dir doch nur selber." Luisa fühlte sich behandelt wie ein Kleinkind. Das hatte sie nicht nötig, der Kopf brummte, sie sah alles nur verschwommen, die Mutter sollte verschwinden. Sie griff neben sich und fand ein ziemlich schweres Buch. Es lag gut in der Hand, und es flog gut durch die Luft und traf die Mutter an der Stirn. „Hau endlich ab", schrie Luisa der Mutter hinterher, die mit einem heftigen Schmerz das Zimmer verließ. Luisa grub sich in ihr Kissen und beschloss, weiterzuschlafen.

Gegen Mittag wurde Luisa allmählich munter und wunderte sich über ein durchdringend mulmiges Gefühl im Magen. Jetzt fiel ihr der Zwischenfall mit ihrer Mutter wieder ein. „Selbst schuld, warum behandelt sie mich wie ein Kleinkind! Sie weiß, dass ich das hasse. Das macht sie absichtlich." Aber so richtig überzeugend fand Luisa sich selbst nicht mehr.

In der Küche war niemand. Einige blutige Taschentücher lagen herum. Luisa bekam nun ein ernsthaft schlechtes Gewissen. Sie war wohl zu weit gegangen diesmal. Hilfe, was tun?

Nach einer Tasse Kaffee setzte sich Luisa hin, um einen Brief an ihre Mutter zu schreiben.

Jetzt sind Sie dran: Versetzen Sie sich in die Lage von Luisa.
Aktivieren Sie *Wise Mind*. Versuchen Sie, sich auch in die Situation der Mutter einzufühlen.
Was würden Sie aus der Perspektive von *Wise Mind* an die Mutter schreiben?

Hallo Mama,

....

....

....

....

....

....

....

....

....

Danke, deine Luisa

SOZIALE ROLLEN

Was sind soziale Rollen und weshalb sind sie wichtig?

Was unterscheidet PartnerInnen von FreundInnen, und FreundInnen von KollegInnen? Und was passiert, wenn man eine Nachbarin wie eine enge Freundin behandelt, obwohl die Nachbarin diese Rolle nicht teilt?

Das soziale Leben findet in sehr vielfältigen Rollen statt: etwa die Rolle der Arbeitnehmerin, der Tochter, der Tante oder der Vereinsvorsitzenden. Diese Rollen funktionieren nach sehr unterschiedlichen Regeln und erfüllen jeweils verschiedene Anforderungen. Die meisten Menschen lernen Regeln im Laufe ihres Lebens und wenden sie an, ohne darüber nachzudenken. Wenn man sie aber nicht kennt oder nicht einhält, ist dies, als ob man auf einem Billardtisch Minigolf spielt: Das passt nicht wirklich. Man fällt auf. Und das ist meistens eher unangenehm.
Viele Menschen mit frühen zwischenmenschlichen Enttäuschungen oder Traumatisierungen haben Schwierigkeiten, soziale Rollen zu unterscheiden und die entsprechenden Regeln anzuwenden. Sie spielen dann zwar nicht Minigolf auf dem Billardtisch, aber sie erzählen ihrer neuen Kollegin am Arbeitsplatz von sexuellen Problemen. Das geht nicht lange gut.
Im Folgenden finden Sie einige Beispiele für soziales Verhalten. Kreuzen Sie an, ob Sie das jeweils geschilderte Verhalten als sinnvoll – also den allgemeinen sozialen Regeln entsprechend – einschätzen oder nicht.

Diskutieren Sie diese Beispiele in der Gruppe:

Susanne spricht mit ihrer Partnerin über Ärger mit ihrem Chef.
☐ Stimmig ☐ Nicht stimmig ☐ Unsicher ☐ Kommt drauf an

Marion bespricht mit einer netten Nachbarin die Potenzprobleme ihres neuen Freundes.
☐ Stimmig ☐ Nicht stimmig ☐ Unsicher ☐ Kommt drauf an

Carlos bespricht mit einer neuen Kollegin am Arbeitsplatz seinen Ärger mit dem gemeinsamen Chef.
☐ Stimmig ☐ Nicht stimmig ☐ Unsicher ☐ Kommt drauf an

Barbara berichtet nach der Kirchenchor-Probe den anderen von ihrem letzten Aufenthalt in der Psychiatrie.
☐ Stimmig ☐ Nicht stimmig ☐ Unsicher ☐ Kommt drauf an

Kirsten erzählt als Kassenwartin im Tennisklub nach der Vereinsversammlung den Kolleginnen, dass ihre Tochter regelmäßig Drogen nimmt, und fragt, was sie tun soll.
☐ Stimmig ☐ Nicht stimmig ☐ Unsicher ☐ Kommt drauf an

Marina erzählt ihrer Kollegin am Arbeitsplatz, dass die Batterie ihres neuen Sex-Toys zu schwach sei.
☐ Stimmig ☐ Nicht stimmig ☐ Unsicher ☐ Kommt drauf an

Karl-Heinz fragt seinen Chef, welche Art Frauen dieser attraktiv findet.
☐ Stimmig ☐ Nicht stimmig ☐ Unsicher ☐ Kommt drauf an

Sepp fragt einen Freund, welche Frauen im gemeinsamen Bekanntenkreis er attraktiv findet.
☐ Stimmig ☐ Nicht stimmig ☐ Unsicher ☐ Kommt drauf an

Miriam bespricht auf dem Elternabend in der Schule die Tobsuchtsanfälle ihrer jüngsten Tochter.
☐ Stimmig ☐ Nicht stimmig ☐ Unsicher ☐ Kommt drauf an

Susanne bespricht mit ihrer Chefin, dass sie sich überlegt, sich von Ihrem langjährigen Partner zu trennen, da dieser sie körperlich misshandelt.
☐ Stimmig ☐ Nicht stimmig ☐ Unsicher ☐ Kommt drauf an

Susanne bespricht das gleiche Problem mit ihrer Nachbarin.
☐ Stimmig ☐ Nicht stimmig ☐ Unsicher ☐ Kommt drauf an

Susanne bespricht das gleiche Problem mit ihrer guten Freundin.
☐ Stimmig ☐ Nicht stimmig ☐ Unsicher ☐ Kommt drauf an

SOZIALE ROLLEN

Können Sie einige allgemeine Regeln ableiten?

Im Folgenden finden Sie einige wichtige soziale Rollen. Machen Sie sich Notizen über die entsprechenden Kommunikationsregeln: Mit wem spricht man über sexuelle Wünsche und Praktiken, musikalische Vorlieben oder schräge Hobbys? Mit wem tauscht man sich aus bei Problemen mit der Erziehung, Ärger mit Lehrern oder Vorgesetzten, mit wem über Urlaubspläne? Mit wem spricht man über Versagensängste, körperliche Beschwerden (z. B. Migräne) oder über Selbstverletzungen, Missbrauchserfahrungen usw.?

Versuchen Sie, Regeln zu definieren, und diskutieren sie diese in der Skills-Gruppe.

Soziale Rollen	Was teilt man mit? ✔	Was teilt man nicht mit? ✖
Intime Partner		
Kinder		
Eltern		
Enge Freunde		
Freundinnen Kumpel		
Arbeits- kolleginnen		
Interessen- gemeinschaften (Vereine)		
Nachbarn		

ENGE BEZIEHUNGEN

Partnerschaft und Freundschaft

Partnerschaftliche oder freundschaftliche Beziehungen sind nicht nur das Salz in der Suppe des Lebens, sie sind unsere Lebensversicherung. Wenn Sie daran interessiert sind, Ihre soziale Isolation und Ihre Einsamkeit zu überwinden, wenn Sie viele Jahre gesünder und länger leben wollen, dann sollten Sie versuchen, mindestens fünf enge Freundinnen oder Freunde in Ihr Leben einzubinden.

Das ist nicht immer ganz einfach. Aber:

- Es liegt an Ihnen, Freundinnen und Freunde zu finden.
- Es liegt an Ihnen, diese Freundschaften zu pflegen.
- Es liegt an Ihnen, giftige Beziehungen zu beenden.

Freundschaftliche Beziehungen zu knüpfen ist ein schrittweiser Prozess:

1. Kennenlernen
a) Small Talk
b) Soziale Angebote suchen

2. Auswählen
a) Interessen und Werte ausloten
b) 20 Warnsignale

3. Tieferes Interesse entwickeln
a) Achtsam sein für andere
b) Sich öffnen

4. Beziehungen pflegen
a) Validieren
b) Gehe den Mittelweg
c) Beziehungen reparieren
d) Verhalten in Beziehungen ändern

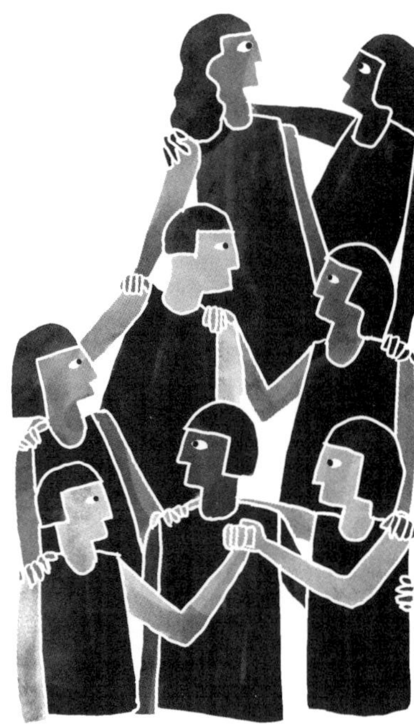

Giftige Beziehungen sollte man beenden. Auch das ist oft nicht einfach.

Übung: Freundschaft empfinden

Schließen Sie die Augen und aktivieren Sie *Wise Mind*, so wie Sie es gelernt und geübt haben. Lassen Sie das Bild einer guten Freundin oder eines guten Freundes vor Ihren Augen auftauchen. Spüren Sie, welche Empfindungen dieses Bild in Ihnen auslöst. Spüren Sie, wo in Ihrem Körper sich diese Empfindungen am stärksten ausbilden. Schicken Sie Ihren Atem dorthin, lassen Sie Ihren Körper einige Minuten durchströmen von diesen Empfindungen der Freundschaft. Wenn Sie dabei Traurigkeit verspüren, lassen Sie diese zu, das gehört auch dazu. Sagen Sie leise „danke“ für diese Empfindungen.

BEZIEHUNGEN KNÜPFEN

Small Talk lernen und üben

Kennen Sie das? Sie gehen zum Mittagessen in die Kantine, balancieren das Tablett in den Speisesaal und finden kein bekanntes Gesicht? An einigen Tischen sind zwar noch Plätze frei, und man blickt Ihnen auch freundlich einladend entgegen. Doch bei dem Gedanken, jetzt mit jemand Unbekanntem ein Gespräch anfangen zu müssen, dreht sich Ihnen der Magen um. Entnervt verlassen Sie die Kantine – immer noch hungrig.
Oder denken Sie an die Clique auf dem Schulhof, die sich fröhlich schnatternd über den neuesten Klatsch und Tratsch ereifert, nur Sie stehen unbeholfen herum und hoffen inständig, dass niemand das Wort an Sie richtet. Deshalb machen Sie ein möglichst gelangweiltes Gesicht. Und weil Sie dann auch tatsächlich niemand anspricht, kommen Sie sich mal wieder überflüssig und besonders blöde vor.

Viele Menschen mit Störungen der Emotionsregulation fühlen sich in sozialen Gruppen unwohl, unbeholfen, isoliert und einsam. Sie wissen oft einfach nicht, wie man ein lockeres Gespräch beginnt oder sich an einem Gespräch beteiligt. Dies ist keine Lappalie, sondern ein ernsthaftes Problem, weil die Angst vor diesen sozialen Situationen manchmal lähmend sein kann und berufliche Entwicklungen blockiert oder einfach ein sinn- und spaßerfülltes Leben verhindert.

Mit diesem Übungsblatt trainieren Sie, Ihre Fertigkeiten im Small Talk in fünf Schritten zu verbessern.

1. Wie kann man ein Gespräch beginnen?
2. Worüber kann man sprechen?
3. Wie hält man ein Gespräch am Laufen?
4. Wie wird ein Gespräch lebendig?
5. Wie kann man das alles üben?

1. Wie kann man ein Gespräch beginnen?

Der Beginn ist das Schwierigste: Sie müssen Ihre Schüchternheit überwinden. Wussten Sie, dass 33 von 100 Menschen in sozialen Situationen nervös und ängstlich sind?

Wie geht man mit Schüchternheit um?

- Die eigene Schüchternheit wahrnehmen, benennen, annehmen und dann entgegengesetzt handeln! Beginnen Sie am besten sofort mit dem Small Talk. Lassen Sie keine peinlichen Pausen entstehen, reden Sie ruhig über Belangloses. Das ist am Anfang egal. Hauptsache, Sie sagen irgendetwas.

Was sollte man sagen? Gute Ansätze für den Start:

- Stellen Sie sich kurz vor: „Hallo, ich heiße Chiara, darf ich mich dazusetzen?"
- Stellen Sie eine offene, simple Frage, die zur Situation passt:
  „Wie schmeckt Ihnen das Essen?" „Wie fanden Sie den Vortrag?" „Wie findest du die Band?"
  „Wie findest du die Leute hier? Wie findest du die Party?" „Woher kennst du die Leute hier?"
  Offene Fragen lassen kein „Ja" oder „Nein" zu, sondern ermöglichen es dem Gegenüber, etwas ausführlicher zu erzählen, das man dann aufgreifen kann.
- Stellen Sie eine einfache offene Frage an Ihr Gegenüber.
  „Du kommst auch aus Köln? In welchem Viertel wohnst du?" „Gefällt dir das Stadtviertel?"
  „Welche sind deine Lieblingslocations? Welche Kneipen findest du gut?" „Wo kaufst du deine Klamotten?" „Wie lange wohnst du schon hier?" „Wo hast du vorher gewohnt?" „Was studierst du?"
- Man kann dem Gespräch einfach eine Wendung geben: „Musst du viel lernen oder hast du auch Zeit für deine Hobbys?" „Bist du nur in diesem Viertel oder auch mal woanders?"
  Bei den Hobbys wird es oft einfacher. Die meisten Menschen reden gerne über ihre Hobbys.

Haben Sie es bemerkt? Es geht keinesfalls darum, möglichst kluge Dinge über sich selbst zu erzählen. Es geht darum, das Gegenüber zum Erzählen zu bringen!

BEZIEHUNGEN KNÜPFEN

Wie sollte man ein Gespräch beginnen? Einige Tipps für den Start:

- **Übernehmen Sie Verantwortung für das Gespräch.** Die meisten Menschen halten sich zu Beginn gerne etwas zurück. Es liegt an Ihnen, das Gespräch zu eröffnen und kleinere Pausen zu füllen, um es Ihrer Gesprächspartnerin leicht zu machen.
- **Achten Sie auf Ihre Körpersprache.** Übelegen Sie selbst: Mit wem reden Sie lieber – mit einer vergrämten Person oder einer lächelnd-heiteren? Also: leichtes Lächeln, Augenbrauen entspannen, Blickkontakt, geschmeidige Bewegungen, offene Körperhaltung.

2. Worüber kann man sprechen?

Zu Beginn des Gesprächs sind unverfängliche Themen am besten geeignet, z.B. das Wetter, Hobbys, Arbeit, Studium, Lehrer, Sport, Essen, Filme, Bücher, Reisen. Aktuelle gesellschaftliche Themen und Neuigkeiten funktionieren ebenfalls gut.

No-Go-Themen, die man beim Kennenlernen erst einmal vermeiden sollte, sind Krankheiten und andere Schicksalsschläge, Sexualität, Ehe- und Beziehungskrisen, brisante politische Themen, Tratsch und Lästerei oder finanzielle Probleme.

Üben Sie den Beginn eines Small Talks im Rollenspiel! Üben Sie mit verschiedenen Personen. Machen Sie Fehler und lachen Sie darüber.

3. Wie hält man ein Gespräch am Laufen?

Sie haben es bemerkt? Wenn man seine anfängliche Schüchternheit überwindet, ist es relativ einfach, ein Gespräch zu beginnen. Aber manchmal schleichen sich Pausen ein, die dann schnell peinlich werden können. Auch das können Sie aktiv verhindern. Die meisten Gespräche verebben, wenn nur Fakten ausgetauscht werden. Sobald Fragen gestellt werden, kommt das Gespräch in Fluss.

Stellen Sie statt Ja/Nein-Fragen möglichst offene Fragen!

Statt Ja/Nein	Besser:
„Hat dir der Film gefallen?"	„Was hat dir an dem Film gefallen?" „Was hältst du von XY in dieser Rolle?"
„Das Essen war gut, oder?"	„Das Essen war spannend gewürzt – hast du etwas herausgeschmeckt?"
„Wohnst du in Köln?"	„Was gefällt dir an Köln?"
„Magst du Webinare?"	„Wie geht es dir denn mit diesen Webinaren?"

Seien Sie lieber gesprächig als intelligent! Jeder ist dankbar dafür, wenn Sie das Gespräch am Laufen halten, niemand beklagt sich über „dumme Fragen". Jeder kann jederzeit das Thema wechseln, wenn ihm oder ihr etwas Besseres einfällt.

4. Wie wird ein Gespräch lebendig?

Lebendige Gespräche sind emotionale Gespräche. Wenn Sie merken, dass das Gespräch ins Laufen gekommen ist, wird es vielleicht Zeit, Emotionen miteinfließen zu lassen. So werden Sie mehr von Ihrem Gegenüber erfahren, und Ihr Gegenüber hat das Gefühl, dass das Gespräch mit Ihnen wirklich wertvoll ist. Wie macht man das?

Achtsamkeit für andere:

- Versuchen Sie, ganz im gegenwärtigen Moment zu sein. Lassen Sie sich ganz auf das Gespräch ein.
- Seien Sie neugierig auf den anderen.
- Richten Sie Ihre gesamte Aufmerksamkeit auf den anderen, nicht auf sich selbst.
- Bleiben Sie in der Gegenwart, statt darüber nachzudenken, was Sie als Nächstes sagen sollten.
- Beobachten Sie Ihre abwertenden Gedanken und lassen Sie sie ziehen.
- Hören Sie auf, recht haben zu wollen.
- Vermeiden Sie, darüber nachzudenken, was der andere von Ihnen hält.
- Vermeiden Sie möglichst, die Werte und Motive von anderen infrage zu stellen.

Inhaltlich versuchen Sie, bei Antworten des anderen die *emotionale Ebene* zu betonen:

Gesprächspartner: „Ich fahre jeden Tag 40 Minuten mit dem Auto zu Arbeit." Sie: „Oh, das muss ja stressig sein." Gesprächspartner: „Das kann man wohl sagen, manchmal halte ich das kaum aus und überlege schon, den Job zu wechseln." Sie : „Das klingt ja richtig verzweifelt!"

Wenn Sie länger Kontakt halten wollen, *suchen Sie nach Gemeinsamkeiten!* Alle Fragen und Infos können nach Gemeinsamkeiten abgefragt werden, denn darum geht es! Wenn Sie Gemeinsamkeiten finden, wird das Gespräch von alleine laufen: gemeinsame Bekannte, Hobbys, Erfahrungen. Gemeinsame Werte und Visionen oder auch gemeinsame Abneigungen.

5. Wie kann man Small Talk üben?

- Andere beobachten und die angewendeten Methoden notieren. Kennen Sie Small-Talk-Meister? Versuchen Sie, einfach mal zuzuhören.
- Rollenspiele in der Skills-Gruppe
- Trainingskurse im Internet
- Jede Gelegenheit im Alltag zum Üben nutzen: beim Bäcker, in der Staßenbahn, beim Friseur.

Small Talk in Gruppen

Sie kennen solche Situationen? Nach einem Kurs oder einer Fortbildung steht eine Gruppe von Leuten zusammen und plaudert. Sie würden eigentlich auch noch gerne ein paar Worte wechseln, weil Sie neu sind in der Stadt oder einfach, weil Ihnen danach ist. Aber Sie kennen niemanden und Sie wissen nicht genau, wie man das anstellt, ohne dass man aufdringlich, linkisch oder blöde wirkt.

BEZIEHUNGEN KNÜPFEN

Zum Ersten ist es hilfreich, herauszufinden, ob es sich um offene Gruppen handelt, also um Leute, die sich auch nur oberflächlich kennen und möglicherweise neue Bekannte gerne begrüßen. Oder ob es sich um geschlossene Gruppen handelt, also um Leute, die sich gut kennen und eventuell gar nicht daran interessiert sind, neue Menschen zu integrieren.

Hinweise auf offene Gruppen	**Hinweise auf geschlossene Gruppen**
Die Beteiligten stehen in lockeren Abständen zueinander.	Die Menschen stehen alle sehr eng zusammen.
Die Beteiligten blicken sich immer mal wieder im Raum um.	Die Beteiligten beziehen sich ausschließlich aufeinander.
Es gibt Pausen und Lücken in der Unterhaltung.	Die Unterhaltungen sind sehr dicht, angeregt und weitgehend ohne Lücken.
Die Beteiligten unterhalten sich über eher allgemeine Themen.	Die Beteiligten unterhalten sich über spezifische Themen.

Zum Zweiten ist es hilfreich, vorherzusehen, wie das eigene Verhalten auf die Beteiligten in der Gruppe wirken könnte.

Verhalten	**Mögliche Wirkung**
Sie nähern sich unauffällig der Gruppe, stellen sich daneben und warten, bis man Sie anspricht.	Es kann sein, dass den anderen gar nicht auffällt, dass Sie angesprochen werden möchten.
Sie stellen sich dazu und klinken sich in ein Gespräch ein, sobald sich eine Gelegenheit ergibt.	Das könnte etwas seltsam und aufdringlich wirken, man hat gar nicht mit Ihnen gerechnet. Das könnte auch zu Ablehnung führen.
Sie versuchen, die gesamte Gruppe auf sich aufmerksam zu machen, und stellen sich dann allen vor.	Das könnte etwas überzogen und penetrant wirken.
Sie stellen sich neben die Gruppe und lachen möglichst laut und auffällig bei jedem Scherz.	Nun ja …
Sie stellen sich neben eine freundlich wirkende Person, warten auf eine Unterbrechung im Gespräch, und fragen freundlich etwas wie „Darf ich mich dazugesellen?“	Sie vermitteln den Beteiligten Ihre Absichten, Sie wirken weder zu aufdringlich noch zu überspannt oder förmlich. Die Beteiligten können dann selbst bestimmen, wie sie auf Ihr Angebot reagieren.

Zum Dritten sollten Sie sich darauf einstellen, dass Ihr Angebot auch abgewiesen werden könnte: Das bedeutet nicht unbedingt, dass Sie sich unklug oder uncharmant verhalten haben, es kann auch bedeuten, dass die Gruppenmitglieder schlicht mit sich selbst ausreichend beschäftigt waren. Sie werden dies überleben. Niemand findet Sie deswegen lächerlich.

BEZIEHUNGEN BEENDEN

Partnerschaften sind nie stabil

Partnerschaften sind Schwankungen unterworfen. Manchmal funktioniert das Zusammenleben gut, dann wieder gibt es Flauten oder auch Krisen, das ist normal. Es ist hilfreich, sich darüber im Klaren zu sein: Beziehungen bedürfen permanenter Pflege und nicht jede Krise sollte die Beziehung grundsätzlich infrage stellen.

Einfache Übung bei „normalen" Beziehungsproblemen

Es gibt eine einfache Übung, sich auch in Krisen der grundsätzlichen Tragfähigkeit einer Beziehung zu vergewissern: Stellen Sie sich vor, Sie hätten eine Zauberfee bestellt. Diese Fee ist sehr mächtig, möchte aber auch nichts falsch machen. Die Fee bittet Sie also, ihr genau zu erklären, was in Ihrer Partnerschaft sich alles *nicht* verändern soll. Schreiben Sie auf ein Blatt Papier all diejenigen Dinge, die sich in Ihrer Partnerschaft, im Verhalten Ihrer Partnerin oder ihres Partners, *nicht* ändern sollten.

Durch diese Übung verändert sich oft der Blickwinkel. Häufig sieht man jetzt auch all die Dinge, die man in einer Partnerschaft genießt und die sie tragfähig macht. Lassen Sie Ihren Partner/Ihre Partnerin wissen, wenn Sie Kritik üben möchten und Veränderungen wünschen. Auf dieser Basis ist es oft einfacher, Beziehungsprobleme anzusprechen und zu lösen.

(Wenn Sie eine Veränderung anstreben, denken Sie an die 6 Bs (2.6 IB 3) und LIVE (IB 2.6 IB 4).

Toxische Beziehungen

Es gibt aber auch Beziehungen, die toxisch sind: Sie engen die geistige Freiheit und Entwicklung ein. In solchen Partnerschaften versuchen sehr besitzergreifende oder eifersüchtigen Menschen, jede Nuance ihrer Partner zu kontrollieren und zu bestimmen. Diese Personen müssen nicht unbedingt dominant oder gar gewaltbereit sein. Auch demonstrative Hilflosigkeit kann das Leben des anderen zur Hölle machen. Es ist dann schwierig, sich frei zu entfalten, berufliche Ziele zu erreichen, Hobbys zu entwickeln, Freundschaften zu pflegen oder auch, sich um seine Kinder (etwa aus einer früheren Partnerschaft) zu kümmern. Das Leben wird immer mehr eingeengt, und man fühlt sich wie festgezurrt.

Destruktive Beziehungen, die gefährlich und zerstörerisch wirken, können Ihre psychische und körperliche Gesundheit sowie die Ihrer Kinder gefährden. Manche Menschen mit Störungen der Emotionsregulation tolerieren destruktive Beziehungen über einen sehr langen Zeitraum. Dafür gibt es vielfältige Gründe:

- Manche Betroffenen haben diese Art von Beziehung schon in ihrem Elternhaus erlebt und kennen es gar nicht anders.
- Manche Betroffenen haben ausgesprochene Angst, verlassen zu werden, und ertragen alle möglichen Dinge, die ihnen nicht guttun, nur um den Partner nicht zu verlieren.
- Manche haben ein ausgesprochen geringes Selbstwertgefühl und sind daher der Meinung, dass sie keinen besseren Partner verdient hätten. Andere wiederum erkennen durchaus, wie destruktiv ihr Partner ist, und gefallen sich in der Vorstellung, dass es ihre Aufgabe sei, diesen gewaltbereiten Menschen zu retten.
- Manche sind finanziell abhängig und sehen keine andere Lösung.
- Andere haben schlicht und einfach Angst vor dem Partner und wissen nicht genau, wie und wo sie sich Hilfe holen können.

BEZIEHUNGEN BEENDEN

Verdeutlichen Sie sich die Problematik

Verdeutlichen Sie sich selbst das Ausmaß der Problematik. Kreuzen Sie in den beiden folgenden Checklisten die auf Sie zutreffenden Punkte an. Haben Sie mehrere Punkte angekreuzt, sollten Sie unbedingt mit Ihrer Therapeutin darüber sprechen.

Checkliste für einengende Beziehungen

Mein Partner/meine Partnerin ...

- ☐ ... nimmt mich stark in Besitz.
- ☐ ... ist sehr eifersüchtig.
- ☐ ... mag meine Familie oder Freunde überhaupt nicht.
- ☐ ... hat mich zu dieser Beziehung gedrängt.
- ☐ ... drängt mir seine/ihre Meinung auf und akzeptiert nur seine/ihre Überzeugungen.
- ☐ ... verspottet meine Meinung und Überzeugung auf herablassende und verächtliche Weise.
- ☐ ... ist oft schlecht gelaunt.
- ☐ ... wirkt depressiv und hilflos, wenn ich mal etwas allein machen möchte.
- ☐ ... droht mit Suizid, wenn ich Dinge alleine unternehmen möchte.
- ☐ ... verhindert, dass ich mich mit meinen Freunden oder Freundinnen treffe.
- ☐ ... verhindert, dass ich mich um meine Kinder aus einer früheren Partnerschaft kümmere.

Checkliste für destruktive Beziehungen

Mein Partner/meine Partnerin ...

- ☐ ... nimmt mich stark in Besitz.
- ☐ ... lügt oder scheint mir wichtige Dinge zu verheimlichen.
- ☐ ... drängt mir seine/ihre Meinung auf und akzeptiert nur seine/ihre Überzeugungen.
- ☐ ... ist oft schlecht gelaunt.
- ☐ ... ist oft körperlich aggressiv gegenüber anderen, auch gegenüber den Kindern.
- ☐ ... schlägt mich.
- ☐ ... gibt sich nach Gewaltexzessen unterwürfig und reuevoll.
- ☐ ... beleidigt andere.
- ☐ ... macht andere für seine/ihre Probleme und Misserfolge verantwortlich.
- ☐ ... zwingt mir seinen/ihren Willen auf, wenn wir Sex haben.
- ☐ ... zwingt mich zu Sex mit Dritten, obwohl ich daran keinen Spaß habe.
- ☐ ... war oder ist immer noch ein/e starke/r Trinker/in oder nimmt/nahm Drogen.
- ☐ ... hat den Ruf, aalglatt zu sein und beim anderen Geschlecht immer das zu bekommen, was er/sie will.
- ☐ ... ist sehr unzuverlässig.
- ☐ ... behandelt mich schlechter, wenn wir allein sind, als in der Öffentlichkeit.
- ☐ ... mischt sich in meine Angelegenheiten, die ihn/sie nichts angehen.
- ☐ ... ist kalt und grausam zu Tieren und Kindern.
- ☐ ... kann – besonders in der Öffentlichkeit – sehr charmant und fesselnd sein.

BEZIEHUNGEN BEENDEN

Wie löst man sich aus einer einengenden oder destruktiven Beziehung?

Das Wichtigste zuerst: Gerade, wenn Sie schon sehr lange in solch einer Beziehung sind oder wenn die Beziehung sehr destruktiv ist, brauchen Sie professionelle Unterstützung! Besprechen Sie diese Problematik mit Ihrer Therapeutin. Sie ist darin ausgebildet, solche Probleme zu lösen.

- Sie sollten sich nicht entscheiden, sich aus einer Beziehung zu lösen, wenn Sie wütend sind oder in andere heftige Emotionen verstrickt sind. Warten Sie, bis Sie sich beruhigt haben, aktivieren Sie *Wise Mind* und stellen Sie *Wise Mind* die entsprechenden Fragen.
- Chaos durch Planung verhindern: Überlegen Sie, welche Folgen die Trennung für Sie (und Ihre Kinder) haben wird, und planen Sie die entsprechenden Schritte.
- Sicherheit geht vor! Bevor Sie eine destruktive, gewaltbereite Partnerschaft beenden, lassen Sie sich beraten. Es gibt in nahezu jeder Stadt Beratungsstellen für häusliche Gewalt. Es gibt auch bundesweite Beratungsstellen: Rufen Sie in Deutschland 0800 0116016; in Österreich die Frauenhelpline gegen Gewalt 0800 222 555; in der Schweiz die Polizei an. Unter www.opferhilfe-schweiz.ch findet man die entsprechenden Beratungsstellen für die jeweiligen Kantone.
- *Falls Sie Kinder haben,* wird Ihnen das *Jugendamt* gerne helfen. Nehmen Sie dieses Hilfsangebot an. Die weitverbreitete Angst, dass „einem das Jugendamt die Kinder wegnehmen möchte", ist Unsinn. Die Beratenden im Jugendamt sind darin geschult, Ihnen zu helfen und mit Ihnen zu kooperieren.
- Falls Sie entschlossen sind, sich zu trennen, seien Sie offen und ehrlich. Benutzen Sie die Skills Orientierung auf das Ziel: 6-mal B.

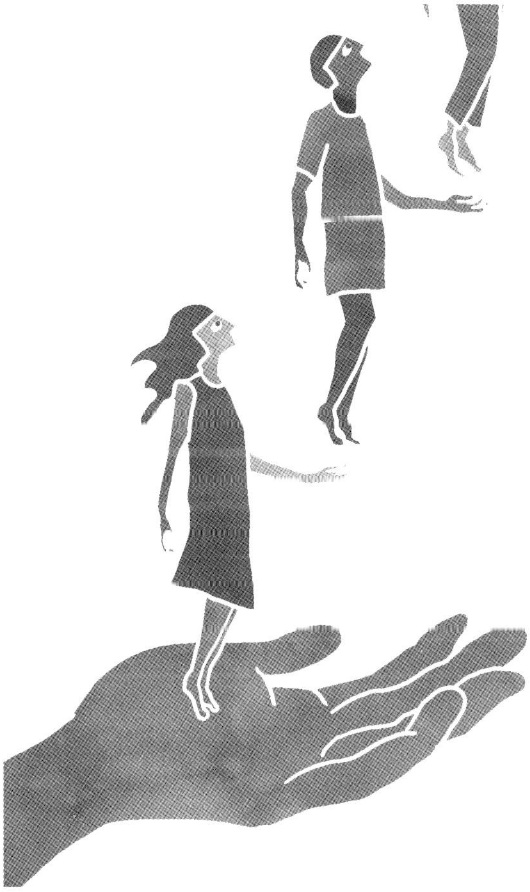

  - Wenn Sie Schwierigkeiten haben, sich emotional aus einer Beziehung zu lösen, die Ihnen nicht guttut, versuchen Sie „entgegengesetzt handeln zu Liebe".
  - Akzeptieren Sie den Trennungsschmerz. Der wird vorübergehen.
  - Kein Abschieds- oder Versöhnungssex. Sex intensiviert die Beziehung.
  - Während der Trennungsphase: Halten Sie Abstand; keine Telefonate, keine digitalen Messages, keine Aufarbeitung der Beziehung (das können Sie später machen).

ZWISCHENMENSCHLICHE DIALEKTIK

Wenn du nicht bekommst, was du willst, bedeutet das nicht, dass sich das Leben gegen dich verschworen hat, um dir zu verweigern, was dir zusteht. Es bedeutet einfach, dass es noch nicht an der Zeit ist, das zu bekommen, was du willst, oder dass es vielleicht gar nicht für dich bestimmt ist.

Avis Viswanathan

Zwischenmenschliche Dialektik bezieht sich auf Gelassenheit, eine der vier Tugenden von *Wise Mind.* Gelassenheit ist die Fähigkeit, auch inmitten von zwischenmenschlichen Schwierigkeiten, Stress und Provokationen ruhig und gelassen zu sein. Gelassenheit ist ein geistiger Zustand von friedlichem Gleichgewicht und Ruhe. Gelassenheit bedeutet nicht, dass man anderen Wesen oder sich selbst gegenüber gleichgültig oder distanziert ist, sie spiegelt nur wider:

- Es gibt immer mehr als einen Weg, eine Situation zu sehen, und mehr als einen Weg, ein Problem zu lösen.
- Zwei Dinge, die wie Gegensätze erscheinen, können beide wahr sein.
- Alles und jeder Mensch sind auf irgendeine Weise miteinander verbunden.
- Veränderung ist die einzige Konstante.
- Jeder Augenblick ist neu.
- Alles, was wir tun, beeinflusst unsere Umgebung und andere Menschen.

Dialektisch denken und handeln

Alles, was existiert, hat immer mehr als eine Seite. Suchen Sie nach beiden Seiten:

- Fragen Sie *Wise Mind:* „Habe ich etwas übersehen?"
- Fragen Sie *Wise Mind:* „Was könnte die andere Person fühlen?"
- Lassen Sie die Extreme los.
  Versuchen Sie, Ihre geistige Einstellung zu ändern:
  Statt „entweder – oder" besser „sowohl – als auch".
  Statt „immer" oder „nie" besser „manchmal".
- Bringen Sie Gegensätze ins Gleichgewicht:
  Falls es Widersprüche gibt, lassen Sie beide Seiten gelten. Auch wenn Sie nicht einverstanden sind, akzeptieren Sie die Realität, so wie sie ist. Arbeiten Sie trotzdem an Veränderungen.
- Machen Sie aus jeder Situation das Beste.

Seien Sie sich bewusst, dass Sie mit anderen verbunden sind

- Behandeln Sie andere so, wie Sie selbst von anderen behandelt werden möchten oder wie Sie sich wünschen, dass ein Ihnen vertrauter Mensch behandelt werden würde.
- Suchen Sie nach Gemeinsamkeiten zwischen den Menschen, nicht nach Unterschieden.
- Seien Sie sich bewusst, dass Ihr gesamtes Leben von der Arbeit anderer abhängt.

ZWISCHENMENSCHLICHE DIALEKTIK

Öffnen Sie sich für Veränderungen

- Stürzen Sie sich in den Wandel.
- Üben Sie sich in radikaler Akzeptanz von Veränderungen, auch wenn sich Beziehungen in einer Weise verändern, die Ihnen nicht gefällt.
- Üben Sie, sich an Veränderungen zu gewöhnen: Nehmen Sie kleine Veränderungen vor, um sich an den kontinuierlichen Wandel zu gewöhnen.

Veränderung hat mehrere Richtungen

Denken Sie daran, dass Sie Ihr Umfeld beeinflussen und Ihr Umfeld Sie beeinflusst.

- Achten Sie darauf, wie Sie auf andere wirken und wie diese auf Sie wirken.
- Üben Sie sich darin, Kränkungen loszulassen, indem Sie darauf achten, wie Ihr eigenes Verhalten und das Verhalten anderer im Laufe der Zeit durch viele andere beeinflusst wird.
- Erinnern Sie sich daran, dass alle Dinge, auch Verhaltensweisen, eine Ursache haben.

Widersprüchliche Seiten können beide wahr sein

- Ein Entschluss bringt noch keine Veränderung.
- Sie können sich ändern wollen und bereits Ihr Bestes geben *und* Sie müssen es noch besser machen, sich noch mehr anstrengen und noch motivierter sein, um sich zu ändern.
- Sie können hart *und* sanft sein.
- Man kann allein sein wollen *und* mit anderen verbunden sein.
- Sie können sich selbst so akzeptieren, wie Sie sind, *und* sich trotzdem verändern wollen.
- Sie können andere so akzeptieren, wie sie sind, *und* wollen, dass sie sich ändern.
- Sie können Ihre Gefühle akzeptieren *und* regulieren.
- Man kann auf jemanden wütend sein *und* die Person lieben und respektieren.
- Sie können über sich selbst wütend sein *und* sich selbst würdigen und respektieren.
- Sie können eine Meinungsverschiedenheit mit jemandem haben *und* trotzdem befreundet sein.
- Sie können verstehen, warum sich jemand auf bestimmte Weise fühlt oder verhält, *und* Sie können trotzdem mit dem Verhalten nicht einverstanden sein und bitten, das Verhalten zu ändern.

Gegensätze ausbalancieren

- Die Realität akzeptieren *und* daran arbeiten, die Realität zu verändern
- Andere akzeptieren *und* deren Verhalten ändern wollen
- Selbstständigkeit *und* Abhängigkeit
- Vertrauen *und* Skepsis
- Von anderen etwas nehmen *und* anderen etwas geben
- Den eigenen Einschätzungen Glauben schenken *und* sie hinterfragen
- Sich auf sich selbst *und* auf andere konzentrieren
- Fokussierung auf eigene Leistungen *und* auf eigene Defizite

ACHTSAMKEIT FÜR ANDERE

Achtsame Freundschaften halten länger

Nicht nur Freundschaften, alle Beziehungen zu unseren Mitmenschen profitieren davon, wenn wir bei unseren Begegnungen die Grundregeln der Achtsamkeit einhalten: beobachten, beschreiben, teilwerden.

Beobachten

- Widmen Sie Ihren Mitmenschen Ihre gesamte Aufmerksamkeit, Ihre Neugierde, Ihr Staunen.
- Verzichten Sie auf Multitasking. Kein Handy auf dem Tisch während eines Gesprächs.
- Bleiben Sie im Augenblick, statt darüber nachzudenken, was Sie als Nächstes sagen möchten.
- Stellen Sie nicht sich selbst, sondern die anderen in den Mittelpunkt.
- Öffnen Sie sich für Neuigkeiten und Überraschungen von anderen.
- Beobachten Sie Ihre automatischen Abwertungen von anderen und lassen Sie sie ziehen.
- Sie müssen nicht unbedingt immer recht haben oder alles besser wissen.
- Widersprüchliche Meinungen sind viel spannender.
- Verzichten Sie darauf, andere zu kontrollieren.

Beschreiben

- Ersetzen Sie abwertende Worte durch beschreibende Worte.
- Vermeiden Sie Interpretationen und Annahmen darüber, was andere über Sie denken, ohne die Realität überprüft zu haben. (Sie erinnern sich? Niemand hat jemals die Gedanken, Absichten und Gefühle von anderen beobachtet.)
- Vermeiden Sie, die Bedürfnisse anderer infrage zu stellen.
- Gehen Sie im Zweifelsfall davon aus, dass die anderen Ihnen Gutes wollen. Meistens stimmt das.

Teilwerden

- Lassen Sie sich vollständig auf die Begegnung mit anderen ein.
- Öffnen Sie sich dem Rhythmus der Begegnung, statt alles zu kontrollieren.
- Lassen Sie sich auf Gruppenaktivitäten ein, machen Sie einfach mit, ohne sich zu verlieren.

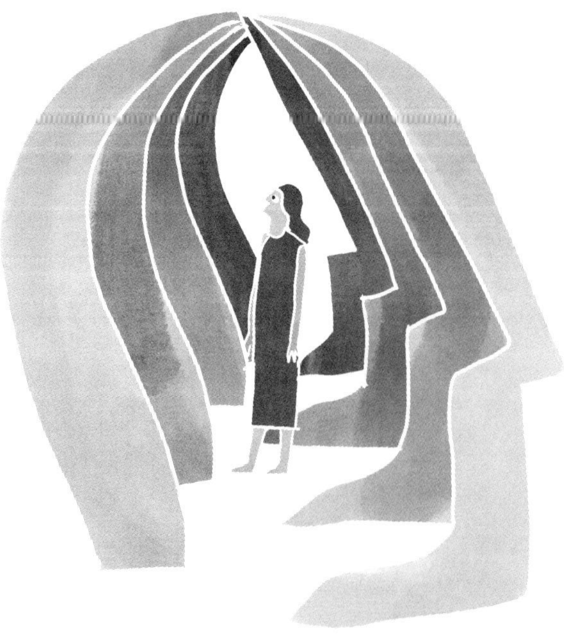

UMGANG MIT GERINGSCHÄTZUNG UND KRÄNKUNG

Bleiben Sie zugewandt und überprüfen Sie die Fakten

Seien Sie sich bewusst

- Möglicherweise reagieren Sie besonders empfindlich auf Geringschätzung und Entwertungen.
- Geringschätzungen und Abwertungen aktivieren möglicherweise alte emotionale Netzwerke.
- Ihre emotionale Reaktion auf die Geringschätzung und Abwertung könnte intensiver als nötig sein.
- Andere könnten sich durch Ihre Reaktionen selbst missverstanden und abgewertet fühlen.

Akzeptanz und Veränderung

- Akzeptieren Sie, dass Sie sich gerade entwertet fühlen, und versuchen Sie, Ihre emotionalen und verhaltensbezogenen Reaktionen zu ändern.

Beschreiben Sie typische Auslöser für Ihr Gefühl von Entwertung und Kränkung

Kreuzen Sie an oder benennen Sie ganz unten eigene für Sie typische Auslöser.

Ich werde von jemandem ignoriert.

☐ ☐ ☐ ☐ ☐ ☐ ☐ ☐ ☐

Geringer Auslöser — Sehr starker Auslöser

Ich werde immer wieder missverstanden.

☐ ☐ ☐ ☐ ☐ ☐ ☐ ☐ ☐

Geringer Auslöser — Sehr starker Auslöser

Ich fühle mich ungerecht behandelt.

☐ ☐ ☐ ☐ ☐ ☐ ☐ ☐ ☐

Geringer Auslöser — Sehr starker Auslöser

Jemand glaubt mir nicht, obwohl ich die Wahrheit sage.

☐ ☐ ☐ ☐ ☐ ☐ ☐ ☐ ☐

Geringer Auslöser — Sehr starker Auslöser

Meine persönlichen Erfahrungen werden trivialisiert oder ignoriert.

☐ ☐ ☐ ☐ ☐ ☐ ☐ ☐ ☐

Geringer Auslöser — Sehr starker Auslöser

Ich fühle mich in einer Gruppe isoliert.

☐ ☐ ☐ ☐ ☐ ☐ ☐ ☐ ☐

Geringer Auslöser — Sehr starker Auslöser

Andere typische Auslöser:

....

....

☐ ☐ ☐ ☐ ☐ ☐ ☐ ☐ ☐

Geringer Auslöser — Sehr starker Auslöser

UMGANG MIT GERINGSCHÄTZUNG UND KRÄNKUNG

Verändern Sie Ihr Verhalten: Bleiben Sie zugewandt

- Seien Sie sich bewusst: Aufgrund Ihrer vergangenen Erfahrungen könnten Ihre emotionalen Reaktionen auf Abwertung sowie Ihr Verhalten besonders intensiv sein.
- Überprüfen Sie die Fakten (am besten mit jemandem, dem Sie vertrauen): Passen Ihre Emotionen zur Situation?
- Seien Sie sich bewusst: Selbst wenn Ihre Reaktion gerechtfertigt ist, kann sie zu intensiv sein.
- Verzichten Sie darauf, andere zu beschuldigen. Das hilft selten.
- Rollen Sie nicht mit den Augen. Das ist selten hilfreich.
- Verzichten Sie darauf, sich selbst kleinzumachen.
- Aktivieren Sie *Wise Mind:* Mitgefühl und Gelassenheit.
- Akzeptieren Sie, dass es wehtut, von anderen abgewertet zu werden, selbst wenn die anderen recht haben.
- Denken Sie daran, dass Abwertung und Geringschätzung selten zum Weltuntergang führen.
- Zählen Sie Ihre glücklichen Momente (*Count your blessings*).

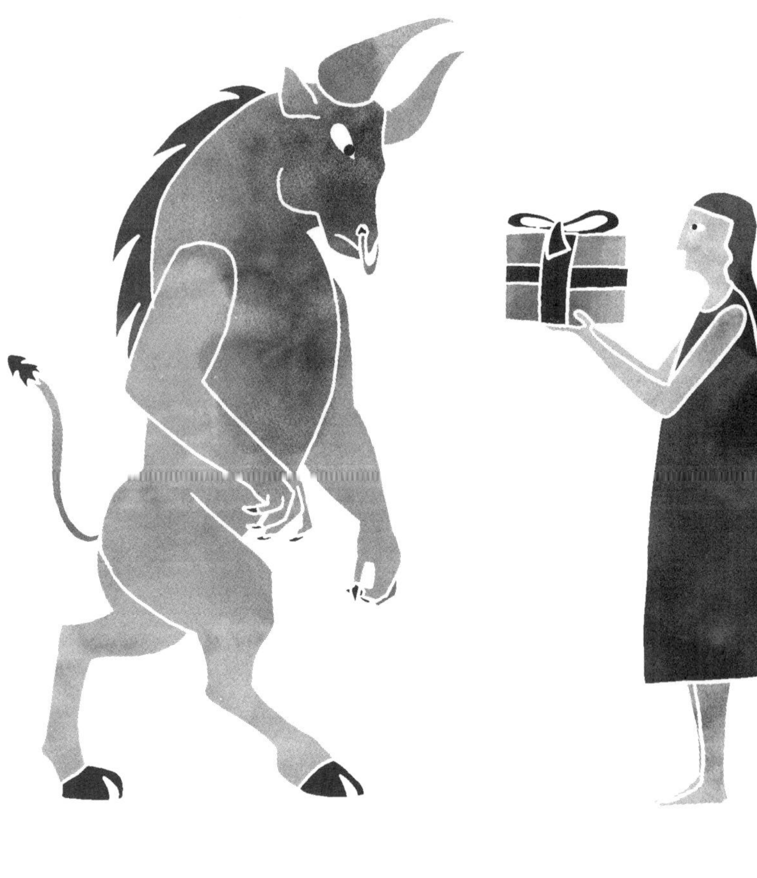

ZWISCHENMENSCHLICHES VERHALTEN ÄNDERN

Wie kann man soziales Verhalten nachhaltig ändern?

Das eigene soziale Verhalten ändern

Wenn wir unser eigenes Verhalten in Beziehungen ändern wollen, so sollten wir drei Dinge berücksichtigen: Wir benötigen einen **Entschluss**, wir sollten wissen, weshalb wir uns anders verhalten wollen, also unsere Beweggründe verstehen. Und wir sollten die Folgen des neuen Verhaltens überdenken, also die Konsequenzen. Auch die beiden Arbeitsblätter 2.7 AB 2 und 2.7 AB 3 wurden entwickelt, um Ihnen den neuen Weg zu neuem Verhalten zu erleichtern. Hier geht es darum, das Verständnis für soziale, also zwischenmenschliche, Veränderung zu erweitern.

Am Anfang steht immer ein Entschluss, also eine Entscheidung, die mit bestimmten Beweggründen wie konkreten Bedürfnissen oder Zielen verbunden ist, zum Beispiel:

- Carla möchte sich regelmäßiger mit ihrer Freundin treffen, weil diese ihr wichtig ist und sie sich sonst zu Hause verkriecht.
- Johanna möchte sich von ihrem Partner nicht mehr zu sexuellen Praktiken überreden lassen, auf die sie keine Lust hat, weil sie sich hinterher erniedrigt und gedemütigt fühlt.
- Franz möchte seiner Partnerin mehr Freiraum lassen, weil er sie liebt und spürt, dass seine Eifersucht sie sehr belastet.
- Chiara beschließt, einer älteren Dame in der Nachbarschaft Unterstützung beim Einkauf anzubieten, weil sie gerne Menschen hilft.

> Es ist hilfreich, das neue Verhalten möglichst *genau zu benennen* und auch die jeweiligen Bedürfnisse oder Ziele für sich zu klären.
> Also nicht: „Ich sollte mich mal wieder mit meinen Freunden treffen", sondern besser: „Ich möchte mich ab Februar einmal im Monat mit Susanne treffen, weil ich sie sehr gerne mag und weil ich die Beziehung zu ihr vertiefen möchte."
> Der Entschluss, ein Verhalten zu ändern, ist ein notwendiger, aber kein ausreichender Schritt, um sein Verhalten tatsächlich zu ändern.

Wie steuern die Konsequenzen unser Verhalten?

Der Entschluss ist also ein wichtiger erster Schritt, um neues Verhalten ein erstes Mal auszuprobieren. Ob wir unser Verhalten in sozialen Beziehungen aber *dauerhaft* ändern, hängt davon ab, wie wir uns nach diesem ersten neuen Verhalten fühlen und wie unsere Umgebung darauf reagiert. Hier sprechen wir von den jeweiligen Folgen des Verhaltens für uns selbst und andere, also von den Konsequenzen. Um bei den obigen Beispielen zu bleiben:

- Wenn der erste Abend mit Carlas Freundin langweilig ist oder gründlich schiefgeht, ist es sehr unwahrscheinlich, dass Carla sich zu einem zweiten Treffen aufrafft.
- Wenn Johannas Partner aggressiv wird oder damit droht, sie zu verlassen, kann es durchaus sein, dass Johanna, die denkt, dass sie ohne diesen Partner nicht überleben wird, Angst bekommt und in Zukunft wieder Dinge mit sich machen lässt, die ihr nicht guttun.
- Wenn die Partnerin von Franz ihre neuen Freiräume genießt und dies Franz auch spüren lässt, kann Franz seine bohrende Eifersucht vielleicht etwas mildern.
- Wenn die ältere Dame Chiara zu einer Tasse Tee einlädt, wird sie wohl öfter für sie einkaufen.

ZWISCHENMENSCHLICHES VERHALTEN ÄNDERN

Die Folgen eines Verhaltens beeinflussen die Wahrscheinlichkeit, mit der wir ein bestimmtes Verhalten wiederholen. Wie diese Steuerung funktioniert, erklärt die Lerntheorie. Es ist hilfreich, ein paar Gesetzmäßigkeiten zu kennen, wollen wir Verhalten von uns selbst oder auch von anderen dauerhaft ändern.

In obigem Beispiel wollte Chiara der älteren Dame in ihrer Nachbarschaft, die nicht mehr ganz so gut zu Fuß ist, einen Gefallen tun. Die Dame wäre sicherlich froh darüber, wenn die junge Frau manchmal einen Einkauf für sie erledigen würde. Nehmen wir an, Chiara hat etwas Zeit und fragt an, ob sie am Samstag in den Supermarkt fahren soll, um einen größeren Einkauf für die Nachbarin zu erledigen. Sie bekommt eine lange Einkaufsliste ausgehändigt, die sie auch sorgfältig abarbeitet. Das ist sehr nett von ihr. Ihrer Nachbarin aber wäre es jetzt natürlich recht, wenn Chiara dieses einmalige Ereignis möglichst oft wiederholen würde. Was könnte die Nachbarin dafür tun?
Sicherlich wäre es sinnvoll, Chiara auf irgendeine Weise zu belohnen. Das könnte eine Tafel Schokolade sein, ein bisschen Trinkgeld, auf alle Fälle aber ein sehr herzliches Dankeschön! In der Sprache der Lerntheorie benutzt die ältere Dame dabei eine positive Verstärkung, also eine Belohnung.

- **Positive Verstärkung:**
  Man sorgt für angenehme Konsequenzen, die zur Zunahme von Verhalten führen (z.B.: Trinkgeld; Lob für gute Arbeit; ein Eis für gute Noten; ein kleiner Kuss, wenn der behäbige Ehemann den Müll entsorgt).

Es gibt noch eine weitere Möglichkeit, zu belohnen: Nehmen wir an, die ältere Dame wäre bislang immer etwas griesgrämig gewesen, hätte Chiara mit Verachtung gestraft oder gar regelmäßig beschimpft, wenn sie ihr über den Weg gelaufen ist. Nach Chiaras erstem Großeinkauf fällt dieses unangenehme Verhalten weg. Chiara erntet stattdessen ein freundliches Lächeln. Diese zweite Möglichkeit, zu belohnen, nennt man negative Verstärkung.

- **Negative Verstärkung:**
  Das Wegfallen von unangenehmen Ereignissen führt ebenfalls dazu, dass das gewünschte Verhalten gezeigt wird (z. B.: Selbstverletzungen reduzieren Anspannung; Anschnallen im Auto beendet das lästige Piepen; Schmerzmittel helfen gegen Zahnschmerzen).

> **Tipp:** Positive und negative Verstärkung funktionieren am besten, wenn die Konsequenzen unmittelbar auf das Verhalten folgen. In unserem Beispiel könnte also die Nachbarin Chiara unmittelbar nach ihrem Einkauf auf eine Tasse Tee einladen.

Wir können auch überlegen, unter welchen Umständen Chiara die freundlichen Einkäufe für die Nachbarin reduzieren oder komplett einstellen würde, obwohl Chiara eine sehr hilfsbereite Person ist.

Dies wäre wahrscheinlich der Fall, wenn die Nachbarin sich sehr unfreundlich darüber beschweren würde, dass Chiara bei den Einkäufen eine Kleinigkeit vergessen hätte. Chiara würde dies als undankbar empfinden – also als Bestrafung erleben – und wahrscheinlich künftig einen weiten Bogen um diese Nachbarin machen. Ähnliche Konsequenzen hätte es sicherlich, wenn die ältere Dame überhaupt nicht auf ihren freundlichen Einkauf reagieren, sondern die Waren ohne weiteren Kommentar lediglich in Empfang nehmen würde.

ZWISCHENMENSCHLICHES VERHALTEN ÄNDERN

- **Positive Bestrafung:**
  Eine unangenehme Konsequenz folgt auf ein Verhalten und verringert die Wahrscheinlichkeit, dass das Verhalten wiederholt wird (z. B. schlechte Noten nach Schulschwänzen, Schramme im Auto bei Unaufmerksamkeit, Kopfweh nach zu viel Alkohol, Übelkeit nach schlechter Nahrung, Beschimpfung bei Unpünktlichkeit).
- **Negative Bestrafung:**
  Ein erwartetes angenehmes Ereignis bleibt aus (z. B. kein Lob für gute Noten, kein Dank für ein Geschenk, der Partner übersieht die neue Frisur).

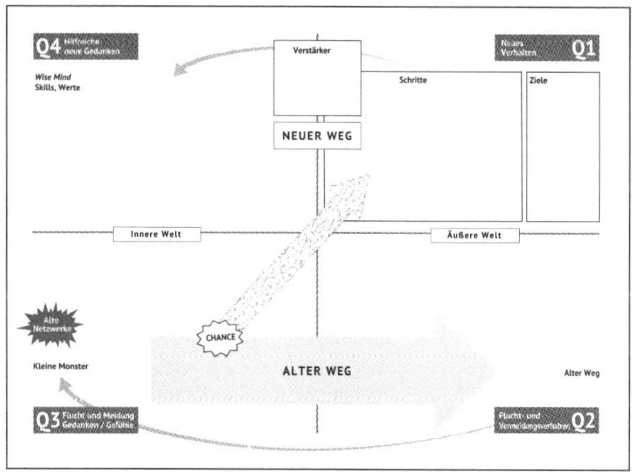

Tipp: Bestrafungen sind sicherlich wirksam, um unerwünschtes Verhalten zu verringern. Bestrafungen führen aber selten zu erwünschtem Verhalten. Zudem belasten Bestrafungen immer die Beziehung.

Wenn Sie die Arbeitsblätter „Der alte und der neue Weg“ zur Hand nehmen, werden Sie bemerken, dass im oberen Abschnitt ein Pfeil vom neuen Verhalten zu den neuen Gedanken führt, der mit „Verstärker“ beschriftet ist. Jetzt sollten Sie besser verstehen, wie wichtig es ist, die Wirkung des neuen Verhaltens vorherzusehen und dafür zu sorgen, dass man sich selbst belohnt, wenn man sich auf den neuen Weg begibt.

Wie können wir unsere Gegenüber dazu bewegen, ihr Verhalten zu ändern?

Grundsätzlich ist es immer einfacher, sein eigenes Verhalten zu ändern, als zu versuchen, jemand anderen dazu zu bewegen. Aber man sollte nichts unversucht lassen. Die ungünstigste Annahme wäre etwa: „Die andere Person sollte gefälligst bemerken, was ich eigentlich von ihr erwarte, und sich entsprechend verhalten. Und wenn sie das nicht tut, bedeutet dies, dass sie mich nicht schätzt oder meine Bedürfnisse missachtet.“

Besser wäre natürlich, direkt anzusprechen, was man sich wünscht (siehe auch die Info-Blätter 2.6 IB 3 und 2.6 IB 4). Dort werden die 6 Bs beschrieben (Beschreiben, Bitten, Belohnen sowie Beharren, Beindrucken, Belohnen). Dies ist eine ausgezeichnete Methode, um eigene Wünsche und Bedürfnisse klar zum Ausdruck zu bringen. Auch hier spielen die Konsequenzen – in diesem Fall Belohnungen – eine wichtige Rolle.

Es gibt aber noch weitere, etwas subtilere Methoden, um andere dazu zu bewegen, sich entsprechend seiner Wünsche zu verhalten: Die bekannteste, das *Shaping* (Verhaltensformung), kommt aus dem Bereich der Lernpsychologie und wurde ursprünglich in der Tierdressur angewendet, bevor die Verhaltenstherapie die Methode entdeckte. Tieren kann man schlecht erklären, was man von ihnen will, es ergibt auch nicht viel Sinn, sie zu bestrafen. Aber wie lehrt man einen Jagdhund das Apportieren, wie bringt man einen Delfin dazu, durch einen Reifen zu springen, und einen Ehemann dazu, den Müll hinunterzubringen?

Shaping beschreibt eine sanfte Methode, mit deren Hilfe man auch komplexere Verhaltensmuster entwickeln kann. Beim Shaping wird nicht erst die vollständige Abfolge der erwünschten Verhaltensweise belohnt, sondern bereits jede Annäherung an das gewünschte Verhalten. So wird man einem Delfin bereits einen ersten Fisch geben, wenn er in Richtung Reifen schwimmt, und nicht erst, wenn er einen gezielten Salto schlägt. Auch der Ehemann darf sich bereits über ein aufmunterndes Lächeln oder einen kleinen Kuss freuen, wenn er die Essensreste in den Müll entsorgt, bevor er sich in einem weiteren Schritt dann mit der ganzen Tonne auf den Weg macht.

ZWISCHENMENSCHLICHES VERHALTEN ÄNDERN

Wenn Sie also jemanden in Ihrer Umgebung dazu bringen wollen, erwünschtes Verhalten zu entwickeln, sollten Sie bereits kleine Schritte in diese Richtung belohnen und dann die Anforderungen Schritt für Schritt steigern.

Beschreiben Sie Verhaltensweisen, die Sie beginnen oder intensivieren möchten,
a) für sich selbst; b) für andere.

a) Ich möchte ....

....

b) Andere sollten: ....

Belohnungen (positive und negative Verstärker):

1. ....
2. ....

Zeitpunkt:

1. ....
2. ....

Beschreiben Sie Verhalten, die Sie stoppen oder reduzieren möchten, a) für sich selbst; b) für andere:

a) Ich sollte nicht mehr ....

b) Andere sollten nicht mehr ....

Hinzufügen negativer Konsequenzen (Bestrafung):

1. ....
2. ....

Wegfall von erwarteter Belohnung:

1. ....
2. ....

Anmerkung: Wenn Sie gewohntes Verhalten ändern wollen, so erfordert dies vor allem Wiederholung, Wiederholung und Wiederholung.

Zur Bestrafung: Wenn Sie negative Konsequenzen ausüben, lassen Sie die Konsequenzen die Arbeit machen. Stellen Sie sicher, dass die Bestrafung spezifisch, zeitlich begrenzt und angemessen ist. Investieren Sie während der Bestrafung in die Beziehung.

SOZIALE SITUATONEN TRAINIEREN

Trainingseinheit

Zwischenmenschliche Fertigkeiten kann man lernen, indem man sie immer wieder übt. Auf der folgenden Seite sind einige Szenen beschrieben, an denen sich gut üben lässt, die jeweiligen Bedeutungen einzuschätzen und dann auch entsprechend umzusetzen. Wählen Sie eine Situation aus, die Sie in der nächsten Woche üben werden.

Übungssituation (wählen Sie aus der umseitigen Liste aus):

Klären Sie bitte unbedingt vor der Übung, welche Bereiche Ihnen in dieser Szene besonders wichtig sind (Ziele, Beziehung oder Selbstwert). Sie können die gleichen Szenen auch mehrmals üben, unterschiedliche Bereiche betonen und sich entsprechend unterschiedlich verhalten.

Welchen Bereich wollen Sie in dieser Szene besonders üben?

- ☐ Ziele verwirklichen (6 Bs)
- ☐ Beziehungen pflegen und erhalten (LIVE)
- ☐ Orientierung an der Selbstachtung (FAIR)

Wann planen Sie, die Übung durchzuführen?

Was genau wollen Sie üben?

Dokumentation

Bewerten Sie den Ablauf der Übung von 0 % – Stimmung sehr schlecht/niedergedrückt bis 100 % = Stimmung sehr gut/ausgeglichen	Übungsdurchlauf 1	2	3	4
Wie schwierig schätzen Sie die Aufgabe *vor der Übung* ein?				
Wie war Ihre Stimmung *vor der Übung*?				
Wie war Ihre Stimmung *während der Übung*?				
Ist es Ihnen leichtgefallen, Ihren *Wise Mind* zu aktivieren?				
Wie zufrieden waren Sie *nach der Übung*?				
Wie war Ihre Stimmung *nach der Übung*?				
Wie schwierig schätzen Sie die Aufgabe *nach der Übung* ein?				

Die folgenden Übungen sind so angelegt, dass man auch mal scheitern kann oder scheitern wird. Das ist gewollt, um die Angst vor dem Scheitern, dem Versagen, der Blamage zu reduzieren. Wenn es leichter fällt, kann man viele Übungen auch zu zweit oder zu dritt machen, das macht mehr Spaß. Und etwas Spaß sollte unbedingt dabei sein.

SOZIALE SITUATONEN TRAINIEREN

Übungssituationen

1. Gehen Sie in eine Buchhandlung oder Bibliothek und bitten Sie eine/n Mitarbeitende/n, Ihnen bei der Suche nach einem Buch behilflich zu sein.
2. Laden Sie einen Freund zum Essen ein (nach Hause oder in ein Restaurant).
3. Rufen Sie eine Versicherungsgesellschaft an und fragen Sie nach der Höhe der Beiträge.
4. Bringen Sie gebrauchte Bücher in ein Antiquariat, fragen Sie nach ihrem Wert. Gehen Sie wieder, wenn Sie die Auskunft bekommen haben.
5. Gehen Sie in einen Laden, lassen Sie einen 50-Euro-Schein wechseln, ohne etwas zu kaufen.
6. Gehen Sie in ein Restaurant, bitten Sie um ein Glas Wasser, trinken Sie es, bedanken Sie sich und gehen.
7. Bitten Sie ein anderes Mitglied der Skills-Gruppe um einen Gefallen.
8. Versuchen Sie, in der Straßenbahn oder im Zug mit einem Fahrgast ins Gespräch zu kommen.
9. Bieten Sie einem anderen Mitglied der Skills-Gruppe Unterstützung an.
10. Gehen Sie in ein Restaurant, bitten Sie darum, die Toilette benutzen zu dürfen, gehen Sie, ohne etwas zu bestellen.
11. Erklären Sie in der Skills-Gruppe, was Sie besonders gut können.
12. Gehen Sie in das teuerste Bekleidungsgeschäft, probieren Sie fünf Kleidungsstücke an, kaufen Sie keines davon. (Abwandlung: Bitten Sie den Verkäufer, Ihnen fünf verschiedene Dinge zu zeigen, die nicht ausgestellt sind.)
13. Melden Sie sich in der Skills-Gruppe, wenn Sie etwas nicht verstanden haben.
14. Fordern Sie von jemandem etwas Unmögliches. Sie werden sehen, dass Sie auch eine Abweisung überleben.
15. Versuchen Sie gezielt, sich lächerlich zu machen: Singen Sie laute Lieder auf dem Bahnsteig, gehen Sie rückwärts (mit Taschenspiegel) durch ein Kaufhaus. Laufen Sie die Rolltreppen in die falsche Richtung … (lassen Sie sich etwas einfallen).
16. Lassen Sie sich einen Termin zum Haarschneiden geben, rufen Sie später noch einmal an und sagen Sie den Termin ab. (Abwandlung: Einen Tisch im Restaurant reservieren und wieder absagen.)
17. Geben Sie einem Bettler (Bedürftigen) etwas Geld und bedanken Sie sich dafür, dass er/sie Ihre Gabe annimmt.
18. Versuchen Sie, ein Streitgespräch zu beenden, indem Sie die Meinung der anderen anerkennen und gleichzeitig freundlich betonen, dass Sie anderer Meinung sind (Akzeptanz von Diskrepanz).
19. Suchen Sie Anzeigen, in denen WG-Zimmer angeboten werden. Rufen Sie dort an und versuchen Sie, sich zu informieren.
20. Melden Sie sich telefonisch auf Stellenanzeigen und informieren Sie sich über die ausgeschriebene Position.

SOZIALE SITUATONEN TRAINIEREN

21. Versuchen Sie, in einem Gespräch eine andere Meinung als Ihre eigene zu vertreten.
22. Vertreten Sie eine andere Meinung zu einem Thema als z. B. Ihre Eltern oder ein enger Freund (Fernsehsendung, Buch, politischer Standpunkt ...).
23. Gehen Sie zu einem Bewerbungsgespräch, auch wenn Sie den Job gar nicht wollen.
24. Äußern Sie eine andere Ansicht als Ihre Eltern, Ihre Ehefrau, Ihr Partner oder eine enge Freundin über die Art des Umgangs miteinander.
25. Bitten Sie Ihre Eltern, Ihren Partner oder Ihre Kinder, mehr Verantwortung in einem Bereich zu übernehmen.
26. Setzen Sie sich im Kino in die Mitte einer voll besetzten Reihe und verlassen Sie das Kino 10 Minuten vor dem Ende des Films.
27. Gehen Sie in ein Restaurant und bitten Sie die Servicekraft um Auskunft über ein teures Essen oder einen teuren Wein. Bestellen Sie anschließend ein günstiges Gericht.
28. Bitten Sie in einer Warteschlange an einem Bahnkartenschalter eine Person, Sie vorzulassen. Sagen Sie, dass Ihr Zug gleich abfährt.
29. Gehen Sie zu einer Veranstaltung und kommen Sie dabei 10 Minuten zu spät.
30. Bitten Sie eine Person in einer voll besetzten Straßenbahn, ihren Platz für Sie frei zu machen, weil sie krank sind.
31. Bieten Sie jemandem in einer voll besetzten Straßenbahn einen Platz an. (Sie müssten ohnehin gleich aussteigen.)

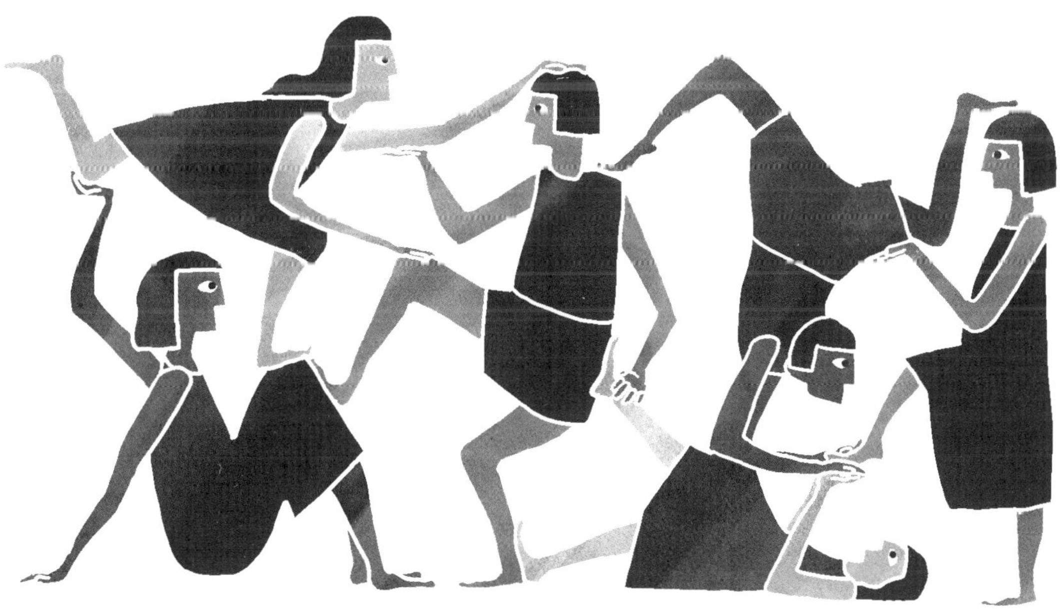

CHECKLISTE BERUFSLEBEN

Wie zufrieden sind Sie mit Ihrem Berufsleben?

Wir haben nicht immer die Möglichkeit, unser berufliches Umfeld frei zu wählen. Manchmal ist es schwierig, einen geeigneten Arbeits- oder Ausbildungsplatz zu finden. Allerdings könnten Sie die Gelegenheit nutzen, Ihre berufliche Situation zu überdenken – vielleicht als einen Schritt auf dem neuen Weg in Richtung sinnerfülltes Leben?

Dieser Fragebogen hilft Ihnen, Ihre Arbeitsplatzzufriedenheit zu beurteilen. Auch wenn Sie gerade ein Berufsvorbereitungstraining, ein Praktikum, eine Ausbildung oder ein Freiwilliges Soziales Jahr absolvieren, können Sie die folgenden Fragen beantworten.

	0 nie	**1** selten	**2** manchmal	**3** häufig	**4** immer
Ich freue mich jeden Montag auf die Arbeit (Ausbildung).	☐	☐	☐	☐	☐
Ich fühle mich wohl mit meinen Kolleginnen und Kollegen.	☐	☐	☐	☐	☐
Ich fühle mich wertgeschätzt durch meine Vorgesetzten und Kolleginnen und Kollegen.	☐	☐	☐	☐	☐
Ich habe das Gefühl, die für mich passende Arbeit (Ausbildung) zu machen.	☐	☐	☐	☐	☐
Ich bin größtenteils in der Lage, die Anforderungen meiner Arbeit (Ausbildung) zu erfüllen.	☐	☐	☐	☐	☐
Ich mache meine Arbeit gut und leiste einen wertvollen Beitrag.	☐	☐	☐	☐	☐
Ich erzähle anderen gerne von meiner Arbeit (Ausbildung).	☐	☐	☐	☐	☐
Ich erhalte eine angemessene Bezahlung.	☐	☐	☐	☐	☐
Meine derzeitige Anstellung (Ausbildung) ist sicher und unbefristet.	☐	☐	☐	☐	☐
Insgesamt bin ich mit meiner Arbeitssituation (Ausbildungssituation) zufrieden.	☐	☐	☐	☐	☐

Wenn Sie 0, 1 oder 2 Punkte in mehr als zwei oder drei Feldern angekreuzt haben, ist es vielleicht an der Zeit, Ihre aktuelle Arbeits- oder Ausbildungssituation zu überdenken.

ALTER WEG – NEUER WEG BERUFSLEBEN

Sie haben bereits gelernt den neuen Weg zu beschreiten. Sie können auch diese kleine, aber sehr effektive Aufgabe nutzen, um mögliche Veränderungen in Ihrem Berufsleben anzugehen. Legen Sie einige neue Ziele fest und notieren Sie entsprechende Schritte in diese Richtung in Q1. In das Feld Q3 notieren Sie mögliche auftretende hinderliche Gedanken (z. B. „Ich schaffe das eh nicht.“; „Ich habe kein Recht auf angemessene Bezahlung.“ …) In Q2 notieren Sie die Verhaltensmuster, die durch diese hinderlichen Gedanken bestimmt werden (z. B. „Ich verzichte auf die Bewerbung.“; „Ich frage nicht nach einer Gehaltserhöhung.“). In Q4 notieren Sie hilfreiche, das heißt zielfördernde, Gedanken wie: „Ich habe schon viele schwierige Dinge geschafft.“; „Ich habe das gleiche Recht wie alle anderen auch.“

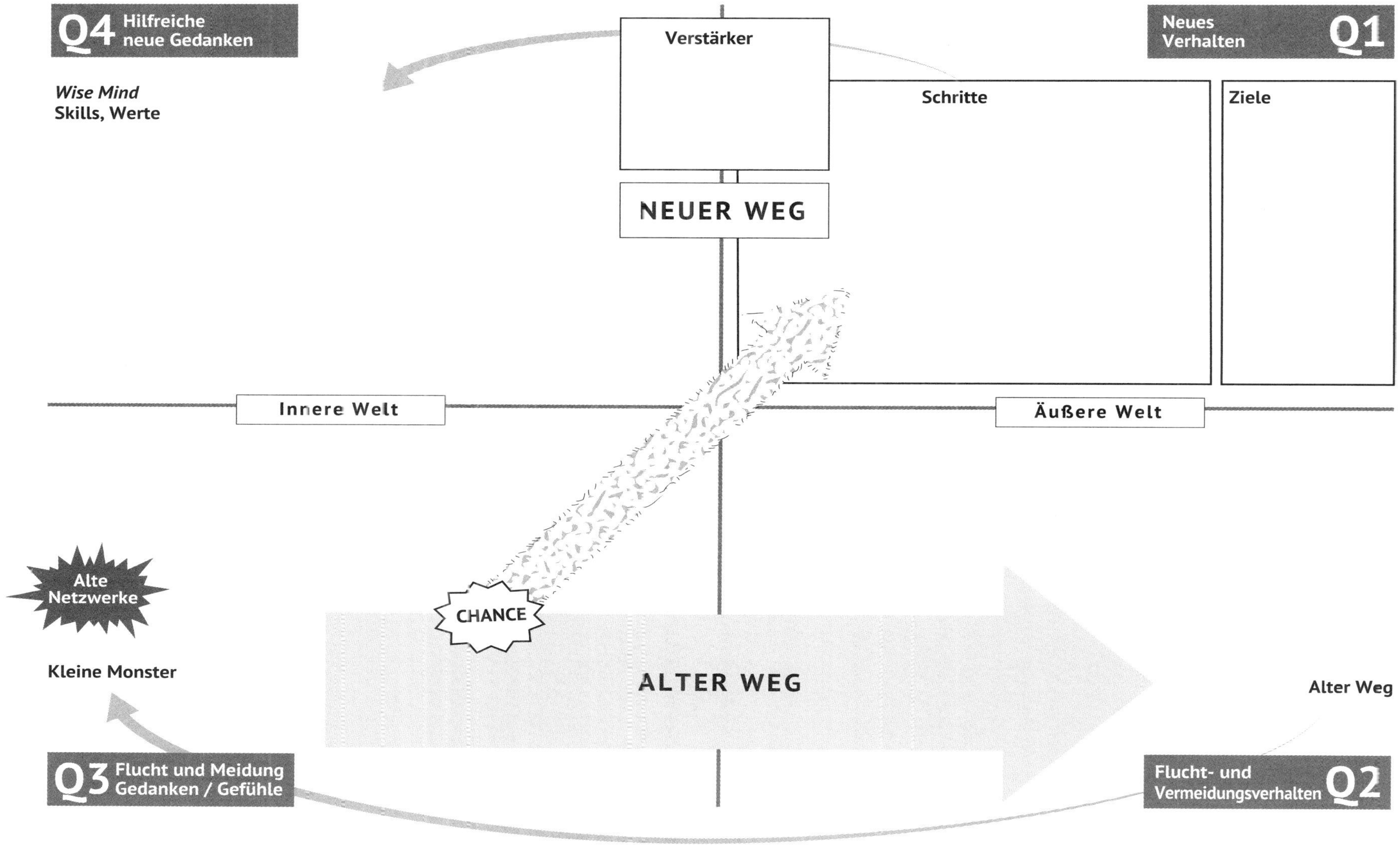

ALTER WEG – NEUER WEG PARTNERSCHAFT

Vielleicht überlegen Sie, wie Sie die Beziehung zu Ihrem Partner oder Ihrer Partnerin verbessern können. Schreiben Sie diese Dinge in Q1 auf und notieren Sie auch die kleinen Schritte, die in die gewünschte Richtung führen (z.B. „mehr zusammen machen", „gemeinsamer Kinobesuch"). In Q3 halten Sie fest, welche Gedanken Sie davon abhalten (z. B. „Er/Sie hat nur Zeit für seine/ihre Freunde."). In Q2 schreiben Sie die typischen alten Folgen dieser Gedanken auf (z. B. „Dann bleibe ich allein zu Hause."). In Q4 notieren Sie alle hilfreichen Gedanken und Ideen, die Sie darin unterstützen, die neuen Dinge in Q1 trotz der negativen Gedanken auszuprobieren. Vergessen Sie die Verstärker nicht und seien Sie erfinderisch!

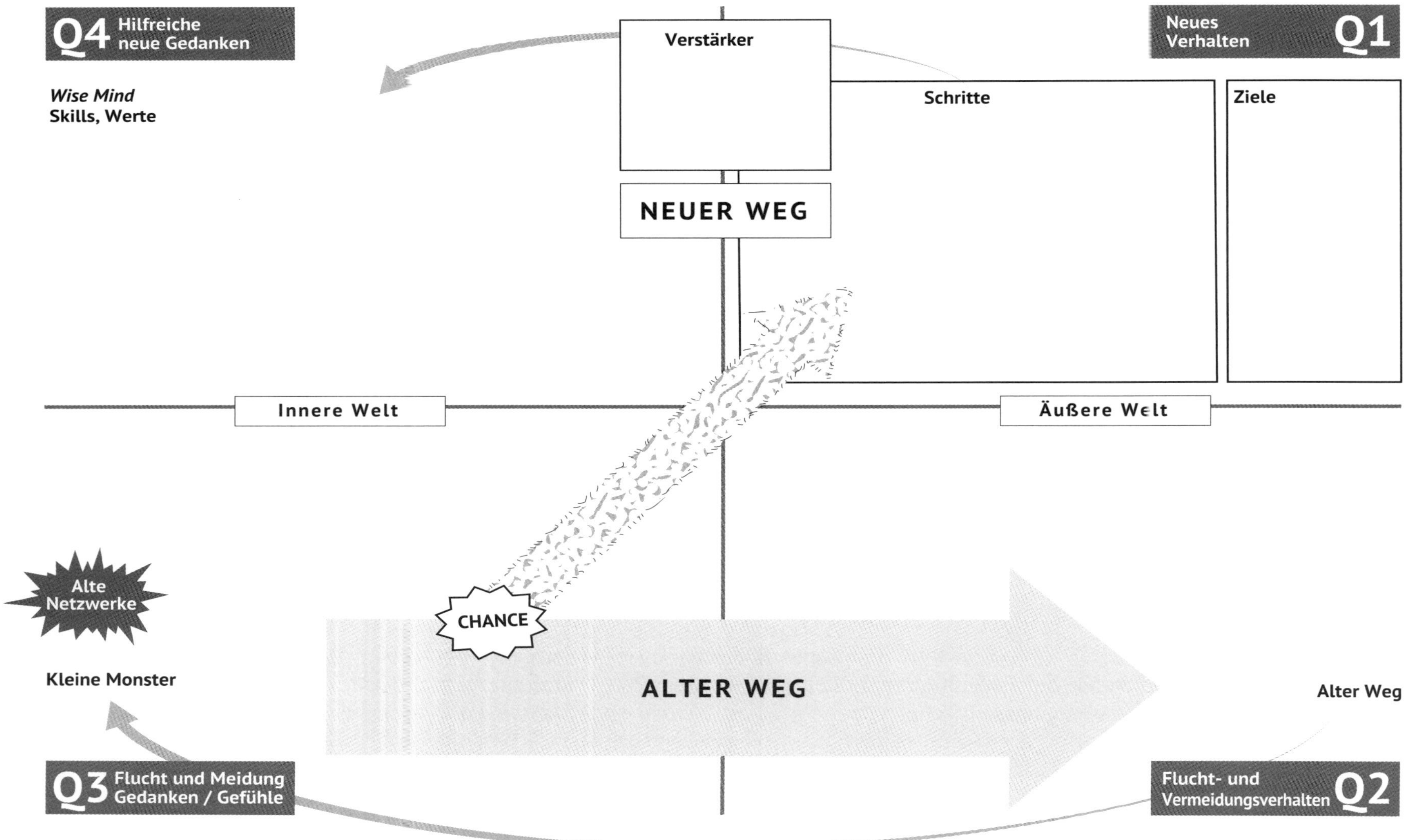

SITUATIONSANALYSE

Schritt für Schritt zur Situationsanalyse:

Es gibt manche Ereignisse, die laufen immer wieder schief, und Sie finden, es wäre an der Zeit, dies zu ändern? Dieses Arbeitsblatt hilft Ihnen dabei.

Im Kern geht es darum, Ihr Verhalten und die entsprechenden Folgen zu verstehen, sich zu überlegen, was Sie eigentlich in diesen Situationen gerne erreichen würden, ob diese Erwartungen in diesen Situationen tatsächlich sinnvoll und stimmig sind, und was Sie tun können, um diese Erwartungen in ähnlichen Situationen tatsächlich zu erfüllen.

Ganz wichtig: Selbst, wenn wir der Meinung sind, dass das Verhalten der anderen ungerecht oder unangemessen ist, so können wir doch nur unser eigenes Verhalten verändern und kontrollieren!

Schritt 1:
Wie begann das Ereignis?

....

....

....

Schritt 2:
Was für Gedanken und Gefühle gingen Ihnen während des Ereignisses durch den Kopf?
Waren alte Netzwerke aktiv? Wenn ja, welche?

....

....

....

Schritt 3:
Was haben Sie in dieser Situation konkret getan?
Wie haben Sie sich speziell gegenüber anderen Personen verhalten?

....

....

....

Schritt 4:
Wie ging die Situation für Sie aus? Wie haben die anderen Personen reagiert,
was haben Sie gedacht, wie haben Sie sich gefühlt?

....

....

....

....

SITUATIONSANALYSE

Schritt 5:
Wie hätten Sie sich denn gewünscht, dass die Situation ausgehen sollte?

Aktivieren Sie jetzt *Wise Mind*.

Schritt 6 – aus der Sicht von *Wise Mind:*
a) Waren diese Wünsche in dieser Situation stimmig, sinnvoll und angemessen?

b) Falls nicht, welche Wünsche wären in dieser Situation stimmig, sinnvoll und angemessen gewesen?

Schritt 7 – aus der Sicht von *Wise Mind:* Was könnten Sie konkret tun, damit Sie das nächste Mal in einer ähnlichen Situation zum erwünschten Ergebnis kommen?

Schritt 8:
Wie könnten Sie diese neuen Verhaltensmuster üben?

NOTIZEN

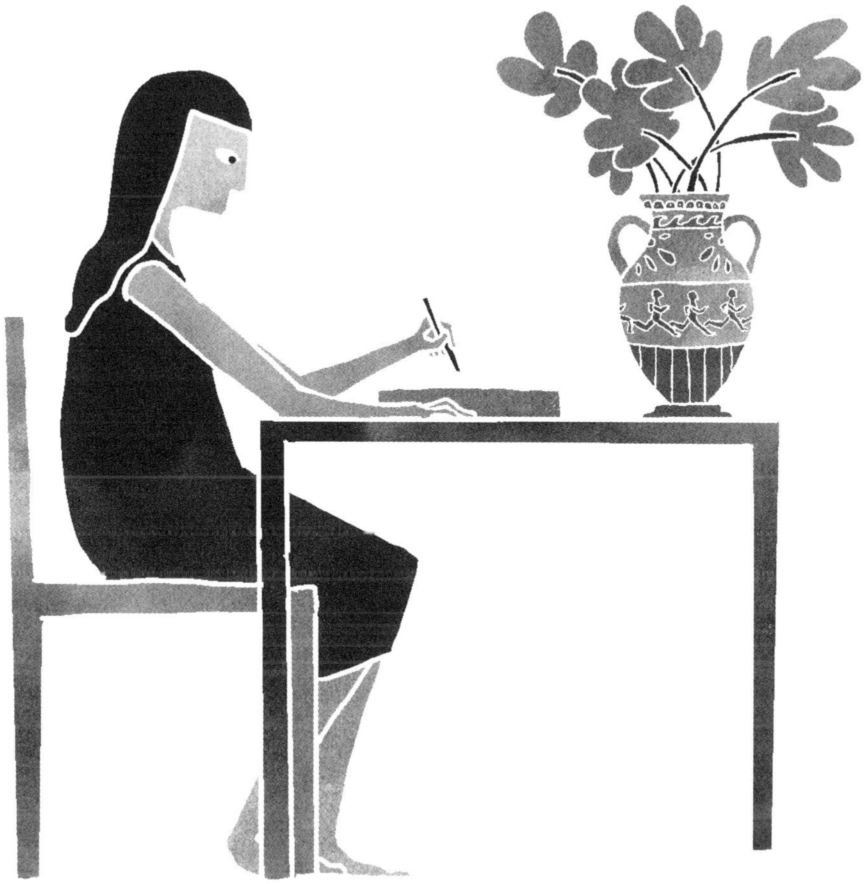

2.7 Allgemeine Materialien

IHRE PERSÖNLICHEN KLEINEN MONSTER

Lernen Sie Ihre persönlichen kleinen Monster kennen

In diesen Arbeitsblättern finden Sie eine Liste der häufigsten automatischen Gedanken und Bewertungen, die sich in den Köpfen von Menschen tummeln, die in ihrer Kindheit oder Jugend schwierige zwischenmenschliche Erfahrungen machen mussten. Wir nennen sie kleine Monster. Sie wurden schon früh entwickelt, um Ihnen die Welt zu erklären, um Sie zu schützen, oder einfach, weil sie Wörter wiedergeben, die Sie damals oft gehört haben. Heute sind diese kleinen Monster eher hinderlich. Und deshalb ist es gut, sie genauer kennenzulernen.

Bitte kreuzen Sie an, wie stark die folgenden kleinen Monster Ihre Gedankenwelt beeinflussen:

„Ich bin blöd."	☐ ☐ ☐ ☐ ☐ ☐ ☐ ☐ ☐ ☐ 0 = Gar nicht .... Sehr stark = 100
„Ich bin nichts wert."	☐ ☐ ☐ ☐ ☐ ☐ ☐ ☐ ☐ ☐ 0 = Gar nicht .... Sehr stark = 100
„Ich habe es nicht verdient, dass es mir gut geht."	☐ ☐ ☐ ☐ ☐ ☐ ☐ ☐ ☐ ☐ 0 = Gar nicht .... Sehr stark = 100
„Ich darf nichts erwarten."	☐ ☐ ☐ ☐ ☐ ☐ ☐ ☐ ☐ ☐ 0 = Gar nicht .... Sehr stark = 100
„Ich darf nichts fordern."	☐ ☐ ☐ ☐ ☐ ☐ ☐ ☐ ☐ ☐ 0 = Gar nicht .... Sehr stark = 100
„Alle sehen, was mit mir geschehen ist."	☐ ☐ ☐ ☐ ☐ ☐ ☐ ☐ ☐ ☐ 0 = Gar nicht .... Sehr stark = 100
„Ich bin schlecht."	☐ ☐ ☐ ☐ ☐ ☐ ☐ ☐ ☐ ☐ 0 = Gar nicht .... Sehr stark = 100
„Ich bin eine Schlampe."	☐ ☐ ☐ ☐ ☐ ☐ ☐ ☐ ☐ ☐ 0 = Gar nicht .... Sehr stark = 100
„Man darf mich schlecht behandeln."	☐ ☐ ☐ ☐ ☐ ☐ ☐ ☐ ☐ ☐ 0 = Gar nicht .... Sehr stark = 100
„Alle Menschen sind böse."	☐ ☐ ☐ ☐ ☐ ☐ ☐ ☐ ☐ ☐ 0 = Gar nicht .... Sehr stark = 100
„Ich habe kein Recht auf eine erfüllte Sexualität."	☐ ☐ ☐ ☐ ☐ ☐ ☐ ☐ ☐ ☐ 0 = Gar nicht .... Sehr stark = 100
„Es wird nie besser werden."	☐ ☐ ☐ ☐ ☐ ☐ ☐ ☐ ☐ ☐ 0 = Gar nicht .... Sehr stark = 100
„Ich kann niemandem vertrauen."	☐ ☐ ☐ ☐ ☐ ☐ ☐ ☐ ☐ ☐ 0 = Gar nicht .... Sehr stark = 100
„Ich kann mir selbst nicht vertrauen."	☐ ☐ ☐ ☐ ☐ ☐ ☐ ☐ ☐ ☐ 0 = Gar nicht .... Sehr stark = 100

IHRE PERSÖNLICHEN KLEINEN MONSTER

Gibt es noch andere kleine Monster?

....	☐	☐	☐	☐	☐	☐	☐	☐	☐	☐
	0 = Gar nicht									Sehr stark = 100
....	☐	☐	☐	☐	☐	☐	☐	☐	☐	☐
	0 = Gar nicht									Sehr stark = 100
....	☐	☐	☐	☐	☐	☐	☐	☐	☐	☐
	0 = Gar nicht									Sehr stark = 100

Welche dieser kleinen Monster könnten Ihnen während der Therapie in die Quere kommen?

....

....

....

Wie können Sie mit Ihren kleinen Monstern am besten umgehen?

Sie wissen, dass die kleinen Monster aus der alten Zeit stammen. Sie waren vielleicht einmal hilfreich, und irgendwie haben sie überlebt. Wissen Sie, woran das liegt? Kleine Monster leben länger, wenn man sie füttert.

Wissen Sie, wie Sie Ihre kleinen Monster am besten füttern? Indem Sie ihren Einflüsterungen möglichst oft folgen.

Wann immer ein kleines Monster – also ein automatischer Gedanke – Ihnen einflüstert: „Du bist zu blöd, das schaffst du eh nicht!" – und Sie lassen Ihre Pläne fallen, dann nimmt dieses Monster an, es habe immer noch recht. Es überlebt wieder ein bisschen länger, vielleicht wächst es sogar. Kleine Monster hungert man aus, indem man sie nicht ernst nimmt oder indem man genau das Gegenteil von dem macht, was sie einem einflüstern.

Wählen Sie bitte diejenigen „kleinen Monster", also Gedanken und Einstellungen, aus, die für Sie am stärksten zutreffen. Übertragen Sie diese Sätze in dieses Arbeitsblatt und ergänzen Sie im ersten Schritt, was Sie in der Regel tun, um die Monster zu „füttern". Im zweiten Schritt überlegen Sie, was Sie tun könnten, um die Monster „auszuhungern".

Diese Übung ist vielleicht schwierig, weil Sie immer wieder den Eindruck haben könnten, das seien nicht nur die Einflüsterungen Ihrer kleinen Monster, sondern es handele sich um die Wahrheit. Seien Sie versichert – je stärker Sie davon überzeugt sind, desto wahrscheinlicher sind es sehr alte, fette Monster, die Sie schon lange gefüttert haben.

Als erster Schritt auf dem Weg zur Expertin in Sachen kleine Monster bietet sich die Bohnenübung an: Stecken Sie sich eine Handvoll Bohnen in die rechte Hosentasche. Wann immer Sie beobachten, dass im Laufe des Tages eines Ihrer kleinen Monster sich meldet, nehmen Sie eine Bohne aus der rechten Hosentasche und stecken Sie sie in die linke. Zählen Sie am Abend, wie viele Bohnen von rechts nach links gewandert sind. Eine fortgeschrittene Variante dieser Übung: Immer wenn Sie den klugen Ratschlägen Ihrer kleinen Monster nicht gefolgt sind, dürfen Sie eine Bohne von der linken Hosentasche zurück in die rechte stecken. Viel Spaß!

IHRE PERSÖNLICHEN KLEINEN MONSTER

Beispiele:

- Kleines Monster: „Du wirst ohnehin scheitern."
  Das kleine Monster füttern: „Dann versuche ich gar nicht, mich durchzusetzen."
  Das kleine Monster aushungern: „Ich gebe mein Bestes."
- Kleines Monster: „Du hast kein Recht auf erfüllte Sexualität."
  Das kleine Monster füttern: „Ich lasse mit mir sexuelle Dinge geschehen, die mir nicht guttun."
  Das kleine Monster aushungern: „Ich sage klar und deutlich, was ich möchte und was nicht."
- Kleines Monster: „Man kann niemandem trauen."
  Das kleine Monster füttern: „Ich bitte niemanden um Unterstützung."
  Das kleine Monster aushungern: „Ich gebe den anderen eine Chance und bitte um Unterstützung."

Eigene Beispiele:

- Name des kleinen Monsters: ....
  Das kleine Monster füttern: ....
  Das kleine Monster aushungern: ....
- Name des kleinen Monsters: ....
  Das kleine Monster füttern: ....
  Das kleine Monster aushungern: ....
- Name des kleinen Monsters: ....
  Das kleine Monster füttern: ....
  Das kleine Monster aushungern: ....
- Name des kleinen Monsters: ....
  Das kleine Monster füttern: ....
  Das kleine Monster aushungern: ....
- Name des kleinen Monsters: ....
  Das kleine Monster füttern: ....
  Das kleine Monster aushungern: ....
- Name des kleinen Monsters: ....
  Das kleine Monster füttern: ....
  Das kleine Monster aushungern: ....

DER ALTE UND DER NEUE WEG

Wenn man viele Jahre einen alten Weg gegangen ist, so ist er ziemlich breit und ausgetrampelt. Und wenn man sich auf einen neuen Weg macht, so ist dieser zunächst schmal, unbekannt und oft anstrengend. Um diesen neuen Weg zu gehen, muss das Ziel möglichst klar sein. Man sollte auch wissen, wo die Abzweigungen sind, sonst landet man wieder auf dem ausgetretenen Weg. Denn schließlich sind alle Menschen auch Gewohnheitstiere: Wir orientieren uns gerne an vertrauten Abläufen. Auch wenn die alten Wege unangenehm sind, so sind sie wenigstens vertraut.

Die DBT wird Ihnen ermöglichen, wichtige Schritte zu einem erfüllten Leben einzuschlagen – trotz Ihrer bisherigen schwierigen Erfahrung und Ihren Erinnerungen daran. Und ganz sicher wird diese Therapie auch Anstrengungen von Ihnen verlangen: Sie werden sich mit Themen auseinandersetzen müssen, die Sie über viele Jahre vergebens versucht haben, wegzuschieben. Sie werden verstehen, dass manche Methoden, die Sie gelernt haben, um sich kurzfristig von unangenehmen Gefühlen abzulenken, langfristig eher schädlich sind. Und Sie werden lernen, dass einige Ihrer Einstellungen sich selbst gegenüber in Ihrer Vergangenheit vielleicht sinnvoll waren, dass die aber in der Gegenwart ziemlich hinderlich sein können, Ihre aktuellen Bedürfnisse zu befriedigen und Ihre Lebensziele umzusetzen.

- **Dies ist der alte Weg:** Ein Kreislauf aus Selbsthass, Scham, Schuldgefühlen, Ekel, Selbstverletzungen und Vermeidung. Aber dieser alte Weg fühlt sich bekannt an, und das gibt ein wenig Sicherheit.
- **Dies ist der neue Weg:** Umsetzung von eigenen Bedürfnissen, Wünschen, Werten und Zielen, ein besseres Verständnis und ein besserer Umgang mit anderen.

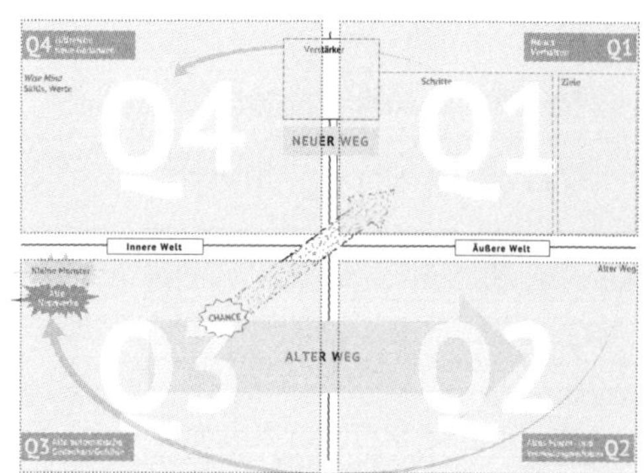

Das Arbeitsblatt 2.7 AB 3 hilft Ihnen, den neuen Weg zu planen und Ihre Stolpersteine besser zu verstehen:

- In die obere Hälfte des Blattes tragen Sie all die Dinge ein, die mit dem neuen Weg zu tun haben.
  In der unteren Hälfte des Blattes stehen die Dinge, die mit dem alten Weg zu tun haben.
- Auf die linke Seite werden Dinge geschrieben, die sich im Kopf abspielen, und auf die rechte Seite werden alle Dinge geschrieben, die sichtbar und beobachtbar sind, also die äußere Welt.

Es ergeben sich vier Felder oder Quadranten (Q1 bis Q4):

- In Q1 (oben rechts) schreiben Sie alle Dinge, die Sie unternehmen, um Ihre Bedürfnisse und Ziele im Rahmen der Therapie zu erreichen (also etwa: Achtsamkeit üben oder Arbeitsblätter durcharbeiten, aber auch, sich um einen Praktikumsplatz bewerben oder einen miesen Job kündigen).
- In Q3 (unten links) werden die Gedanken und Gefühle notiert, die Sie davon abhalten, den neuen Weg zu gehen (also etwa: Ich habe das nicht verdient. Ich darf nicht über das Geschehene reden. Wenn es mir besser geht, dann bedeutet das, dass alles nicht so schlimm war. Ich werde das alles nicht ertragen.) Das sind Ihre kleinen Monster, die Ihnen häufig ganz automatisch in die Quere kommen. Auch die alten Netzwerke stehen in Q3.
- In Q2 (unten rechts) schreiben Sie dann das entsprechende Verhalten – also das, was Sie normalerweise tun, weil die kleinen Monster in Q3 es Ihnen einreden oder die alten Netzwerke aktiv sind (also etwa: die Therapie absagen; keine Therapieaufgaben machen; die wirklich schlimmen Dinge nicht ansprechen; Drogen nehmen, Selbstverletzungen usw.).
- In Q4 (oben links) schließlich können Sie die hilfreichen Gedanken eintragen, die Ihnen helfen, Q1 zu tun, obwohl Ihnen die kleinen Monster aus Q3 dazwischenreden (also etwa: Da, wo die Angst ist, geht's lang. Ich kann mich auf andere verlassen. Ich darf auch Fehler machen. Ich habe das gleiche Recht auf ein gutes Leben wie alle andern auch. Ich kann mich auf *Wise Mind* verlassen. Ich setze Skills ein, anstatt mich selbst zu verletzen. Ich orientiere mich an meinen Werten.)

DER ALTE UND DER NEUE WEG

Was bedeuten diese Begriffe?

Ziele:

Das sind ganz konkrete Punkte, die Sie im Rahmen der Therapie erreichen wollen. Es ist hilfreich, diese Ziele nach dem SMART-System zu beschreiben, also möglichst positiv formuliert und konkret und machbar. Zusätzlich sollten diese Ziele mit Ihren Werten übereinstimmen, zum Beispiel:

„Ich möchte regelmäßig zum Elternabend gehen."

„Ich möchte das Sorgerecht für meine Kinder zurückbekommen."

„Ich möchte mit meiner Tochter nach Paris fahren."

„Ich möchte meine Ausbildung zur Pflegefachkraft abschließen."

„Ich möchte ein Projekt abschließen."

„Ich möchte in den Musikverein eintreten."

Legen Sie auch Ziele fest, die Sie schon während der Therapie angehen können!

Meine wichtigsten Ziele während der Therapie:

....

....

....

Meine wichtigsten Ziele am Ende der Therapie:

....

....

....

Kleine Monster

Das sind problematische Gedanken, Gefühle und Einstellungen sich selbst und der Welt gegenüber. Diese Gedanken und Gefühle kommen oft automatisch und wirken dann sehr glaubhaft (siehe 2.7 AB 1). Überlegen Sie, welche dieser kleinen Monster Ihnen Schwierigkeiten machen könnten, sich auf die Therapie einzulassen und Ihre oben genannten Ziele zu erreichen.

Meine lästigsten kleinen Monster:

....

....

....

DER ALTE UND DER NEUE WEG

Alte Netzwerke

Wiederholte frühe zwischenmenschliche Erfahrungen können sich in Form von Netzwerken organisieren und im Gedächtnis speichern. Im späteren Leben können ganz verschiedene Auslöser diese Netzwerke aktivieren und das innere Erleben sowie das Verhalten prägen. In den meisten Fällen sind diese Netzwerke geprägt von Angst vor Verlassenwerden und/oder Angst vor sozialer Zurückweisung, Abwertung sowie von Trauma-Erinnerungen. Die meisten Betroffenen versuchen, diese Auslöser zu meiden bzw. diese Netzwerke, wenn sie aktiviert sind, so rasch wie möglich zu du rchbrechen. Dies ist kurzfristig oft wirksam, langfristig aber bleiben sie genau dadurch aktiv. Sie können lernen, diese Netzwerke zu erkennen und abzuschwächen, indem Sie sich an der Realität orientieren und sich nicht entsprechend der Netzwerke verhalten. Im Laufe der Therapie werden sich Ihre Netzwerke deutlich abschwächen.

Vor welchen Auslösern habe ich die stärkste Angst?
Welche Menschen oder Situationen versuche ich zu meiden?

Der alte Weg

Immer dann, wenn alte Netzwerke, intensive Gefühle oder die kleinen Monster aktiv sind, drängen diese die Betroffenen zu raschen, oft unüberlegten Handlungen. Manchmal sind diese Handlungen kurzfristig wirksam, häufig aber passen sie nicht in die gegenwärtige soziale Wirklichkeit und führen zu Ärger, Missverständnissen oder gar Selbstverachtung. Es ergibt also du rchaus Sinn, diese alten Verhaltensmuster zu erkennen, innezuhalten und sich auf den neuen Weg zu machen.

Was sind typische Verhaltensmuster meines alten Weges?

Chancen

Immer, wenn Sie ein kleines Monster erkennen, oder wenn Sie bemerken, dass Sie gerade dabei sind, alte Netzwerke zu vermeiden oder besonders emotional zu reagieren, weil diese aktiviert sind, haben Sie die Möglichkeit, den neuen Weg einzuschlagen. Jedes Mal, wenn Sie diesen neuen Weg betreten, wird er ein bisschen breiter und vertrauter werden.

DER ALTE UND DER NEUE WEG

Hilfreiche Gedanken

Manchmal ist es hilfreich, sich selbst zu unterstützen und zu ermutigen. Sie hören täglich die *Wise-Mind-Übungen*? Das ist ein wichtiger Schritt, um mit sich selbst freundlicher und wohlwollender und unterstützender umzugehen. Manchmal helfen auch kleine klare Sätze wie:

„Die beste Rache ist, wenn es mir gut geht."

„Auch Aschenputtel findet einen netten Prinzen."

„Ich darf mir Fehler leisten."

„Ich muss nicht immer recht haben."

„Ich kann unterschiedliche Meinungen ertragen."

„Ich kann Gefühle aushalten."

„Da, wo die Scham ist, geht's lang."

Welche hilfreichen Gedanken könnten Ihnen helfen, sich selbst zu ermutigen?

Meine hilfreichen Gedanken:

Werte

Werte sind eng verknüpft mit den Dingen, die Ihnen wirklich wichtig sind, z. B. Familie, Anerkennung, Kreativität oder Verlässlichkeit. Was ist Ihnen im Leben wirklich wichtig?

Meine wichtigsten Werte:

Verstärker

Auf die Dauer werden wir neues Verhalten nur dann entwickeln, wenn wir dafür belohnt werden. Dies geschieht, wenn unser Verhalten etwas Positives auslöst oder wenn etwas Unangenehmes wegfällt. Man kann das dem Zufall überlassen oder man kann selbst dafür sorgen, dass dies geschieht. Letzteres ist klüger. Erstellen Sie eine Liste von möglichen Konsequenzen, die die Wahrscheinlichkeit erhöhen, dass Sie sich auf den neuen Weg begeben.

Übertragen Sie Ihre Aufzeichnungen auf das Arbeitsblatt 2.7 AB 3.

DER ALTE UND DER NEUE WEG

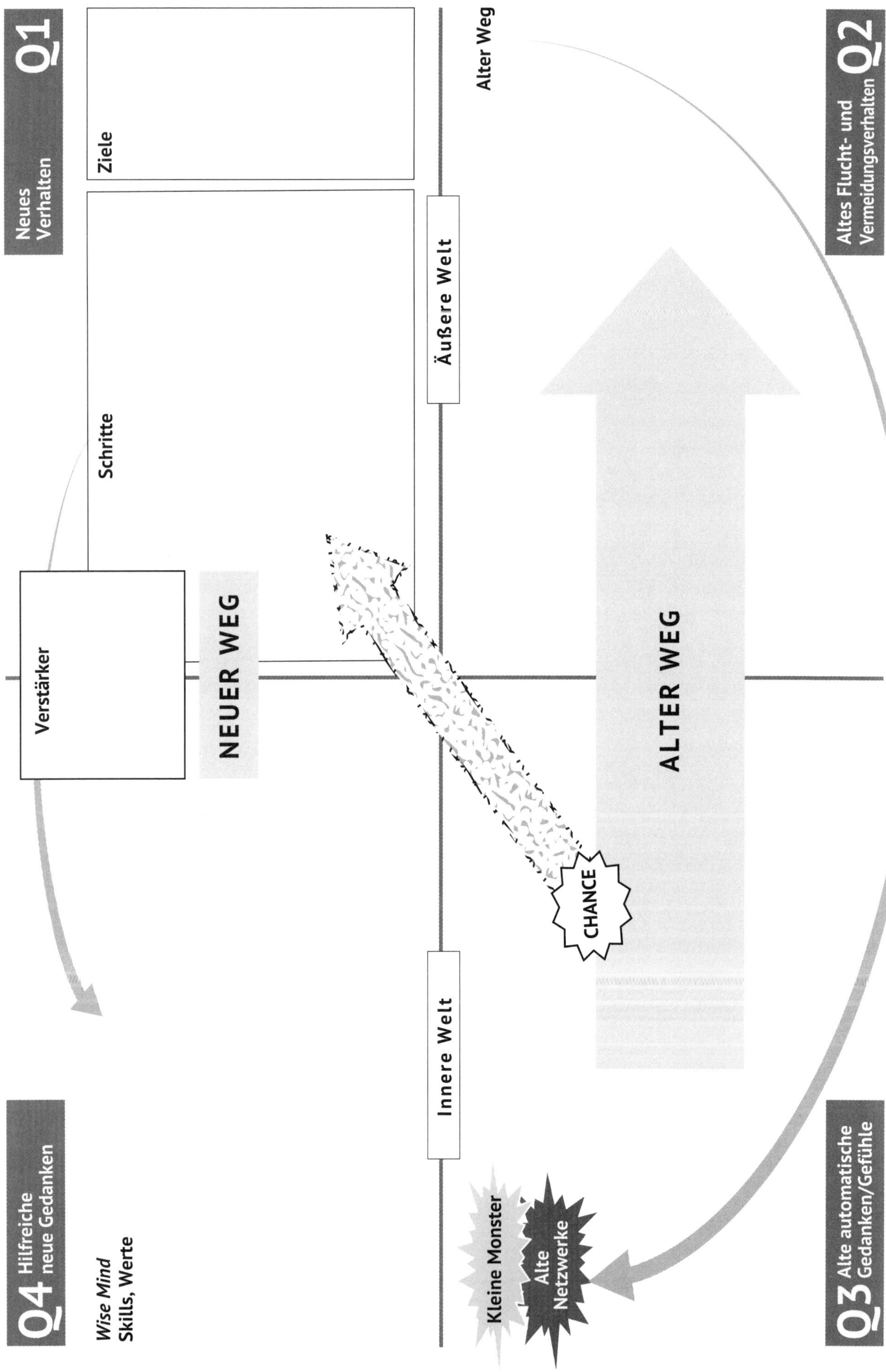

WERTE – WARUM SIE WICHTIG SIND

Um einen Hafen zu erreichen, müssen wir Segel setzen.
Segel setzen, nicht vor Anker liegen.
Segel setzen, nicht treiben.

Franklin D. Roosevelt

Werte sind unsere persönlichen Leitprinzipien, das, was uns im Leben wirklich wichtig ist, und wie wir uns grundsätzlich verhalten wollen.

Wozu sind Werte gut?

Werte haben vier wichtige Bedeutungen:

1. Werte geben unserem Leben eine Richtung.
2. Werte geben uns Sicherheit.
3. Werte geben uns Energie.
4. Werte geben unserem Leben Sinn.

Nehmen wir an, Ihre Symptome wären deutlich gebessert: Sie erinnern sich zwar noch an schwierige zwischenmenschliche Erfahrungen, aber dies sind Erinnerungen, die zu Ihrem Leben gehören und Sie nicht mehr überwältigen. Sie können mit Ihren Gefühlen besser umgehen, Sie geraten nicht immer wieder in Hochspannung. Sie können sich selbst und anderen vertrauen, Sie beginnen, sich so zu akzeptieren, wie Sie sind. Was wäre dann im Leben wichtig? Wie würden Sie Ihr Leben gestalten?

Nehmen wir weiter an, Sie hätten genug Geld und müssten sich nicht mehr um Ihr Auskommen kümmern. Was würden Sie dann tun und weshalb?

Und tun wir mal so, als könnten Sie völlig frei wählen, welchen Job Sie annehmen – was würden Sie tun und weshalb? Sie könnten also schlicht und einfach das tun, was für Sie persönlich wirklich wichtig ist. Ihre Antworten sind in Ihren persönlichen Werten zu suchen.

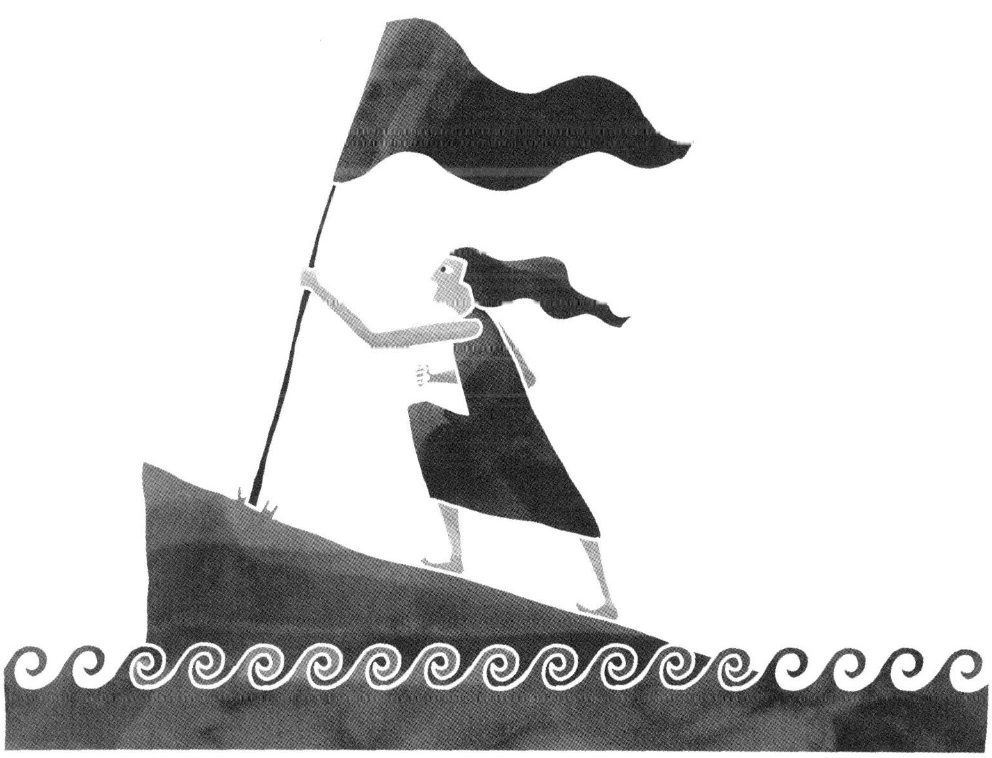

WERTE – WARUM SIE WICHTIG SIND

Werte geben unserem Leben eine Richtung

Ihre persönlichen Werte geben in Ihrem Leben die Richtung vor. Sie sind wie ein Kompass, der Ihnen hilft, auf Kurs zu bleiben. Wenn Sie sich an Ihren Werten orientieren, geht es nicht darum, ein Ziel zu erreichen. Das ist, wie wenn Sie nach Osten aufbrechen wollen. Wie weit Sie auch nach Osten laufen oder fahren, Sie werden nie „im Osten" ankommen. Wenn Sie nach Osten wollen, müssen Sie immer weiter nach Osten laufen. Werte sind also keine Ziele. Es geht nicht darum, irgendwo anzukommen oder etwas zu erreichen. Werte drehen sich darum, sich auf den richtigen Weg zu begeben und auf diesem Weg zu bleiben. Es geht darum, Werte umzusetzen, und das kann man nur im Hier und Jetzt.

Man kann den Unterschied zwischen Werten und Zielen vergleichen mit dem Unterschied zwischen Lieben und Heiraten. Wenn Sie lieben wollen, so ist dies ein Wert. Sie können dies jederzeit tun, es ist Ihre eigene Entscheidung: Sie können entweder lieben oder nicht lieben. Sie können dies selbst entscheiden. Wir können auch lieben, wenn wir keinen Partner haben: Tiere, Musik, Natur, Gott.

Wenn Sie heiraten wollen, so ist dies etwas anderes. Heiraten ist ein Ziel. Das können Sie erreichen, dann können Sie es „von der Liste streichen". Oder Sie können daran scheitern – es gehören ja zwei zum Heiraten. Wir können nie sicher sein, unsere Ziele zu erreichen, aber wir können es versuchen und wir können scheitern.

Aber unsere Werte sind deutlich kraftvoller als Ziele. Selbst wenn wir niemals heiraten, können wir lieben. Wir können auch lieben, ohne geliebt zu werden. Es liegt also ausschließlich in unserem Ermessen, ob wir uns an unseren Werten orientieren und entsprechend handeln.

Werte wollen in der Gegenwart umgesetzt werden – Ziele in der Zukunft.

Werte geben uns Sicherheit

Wenn wir uns darüber verständigen, woher unsere Werte kommen, dann wird rasch klar, weshalb wir uns sicher fühlen, wenn wir sie umsetzen: Unsere Werte sind das Ergebnis unserer prägenden familiären und kulturellen Erfahrungen. Wir wachsen ja nicht im Vakuum auf: Unsere Eltern, Lehrer, Freunde, Medien, Bücher, die wir lesen, Filme, die wir uns ansehen – all dies prägt unsere Vorstellung über die Dinge, die wirklich wichtig sind im Leben. Wir eignen uns unsere kulturelle Umgebung an und machen sie zu unserer eigenen. In den Zeiten, als unsere menschliche Psyche sich entwickelte, also vor ca. 500.000 Jahren, konnten wir davon ausgehen, dass damit unsere Werte dieselben waren wie die unserer Horde, von der wir abhängig waren. Wenn wir also ganz „von selbst" diese Werte umsetzten, so konnten wir sicher sein, dass wir uns innerhalb des kulturellen Selbstbildes unserer Horde bewegten. Diese Wahrnehmung schafft ein Gefühl von Sicherheit, irgendwie „dazu" zu gehören. Unsere Emotionen setzen auf diesen Werten auf. Wenn wir gegen unsere Werte verstoßen, so melden sich die Emotionen, dass irgendetwas nicht stimmt.

Werte geben unserem Leben Energie

Stellen Sie sich vor, Sie kommen abends nach der Arbeit nach Hause. Sie sind ziemlich erschöpft, der Tag war lang. Es gab jede Menge Ärger. Sie mussten Bahn fahren und das macht Sie immer noch ein wenig beklommen. Am liebsten würden Sie sich nur noch auf das Sofa legen und dösen. Im Fernsehen läuft Ihre Lieblingsserie, müde fingern Sie nach der Fernbedienung. Da ruft Ihre beste Freundin an: Es geht ihr schlecht. Sie hatte einen Streit mit ihrem Partner. Sie bräuchte jemanden zum Reden, und zwar jetzt gleich – von Angesicht zu Angesicht. Die Freundin bittet selten um Hilfe – Sie wissen, das ist jetzt ernst. Was würden Sie tun? Würden Sie liegen bleiben und Ihre Serie schauen, oder würden Sie sich ins Auto setzen und losfahren? Wie Sie sich entscheiden, hängt davon ab, ob „Fürsorglichkeit" zu Ihren persönlichen Werten gehört. Nehmen wir mal an, dieser Wert wäre für Sie wichtig. Sie würden sich also aufraffen. Sie würden vielleicht lange fahren, geduldig zuhören, nach passenden Ratschlägen suchen, mit Ihrer Freundin leiden – all dies würden Sie tun. Aber eines wären Sie nicht: nämlich müde und erschöpft. Weshalb? Nun, weil es Ihnen so wichtig ist, für Ihre Freundin da zu sein. Und wenn wir unsere Werte umsetzen, so gewinnen wir daraus Motivation und Energie, und zwar eine sehr intensive Energie.

WERTE – WARUM SIE WICHTIG SIND

Werte geben unserem Leben Sinn

Stellen Sie sich folgende Szene vor: Sie sitzen zusammen mit einer älteren Bäuerin. Sie ist schon ziemlich müde, und ihre Knochen schmerzen ein wenig. Sie hat ihr Leben lang gearbeitet, drei Kinder großgezogen, 24 Kühe versorgt und das Kleinvieh. Der einzige Urlaub ging mal nach Sachsen-Anhalt, und jetzt wird der Hof verkauft, weil die Kinder andere Pläne haben und die Bäuerin ihn nicht allein am Laufen halten kann. Sie versuchen, einfühlsam zu sein, und stellen ihr die Frage, ob denn ihr Leben einen Sinn hatte – jetzt, wo doch alles verkauft werden soll. Wie wird sie reagieren?

Wahrscheinlich wird sie etwas verwundert zurückfragen: „Wieso Sinn? Natürlich hat alles einen Sinn. Ich habe die Kinder großgezogen und die sind glücklich. Sie haben ihre eigenen Pläne und das ist gut so." Diese Bäuerin hat ihr Leben entsprechend ihren Werten organisiert – wahrscheinlich hatte sie keine große Wahl –, aber das spielt keine Rolle. Werte muss man nicht wählen, um Sinn und Erfüllung zu erleben, man muss sie umsetzen – oder umgesetzt haben. Und dies ist eine der wirklich kraftvollen und tröstlichen Eigenschaften von Werten: Sie bereichern unser Leben auch im Alter. Gerade dann, wenn die Kraft nachlässt und der Reichtum des Lebens sich mehr aus der Vergangenheit ermisst als aus der Zukunft. Dann schälen sich aus dem Geröll der Zeit die goldenen Momente heraus, in denen wir die Dinge getan haben, die uns wirklich am Herzen lagen.

> Wenn wir unsere Werte umsetzen, fühlt sich dies „stimmig" und „erfüllt" an. Unser Leben ist reich, auch wenn die Dinge anstrengend sind oder manchmal belastend. Vernachlässigen wir auf Dauer unsere Werte oder handeln ihnen entgegengesetzt, verlieren wir Motivation und Energie. Zweifel und Sinnlosigkeit machen sich breit. Dann ist es an der Zeit, etwas zu ändern. Sie zu befähigen, ein lebenswertes Leben aufzubauen – gemäß Ihren Werten – ist das ultimative Ziel dieser Behandlung.

Lebensmottos

Werte sind oft etwas abstrakt, und manchmal auch schwierig zu fassen. Deshalb ist es einfacher, wenn man sich seine eigenen Werte in Form eines Mottos verdeutlicht. Mottos sind die Umsetzung von Werten im Alltag. Sie können auch mehrere Werte bündeln. Wenn es jemandem zum Beispiel wichtig ist, eine Familie zu haben, und gleichzeitig ist es wichtig, für andere zu sorgen, dann wäre ein passendes Motto: „Ich möchte Kinder haben und gut für diese sorgen." oder: „Ich möchte auch im Alter für meine Mutter sorgen." Wenn es hingegen für jemanden wichtig ist, Anerkennung zu erlangen und gleichzeitig einen gewissen Wohlstand zu erringen, dann wäre ein passendes Motto: „Ich möchte in meinem Beruf erfolgreich und anerkannt sein." Natürlich haben Menschen oft mehrere Lebensmottos, manchmal widersprechen sie sich auch. Das ist normal. Wenn man sich seine Mottos klarmacht, ist es oft einfacher, seine konkreten Ziele danach auszurichten.

Ihre persönlichen Lebensmottos?

Was sind nun Ihre ganz persönlichen Werte und Lebensmottos? Es ist nicht ganz einfach, die eigenen Werte kennenzulernen und die entsprechenden Mottos zu formulieren. Aber wenn das gelungen ist, ist es einfacher, sich Ziele zu stecken und diese zu verfolgen. Wenn die Ziele mit den Lebensmottos übereinstimmen und wenn wir sie umsetzen, dann fühlen wir uns stimmig, sicher, energetisch und auch sinnerfüllt.

Was gibt es für Möglichkeiten? Sie können sich überlegen, was für Sie im Leben wirklich wichtig ist, was Sie tun würden, wenn Sie freie Wahl hätten. Sie können das Arbeitsblatt 2.7 AB 5 bearbeiten und Sie können auch ganz einfach mal überlegen, welche Werte Ihre drei besten Freunde oder besten Freundinnen auszeichnen? In aller Regel teilen wir die Werte mit unseren besten Freunden.

WERTE – WARUM SIE WICHTIG SIND 4/4

Notieren Sie hier Ihre wichtigsten Werte und Lebensmottos.

WERTE	LEBENSMOTTOS

PERSÖNLICHE WERTE

Lernen Sie Ihre Werte kennen

Dies ist eine Reise zu Ihren Werten – zu den Dingen, die Ihrem Leben auch langfristig Sinn und Bedeutung geben sollten. Diese Übung wird etwas Zeit in Anspruch nehmen – Sie sollten es sich wert sein. Vielleicht lesen Sie zunächst (erneut) das Arbeitsblatt 2.7 AB 4. Dort haben wir bereits beschrieben, dass sich Ihre Werte im Laufe Ihres Lebens entwickelt haben. Die Kultur, in der Sie aufgewachsen sind – Eltern, Erzieher, Freunde, Medien –, haben die Entwicklung Ihrer Werte beeinflusst. Aber es gibt nur eine einzige Person, die wirklich weiß, was für Sie persönlich wichtig ist: Sie selbst.
Die folgende Tabelle listet Wertvorstellungen und Beispiele auf, wie sie im Alltag umgesetzt werden können. In die Spalten A, B und C tragen Sie ein, wie Sie deren Wichtigkeit bewerten.

Spalte A: Im ersten Schritt (Spalte A) geht es darum, herauszufinden, was Ihrem Leben Bedeutung verleihen könnte, was Ihnen *grundsätzlich* wichtig ist – unabhängig von Ihrer momentanen Befindlichkeit oder einer psychischen Störung und unabhängig davon, wie Sie derzeit in Ihrem Leben stehen. Überlegen Sie also zunächst, wie wichtig Ihnen die einzelnen Werte auf einer Skala von 1 (völlig unwichtig) bis 10 (äußerst wichtig) sind, und tragen Sie diese Zahlen in die Spalte A ein. Es ist hilfreich, sich dabei immer wieder drei Fragen zu stellen:

- Ist das mir persönlich wirklich wichtig, oder meinen nur andere, dass mir das wichtig sein sollte?
- Wäre mir das auch noch wichtig, wenn mir niemand zusieht – niemand meine Wahl beurteilen würde?
- Ist mir das grundsätzlich wichtig? Also, wenn ich völlig frei entscheiden könnte – auch wenn es vielleicht gegenwärtig in meinem Leben überhaupt keine Rolle spielt?

Spalte B: Im zweiten Schritt (Spalte B) geht es darum, ein genaueres Bild davon zu bekommen, wie Sie Ihre Werte gegenwärtig umsetzen. Überlegen Sie, wie gut Sie diese Werte derzeit verwirklichen können. Schätzen Sie dies wieder auf einer Skala von 1 (derzeit überhaupt nicht umgesetzt) bis 10 (derzeit vollständig umgesetzt), und tragen Sie diese Zahlen in die Spalte B ein.

Spalte C: Im dritten Schritt sehen Sie sich an, welche der Dinge, die Ihnen wirklich wichtig sind, Sie in Ihrem Leben auch umsetzen. Dazu ziehen Sie jeweils die Zahl in Spalte B von der jeweiligen Zahl in Spalte A ab. Das Ergebnis zeigt Ihnen die wichtigsten Lücken. Sie können sich dann im letzten Schritt überlegen, was Sie in Ihrem Leben ändern wollen, um diese Lücken zu schließen und Ihre wichtigsten Werte umzusetzen.

Werte Was Ihnen wichtig ist	**Beispiele** Mögliche Umsetzungen	**A** Grundsatz (1–10)	**B** Aktuell (1–10)	**C** Differenz (A–B)
Freiheit im Denken und Kreativität Es ist mir wichtig, mir eine eigene Meinung zu bilden, mein Wissen zu erweitern oder eigene Ideen umzusetzen.	• Eigene Ideen im Beruf realisieren • In der Freizeit kreativ tätig sein • An Diskussionen teilnehmen • Interessante Kurse besuchen			
Unabhängigkeit und Selbstbestimmung Es ist mir wichtig, Entscheidungen bezüglich meines Lebens selbst zu treffen und mein Handeln frei zu bestimmen.	• Weitgehend unabhängig von Vorgesetzten den eigenen Arbeitsablauf selbst planen • In der Partnerschaft „eigene Bereiche“ behalten, in denen keine Absprachen nötig sind			
Anregung und Abwechslung Es ist mir wichtig, viele unterschiedliche Dinge im Leben auszuprobieren und Abenteuer einzugehen, die das Leben aufregend machen.	• Sich auf neue, unerwartete Begegnungen einlassen • Spannende Hobbys pflegen • Immer wieder Neues probieren • Ein abwechslungsreicher Beruf			

PERSÖNLICHE WERTE

Werte Was Ihnen wichtig ist	**Beispiele** Mögliche Umsetzungen	**A** Grundsatz (1–10)	**B** Aktuell (1–10)	**C** Differenz (A–B)
Genuss Es ist mir wichtig, die Freuden des Lebens zu genießen und meine Zeit mit Dingen zu verbringen, die Vergnügen und Spaß bringen.	• Gut essen und trinken • Ein erfülltes Sexualleben • Genussmomente im Alltag • Musik oder Kunst erleben • Mit Freunden ausgehen • Ein Beruf, der Spaß macht			
Leistung und Erfolg Es ist mir wichtig, Ziele ehrgeizig und zielstrebig zu verfolgen und du rch meine Leistungen erfolgreich zu sein.	• In der Freizeit Herausforderungen suchen und mit anderen teilen • Leistungsorientiert Sport treiben, an Wettbewerben teilnehmen • Die Karriereleiter erklimmen • Herausfordernde private Aufgaben – von Tortenbacken bis Rosenzüchten			
Macht und Einfluss Es ist mir wichtig, eine Position zu erlangen, in der ich Dinge regeln kann und Einfluss auf das Handeln anderer Menschen habe.	• Eine berufliche Führungsposition • Im Verein Einfluss nehmen • In der Familie die Richtung vorgeben • Bei Entscheidungen im Freundeskreis mitreden			
Wohlstand Es ist mir wichtig, viel Geld zu verdienen oder durch Macht einen hohen sozialen Status zu erreichen.	• Teure Dinge besitzen (schickes Auto/schönes Haus) • Ein gut bezahlter Job • Prestigeträchtige Hobbys			
Soziales Ansehen Es ist mir wichtig, in der Öffentlichkeit angesehen zu sein und geachtet zu werden.	• Attraktiv und geschmackvoll wirken • Darauf achten, nicht negativ aufzufallen oder gar beschämt oder gedemütigt zu werden			
Sicherheit und Gesundheit Es ist mir wichtig, mich nicht in Gefahr zu begeben und meine Gesundheit oder die meiner Familien zu schützen.	• Sicherheitsvorkehrungen – von der Alarmanlage bis zum Fahrradhelm • Unsichere Stadtviertel oder Urlaubsgegenden meiden • Vorsorgeuntersuchungen wahrnehmen • Auf gesunde Ernährung und regelmäßige Bewegung achten			
Tradition Es ist mir wichtig, die traditionellen Sitten und Bräuche der eigenen Familie oder Kultur zu achten.	• Familientraditionen wie das gemeinsame Sonntagsessen aufrechterhalten • Religiöse Traditionen pflegen • Mitgliedschaft in einem Verein zur Brauchtumspflege oder einer Trachtengruppe			
Anpassungsbereitschaft Es ist mir wichtig, die sozialen Normen und Regeln von Gruppen zu beachten und nicht du rch abweichendes Verhalten aufzufallen.	• Sich bemühen, andere Menschen nicht zu verärgern • Anderen nicht lästig werden • Keinen Anlass zur Sorge zu geben			

PERSÖNLICHE WERTE

Werte Was Ihnen wichtig ist	**Beispiele** Mögliche Umsetzungen	A Grundsatz (1–10)	B Aktuell (1–10)	C Differenz (A–B)
Regeltreue Es ist mir wichtig, Gesetze und Vorschriften zu beachten – auch wenn ich nicht beobachtet werde.	• Gesetzen im Alltag folgen – von der Fußgängerampel bis zum legalen Musikdownload • Vorschriften wie die Hausordnung oder Dienstvorschriften einhalten			
Bescheidenheit Es ist mir wichtig, bescheiden und zurückhaltend zu agieren.	• Auf Luxusprodukte verzichten • Im Verborgenen Gutes tun • Vermeiden, im Mittelpunkt zu stehen • Eigene Leistungen nicht hervorheben			
Fürsorglichkeit Es ist mir wichtig, mich um das Wohlergehen der Menschen zu kümmern, die mir am Herzen liegen.	• Im Alltag für Familie und Freunde da sein • Hilfe anbieten, wenn Not am Mann ist • Andere in schweren Zeiten trösten oder unterstützen			
Zuverlässigkeit Es ist mir wichtig, im Umgang mit anderen Menschen zuverlässig und vertrauenswürdig zu sein.	• Versprechen und Termine einhalten. • Pünktlich sein • Vertrauliches für sich behalten			
Toleranz Es ist mir wichtig, Meinungen und Überzeugungen Anderer oder fremde Menschen, gelten zu lassen und zu akzeptieren.	• Auch Menschen, die anders sind als man selbst, zuhören und versuchen sie zu verstehen. • Wertschätzenden Umgang pflegen mit Menschen, mit denen man nicht einer Meinung ist • Fremde Kulturen nicht verurteilen, sondern in ihrer Andersartigkeit würdigen			
Gerechtigkeit und Chancengleichheit Es ist mir wichtig, dafür einzustehen, dass jeder Mensch auf der Welt die gleichen Chancen und Rechte im Leben hat.	• Im Alltag darauf achten, weniger privilegierte Menschen zu unterstützen • Sich am Arbeitsplatz dafür einsetzen, dass auch Niedriglohnbeschäftigte fair behandelt werden • Ehrenamtliche Arbeit mit gesellschaftlichen Randgruppen • Engagement in Organisationen oder Vereinen – vom Bürgerverein über die Obdachlosenhilfe bis zu Amnesty International			
Umweltschutz Es ist mir wichtig, die Umwelt aktiv vor Zerstörung oder Verschmutzung zu schützen.	• Im Alltag auf Mülltrennung achten • Bevorzugt lokale Produkte kaufen • Unnötige Autofahrten oder Flüge vermeiden • Engagement in Umweltschutzorganisationen			

VERHALTENSANALYSE

Sie können dieses Arbeitsblatt nutzen, um die Beweggründe für Ihr Verhalten genauer zu verstehen. Das kann Verhalten sein, das Sie auf den neuen Weg bringt, oder Problemverhalten, das eher zum alten Weg gehört. **Wichtig:** Unter „Verhalten“ verstehen wir nur Dinge, die man selbst tut, also keine anderen Angelegenheiten, auch wenn diese Freude bereiten oder belasten.

Jedes Verhalten, das Sie sich genauer ansehen möchten, ist eingebunden in eine Kette von Ereignissen. Kein Verhalten kommt aus heiterem Himmel.
Es gibt *auslösende Ereignisse:* Aktionen von anderen oder Dinge, die Sie sehen, lösen bestimmte Gefühle und Gedanken oder auch Körperwahrnehmungen aus.
Es ergeben sich *Konsequenzen,* also Ereignisse, die Ihrem Verhalten unmittelbar oder längerfristig folgen.
Sogenannte *Anfälligkeitsfaktoren* sind Dinge, die Ihre Anfälligkeit für bestimmtes Verhalten stärken oder schwächen.
Und schließlich spielen noch viele *andere Kettenglieder eine Rolle,* die zwischen dem auslösenden Ereignis und Ihrem Verhalten stehen. Dazu zählen Ihre Gedanken, Gefühle, Handlungen, Körperwahrnehmungen, Ereignisse, die zwischendrin passieren.

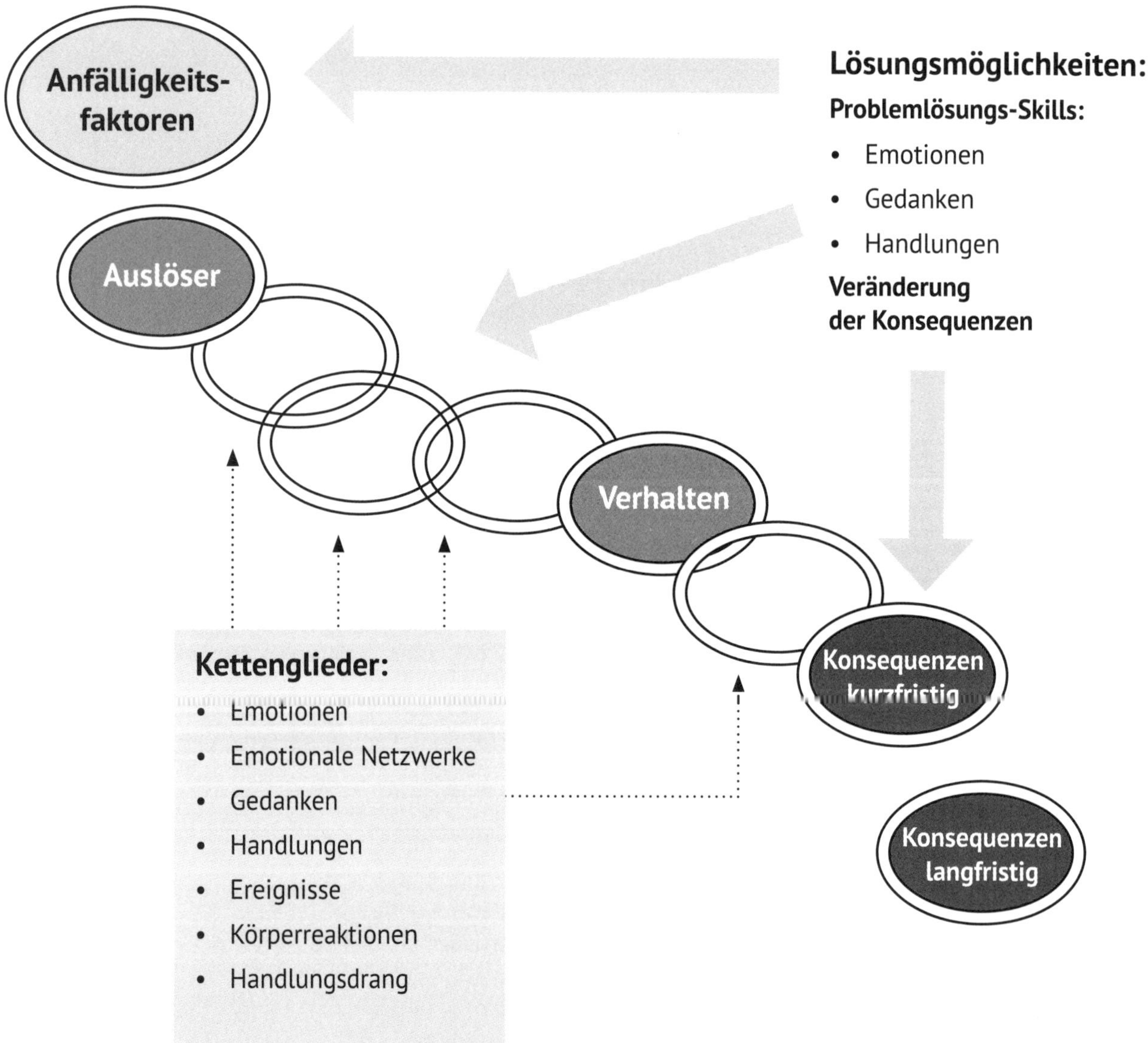

Sie können diese Verhaltensanalyse als eine eigene Skizze zeichnen oder die nachfolgende Liste ausfüllen.

VERHALTENSANALYSE

2/3

1. Verhalten

Beschreiben Sie Ihr Verhalten, das Sie untersuchen wollen, so genau wie möglich:
Was genau haben Sie getan? Wann und wo?

2. Auslösende Ereignisse

Beschreiben Sie die auslösenden Ereignisse so genau wie möglich. Was genau haben Sie wahrgenommen?

3. Konsequenzen

Was waren die Konsequenzen Ihres Verhaltens, also was folgte darauf unmittelbar und was etwas später? Beschreiben Sie nicht nur Ihre eigenen Gedanken, Gefühle und Körperwahrnehmungen, sondern auch die Wirkung auf Ihre Umgebung.

Kurzfristige Konsequenzen	Langfristige Konsequenzen

4. Anfälligkeitsfaktoren

Welche Umstände machten Sie besonders anfällig für Ihr Verhalten? Z.B. Schlafstörungen, Diät, Alkohol, Drogen, wenig Sport, soziale Umstände usw. Falls es sich um neues, erwünschtes Verhalten handelt: Was machte Sie stark genug, das zu tun?

VERHALTENSANALYSE

5. Emotionen/Gefühle

Welche Emotionen wurden bei Ihnen aktiviert?

6. Netzwerke

Welche Netzwerke wurden aktiviert?

7. Lösungsmöglichkeiten/Skills

Welche Lösungen oder Skills fallen Ihnen ein, um in Zukunft in ähnlichen Situationen stimmige Ziele zu erreichen?

Altes Verhalten	Lösungsmöglichkeiten

8. Auf dem neuen Weg

Falls es sich um Verhalten auf dem neuen Weg handelt (zielführendes Verhalten), was können Sie tun, damit Sie dies in Zukunft öfter umsetzen?

9. Wiedergutmachung

Wer wurde du rch Ihr Verhalten geschädigt? Wie könnten Sie das wieder reparieren?

TAGEBUCHKARTE

Name: Woche vom bis **Medikation:**

Was ist passiert?	Montag	Dienstag	Mittwoch	Donnerstag	Freitag	Samstag	Sonntag
Angenehme Ereignisse							
Unangenehme Ereignisse							

Angenehmstes Ereignis: .... **Unangenehmstes Ereignis:** ....

Befinden	Mo	Di	Mi	Do	Fr	Sa	So
Vertrauen in die Therapie? (von 0 = gar nicht bis 5 = sehr stark)							
Selbstmitgefühl? (von 0 = gar nicht bis 5 = sehr hoch)							
Not, Elend? (von 0 = gar nicht bis 5 = sehr hoch)							
Erholsamer Schlaf? (von 0 = gar nicht bis 5 = ausgezeichnet)							
Dissoziative Symptome? (von 0 = keine bis 5 = sehr stark)							
Traumabezogene Intrusionen? (Anzahl (pro Tag)							
Intrusionen – Belastung? (von 0 = gar nicht bis 5 = sehr stark)							
Suizidgedanken? (von 0 = keine bis 5 = außer Kontrolle)							
Neue Wege	**Mo**	**Di**	**Mi**	**Do**	**Fr**	**Sa**	**So**
Daran gedacht? (ja/nein) **| Ausprobiert?** (von 0 = gar nicht bis 5 = häufig)							
Sportliche Betätigung? (von 0 = gar nicht bis 5 = häufig)							
Ausreichend Flüssigkeit getrunken? (Angabe in Litern)							
Angenehme Aktivitäten? (von 0 = keine bis 5 = viele)							
Therapie-Aufgaben erledigt? (ja/nein)							
Problemverhalten	**Mo**	**Di**	**Mi**	**Do**	**Fr**	**Sa**	**So**
Problemverhalten I:							
Drang? (von 0 = gar nicht bis 5 = sehr stark) **| Handlung?** (ja/nein)							
Problemverhalten II:							
Drang? (von 0 = gar nicht bis 5 = sehr stark) **| Handlung?** (ja/nein)							
SEN Netzwerke	**Mo**	**Di**	**Mi**	**Do**	**Fr**	**Sa**	**So**
Häufigkeit? (von 0 = gar nicht bis 5 = häufig)							
Intensität? (von 0 = mild bis 5 = sehr intensiv)							

WECHSLE DIE BRILLE!

Zum Umgang mit Intrusionen und Flashbacks

Störungen des Trauma-Gedächtnisses sind typische Merkmale der komplexen PTBS. Dabei handelt es sich um unkontrollierbares Wiedererleben von Trauma-Inhalten, die als Netzwerke im Gedächtnis gespeichert sind.

Intrusionen sind unkontrollierbare Erinnerungen an traumatische Ereignisse. Sie fühlen sich an, als wären sie „wirklich". Aber auch wenn Sie diese Trauma-Erinnerungen sehr realistisch erleben, so wissen die Betroffenen dennoch, dass es sich dabei um Erinnerungen handelt. Man kann dies vergleichen mit einer Brille, die virtuelle Realität einspielt: Auch wenn der Film sehr realistisch wirkt und der Körper entsprechend reagiert, so weiß man doch, dass man nur eine Brille trägt.
Flashbacks hingegen sind Trauma-bezogene Erinnerungen, die so intensiv erlebt werden, dass die Betroffenen davon völlig vereinnahmt sind und nicht mehr wissen, dass dies lediglich Erinnerungen sind. Manchmal sind Erinnerungen an traumatische Erlebnisse sehr aufdringlich. Das liegt daran, dass diese Erinnerungen in neuronalen Netzwerken organisiert sind, die sich selbst aktivieren: Optische, akustische und sinnliche Erfahrungen werden begleitet von Trauma-bezogenen Gefühlen, Wahrnehmungen und Handlungsimpulsen.

Wie können Sie mit Intrusionen und Flashbacks umgehen?

Es ist wichtig, dass Sie lernen, die typischen Gedanken, Gefühle und sinnlichen Erfahrungen, die mit Ihrem Trauma-Netzwerk verbunden sind, zu identifizieren. Normalerweise werden die meisten dieser Komponenten gleichzeitig aktiv. Vielleicht lesen Sie noch einmal die entsprechenden Info- und Arbeitsblätter zum Trauma-Modell du rch?

Schritt 1: Beobachten Sie die typischen Muster des alten Films.

Schritt 2: Beschreiben Sie, was Sie erleben – fassen Sie Ihre Erfahrung in Worte.

Wenn das Trauma-Netzwerk aktiv ist, beginnt Ihr Gehirn, den alten Film abzuspielen. Fassen Sie Ihre Erlebnisse in Worte! Das hilft Ihnen, mental davon Abstand zu nehmen, z. B. „Ich sehe Bilder, in denen ich missbraucht werde. Ich denke, das wird niemals enden. Ich denke, das ist alles meine Schuld. Ich denke, dass ich das verdient habe. Ich denke, dass andere merken werden, dass ich schlecht bin. Ich fühle mich widerlich. Ich schäme mich, ich fühle Angst; körperlich fühle ich mich penetriert."
Zögern Sie nicht, diese Empfindungen in Worte zu fassen! Wörter geben Ihnen Kraft und helfen, Abstand zu Ihrer Erfahrung zu schaffen. Hier können Sie rückwirkend die letzten Intrusionen und Flashbacks aufschreiben:

Was waren meine typischen Trauma-Netzwerkmuster?

Gedanken:

....

....

Gefühle:

....

....

Sinneswahrnehmungen:

....

....

WECHSLE DIE BRILLE!

Schritt 3: Unterscheiden Sie zwischen Trauma-Netzwerk (alter Film) und Realität (neuer Film).

Wenn Ihr Trauma-Netzwerk, also der „alte Film", aktiviert ist, braucht Ihr Gehirn intensive sinnliche Informationen von außen, aus der aktuellen Realität.

Sehen: Konzentrieren Sie sich auf Dinge, die Sie außerhalb Ihres Kopfes sehen.

- Lesen Sie Schilder oder Bücher mit großen Buchstaben.
- Beschreiben Sie fünf Dinge, die Sie gerade sehen.
- Schnelle Augenbewegungsstimulation: Heben Sie Ihren Zeigefinger etwas höher als Ihre Stirn und in einem Abstand von circa 30 cm, fixieren Sie ihn, bewegen Sie Ihren Finger nach links und rechts und folgen ihm mit Ihren Augen, ohne Ihren Kopf dabei zu bewegen.
- Spielen Sie Tetris oder ein anderes einfaches Computerspiel, das Ihre Aufmerksamkeit bindet.
- Anderes:

....

Hören: Hören Sie auf Geräusche außerhalb Ihres Kopfes.

- Hören Sie laute Musik mit Ihren Kopfhörern.
- Lauschen Sie den Geräuschen der Welt und benennen Sie fünf Dinge, die Sie hören.
- Anderes:

....

Fühlen: Berühren Sie Dinge außerhalb Ihres Kopfes.

- Berühren Sie Wände oder Steine und beschreiben Sie, was Ihre Finger fühlen.
- Berühren Sie einen Baum oder eine Blume und beschreiben Sie, was Ihre Finger fühlen.
- Klopfen Sie sich selbst ab: Trommeln Sie mit der flachen Hand auf die Unter- und Oberschenkel.
- Umarmen Sie sich kräftig und reiben Sie sich.
- Berühren Sie das Gesicht einer befreundeten Person und beschreiben Sie, was Ihre Finger fühlen.
- Verwenden Sie andere Skills aus der Gruppe „Hochstressskills" (siehe 2.4 IB 3).
- Anderes:

....

Bewegen: Versuchen Sie, sich zu bewegen!

Es ist wichtig, dass Ihr Körper den Unterschied zwischen der Gegenwart und der Vergangenheit wahrnimmt. Versuchen Sie, Ihren Körper entsprechend genau gegenteilig zur traumatischen Erfahrung zu bewegen!

- Schwingen Sie mit Ihren Armen; trampeln Sie mit den Füßen; bewegen Sie Ihr Becken.
- Tanzen Sie zu starker, rhythmischer Musik wie Flamenco.
- Laufen Sie Treppen auf und ab.
- Gehen Sie auf einen Stepper.
- Anderes:

....

Gedanken: Unterscheidung zwischen Gegenwart und Vergangenheit

Beschreiben Sie die Realität außerhalb Ihrer Gedanken:

- Wo befinden Sie sich gerade? Wer ist in Ihrer Nähe?
- Wie alt sind Sie jetzt? Wie groß sind Sie?
- Wie unterscheidet sich die gegenwärtige Realität von der Vergangenheit?
- Benennen Sie diese Unterschiede und sprechen Sie sie laut aus.
- Anderes:

....

ALBTRÄUME

Wie Sie mit Albträumen umgehen können

Imagery Rehearsal Therapy (IRT)

Es kommt sehr häufig vor, dass Menschen, die emotional sehr belastende und überwältigende Situationen erlebt haben, unter Albträumen leiden.

Kriterien für chronische Albträume:

- Die Albträume treten mindestens einmal pro Woche auf über einen Zeitraum von mindestens sechs Monaten.
- Aufwachen aus dem Schlaf, meistens in der zweiten Hälfte der Nacht
- detaillierte, lebendige Erinnerungen an den Trauminhalt
- Trauminhalte, die starke Angst und/oder Bedrohungen für Leben, Sicherheit oder Selbstwertgefühl beinhalten
- räumliche und zeitliche Desorientierung nach dem Aufwachen
- häufige Wiederholung des gleichen oder ähnlich beängstigenden Trauminhalts
- körperliche Reaktionen (z. B. erhöhter Herzschlag)

Imagery Rehearsal Therapy (IRT) ist eine wirksame Methode, um die Häufigkeit und das Stressniveau von Albträumen zu reduzieren. Die Technik wurde von B. Krakow entwickelt und wissenschaftlich überprüft. Ihre Therapeutin wird Sie anweisen, wie Sie diese Methode einsetzen können.

Sind Sie vertraut mit Imaginationsübungen?

Das Wort Imagination kommt vom lateinischen „imago", was „Bild" bedeutet. Imagination bezieht sich also auf innere mentale Bilder, Gedanken und Ideen. Andererseits beschreibt dieses Wort auch eine Therapiemethode. In der Therapie bezieht sich Imagination auf die Fähigkeit, gezielt innere Bilder zu erzeugen und diese dabei bewusst wahrzunehmen, meist mit geschlossenen Augen. Diese mentalen Bilder ähneln Traumbildern, ihre Details können jedoch bewusst beeinflusst und verändert werden.

Was haben mentale Bilder oder Imaginationen mit Albträumen zu tun?

Mentale Bilder und Fantasien sind oft die letzte bewusste Aktivität, die wir kurz vor dem Einschlafen erleben. Sie können eine Brücke zu unseren Träumen während der Nacht und in der Therapie nützlich sein.

Wie funktioniert die imaginative Technik?

Die Forschung hat gezeigt, dass die Häufigkeit und die Belastung von Albträumen mithilfe der Imaginationstechnik reduziert und die Schlafqualität verbessert werden kann. Wenn Sie die Einzelheiten eines Traums aufschreiben, so bewirkt dies, dass Sie den Traum sozusagen von innen nach außen bewegen. Anstatt in Ihrem Kopf herumzuschweben, wird er zu einer konkreten Geschichte, der Sie sich bewusst nähern können. Dies erleichtert es, einen bestimmten objektiven Standpunkt zu entwickeln, was es auch einfacher macht, den Traum zu bewältigen.

ALBTRÄUME

Schritt für Schritt

1. Wählen Sie einen Albtraum aus

Wählen Sie einen Albtraum aus, an den Sie sich gut erinnern können und der nur ein mittleres Maß an Belastung für Sie erzeugt. Schreiben Sie als Erstes den Inhalt des Traumes auf. Berücksichtigen Sie dabei Folgendes:

- Schreiben Sie alles auf, woran Sie sich erinnern können; auch Details, die Sie für unwichtig oder peinlich halten.
- Schreiben Sie aus der *Ich-Perspektive*.
- Schreiben Sie in der *Gegenwartsform,* z. B.: „Ich falle immer tiefer in ein großes schwarzes Loch und höre jemanden aus der Tiefe schreien. Ich rieche Feuer ..."
- Versuchen Sie, möglichst alle Ihre Sinneseindrücke zu beschreiben (Sehen, Hören, Riechen, Fühlen und Schmecken.)

Sie sollten nun einen klaren Eindruck von den Details Ihres Albtraums haben.

2. Schreiben Sie den Trauminhalt um

Entwickeln Sie nun eine Idee für einen besseren Ausgang Ihres Albtraums, z. B.:
„Ich falle immer tiefer und plötzlich spüre ich einen sanften, aber starken Wind, der aus der Tiefe aufsteigt und mich wieder an die Oberfläche trägt."
Denken Sie über neue Inhalte und Änderungen nach, bis Sie sich mit dem Traum wohlfühlen und ihn nicht mehr als bedrohlich oder beunruhigend empfinden.

- Machen Sie sich Notizen zu dieser „neuen Geschichte".
- Ändern Sie die neue Geschichte bei Bedarf ab, bis Sie ein neues Drehbuch oder Traumskript gefunden haben, mit dem Sie sich rundum wohlfühlen.
- Sobald Sie das neue Drehbuch Ihres Albtraums gefunden haben, schreiben Sie es so präzise wie möglich als Ihren neuen Traum in der Ich-Perspektive auf.

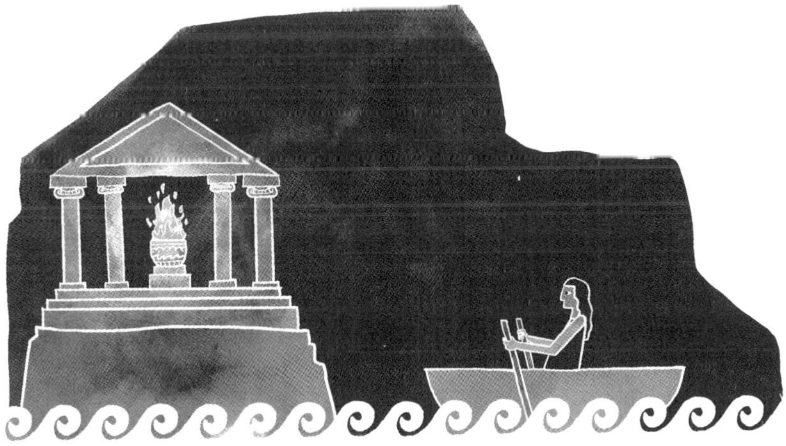

3. Üben Sie das neue Traum-Drehbuch, um Ihren Albtraum zu ersetzen

Dies ist der wichtigste Schritt, um Ihren Albtraum loszuwerden: Bereiten Sie sich mit den folgenden Schritten vor:

- Bringen Sie sich in eine entspannte Haltung und suchen Sie sich eine möglichst bequeme Position (z. B. einen Ort, an dem Sie sich wohlfühlen und an dem Sie nicht gestört werden).
- Schließen Sie die Augen, wenn Sie möchten, oder konzentrieren Sie sich auf einen Punkt an der Wand.
- Konzentrieren Sie sich einen Moment lang auf Ihren Atem und merken Sie, wo Sie ihn am meisten spüren (z. B. in den Nasenlöchern oder im Bauch).
- Atmen Sie einige Atemzüge lang ruhig ein und aus und achten Sie auf Ihren ruhigen und gleichmäßigen Atem.
- Holen Sie sich das neue Traumskript vor Ihr geistiges Auge.
- Spielen Sie das geänderte Traumskript in jedem Detail in normaler Geschwindigkeit vor Ihrem geistigen Auge ab.
- Nehmen Sie sich so viel Zeit, wie Sie brauchen, und beenden Sie die Übung erst, wenn Sie das neue Traumskript mindestens einmal du rchgespielt haben.
- Wenn Sie die Übung beendet haben, atmen Sie tief du rch, strecken Sie Ihren Körper und öffnen Sie langsam Ihre Augen.
- Achten Sie darauf, wie Sie sich während der Übung gefühlt haben.
  Haben Sie sich während der Übung wohlgefühlt? Wenn nicht, dann nehmen Sie sich etwas Zeit, um den neuen Traum weiterzuentwickeln.
- Wenn Sie den Traum zu Ihrer vollen Zufriedenheit verändert haben, schreiben Sie die neue Version auf.
- Stellen Sie sich diesen Traum noch einmal in all seinen Einzelheiten vor.
- Kehren Sie zu dem neuen Traumskript zurück und gehen Sie es noch mindestens zwei weitere Male am Tag in allen Einzelheiten du rch. Nehmen Sie sich jedes Mal mindestens fünf Minuten Zeit.

Wenn Sie möchten, können Sie das neue Traumskript auch mehrmals am Tag wiederholen.

4. Hinweise zur Übung

Arbeiten Sie nicht mit mehr als zwei veränderten Träumen pro Woche. Das heißt: Wählen Sie maximal zwei Albträume pro Woche, auch wenn Sie fünf Träume hatten.

- Führen Sie die Imaginationsübung nach Möglichkeit täglich mindestens 10 bis 15 Minuten lang du rch (d. h. mindestens drei Wiederholungen für den neuen Traum).
- Achten Sie darauf, dass Sie nicht unterbrochen oder in irgendeiner Weise gestört werden. Schließen Sie jede Ablenkung aus (schalten Sie z. B. Ihr Telefon aus).
- Unterbrechen Sie alle aufdringlichen Bilder aus dem alten Albtraum.
- Konzentrieren Sie sich nur auf die Details des neuen Traums.

NOTIZEN

3 HINTERGRUND / VERSTÄNDNIS

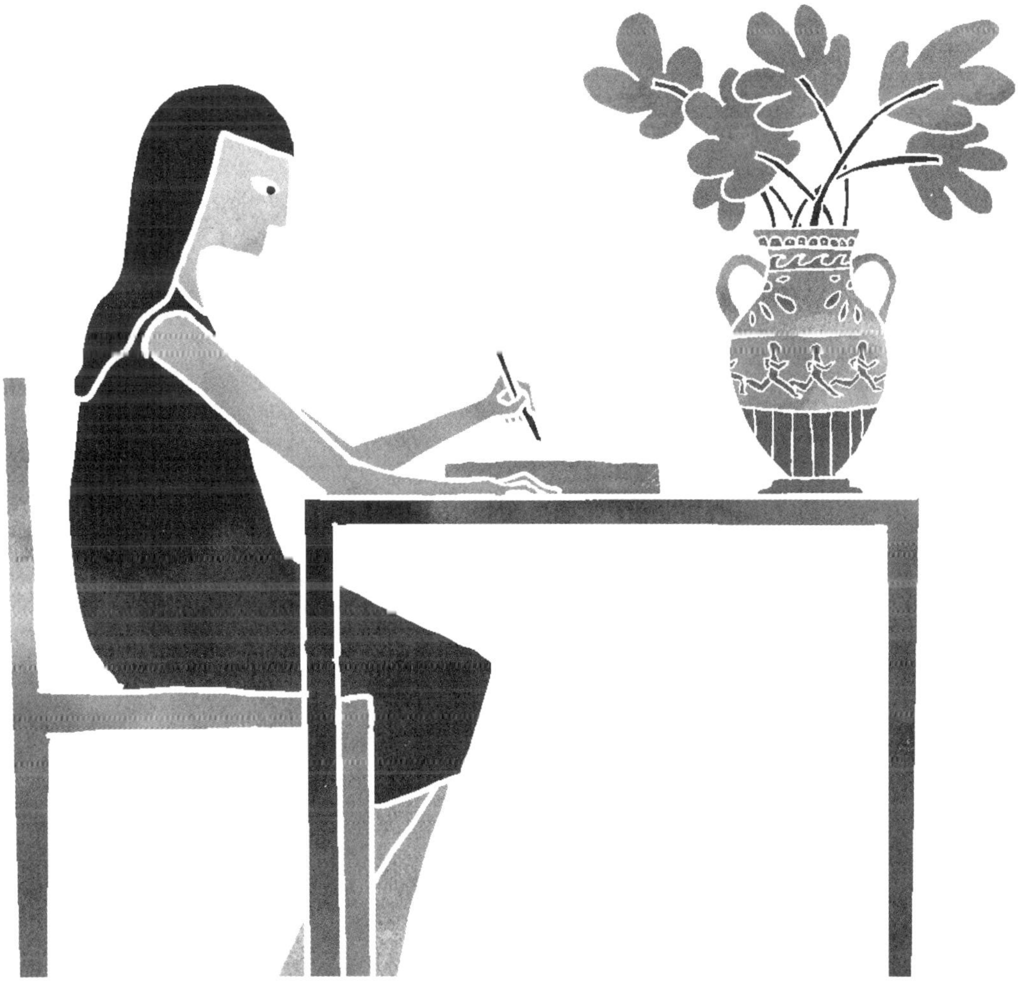

3.1 Was versteht man unter einer Borderline-Störung?

Woher stammt der Begriff „Borderline-Störung"?

Zugegeben, der englische Begriff „Borderline", der im Deutschen eine „Grenzlinie" beschreibt, mag etwas seltsam klingen. Eine Grenzlinie zwischen was? Der Begriff stammt jedoch aus einer Zeit, in der Psychiater vermuteten, dass Patientinnen mit starken emotionalen Schwankungen, mit vorübergehenden Gefühlen von Unwirklichkeit und Symptomen wie Stimmen im Kopf an einer besonderen Form der Schizophrenie litten. „Borderline" beschrieb diese vermeintliche Grenzlinie am Rande der Schizophrenie. Dies ist lange her. Heute wissen wir, dass Borderline-Störungen und Schizophrenie nichts miteinander zu tun haben. Dennoch ist der Begriff geblieben. Manche Betroffene mag den Begriff, eine andere nicht.

Wie wird eine Borderline-Störung diagnostiziert?

Wenn Mitarbeiter aus dem Gesundheitswesen psychische Störungen diagnostizieren, beziehen sie sich meist auf die Leitlinien der Internationalen Klassifikation der Krankheiten (ICD-11). Diese weltweit anerkannten Diagnosesysteme versuchen, Störungen zu ordnen und einzuteilen. Dabei orientiert man sich an Verhaltensmerkmalen (z. B. wie oft eine Person Alkohol trinkt) und dem inneren Erleben der Person (z. B., ob sie sich niedergeschlagen oder deprimiert fühlt). Dieser Ansatz hat seine Stärken und Schwächen und ist auch nicht immer so wissenschaftlich abgesichert, wie wir es uns wünschen würden. Diagnostische Einteilungen von psychischen Problemen ist nur eine, sich ständig wandelnde, Möglichkeit, Ordnung in die Welt der Gesundheitsprobleme zu bringen und Antworten auf ihre Entstehung, ihren Verlauf und die Behandlung zu geben.

In den letzten Jahren hat sich gezeigt, dass es einige gemeinsame Muster von Erfahrungen und Verhaltensweisen gibt (siehe unten), die typischerweise die Erfahrungen von Menschen mit Borderline-Störungen beschreiben.

Diagnostische Kriterien der Borderline-Persönlichkeitsstörung (ICD-11):

Menschen mit Borderline-Persönlichkeitsstörung weisen oft folgende Merkmale auf:

- Wenn Menschen mit Borderline-Störungen das Gefühl haben, von jemandem, der ihnen wichtig ist, verlassen zu werden, dann versuchen sie häufig, dies mit allen Mitteln zu verhindern.
- Die engeren Beziehungen sind oft sehr intensiv, aber auch instabil.
- Die Wahrnehmung dafür, wer man ist und wie man ist, ist oft instabil. Das heißt, diese Wahrnehmung schwankt sehr stark und ist abhängig davon, mit wem man gerade zusammen ist.
- Es besteht die Wahrscheinlichkeit, unter dem Druck von intensiven Gefühlen unüberlegt zu handeln, was dazu führen kann, dass man sich oder andere gefährdet.
- Es kommt immer wieder zu Episoden mit Selbstverletzungen.
- Die Betroffenen leiden unter ausgeprägter emotionaler Sensibilität und starken Gefühlsschwankungen.
- Viele Betroffene empfinden ein chronisches Gefühl der inneren Leere.
- Sie leiden unter unangemessener, starker Wut oder Schwierigkeiten, Wut oder Ärger zu kontrollieren (z. B. häufige Wutausbrüche).
- Bisweilen leiden sie unter vorübergehenden, stressabhängigen Vorstellungen, dass die anderen ihnen Böses wollen, oder sie entwickeln schwere dissoziative Symptome (das Gefühl, dass alles unwirklich wird).
- Sie sehen sich selbst als unzureichend, schlecht, schuldig, ekelhaft und verachtenswert.
- Sie erfahren sich selbst als zutiefst anders als andere und isoliert von anderen Menschen. Das heißt, sie spüren ein sehr schmerzhaftes Gefühl der Entfremdung und der tiefen Einsamkeit.
- Sie leiden unter einer starken Empfindlichkeit gegenüber Zurückweisung durch andere, haben Probleme, anderen zu vertrauen, und Schwierigkeiten, positive Signale von anderen zu verstehen, ihnen Glauben zu schenken und sich entsprechend zu verhalten.

Die meisten Menschen mit Borderline-Störungen weisen nicht alle diese Kriterien auf. Für die Diagnose muss eine Person mindestens fünf dieser Kriterien erfüllen. Auch wenn einige dieser Merkmale auf Sie persönlich zutreffen, darf eine Borderline-Diagnose ausschließlich von einer fachlich qualifizierten Therapeutin gestellt werden.

Wie häufig kommt die Borderline-Störung vor und wie entwickelt sie sich?

Die Borderline-Störung ist eine relativ weitverbreitete Störung. Meistens beginnen die Probleme in der Pubertät. Eines von zwanzig Mädchen (also etwa fünf Prozent) im Alter zwischen 13 und 18 Jahren ist davon betroffen. Etwa ein Drittel der Erwachsenen, bei denen eine Borderline-Störung diagnostiziert wurde, berichten, dass sie bereits vor ihrem zwölften Lebensjahr begonnen haben, sich selbst zu verletzen.

Wir wissen jedoch auch, dass sich die Probleme und die Merkmale der Borderline-Störung im Laufe der Zeit deutlich verbessern. Nach dem 45. Lebensjahr ist in Deutschland nur noch einer von 200 Menschen betroffen. Die Borderline-Störung ist bei Männern und Frauen gleichermaßen verbreitet. Die meisten Behandlungssuchenden sind jedoch weiblich. Männer, bei denen die Störung diagnostiziert wurde, kommen häufiger mit dem Gesetz in Konflikt, weil sie ihre Spannungszustände oder Gefühle der Ohnmacht häufig nach außen richten und durch aggressives Verhalten auffallen.

Warum manche Menschen die Symptome vollständig verlieren, andere jedoch nicht, ist nicht vollständig geklärt. Sicher aber ist, dass der Konsum von Drogen (einschließlich Marihuana) und Alkohol eine wichtige Rolle bei der Aufrechterhaltung der Störung spielt. Sexueller Missbrauch in der Kindheit – wenn nicht entsprechend therapeutisch bearbeitet – kann ebenfalls dazu führen, dass die Störung längere Zeit aktiv bleibt. Jede Form von sozialer Unterstützung hingegen ist für den weiteren Verlauf günstig.

Insgesamt ist die soziale Integration ein großes Problem für Menschen mit Borderline-Störungen: Viele Betroffene machen zwar noch einen Schulabschluss, haben aber dann Probleme, wenn sie ein Studium oder eine Berufsausbildung beginnen und dazu ihr häusliches Umfeld verlassen und sich ein neues soziales Umfeld suchen müssen.

Leider hat eine deutlich geringere Anzahl junger Erwachsener mit Borderline-Störung eine Berufsausbildung abgeschlossen, als dies bei Menschen ohne Borderline-Störung der Fall ist.

Wir kommen auch nicht darum herum, uns die neueren Untersuchungen zum Verlauf der Borderline-Störung im späteren Alter vor Augen zu führen: Gewichtszunahme, Herz-Kreislauf-Probleme und die Folgen von übermäßigem Alkoholkonsum können vermehrt zu körperlichen Erkrankungen und einer Verringerung der Lebenserwartung führen. Es ist also besonders wichtig, frühzeitig auf eine gesunde Lebensführung zu achten!

Personen, bei denen eine Borderline-Störung diagnostiziert wurde, sind, wie alle Menschen mit psychischen Störungen, selbstmordgefährdet. Die meisten Betroffenen lernen früh, dass in großer psychischer Not Selbstmordgedanken entlastend wirken können. Mit der Zeit verselbstständigen sich diese Gedanken und werden automatisch aktiviert, wenn das psychische Leid sehr intensiv wird. Die Betroffenen haben häufig das Gefühl, als drängten sich ihnen die Selbstmordgedanken auf.

Unter psychotherapeutischer Behandlung sollten Sie zunächst Ihre Fähigkeiten verbessern, diesen Gedanken keinesfalls zu folgen. Selbstmordgedanken sind immer ein Hinweis auf ein aktuelles Problem, das man erkennen, benennen und evtl. lösen kann. Im Laufe einer erfolgreichen Psychotherapie sollten auch Selbstmordgedanken deutlich zurückgehen.

Wie entsteht eine Borderline-Störung?

Es ist wie bei allen psychischen Störungen: Niemand kennt derzeit die Ursachen und die genauen Zusammenhänge für die Entstehung. Wir müssen uns also mit Erklärungsmodellen behelfen, die mit wissenschaftlichen Befunden einigermaßen übereinstimmen. Die meisten Expertinnen und Experten gehen davon aus, dass mehrere Umstände zusammenkommen müssen (s. Abb. 3.1.1). Zum Einen wissen wir heute, dass manche Menschen mit einer Veranlagung zur emotionalen Überempfindlichkeit geboren werden oder diese sehr früh entwickeln. Dies mag an den Genen liegen, den Umständen in der Schwangerschaft oder beidem. Das allein aber reicht sicherlich nicht aus und ist auch nicht unbedingt nötig, um eine Borderline-Störung zu entwickeln.

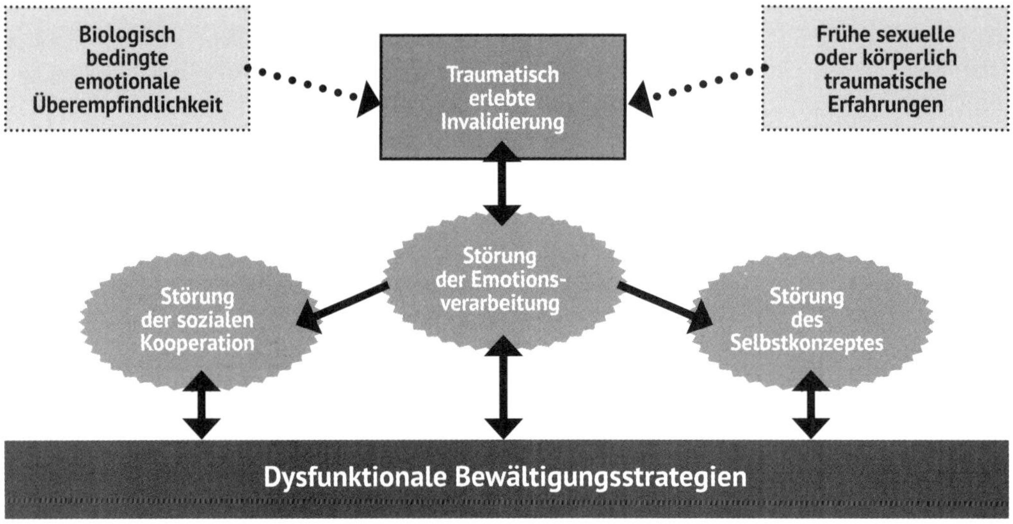

Abbildung 3.1.1: Entstehung einer Borderline-Störung

Auf der anderen Seite stehen Erfahrungen von sexuellem Missbrauch oder körperlicher Misshandlung, über die etwa die Hälfte aller Betroffenen berichten. Auch diese Erfahrungen, so schlimm sie sind, reichen allein nicht aus, um eine Borderline-Störung zu entwickeln. Es kommt sehr darauf an, wie das familiäre Umfeld auf diese Erfahrungen des Kindes reagiert: Gibt es jemanden, der dem betroffenen Kind oder Jugendlichen vermitteln kann, dass die eigenen Gefühle, auch die unangenehmen, in Ordnung sind? Dass sich das Kind auf die nahen Angehörigen verlassen kann, dass es getragen, gemocht und anerkannt wird? Unter diesen Umständen können auch sehr sensible Kinder ein gewisses Maß an Selbstwert und Vertrauen aufbauen, und auch sie können traumatische Erfahrungen bewältigen, wenn sie darüber sprechen können und ihnen Glauben geschenkt wird.

Viele Borderline-Betroffene aber berichten, dass sie genau diese grundlegend wertschätzende Erfahrung durch die wichtigsten Bezugspersonen schmerzhaft vermissten. Wir nennen diese Erfahrung „traumatisch erlebte Invalidierung“. Diese invalidierende Erfahrung kann viele Ursachen haben, sei es aufseiten der Betroffenen, sei es aufseiten der Erziehenden oder in dem Zusammenwirken. Grundlegend aber ist immer das Missverhältnis zwischen dem Bedürfnis der Betroffenen und dem Maß an Bestätigung und Zuwendung, die sie durch ihre nahe Umgebung erfahren haben. Häufig reagieren die Betroffenen auf dieses Missverhältnis mit Verhaltensweisen, die auf wenig Verständnis stoßen und den Prozess noch verschlimmern.

Diesen Teufelskreis nennen wir einen „transaktionalen Prozess“. Die Betroffenen entwickeln wenig Vertrauen zu sich selbst, zu ihren Emotionen und zu anderen. Sie fühlen sich anders als alle anderen und doch in hohem Maße abhängig von ihnen. Das zeigt sich dann auch häufig in der Pubertät, wenn es darum geht, sich von den Eltern abzulösen und sich Gleichaltrigen zuzuwenden. In dieser Phase ist das Gehirn noch einmal sehr empfindlich und formbar. Neue Freundschaften, Anerkennung und Verbundenheit mit einer Clique können die frühen Erfahrungen jetzt korrigieren. Wenn man aber Pech hat oder sich ungeschickt verhält, drohen soziale Zurückweisung, Demütigungen, Mobbing oder ähnliche Erfahrungen. Und dadurch werden die frühen Erfahrungen bestätigt und verstärkt.

Wie äußert sich eine Borderline-Störung?

Diese oben geschilderten Erfahrungen münden in einer Vielzahl von Erlebens- und Verhaltensmustern, die sich in drei größere Bereiche gliedern lassen:

1. Probleme mit Emotionen
2. Probleme mit dem Selbstkonzept
3. Zwischenmenschliche Probleme

1. Probleme mit Emotionen

Menschen, bei denen eine Borderline-Störung diagnostiziert wurde, sind emotional sehr sensibel. Das bedeutet, dass bei ihnen Gefühle extrem rasch ausgelöst werden: Kleinste Auslöser können sehr starke Gefühle hervorrufen. Die Gefühle werden dann ausgesprochen intensiv und lange anhaltend erlebt. Sie können auch sehr stark schwanken.

Menschen, deren emotionales System zu sensibel ist, schlagen sich mit einer Reihe von typischen Problemen herum:

- In vielen Situationen dominieren starke Emotionen und drängen dann zu Handlungen, die nicht immer angemessen sind.
- Das Gehirn grübelt intensiv über vergangene Ereignisse, die sich lebendig anfühlen, und diese alten Emotionen steuern dann zukünftiges Verhalten.
- Und schließlich entsteht ein oft überstarkes Bedürfnis nach intensiven Beziehungen, um möglichst viele Erfahrungen mit anderen zu teilen.

Wenn die Emotionen stark sind, oder wenn gemischte und widersprüchliche Emotionen aktiviert werden, ist es oft schwierig, diese Gefühle genau zu benennen. Außerdem können Emotionen einen Gemütszustand erzeugen, der als unerträgliche Spannung empfunden wird. Diese Spannung kann so stark und so unangenehm sein, dass die betroffene Person alles tut, was sie sich vorstellen kann, um diesen Zustand so rasch wie möglich zu beenden. Abbildung 3.1.2 zeigt oben ein typisches „Profil" des Spannungsverlaufs von Personen mit einer Borderline-Störung. Es wird darunter mit dem Profil einer „gesunden" Kontrollperson verglichen.

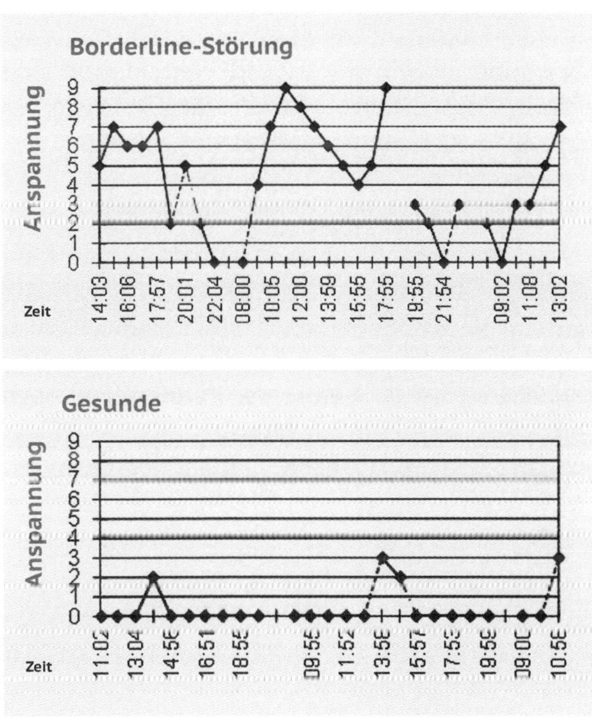

Abbildung 3.1.2: Spannungsverlauf

Aus der Abbildung ist deutlich das Erleben von Spannungszuständen zu erkennen, die durch einen schnellen, steilen Anstieg, extreme Spannungswerte und eine langsame Rückkehr zu normalen Werten gekennzeichnet sind.

Diese Spannungszustände werden oft als fast unerträglich empfunden. Daher ist es nicht verwunderlich, dass viele Betroffene nach Möglichkeiten suchen, diese Spannung im unmittelbaren Moment zu lindern. Zu den Maßnahmen, die kurzfristig Erleichterung verschaffen können, gehören: Selbstverletzung, Drogen- oder Alkoholkonsum, extreme körperliche Betätigung, Essanfälle und Erbrechen, aggressive Verhaltensweisen und vieles mehr. Diese „Methoden" der Linderung sind kurzfristig hilfreich, aber langfristig schädlich – oder tragen zumindest nicht zur langfristigen Verbesserung der Situation bei. Das Gehirn lernt jedoch schnell und merkt sich kurzfristige Konsequenzen besonders gut und greift daher immer wieder auf diese „schnellen Lösungen" zurück. Dies erklärt, warum suchtähnliches Verhalten, wie etwa Selbstverletzung, entstehen und aufrechterhalten werden kann.

Probleme mit Impulsivität

Ein weiterer wichtiger Teil der Emotionsregulation ist die Impulskontrolle. Das bedeutet, dass man lernt, schnell auftauchende Ideen oder Handlungsimpulse zu kontrollieren. Auch hierbei haben Menschen mit Borderline-Störung oft Schwierigkeiten. Sie lassen sich zum Beispiel leicht ablenken und haben Probleme, sich zu konzentrieren. Manchmal reagieren sie gewalttätig, wütend oder aggressiv auf vermeintliche Kränkungen oder Ablehnung durch andere. Im Nachhinein werden diese Aktionen und Reaktionen oft bedauert. Viele Betroffene berichten, dass sie sich nach Wutausbrüchen schämen und sich dann noch mehr zurückziehen. Diese Handlungen tragen nicht dazu bei, erfolgreiche Beziehungen zu anderen zu pflegen. Doch auch hier gibt es eine gute Nachricht: Die Impulskontrolle kann durch gezieltes Skills-Training verbessert werden.

Emotionales Gedächtnis

Viele Borderline-Patientinnen haben in ihrer Kindheit und Jugend schlechte Erfahrungen mit wichtigen Bezugspersonen gemacht. Im Allgemeinen erinnert sich unser Gehirn an schlechte oder gefährliche Erfahrungen auf eine bestimmte Weise. Das heißt, es erinnert sich an viele kleine spezifische Details und die entsprechenden Umstände. Auch viele Jahre später meldet das Gehirn noch Gefahr, wenn es an diese Umstände erinnert wird. Das ist einerseits sehr sinnvoll, denn es dient der Sicherheit, damit wir rasch reagieren können, wenn ähnliche Situationen eintreten. Andererseits bedeutet es, dass manchmal Informationen in der

Gegenwart aus der Perspektive der Vergangenheit falsch wahrgenommen und beurteilt werden. Es ist, als ob man eine Virtual-Reality-Brille trägt und auf den Film reagiert, der einem vorgespielt wird (z. B. der Film aus der Vergangenheit), obwohl die Realität außerhalb dieser Brille eine völlig andere ist. In diesem Sinne kann uns unser Gedächtnis einen Streich spielen. Es erinnert sich an unangenehme Ereignisse viel besser als an angenehme: Wir erinnern uns an die gefährlichen Dinge und versuchen, diese zu vermeiden.

Es ist durchaus verständlich, dass Menschen mit Borderline-Störungen die Welt und auch ihre eigene Vergangenheit durch eine sehr negative Brille sehen, da viele positive Erinnerungen entweder nicht gespeichert, nur selten erinnert oder sogar überhaupt nicht wahrgenommen werden. Viele Betroffene beschreiben zwei ganz typische emotionale Problembereiche: Der erste kreist um Verlassenheit, Einsamkeit, Grauen und das Gefühl, verloren zu sein. Der zweite Problembereich kreist um das Gefühl, nichts wert zu sein, anders als alle anderen, fehlerhaft und schambesetzt.

Diese Erfahrungen sind in sogenannten emotionalen Netzwerken gespeichert, die durch alltägliche Ereignisse ausgelöst werden können. Wenn sich Betroffene nach diesen „alten Filmen" verhalten, kann es sein, dass das Verhalten nicht zu den aktuellen Umständen passt oder eben eine sehr unangemessene oder unpassende Reaktion ist.

2. Probleme mit dem Selbstkonzept

Die meisten Borderline-Betroffenen berichten über ein tiefes Gefühl der Unsicherheit darüber, wer sie eigentlich sind. Viele erleben sich als „von sich selbst abgeschnitten", „von sich selbst distanziert" oder empfinden es als äußerst unangenehm, mit sich selbst allein zu sein. Wenn man allein ist, überkommt einen die Einsamkeit und das schreckliche Gefühl, einfach unzulänglich und nichts wert zu sein. Manche Betroffene schätzt sich auch als moralisch schlecht, inkompetent, hässlich und verachtenswert ein. Auf einen kurzfristigen Anstieg des Selbstwertgefühls folgt oft eine Phase der Selbstverachtung. Manchmal hören Menschen mit BPS laute Stimmen in ihrem Kopf, die ihnen sagen, dass sie wertlos sind, dass es keinen Sinn hat, sich anzustrengen, da sie es ohnehin nicht verdienen, erfolgreich zu sein. Oft erinnern diese lauten Gedanken fatal an das, was ihnen in der Kindheit von wichtigen Bezugspersonen gesagt wurde.

Auch die Einstellung zum eigenen Körper und die Bewertung des Körperbildes sind problematisch. Viele Betroffene fühlen sich von ihrem Körper abgeschnitten, erleben ihn als hässlich und abstoßend – und vermeiden den Blick in den Spiegel. Und Partnern, die ihren Körper sexuell attraktiv finden, wird ein gewisser Hang zur Perversion unterstellt. („Wie kann ich jemanden respektieren, der jemanden wie mich sexy findet?")

Diese negativ geprägten Selbstkonzepte führen in vielen Fällen dazu, dass Betroffene ein durchdringendes und existentielles Gefühl von Scham, Schuld und Versagen entwickeln.

3. Zwischenmenschliche Probleme

Die meisten Menschen mit Borderline-Störungen haben Schwierigkeiten, allein zu sein, und gleichzeitig finden viele es schwierig, Zeit mit Partnern, Familie oder Freunden zu verbringen. In sozialen Gruppen können sich Menschen mit Borderline-Störungen isoliert und als Außenseiterin fühlen, was zu Einsamkeit führt. Wissenschaftliche Untersuchungen haben gezeigt, dass Betroffene meistens nur einen oder maximal zwei Menschen ihrer Umgebung als enge Vertraute einstufen, während „Gesunde" etwa fünf enge Vertraute aufführen. Und da die Anzahl der Menschen, denen wir unsere tieferen Bedürfnisse und Geheimnisse anvertrauen können, sehr eng verknüpft ist mit dem Gefühl der sozialen Eingebundenheit, ist es verständlich, dass Borderline-Betroffene sich oft sehr einsam und ausgeschlossen fühlen: Es gibt tatsächlich in deren Leben zu wenig Menschen, denen sie tief vertrauen können.

Auch kommt es häufig zu Missverständnissen, weil Betroffene die Absichten anderer falsch interpretieren und unsicher sind, ob ihre eigenen Urteile gerechtfertigt und richtig sind. Manchmal haben auch ihre Mitmenschen Schwierigkeiten, ihr Verhalten zu verstehen, was das Gefühl der Entfremdung noch verstärken kann. Soziale Ängste zeigen sich natürlich am deutlichsten in Beziehungen. Oft besteht eine große Angst vor dem Alleinsein und die Befürchtung, dass der Partner tatsächlich verschwindet, wenn er nicht da ist. Daher verwechseln Menschen mit Borderline-Störungen das Alleinsein oft mit dem Verlassenwerden und versuchen deshalb, wichtige Bezugspersonen so nah und intensiv wie möglich an sich zu binden. Andererseits lösen Nähe und Sicherheit bei Betroffenen oft ein hohes Maß an Angst, Schuld, Scham oder körperlichem Unbehagen aus. Die Folgen sind langwierige, schwierige Beziehungen, die durch häufige Trennungen und „Annäherungen" gekennzeichnet sind. („Ich hasse dich, verlass mich nicht ...")

Um dies an einem Beispiel zu verdeutlichen: Nehmen wir an, Susi und Sarah stecken in der Pause auf dem Schulhof die Köpfe zusammen und flüstern miteinander. Ilona, eine gute Freundin von ihnen, kommt hinzu und sagt schnippisch: „Erzählt ihr euch schon wieder Geheimnisse?" Susi und Sarah erklären, dass sie heute Nachmittag ins Kino gehen wollten, aber der Film ist erst ab 16 Jahren freigegeben, aber sie sind ja erst 14. Aber sie kennen einen Trick, um hineinzukommen! Zu Ilona sagen sie: „Komm mit uns, wir wissen, wie wir uns Ausweise besorgen!" Natürlich würde Ilona gerne mitkommen, aber sie fühlt sich ausgeschlossen von den beiden und wird entsprechend wütend: „Das ist so typisch, ihr plant all diese geilen Sachen ohne mich, und wenn ich dann dazukomme, tut ihr so unschuldig. Wenn ihr ins Kino geht, werde ich euch verpetzen und dafür sorgen, dass ihr Ärger bekommt." Man kann sich die Reaktionen von Susi und Sarah gut vorstellen. Eine tiefe Freundschaft wird zwischen den dreien nicht entstehen.

Warum hat sich Ilona so verhalten? Ihr erster Gedanke, als sie ihre beiden Freundinnen flüstern sah, war: „Die beiden hecken etwas gegen mich aus, sie wollen mich nicht mehr um sich haben, und sie halten mich für dumm." Das schmerzhafte Gefühl der Ablehnung, Enttäuschung und Kränkung verwandelt sich dann schnell in Wut und Groll, was leichter zu ertragen ist. Deshalb greift Ilona ihre fassungslosen Freundinnen an.

Es ist für Menschen mit Borderline-Störungen in der Tat teilweise äußerst schwierig, zu beurteilen, wie sie selbst auf andere wirken. Die eigene Absicht stimmt oft nicht mit der Wirkung überein. Manchmal erwarten sie von anderen, die eigenen Absichten einschätzen und über ihr Verhalten hinausblicken zu können. Dementsprechend endet der Versuch, freundlich zu sein oder sich zu distanzieren, dann oft im Chaos oder im Konflikt.

Eine weitere Herausforderung für Borderline-Betroffene ist die Frage des Vertrauens: Den meisten fällt es nicht nur schwer, anderen zu vertrauen, sondern sie hinterfragen auch ihr eigenes Urteil über andere. Kleine Enttäuschungen, z. B. wenn eine Verabredung abgesagt wird, reichen oft aus, um die ganze Beziehung grundlegend infrage zu stellen und sich selbst zu hassen, weil man „so dumm war, jemandem wieder zu vertrauen". Gerade weil es Betroffenen schwerfällt, sich auf ihr eigenes Urteilsvermögen zu verlassen, bleiben BPS-Klientinnen in Beziehungen oft sehr lange misstrauisch und zurückhaltend.

Auch wenn viele der oben beschriebenen Verhaltensmuster auf den ersten Blick unverständlich erscheinen mögen, kann es hilfreich sein, zu verstehen, dass die meisten Borderline-Betroffenen sich in ständiger Gefahr sehen, von anderen verlassen, ausgelacht oder ausgestoßen zu werden. Wenn Menschen große Angst davor haben, isoliert zu sein, ist es nachvollziehbar, dass sie entweder wütend und aggressiv oder „kriecherisch und unterwürfig" reagieren, indem sie ihre eigenen Bedürfnisse verleugnen. Auf andere wirken diese Verhaltensweisen jedoch oft abstoßend, sodass das, was die Betroffenen am meisten befürchten, realistischer wird: Sie werden sich in vielen sozialen Situationen besonders unsicher fühlen.

Andere wichtige Symptome

Ein wichtiges Symptom, das häufig mit der Emotionsregulation bei Borderline-Klientinnen einhergeht, ist Dissoziation.

Dissoziation bezieht sich auf vorübergehende Störungen in unserer Wahrnehmung von Raum, Zeit und Körper. Es ist wichtig zu erkennen, dass unser Gehirn viel Energie darauf verwendet, uns das Gefühl zu geben, dass die Zeit in einem ganz bestimmten Tempo vergeht, dass wir uns in dem Raum um uns herum orientiert fühlen und dass wir das Gefühl haben, unseren Körper zu „bewohnen". Bei Dissoziation sind diese sonst selbstverständlichen Wahrnehmungen gestört. Unter großer Anspannung und Belastung kann sich plötzlich ein tiefes Gefühl der „Unwirklichkeit" einstellen. In diesem Moment verändert sich unsere Wahrnehmung der Welt: Farben verblassen, Geräusche scheinen von weit her zu kommen, und der Körper kann sich anfühlen, als hätte er wie beim Zahnarzt eine Betäubungsspritze erhalten. Manchmal stellt sich das Gefühl ein, den Körper zu „verlassen" oder das Geschehen wie ein Zuschauer von außen zu beobachten. Alle Emotionen flachen ab und verlieren an Intensität. Daher kann sich die Dissoziation in Momenten mit hohem Leidensdruck durchaus auch angenehm anfühlen und ihre Vorteile haben. Da auch das Gedächtnis in diesen Zuständen nicht normal funktioniert, können Menschen, die dissoziieren, Zeitabschnitte „vergessen", was sich natürlich sehr beunruhigend anfühlen kann.

Wie wir oben kurz beschrieben haben, erleben Betroffene mit Borderline-Störungen oder komplexer PTBS häufig „pseudopsychotische" Phänomene. Das heißt, sie sehen und hören Stimmen oder Personen oder „Geister", die von ihnen selbst als absolut realistisch wahrgenommen werden, obwohl sie wissen, dass dies eigentlich unmöglich ist und nicht der Realität entsprechen kann. Auch das Hören von Stimmen, die abwertende und unangenehme Dinge sagen, ist bei der Borderline-Persönlichkeits-Störung (BPS) relativ häufig.

Wir wissen nicht, wie das Gehirn diese Illusionen erzeugt, aber wir wissen, dass die Betroffenen nur selten darüber sprechen, weil sie fürchten, für „verrückt" erklärt zu werden, oder weil sie bereits negative Erfahrungen gemacht haben, als sie diese Phänomene bei anderen Gesundheitsdienstleistern zur Sprache brachten. Bei BPS werden diese Phänomene unter extremem Stress aktiviert und hören normalerweise von selbst wieder auf.

Problematische Verhaltensweisen

Viele Betroffene mit Borderline-Störungen haben ihre eigenen Methoden entwickelt, um ihre emotionale Empfindlichkeit zu verringern oder um intensive unangenehme Gefühle oder dissoziative Zustände rasch zu beenden. Einige dieser Methoden sind äußerst hilfreich. Ausreichend Schlaf, Bewegung und gesunde Ernährung verbessern beispielsweise die emotionale Sensibilität erheblich. Andere Methoden sind zwar kurzfristig wirksam (sonst würden sie nicht angewendet), führen aber leider langfristig dazu, dass sich das Problem verschlimmert. Eine der häufigsten Methoden ist die Selbstverletzung, z. B. durch Schneiden. Viele Patientinnen, die sich selbst verletzen, beginnen mit oberflächlichen Schnitten. Mit der Zeit werden die Schnitte tiefer und können sich von einer Stelle auf den ganzen Körper ausdehnen, manchmal sogar auf die Genitalien. Andere weitverbreitete Selbstverletzungsmethoden sind „Headbanging", d. h. das Schlagen des Kopfes gegen eine harte Oberfläche, Verbrennungen mit Zigaretten oder Bügeleisen oder das Zufügen von Stichwunden.

Etwa ein Drittel der Personen mit BPS beginnt mit diesen Verhaltensweisen bereits im Grundschulalter. In der überwiegenden Mehrheit der Fälle werden diese Selbstverletzungen in einem schmerzfreien Zustand ausgeführt: Nach einigen Minuten stellt sich ein tiefes Gefühl der Entspannung, Erleichterung, Ruhe und Sicherheit ein. Der häufigste Grund für Selbstverletzungen ist der Wunsch, innere Spannungen abzubauen. Andere Gründe sind Selbstbestrafung, der Versuch, die Kontrolle wiederzuerlangen, wenn man meint, sie verloren zu haben, und der Wunsch, „den Körper wieder zu spüren". Bei manchen Menschen führt die Selbstverletzung zu einer kurzzeitigen Euphorie (d. h. zu einer sehr positiven Stimmung, verbesserter Konzentration und höherem Selbstwertgefühl). Es gibt sogar einige Internetforen, in denen Menschen ihre Selbstverletzungen zur Schau stellen und damit prahlen. Wir sprechen dies an, weil einige Borderline-Betroffene davon erzählen, wie wichtig die „Likes" in den sozialen Netzwerken für sie geworden sind, die sie etwa für Selbstverletzungen, Klinikeinweisungen oder Suizidkommunikation erhalten. In einigen Fällen geht dies mit einer gewissen Faszination für Gewalt oder tödliche Selbstverletzungen einher, was es erschwert, sich in der Behandlung davon zu lösen.

Neben Selbstverletzungen zeigen manche Menschen mit BPS auch hochriskante Verhaltensweisen. Dazu gehört beispielsweise das Balancieren auf Baukränen, Hochhausdächern oder Brückengeländern. Sie fahren auf der Autobahn zu schnell oder setzen sich auf Eisenbahnschienen, bis sie die Erschütterung spüren, usw. Es kann sich um jedes Verhalten handeln, das die betreffende Person einem hohen Risiko aussetzt, sich selbst oder anderen Schaden zuzufügen. Wir haben gelernt, dass viele Borderline-Betroffene dieses Verhalten nutzen, um mit Gefühlen der Ohnmacht fertigzuwerden. Für manche Menschen sind diese Verhaltensweisen aber auch eine Möglichkeit, sich „richtig lebendig" zu fühlen. Auch dies ist leicht zu verstehen, wenn man sich vor Augen führt, wie das Gehirn funktioniert: Bringen wir unseren Körper in eine gefährliche Situation, schüttet unser Gehirn sehr schnell sehr hohe Dosen sogenannter neuronaler Botenstoffe aus (z. B. Noradrenalin, Dopamin usw.), die ein Gefühl der Wachsamkeit und Lebendigkeit und des „Im-Fokus-Seins" hervorrufen. Dieses Gefühl kann manche Menschen süchtig machen. Und natürlich kann diese Methode, sich lebendig zu fühlen, manchmal auch tödlich sein.

Essstörungen wie Essattacken, Erbrechen, radikales Fasten oder Hungern sind weitere Verhaltensweisen, die manche BPS-Patientinnen anwenden, um sich unempfindlicher gegenüber ihren Gefühlen zu machen. Manche berichten von einem gewissen Stolz, scheinbar die Kontrolle über ihren Körper zu haben, während in Wirklichkeit die Essstörung längst die Kontrolle übernommen hat. Essstörungen führen zu starken Stimmungsschwankungen und auch zu Störungen des Denkens. Trinkt man zu wenig (auch dies kommt vor), hat dies Folgen wie Schlafstörungen, Verschlimmerung der Dissoziation und Stimmenhören.

Warum schränken manche Borderline-Betroffene ihre Flüssigkeitszufuhr ein? Das Gefühl, dissoziiert oder „außerhalb seiner selbst" zu sein, scheint manchmal angenehmer zu sein, als die unangenehmen Gefühle zu ertragen, die mit einer stärkeren Wachheit einhergehen.

Starker Alkohol- und Drogenkonsum, wahllose sexuelle Aktivität ohne nachhaltiges Vergnügen, zwanghaftes Geldausgeben, Wutausbrüche und andere zwanghafte Handlungen sind weitere problematische Verhaltensweisen, die manche Menschen mit Borderline-Störungen zeigen.

Häufige komorbide Erkrankungen

Viele PatientInnen mit Borderline-Störungen entwickeln gleichzeitig oder im Laufe ihres Lebens auch andere psychische Störungen, von denen einige den Verlauf der Störung beeinflussen und eine spezifische Behandlung erfordern. (Wir nennen dies „Komorbidität", von co = zusammen, und morbus = Krankheit).

Häufigkeit der Erkrankung über die gesamte Lebensspanne hinweg:

- Schlafstörungen (Albträume) 75 %
- Posttraumatische Belastungsstörung (PTBS) 40 %
- Soziale Phobien 46 %
- depressive Störungen 40 %
- Aufmerksamkeitsdefizit-/Hyperaktivitätsstörung 35 %
- Ess-Brech-Anfälle 18 %.

Anhaltende Schlafstörungen gehören zu den belastendsten komorbiden Problemen. Die Ursachen dafür sind vielfältig: Angst vor dem Einschlafen, intensives Grübeln, Albträume, starke innere Unruhe, die das Einschlafen erschwert, Alkohol- oder Drogenkonsum, Nebenwirkungen einer medikamentösen Behandlung, intensive körperliche Betätigung vor dem Einschlafen usw. Oft entstehen daraus ungünstige Schlafgewohnheiten wie das Einschlafen mit Licht, lauter Musik oder laufendem Fernseher, was einen Teufelskreis auslöst, der nur schwer zu durchbrechen ist.

Es ist ratsam, für die Behandlung dieser Schlafstörungen einen Arzt aufzusuchen. Heute gibt es wirksame Medikamente, die beim Einschlafen helfen können und nicht süchtig machen. Allerdings sollten auf keinen Fall Hypnotika (z. B. Valium o. Ä.) eingenommen werden, da bei dieser Medikamentenklasse Suchtgefahr besteht, die die ohnehin gestörte Emotionsregulation bei BPS-Patientinnen noch erheblich verstärkt.

Die Posttraumatische Belastungsstörung (PTBS) wird weiter unten ausführlicher beschrieben. Hier daher nur der Vollständigkeit halber: Die PTBS ist eine häufige Folge körperlicher oder sexuell traumatischer Erfahrungen. Etwa die Hälfte der Borderline-Betroffenen leiden unter dieser Störung. Die typischsten Merkmale der PTBS sind „Intrusionen", d. h. das Wiedererleben von Szenen traumatischer Ereignisse. Obwohl man weiß, dass diese Ereignisse tatsächlich in der Vergangenheit stattgefunden haben, erlebt man sie so, als ob sie in der Gegenwart stattfänden. Intrusionen fühlen sich sehr real an und können in Form von Bildern, Gerüchen, Geräuschen oder anderen körperlichen Wahrnehmungen auftreten. So können die Betroffenen beispielsweise Schmerzen am Körper oder im Genitalbereich verspüren oder die Wahrnehmung der Gesichter anderer Personen kann sich plötzlich verändern. Weitere Merkmale der PTBS sind schwere Albträume, ein starker innerer Erregungszustand und das Vermeiden von Auslösern und Situationen, die an das Trauma erinnern. Vor allem wenn die Traumata in der Kindheit und Jugend auftraten, verinnerlichen viele Betroffene im Laufe der Zeit die Folgen dieser Erfahrungen: Sie fühlen sich schmutzig oder besudelt, haben Schuldgefühle wegen der Dinge, die ihnen widerfahren sind, und schämen sich für sich selbst. Die gute Nachricht ist, dass es sehr erfolgreiche therapeutische Programme gibt, um die Folgen dieser traumatischen Erlebnisse zu mildern (DBT-PTBS). Es ist jedoch unerlässlich, sich an gut ausgebildete Spezialistinnen oder an PTBS-orientierte Behandlungsprogramme zu wenden.

Der Begriff ***„Sozialphobie"*** beschreibt die intensive Angst, in der Öffentlichkeit negativ aufzufallen und von anderen schlecht beurteilt zu werden. Daher werden viele soziale Aktivitäten vermieden oder so lange wie möglich aufgeschoben, um vermeintliche Peinlichkeiten zu umgehen. Etwa die Hälfte aller Borderline-Betroffenen leidet unter diesem Problem.

Eine Patientin berichtete beispielsweise, dass sie es vermied, in einem öffentlichen Waschsalon Wäsche zu waschen, weil sie befürchtete, sich lächerlich zu machen, wenn sie die Anweisungen nicht verstand. Für eine andere Klientin war das Studium „die reine Hölle", weil sie sich jedes Mal krankschreiben lassen musste, wenn sie ein Referat halten sollte. Andere Patientinnen berichten, dass sie Schwierigkeiten haben, an Elternabenden in der Schule ihrer Kinder teilzunehmen, und sich deswegen schrecklich schuldig fühlen. Viele haben Schwierigkeiten, mit anderen zu essen, auf öffentliche Toiletten zu gehen oder mit Fremden zu telefonieren. Für einige Betroffene ist ihre Sozialphobie ein solches Problem, dass sie kaum noch ihr Haus verlassen. Auch hier lautet die gute Nachricht, dass man mittels therapeutischer Arbeit sehr gut lernen kann, mit sozialen Ängsten umzugehen. Und diese Mühe lohnt sich auf jeden Fall!

Die meisten BPS-Patientinnen erleben starke Stimmungsschwankungen und kurze Phasen der Niedergeschlagenheit. Es ist jedoch nicht ungewöhnlich, dass schwere **depressive Zustände** auftreten, die mit anhaltender Hoffnungslosigkeit und Antriebslosigkeit einhergehen. Das Konzept des „Antriebs" lässt sich am besten verstehen, wenn dieser plötzlich geschwächt wird oder ganz fehlt. Die Selbstverständlichkeit, sich morgens nach dem Aufstehen die Zähne zu putzen, sich beim Einkaufen rasch zwischen ähnlichen Waren zu entscheiden, einen schnellen Anruf zu tätigen – all diese alltäglichen Dinge erfordern Kraft. Und diese Kraft schöpfen wir (meist) ohne Anstrengung aus unserem Antrieb. Bei einer Depression geht dieser verloren. Eine Patientin beschreibt diesen Zustand wie folgt: „Es ist, als ob der Motor eines großen Schiffes ausgefallen ist und nun ein kleiner Außenbordmotor die ganze Last übernehmen muss."

Neben Antriebslosigkeit ist ein weiteres Hauptmerkmal der Depression, dass man jeden Anflug von Optimismus verliert, alles fühlt sich flach und düster an. Man ist überzeugt, dass man schlecht oder nutzlos ist, und manchmal hat man das Gefühl, dass man bisher alle getäuscht hat. Es ist auch schwer, klar zu denken oder sich an Dinge zu erinnern. Manchmal ist es so schlimm, dass man kein Buch mehr lesen oder keinen Film sehen kann. Aber das macht nichts, denn wenn man deprimiert ist, macht keine dieser Aktivitäten mehr Spaß. Selbst das Essen schmeckt nicht mehr, und Sex ist völlig uninteressant. Vielen Borderline-Patientinnen werden einige dieser Beschreibungen wahrscheinlich bekannt vorkommen.

Es ist wichtig, kurze depressive Phasen, die über einen Zeitraum von ein oder zwei Tagen auftreten können und oft die Folge eines akuten Ereignisses sind, von depressiven Störungen zu unterscheiden. Depressive Störungen (z. B. Major Depression) entwickeln sich weitgehend unabhängig von aktuellen Auslösern und sind lange anhaltend stabil (mindestens 14 Tage ununterbrochen). Die Depression breitet ihre bleierne Decke über alles aus. Die wichtige Nachricht ist, dass Depressionen mittlerweile gut behandelt werden können. In der Regel ist eine Kombination aus spezifischer Psychotherapie und medikamentöser Behandlung erfolgreich.

Bei Borderline-Störungen werden **Aufmerksamkeits- und Hyperaktivitätsstörungen** selbst von erfahrenen Fachleuten oft übersehen. Zur Hyperaktivität gehören Schwierigkeiten, „still zu sitzen", sowie Stimmungsschwankungen bei Langeweile, erhöhter körperlicher Antrieb und die Suche nach immer neuen Reizen. Es ist wichtig zu beachten, dass sich ADHS bei Mädchen in der Kindheit oft anders darstellt als die typische Hyperaktivität. Mädchen mit ADHS sind zum Beispiel oft in Tagträumen gefangen, vergesslich und eher ruhig. Später im Leben zeigen sie jedoch ein hohes Maß an Konzentrationsschwierigkeiten, insbesondere bei Aufgaben, die wenig Reize bieten und ständige Aufmerksamkeit erfordern. Die Betroffenen reagieren extrem „allergisch" auf äußeren Druck, und viele schieben alles auf die letzte Minute. Manchmal werden die Dinge, in die man sich vertieft, so interessant und alles verzehrend, dass man die ganze Welt um sich herum vergisst, was zu chronischer Verspätung oder verpassten Terminen führt. Ein weiteres großes Problem ist die Langeweile, die manchmal unerträglich sein kann. Kommen dann noch eine ausgeprägte Vergesslichkeit und Schwierigkeiten beim Erinnern und Einhalten von Terminen hinzu, sollte diese Diagnose geprüft und eine unterstützende medikamentöse Behandlung in Betracht gezogen werden.

Ebenso wie die beschriebenen Störungen erfordern auch andere schwerwiegende psychische Störungen wie Essstörungen, Suchterkrankungen oder schwere Zwangsstörungen oft eine gezielte Behandlung.

Zusammenfassung

Die Borderline-Störung beginnt in der Pubertät und betrifft meist mehrere psychische Bereiche: das emotionale System, die Einstellung zu sich selbst, das Vertrauen in andere und das Zusammenleben mit anderen.

Viele Betroffene entwickeln sogenannte dysfunktionale Verhaltensmuster, also Handlungen, die kurzfristig entlastend wirken, längerfristig aber neue Probleme aufwerfen und die Störung somit verstärken. Im Laufe der DBT-Therapie werden Sie sich noch ausführlicher und genauer mit Ihrem persönlichen Borderline-Modell beschäftigen und verstehen, was Sie tun können, um mit den Herausforderungen dieser Störung besser umzugehen.

3.2 Was ist Dialektisch-Behaviorale Therapie?

Die Dialektisch-Behaviorale Therapie (DBT) wurde in den 1980er-Jahren von Marsha Linehan (University of Washington, Seattle, USA) speziell für die Behandlung von chronisch suizidalen Patientinnen mit Borderline-Persönlichkeitsstörung (BPS) entwickelt. Heute ist die DBT eine der weltweit führenden Psychotherapien für Menschen, die unter schweren Problemen der Emotionsregulation leiden.

Das Besondere an der DBT ist, dass es sich um eine Therapie handelt, die ihre Ideen aus der eigenen schmerzhaften Erfahrung einer Borderline-Betroffenen bezieht und zudem wissenschaftlich abgesichert ist (Linehan 2021; ein schönes Video von Marsha Linehan finden Sie unter: http://www.youtube.com/watch?v=tAz_o8G-67E).

Im Mittelpunkt der DBT steht ein tiefes Verständnis für das Leiden der Menschen mit Borderline-Störungen, aber auch die Erkenntnis, dass der Weg heraus aus diesem Leiden über die Selbstverantwortung führt.

„Was soll das mit der Selbstverantwortung? Es ist nicht meine Schuld, dass bei mir eine BPS diagnostiziert wurde!" Kommt Ihnen dieser Gedanke bekannt vor? Sicherlich ist er verständlich – aber ist er auch hilfreich? Was würden Sie zu einer Person mit einer schweren fiebrigen Lungenentzündung sagen, die stark hustet, kaum Luft bekommt und sagt: „Ich kann ja nichts dafür, dass ich mich angesteckt habe. Warum sollte ich jetzt Antibiotika nehmen müssen?" Es gibt viele Dinge im Leben, die wir uns nicht selbst zuzuschreiben haben und dennoch versuchen müssen, sie zu bewältigen. Die DBT sieht daher in der Bereitschaft, eine „annehmende Haltung" zu entwickeln, einen wichtigen Baustein für eine erfolgreiche Therapie. Eine annehmende Haltung bedeutet: „Ich muss akzeptieren, dass ich eine Borderline-Störung habe, und ich muss akzeptieren, dass ich daran arbeiten muss, die Auswirkungen der Störung auf ein Minimum zu reduzieren, um ein lebenswertes Leben zu führen."

Das „D" in DBT steht für „Dialektik", d. h. für das ständige Gleichgewicht zwischen der Akzeptanz der Dinge, wie sie sind und wie sie waren, und all der Macht, die wir haben, um die Dinge in Richtung unserer Ziele zu verändern, einschließlich unserer Gedanken, Gefühle und unseres Verhaltens.

Dieses Gleichgewicht von Akzeptanz und Veränderung betrifft auch die Therapeutinnen. Das Hauptziel der DBT-Therapeutinnen besteht darin, den Patientinnen zu helfen, ein sinnerfülltes, reiches Leben zu gestalten und ihren Platz in der Welt zu finden. Dazu ist es zunächst häufig wichtig, Kontrolle zu erlangen über Verhalten, das von übermächtigen Gefühlen gesteuert ist. Es ist aber auch wichtig, sich selbst gegenüber eine annehmende und wohlwollende Haltung zu entwickeln. Und schließlich geht es immer auch darum, die Welt für sich selbst und für andere ein wenig besser zu machen. Es gilt, das tiefgreifende Gefühl, anders zu sein als alle anderen, durch Zugewandtheit und emotionale Begegnungen zu überwinden.

Was macht die DBT so einzigartig?

DBT ist in erster Linie eine Behandlung, die Menschen mit Borderline-Störungen dabei unterstützt, ihre eigenen Ziele zu erreichen. DBT-Therapeutinnen sehen sich daher in erster Linie als Trainerinnen, die diesbezüglich über Fachwissen und spezielle Methoden verfügen und ihre Patientinnen motivieren, aktiv zu sein und so viel Eigenverantwortung wie möglich zu übernehmen, um ihre Ziele zu erreichen. Hierzu bekommen die Patientinnen in der DBT umfangreiche Informations- und Arbeitsblätter, die sie allein, in der Gruppe oder zusammen mit ihren Therapeutinnen bearbeiten. In der DBT sind die Therapeutinnen wie Weggefährten: Sie haben die Taschenlampen, die helfen, den Weg zu erhellen, aber den Weg müssen die Patientinnen selbst gehen.

DBT konzentriert sich darauf, den Patientinnen zu helfen, besser mit ihren Gefühlen umzugehen, ihre Ziele zu erreichen und sich selbst und ihre Vergangenheit zu akzeptieren. Zu diesem Zweck erlernen die Betroffenen spezifische Fähigkeiten und arbeiten in der Einzeltherapie daran, ihr inneres Erleben und ihr Verhalten entsprechend zu erweitern. DBT hilft den Patientinnen, ihre Einstellung zu sich selbst und zu anderen zu überprüfen. Manchmal müssen alte Überlebensstrategien durch neue Lebensstrategien ersetzt werden. DBT hilft auch Familienmitgliedern und Partnern, falls gewünscht, ihre Fähigkeiten zu verbessern, mit den Betroffenen umzugehen.

DBT besteht aus verschiedenen Bausteinen, die je nach Bedarf kombiniert werden können. Diese Bausteine sind:

- Einzeltherapie,
- Skillstraining (mit Manual),
- Telefonberatung,
- Beratungs-Team,
- Peer-Beratung (bei Bedarf).

Diese Bausteine werden weiter unten ausführlich erläutert. DBT-Therapeutinnen arbeiten als Team. Sie unterstützen sich gegenseitig und fragen sich gegenseitig um Rat. DBT-Therapeutinnen haben sich verpflichtet, in ihrer therapeutischen Arbeit mit Menschen mit Borderline-Störungen die folgend dargestellte Grundhaltung einzunehmen.

Grundannahmen der DBT

1. Das übergeordnete Ziel der DBT ist, Menschen dabei zu helfen, ein sinnerfülltes Leben aufzubauen – für sich selbst und für diejenigen, für die sie Verantwortung tragen. Viele Patientinnen haben zu Beginn der Behandlung keine konkrete Vorstellung davon, wie dies aussehen sollte. Die Therapeutinnen helfen dabei, sinnerfüllte Ziele zu identifizieren.
   Die Haltung der DBT-Therapeutinnen umfasst vier Komponenten: liebevolle Güte, Mitgefühl, Freude für andere und Gelassenheit:
   - das bedingungslose Wohlwollen, die Freundlichkeit, das aktive Interesse und die Sorge um das Wohlergehen unserer Patientinnen, unseres Teams und von uns selbst,
   - die Weisheit, dass Leiden und Scheitern Teil der gemeinsamen menschlichen Erfahrung sind, die Bereitschaft, Leiden unserer Patientinnen mitzutragen; die Überzeugung und Ermutigung, unsere Patientinnen und unsere Teammitglieder zu motivieren, die Folgen hochgradig aversiver zwischenmenschlicher Erfahrungen zu überwinden,
   - die Freude und das Vergnügen, wenn es unseren Patientinnen besser geht und sie beginnen, ihr Leben sinnerfüllt zu gestalten,
   - die Fähigkeit, auch inmitten von Schwierigkeiten, Stress, Spannungen und Provokationen ruhig und gelassen zu bleiben; die radikale Akzeptanz der Tatsachen, die wir nicht ändern können, und die radikale Akzeptanz, dass auch unsere Wirksamkeit ihre Grenzen hat.

2. Wise Mind lehrt uns, dass wir im selben Boot sitzen wie unsere Klientinnen.

3. Achtsamkeit lehrt uns, einen ausgewogenen Umgang auch mit eigenen negativen Emotionen zu pflegen, sodass Gefühle weder unterdrückt noch übertrieben werden. Negative Gedanken und Gefühle werden mit Offenheit beobachtet und in achtsamer Aufmerksamkeit gehalten.

4. Menschen mit Borderline-Störungen wollen von ihren Symptomen genesen und ihr dysfunktionales Verhalten ändern. Auf der anderen Seite gibt es viele Parameter, die dafür sorgen, dass alles beim Alten bleibt. Dementsprechend ist es unsere Aufgabe, unsere Patientinnen kontinuierlich zu motivieren. Wir achten darauf, nicht ungewollt dysfunktionales Verhalten zu belohnen oder funktionales Verhalten zu bestrafen.

5. Menschen mit Borderline-Störungen sind durch die Hölle gegangen und sie verdienen unser volles Mitgefühl. Dennoch werden sie in der Hölle bleiben, und sie können anderen die Hölle bereiten, wenn wir ihnen nicht helfen, sich selbst zu motivieren, den neuen Weg zu gehen.

6. Menschen mit Borderline-Störungen müssen neue Verhaltensweisen im sozialen Kontext ausprobieren, und manchmal ist der soziale Kontext Teil des Problems.

7. Therapeutinnen, die mit Borderline-Betroffenen arbeiten, brauchen Unterstützung und Mitgefühl.

8. Patientinnen können nicht versagen.

9. Das Konsultationsteam hilft den Therapeutinnen, sich selbst zu motivieren, die Behandlungsziele zu definieren, bei dem Manual zu bleiben und Akzeptanz und Veränderung in Einklang zu bringen.

3.2.1 Was sollte vor der Therapie geklärt werden?

Sicher ist es hilfreich, eine diagnostische Einschätzung zu erhalten, bevor Sie mit der eigentlichen Behandlung beginnen.

Wenn Sie Informationen über Ihre Diagnose und die Behandlungsmöglichkeiten erhalten, wissen Sie, was Sie in der Psychotherapie erwartet. Dies ist bei der DBT besonders wichtig, denn die DBT ist in hohem Maße auf Ihre Mitarbeit angewiesen – deshalb ist DBT so erfolgreich. Sie werden erfahren und lernen, wie Sie mit Ihrer emotionalen Verletzlichkeit und Sensibilität besser umgehen können; was Sie dann in Ihrem Leben daraus machen, liegt ganz bei Ihnen. Die folgenden Dinge sollten vor der Therapie (d. h. in der Orientierungsphase) geklärt werden:

- Diagnose,
- weitere Diagnosen (auch mögliche körperliche Erkrankungen),
- Aufklärung über Ihre Erkrankung,
- schwerwiegende Störungen der Verhaltenskontrolle,
- gefährliche soziale Umstände,
- Aufklärung über DBT,
- Fragen zur Bereitschaft zur Veränderung (Motivation),
- Behandlungsvertrag und Non-Suizid-Vereinbarung.

Die meisten DBT-Therapeutinnen nehmen sich zunächst Zeit, um Ihre Probleme zu beurteilen und eine genaue Diagnose des Schweregrades Ihrer Erkrankung zu stellen. Dies dauert in der Regel zwischen zwei und drei Stunden. Zunächst wird geklärt, ob eine Borderline-Diagnose vorliegt. Anschließend sollten aber auch andere psychische Störungen und Problembereiche erfasst werden. Dazu gehören Schlafstörungen, Ess- und Trinkstörungen. (Seien Sie bitte ehrlich, die wenigsten Menschen sprechen gerne darüber, aber Ihre Therapeutin braucht diese Informationen und wird Ihnen dafür dankbar sein!)

Weitere häufige Probleme sind soziale Ängste, Symptome im Zusammenhang mit traumatischen Erlebnissen, Drogen- und Alkoholkonsum. (Auch hier gilt: Seien Sie bitte ehrlich! Marihuana gehört auch zu den Drogen und hat oft sehr unangenehme Folgen für Menschen mit Borderline-Störungen.) Außerdem wird Ihre Therapeutin Sie nach depressiven Episoden fragen und ob Sie zwischendurch übermäßige Stimmungshochs erlebt haben.

Bitte berichten Sie, wenn Sie Stimmen hören, Dinge sehen oder Geister sehen, die nicht der Realität entsprechen. Die meisten Menschen zögern, diese Erfahrungen mitzuteilen, weil sie befürchten, dass die Therapeutin sie für „verrückt" halten könnte. Aber seien Sie sicher, gute Therapeutinnen sind damit vertraut und wissen, dass viele Menschen mit Borderline-Störungen diese Erfahrungen machen.

Besprechen Sie die Methoden, die Sie anwenden, um Spannungen, Ohnmacht oder Einsamkeit abzubauen. Seien Sie offen, erzählen Sie von Risikoverhaltensweisen, Selbstverletzungen, Selbstmordfantasien, ob Sie Medikamente nehmen oder sich selbst Blut abnehmen. Wenn Sie wollen, dass Ihre Therapie erfolgreich ist, sollten Sie von Anfang an offen darüber sprechen.

Die Frage, wie sich die Störung auf Ihr Leben auswirkt, werden Sie mit Ihrer Therapeutin besprechen. Hier können Sie sich ein wenig darauf vorbereiten:

Wie sind Ihre gegenwärtigen Lebensumstände?

Bitte berichten Sie über Ihre derzeitigen Lebensumstände. Wenn Sie einen oder mehrere Partner haben, wie laufen diese Beziehungen? Haben Sie Kinder? Sind Sie berufstätig oder gehen Sie zur Schule? Brauchen Sie finanzielle oder andere Unterstützung?

Die meisten Menschen mit Borderline-Störungen, die Kinder haben, sind liebevolle Eltern, aber sie können Probleme haben, Not zu ertragen, und haben Angst, verlassen zu werden. Viele sind unsicher, wie sie auf die Bedürfnisse ihrer Kinder reagieren sollen usw. Sind Sie für Angehörige verantwortlich und stört Sie diese Verantwortung? Viele Menschen mit Borderline-Störungen führen komplizierte Partnerschaften, sind mit ihrer Sexualität unzufrieden, lassen manchmal Dinge mit sich machen, die sie als unangenehm oder abstoßend empfinden, aus Angst, sonst verlassen zu werden. Diese Beziehungen stoßen oft auf wenig Verständnis oder Ablehnung bei den Menschen, die ihnen nahestehen. Freunde und Verwandte reagieren dann z. B. empört und fordern eine sofortige Trennung. Durch solche Erfahrungen lernen Patientinnen, dass andere ihr Verhalten inakzeptabel finden. Vielleicht schämen Sie sich, dies zu Beginn der Behandlung zu erwähnen – Sie sollten es trotzdem tun. Ihre Therapeutin kennt diese Probleme, und Sie sind nicht die Einzige, die sie erlebt. Manche Patientinnen arbeiten als Prostituierte oder werden dazu gezwungen – auch das sollte Ihre Therapeutin wissen. Und manchmal haben Patientinnen auch im Erwachsenenalter noch sexuelle Kontakte zu Menschen, die sie in ihrer Kindheit und Jugend missbraucht haben. Wenn dies auch auf Sie zutrifft, bemühen Sie sich und erzählen Sie davon.

Wie ist Ihre berufliche Situation?

Wahrscheinlich haben Sie Schwierigkeiten bei der Arbeit oder in der Ausbildung? Vielleicht können Sie sich nicht so lange konzentrieren wie andere? Vielleicht sind Sie übermotiviert, haben das Gefühl, dass Sie es nicht wirklich verdienen, entsprechend bezahlt oder angemessen behandelt zu werden? Wahrscheinlich ist es für Sie nicht so einfach mit Kolleginnen oder Mitschülern? Fällt es Ihnen schwer, zwanglosen Kontakt zu halten, Small Talk zu führen? Was machen Sie in den Pausen? Fühlen Sie sich ausgegrenzt? Legen Sie die Probleme offen. Beschreiben Sie sie so detailliert wie möglich. Ihre Therapeutin ist kein Hellseher, und Aussagen wie „Ich kann nicht mehr" oder „Irgendwie schaffe ich das alles nicht" reichen nicht aus.

Und was ist mit dem Alleinsein? Halten Sie es aus, oder denken Sie unentwegt darüber nach, zu wem Sie Kontakt aufnehmen könnten? Verbringen Sie viele Stunden im Internet, nur um sich vom Alleinsein abzulenken? Quälen Sie Ihren Partner mit Eifersucht? Checken Sie E-Mails und Handys des Partners oder der Partnerin oder verfolgen Sie den jeweiligen Standort? Legen Sie auch dies offen. Alle Menschen haben Schwierigkeiten, über Eifersucht zu sprechen!

Verbringen Sie viel Zeit auf problematischen Plattformen? Posten Sie Bilder oder Videos von Selbstverletzungen? Reagieren Sie auf problematische, selbstzerstörerische Inhalte? Bitte legen Sie Ihre Gepflogenheiten offen.

Sicherlich ist diese Liste nicht vollständig, aber es ist wichtig, dass Sie das Grundprinzip verstehen. Kein Erlebnis oder Verhalten, egal wie „seltsam" oder „peinlich", sollte in dieser diagnostischen Phase verschwiegen werden.

Manchmal sind es sogar scheinbar banale Dinge, die große Schwierigkeiten bereiten. Eine unserer Patientinnen warf sich vor, ihre Kinder zu vernachlässigen, weil sie wenig über deren schulische Situation wusste. Es stellte sich heraus, dass mit den Kindern alles in Ordnung war, die Patientin traute sich nur nicht, zu Elternabenden zu gehen, weil sie Angst hatte, sich in der Öffentlichkeit zu blamieren. Sie fürchtete aber auch, sich vor ihren Therapeutinnen zu blamieren, und behielt dieses Problem lange für sich.

Unsere therapeutische Erfahrung zeigt, dass es fast immer Scham ist, die Patientinnen zum Schweigen bringt. Die Angst, sich zu blamieren, für „dumm" oder „abnormal" gehalten zu werden, oder – das betrifft vor allem Männer – zu „schwach" zu sein. Sie sollten auf jeden Fall versuchen, dagegen anzukämpfen. Es ist Ihre Therapie und Sie müssen dafür kämpfen, dass sie so erfolgreich wie möglich ist.

Um nichts zu übersehen, wird sich Ihre Therapeutin vergewissern, ob es in Ihrem sozialen Umfeld folgende Probleme gibt:

- unmittelbare Gefahr von körperlicher Gewalt
- unmittelbare Gefahr von sexueller Gewalt
- unmittelbare Gefahr der Obdachlosigkeit
- unmittelbare Gefahr für Kinder oder nahe Verwandte
- schwere kriminelle Aktivitäten mit dem Risiko einer Inhaftierung

Wenn etwas davon zutrifft, ist es wichtig, diese Probleme zuerst in den Vordergrund der Behandlung zu rücken. Schließlich ist die Sicherheit von Ihnen und den Menschen, die Ihnen etwas bedeuten, das Wichtigste.

Gibt es gegenwärtig gefährliche oder schädliche Verhaltensweisen?

Viele Menschen mit Borderline-Störungen berichten von Verhaltensmustern, die kurzfristig wirksam sind, um negative Gefühle zu beenden oder zumindest zu lindern, um hohe Anspannung zu reduzieren, um sich selbst zu bestrafen, um andere zu beeindrucken oder zu beunruhigen oder auch nur, um sich selbst wieder zu spüren oder um sich besser konzentrieren zu können. All diese Verhaltensweisen haben gemeinsam, dass sie auf lange Sicht ziemlich schädlich sind, weil sie nicht nur zur Aufrechterhaltung der Störung beitragen, sondern auch soziale Beziehungen und das Selbstwertgefühl zerstören.

Ihre Therapeutin wird Sie daher vor Beginn der Therapie genau fragen, welche Verhaltensweisen Sie an den Tag legen, und Ihnen erläutern, warum und wie gefährlich diese sind. Sie wird Sie mithilfe eines standardisierten Fragebogens nach folgenden Verhaltensweisen fragen:

- Suizidversuche
- schwere unbehandelte körperliche Erkrankungen
- schweres Hochrisikoverhalten
- gefährliche Selbstverletzung
- aggressive Ausbrüche
- Substanzmissbrauch
- Alkoholvergiftung

Was zu beachten ist: Einverständnis mit den Regeln der Therapie

Ihre DBT-Therapeutin wird Ihnen die genauen Regeln und Vereinbarungen erklären. Sie wird Ihnen erklären, dass von Ihnen erwartet wird, dass Sie zusätzlich zur Einzeltherapie jeden Tag ca. 30 Minuten für die Erledigung von Therapieaufgaben aufwenden und eventuell an einer Skills-Gruppe teilnehmen. Sie wird Ihnen auch die anderen allgemeinen Bedingungen erläutern, wie z. B. die Beantragung bei der Krankenkasse, die genehmigte Stundenzahl, die Häufigkeit der Stunden usw. Sie wird aber auch mit Ihnen vereinbaren, dass Sie sich verpflichten, an Ihren Behandlungszielen zu arbeiten und die Tagebuchkarten zu führen. Sie wird Sie ermutigen, ehrlich zu sein, Ihre Fähigkeiten umzusetzen und andere therapeutische Maßnahmen wie sozialarbeiterische Betreuung oder Ergotherapie usw. zu besprechen. Ohne Rücksprache mit ihr sollten Sie keine anderen Therapien durchführen, Angaben über die Medikamenteneinnahme nicht verbergen und keine stationäre Einweisung veranlassen.

Die Non-Suizid-Vereinbarung

Wenn Sie Selbstmordversuche hinter sich haben, was bei vielen Borderline-Patientinnen der Fall ist, wird Ihre Therapeutin Sie genau nach den Umständen, den Auslösern und den Methoden fragen. Das ist unangenehm, aber wichtig. Sie wird Sie fragen, welche unmittelbaren und langfristigen Folgen die Entscheidung, Selbstmord zu begehen, für Sie hatte und welche Umstände Sie gerettet haben. Außerdem wird Ihre Therapeutin wissen wollen, ob Sie Ihren Entschluss sofort in die Tat umgesetzt haben oder ob Sie sich Zeit gelassen haben. Manche Patientinnen nehmen sich sogar ein paar Tage Zeit, verabschieden sich von all ihren Freunden und empfinden ein tiefes Gefühl des Friedens und der Befreiung. Das ist genau das, wovor Ihre Therapeutin am meisten Angst hat.

Wir sollten uns darüber völlig im Klaren sein: DBT-TherapeutInnen nehmen frühere Suizidversuche sehr ernst und werden sie besprechen. Warum? Nun, weil wir sicherstellen wollen, dass Sie überleben. Wir haben die Erfahrung gemacht und wissen, dass selbst sehr schwer kranke und stark leidende Menschen mit Borderline-Störungen ein sinnerfülltes Leben führen können, in dem es immer wieder Momente großen Glücks und großer Zufriedenheit gibt. Aber dazu muss man erst einmal überleben. Oft sind es immer wieder ähnliche Umstände, die einen zur Verzweiflung treiben und Suizidgedanken in einem reifen lassen. Wir wollen diese Umstände von vornherein verstehen. Und wir wollen wissen, wann wir als Therapeutinnen gegebenenfalls „gewarnt" werden müssen, um Ihnen die Unterstützung geben zu können, die Sie dann brauchen. Und noch etwas – Sie haben es vielleicht schon geahnt:

Ihre Therapeutin wird Ihnen ein Versprechen abverlangen: Sie wird von Ihnen verlangen, dass Sie sich während der Therapie unter keinen Umständen umbringen.

„Wie kann sie das von mir verlangen? Wie kann ich so etwas versprechen? Ich muss erst gesund werden, bevor ich so etwas versprechen kann! Das ist reine Erpressung!" Kommen Ihnen diese Reaktionen bekannt vor? Die meisten unserer Patientinnen reagieren zunächst so oder ähnlich, und das ist auch verständlich. Für viele Menschen mit Borderline-Störungen ist die Vorstellung, ihrem Leben ein Ende setzen zu können, zu einer Art letztem Trost geworden. In einer Zeit, in der sie die bittersten Erfahrungen gemacht haben, ist dieser Gedanke tatsächlich hilfreich gewesen. Und viele unserer Patientinnen fühlen sich zu Beginn der Therapie oder auch zwischendurch so hoffnungslos und unglücklich, dass sich die Suizidgedanken geradezu aufdrängen. Und nun verlangt die Therapeutin, dass dieser Notausgang geschlossen wird, bevor es einem besser geht!

Warum besteht die Therapeutin auf diese Vereinbarung?

Dafür gibt es mehrere Gründe: Zum einen gehen wir davon aus, dass Suizidgedanken immer dann auftreten, wenn einem die Probleme über den Kopf wachsen. Diese Gedanken überfallen einen aber nicht wie ein Fieber, sie haben meist Auslöser und

Ursachen im Hier und Jetzt. Ihre Therapeutin ist dazu da, Ihnen bei der Lösung dieser Probleme zu helfen. Das klappt vielleicht nicht sofort, aber wenn Sie Ihre Energie darauf verwenden, Suizidpläne zu schmieden, dann haben Sie zu wenig Energie, um Ihre Probleme zu lösen. Das ist der erste Grund: Die DBT betrachtet Suizidgedanken als fehlgeleitete Versuche, Probleme zu lösen.

Es gibt noch einen zweiten Grund: Ihre Therapeutin wird nicht nur ein Arbeitsbündnis mit Ihnen eingehen, sie wird Sie auch kennen und mögen lernen. So seltsam dies für Sie auch klingen mag, die meisten Therapeutinnen mögen ihre Patientinnen. Sie denken über deren Probleme nach und darüber, wie sie ihnen helfen können, sie zu lösen. Und natürlich haben auch DBT-Therapeutinnen Angst davor, dass ihre Patientinnen suizidgefährdet sein könnten. Umfragen haben gezeigt, dass die Angst vor Suizid bei ihren Patientinnen die größte Arbeitsbelastung für Therapeutinnen darstellt. Therapeutinnen, die Angst haben, laufen Gefahr, schlecht zu therapieren und Fehler zu machen. Sie behandeln ihre Patientinnen zu vorsichtig, fordern sie zu wenig, verweisen sie zu oft an Kliniken, geben ihnen keine Übungsaufgaben, verschreiben starke Medikamente usw. Wollen Sie das? Dann sollten Sie keine DBT machen. DBT wird Ihnen helfen, Ihre Ziele zu verwirklichen und im Leben zurechtzukommen. Wenn Sie es vorziehen, Ihren Weg als chronisch psychisch Kranke fortzusetzen, dann sollten Sie um DBT-Therapeutinnen einen großen Bogen machen. Ansonsten kommen Sie nicht umhin, mit Ihrer Therapeutin einen Antisuizidvertrag auszuhandeln. Sie braucht ihn, um ruhig schlafen zu können. Der zweite Grund für dieses Versprechen ist also, Ihre Therapeutin bei der Stange zu halten und eine gute Therapie zu gewährleisten.

Aber was tun in Krisensituationen?

Im Gegenzug wird Ihnen Ihre Therapeutin ein Angebot machen: Natürlich kann niemand von Ihnen verlangen, unter keinen Umständen einen Suizidversuch zu unternehmen, ohne mit Ihnen zu vereinbaren, was Sie in Krisensituationen tun sollen. Ihre Therapeutin wird mit Ihnen gemeinsam einen Krisenplan erarbeiten und Ihnen mitteilen, wann und unter welchen Umständen sie Ihnen in einer Krise zur Verfügung steht. Doch dazu später mehr. Zunächst der dritte und wichtigste Grund, warum DBT-Therapeutinnen darauf bestehen, dass Sie versprechen, sich nicht umzubringen: Jeder Suizid hat Auswirkungen auf andere.

Vielleicht denken Sie einen Moment lang an sich selbst? Welchen anderen Grund könnte es geben? Nun, Sie werden im Laufe der DBT-Behandlung zahlreiche andere Borderline-Betroffene kennenlernen, sei es in der Skills-Gruppe oder in einer der Selbsthilfegruppen. Und diese Mitpatientinnen gilt es zu schützen. Wir wissen heute, dass Suizidversuche, ob „erfolgreich“ oder nicht, eine enorme Ansteckungswirkung haben. Die Gefahr, sein Leben durch Suizid zu beenden, steigt mit jedem Suizid im Bekanntenkreis. Denn „jeder Suizid ist eine soziale Tat“, die kurz- und langfristig erhebliche Auswirkungen auf andere hat.

Mit einem Suizidversuch würden Sie das Leben Ihrer Mitpatientinnen gefährden. Wollen Sie dafür verantwortlich sein? Nun, das ist der dritte und wichtigste Grund: Durch Ihren Antisuizidvertrag schützen Sie Ihre Mitpatientinnen. Keine DBT-Therapeutin wird ihre Arbeit mit Ihnen nach der diagnostischen Phase fortsetzen, wenn Sie diese Verpflichtung nicht eingehen. Um es klar zu sagen: Wir wissen, dass Sie weiterhin Suizidgedanken und -fantasien haben werden. Wir gehen davon aus, dass sich diese Prozesse bei Menschen mit BPS automatisiert haben. Das ist nicht förderlich. Es hindert Sie oft daran, Probleme im Alltag zu lösen, und sollte dringend angegangen werden. Aber der Umgang mit Suizidfantasien braucht Zeit.

Es gibt einen großen Unterschied zwischen Suizidgedanken und Suizidhandlungen

Es gibt jedoch einen entscheidenden Unterschied zwischen Suizidfantasien und deren Umsetzung in die Tat. Wir gehen davon aus, dass Sie während der Therapie Ihre suizidalen Handlungen kontrollieren können. Sollten Sie das Gefühl haben, die Kontrolle über Ihre Suizidgedanken zu verlieren, und tatsächlich darüber nachdenken, sich umzubringen, sind Sie verpflichtet, Ihre Therapeutin darüber zu informieren. Sie wird mit Ihnen gemeinsam eine schnelle Lösung für das Problem finden, mit Ihnen die notwendigen Sicherheitsmaßnahmen besprechen und Ihnen gegebenenfalls auch helfen, vorübergehend eine stationäre Krisenintervention aufzusuchen.

Unterstützung per Telefon oder E-Mail?

Wie bereits erwähnt, erwarten DBT-Therapeutinnen von ihren Patientinnen, dass sie versuchen, ernsthafte Verhaltensprobleme durch neue Fertigkeiten zu ersetzen. Natürlich funktioniert das meistens nicht sofort. Es kann sein, dass Sie die Hilfe Ihrer Therapeutin in Anspruch nehmen müssen. Die meisten DBT-Therapeutinnen bieten daher an, in Krisensituationen telefonisch für ihre Patientinnen erreichbar zu sein. Einerseits wollen wir Ihnen in suizidalen Krisen Sicherheit und Unterstützung bieten – schließlich haben Sie im Antisuizidvertrag versprochen, sich nicht umzubringen. Andererseits können Ihre Krisen auch Gelegenheiten sein, die Probleme gemeinsam, quasi „live", zu lösen. Keine Therapeutin kann rund um die Uhr verfügbar sein. Sie werden also besperechen müssen, wann und unter welchen Bedingungen Sie sie erreichen können. Die Bedingungen sind von Fall zu Fall sehr unterschiedlich, aber Ihre Therapeutin sollte klare Vereinbarungen mit Ihnen treffen. Die meisten beschränken das „Coaching" am Telefon auf wenige Minuten in schweren Krisensituationen. Die Regel lautet: „Keine Therapie, nur akute Problemlösung am Telefon." Schließlich sollten Sie einerseits lernen, sich Hilfe zu holen, wenn Sie sie wirklich brauchen. Andererseits sollten Sie sich nicht daran gewöhnen, dass die Therapeutin immer erreichbar ist, wenn es schwierig wird. In der Regel wird Ihnen Ihre Therapeutin ein Telefonprotokoll mitgeben. Das ist eine Art „Fahrplan", den Sie vor und während des Krisentelefonats durcharbeiten.

Und was ist mit E-Mail-Kontakten?

Natürlich sind SMS und E-Mails gute Möglichkeiten, auch unter Alltagsbedingungen schnell und einfach mit Ihrer Therapeutin in Kontakt zu treten. Andererseits bringen diese elektronischen Medien auch Probleme mit sich. Wenn Sie Ihrer Therapeutin eine wichtige Textnachricht schicken und sie nicht antwortet, kann es durchaus sein, dass Sie denken, sie nähme Sie nicht ernst oder dass sie das, was Sie geschrieben haben, nicht wichtig findet. In Wirklichkeit hatte sie einfach keine Zeit, die Textnachricht zu lesen, oder sie hatte einfach keine Lust, auf ihr Handy zu schauen. Am besten vereinbaren Sie mit Ihrer Therapeutin genau, wann Sie ihr Textnachrichten oder E-Mails schicken können und wann sie diese beantwortet.

3.2.2 Was geschieht während der Therapie?

Dauer und Häufigkeit

In der Regel werden Sie ein bis zwei Jahre einmal pro Woche mit Ihrer Einzeltherapeutin arbeiten. Das sind zwischen 45 und 90 Stunden. Die Gruppentherapie (Skills-Gruppe) erstreckt sich ebenfalls über zwölf Monate. Sie findet einmal pro Woche statt und dauert etwa zwei Stunden. Beide Therapiekomponenten, d. h. Einzel- und Gruppentherapie entfalten ihre Wirksamkeit am besten gemeinsam.

Struktur der DBT

Die meisten Menschen mit BPS haben eine Fülle von Problemen, die alle sehr dringend sind, aber kaum alle gleichzeitig behandelt werden können. Es ist einfach unmöglich, gleichzeitig zu lernen, wie man mit drängenden Suizidgedanken umgeht, wie man Albträume beruhigt, wie man die Angst vor großen Menschengruppen und die Angst vor dem Alleinsein loswird, wie man seinen Körper besser akzeptiert und wie man sich vernünftig auf Prüfungen vorbereitet.

Die DBT hat deshalb einige klare Prinzipien entwickelt, die die Reihenfolge vorgibt, in der jedes Problem bearbeitet wird. Auch diese Struktur ist nicht in Stein gemeißelt, sie ist ein Vorschlag, bei dem Sie natürlich mitreden können. Dennoch ist es hilfreich, diese Reihenfolge einzuhalten.

Im Mittelpunkt der Einzeltherapie steht die Verbesserung der Emotionsverarbeitung, die Ihnen helfen wird, Ihre Emotionen zu beschreiben und auf mitfühlende Weise mit ihnen umzugehen. Falls Sie an schwerwiegenden unkontrollierbaren wiederkehrenden Erinnerungen an sexuelle Traumata leiden (Intrusionen, s. o.), so sollten diese vorrangig behandelt werden (s. u.).

Die Einzeltherapie

Im Kern geht es in der Einzeltherapie darum, Ihnen so schnell wie möglich zu ermöglichen, Verhaltensmuster, die schwerwiegende Krisen erzeugen, zu kontrollieren. Danach möchte Ihnen Ihre Therapeutin helfen, besser mit Ihren Gefühlen umzugehen und einen wohlwollenden Umgang mit sich selbst und anderen zu finden. Der Schwerpunkt der Einzeltherapie liegt daher zunächst auf der Verhaltenskontrolle, dem Umgang mit schwierigen Gefühlen (auch Trauma-Erfahrungen) – und mit den damit verbundenen zwischenmenschlichen Erfahrungen. Welche Themen im Zentrum der Behandlung stehen, hängt davon ab, wie gefährlich Ihre Verhaltensmuster sind – für sich selbst und für andere. Auch wenn jede Therapie ein wenig anders ist und Sie natürlich Ihre persönlichen Anliegen und Probleme einbringen sollten, gibt es einige typische Themen, die in der ersten Behandlungsphase (Vorbereitungsphase) angesprochen werden:

Allgemeine Information

Zunächst wird Ihre Therapeutin die Regeln klären, wie sie erreichbar ist, wen Sie im Notfall anrufen können, wer sie bei Krankheit oder Urlaub vertritt. Dann werden Ihnen gleich zu Beginn einige wichtige therapeutische Instrumente vorgestellt: die Tagebuchkarten und die Verhaltensanalyse.

Die Tagebuchkarten: Wie kann mich selbst genauer beobachten?

Der Erfolg Ihrer Therapie hängt sehr davon ab, wie sehr Sie sich bemühen, neue Dinge auszuprobieren und eingefahrene Erlebens- und Verhaltensweisen zu ändern. Natürlich ist das nicht einfach, aber Sie werden Unterstützung bekommen. Dazu ist es hilfreich, wenn Sie Ihr eigenes Erleben und Verhalten genau beobachten, um es in der nächsten Therapiesitzung zu besprechen. Deshalb arbeitet die DBT mit sogenannten Tagebuchkarten.

Mithilfe dieser Karten (siehe 2.7 AB7) protokollieren Sie am Abend eines jeden Tages, ob und wie oft Sie z. B. neue Schritte gemacht haben, ob Sie sich absichtlich verletzt, Sport getrieben, Drogen genommen oder Brechanfälle produziert haben, wie es um Ihren Schlaf bestellt ist und ob Sie sich mit Freunden getroffen haben, wenn das vereinbart war.

Hört sich nicht besonders angenehm an? Nun, ja ... Für die meisten unserer Patientinnen ist es zunächst gewöhnungsbedürftig, all diese problematischen Verhaltensmuster aufzuschreiben und sie dann ihrer Therapeutin zu zeigen. Oft ist es ihnen aber viel unangenehmer, von guten und förderlichen Ereignissen zu berichten. Ihre Therapeutin weiß dies. Sie wird Sie ermutigen, das alles trotzdem aufzuschreiben. Langfristig ist es hilfreich, genauer hinzusehen und zu verstehen, welche Verhaltensweisen Sie an den Tag legen. Sie können auch festhalten, ob Sie Skills anwenden und ob diese erfolgreich sind. Ihre Therapeutin wird diese Tagebuchkarte zu Beginn jeder Therapiesitzung mit Ihnen durchgehen und darauf das Therapieziel für diese Sitzung aufbauen. Wenn Sie zum Beispiel angeben, dass Sie am Donnerstag dieser Woche heftige Selbstmordgedanken hatten, wird Ihre Therapeutin versuchen, diese Situation genau zu verstehen und mit Ihnen zu erarbeiten, was Sie in Zukunft tun können, um mit solchen Situationen besser umzugehen. Diese Tagebuchkarten sind also so etwas wie der Fahrplan, um für die Einzeltherapie die Ziele festzulegen. Wenn Sie sich eine erfolgreiche Therapie wünschen, sollten Sie diese Karten ehrlich ausfüllen. Wenn Sie jedoch Fortschritte vermeiden wollen, sollten Sie die Probleme so weit wie möglich verschleiern.

Die Verhaltensanalyse – Wie kann ich mein Verhalten genauer verstehen?

Wenn Sie und Ihre Therapeutin sich auf eine Situation geeinigt haben, die Sie verstehen und an der Sie arbeiten wollen, wird Ihre Therapeutin vorschlagen, dass Sie gemeinsam eine sogenannte Verhaltensanalyse erstellen. Hinter diesem etwas sperrigen Begriff verbirgt sich ein wirklich nützliches therapeutisches Instrument, das sich jede Patientin auch leicht selbst aneignen und anwenden kann. Auf den Arbeitsblättern 2.7 AB7 finden Sie die entsprechenden Vorlagen.

Verhaltensanalysen machen unser Erleben und Verhalten besser verständlich, untersuchen, wann ein bestimmtes Verhalten ausgelöst wird und wie wir diese Auslöser bewerten. Verhaltensanalysen untersuchen, ob wir uns anders hätten verhalten können und warum wir es nicht getan haben. Und schließlich finden wir heraus, welche Folgen unser Verhalten hatte – für uns und für andere. Sobald wir unser Verhalten verstehen, fällt es uns in der Regel leichter, es zu ändern.

Wurden vorherige Therapien abgebrochen?

Die meisten Menschen mit Borderline-Störung, die eine DBT-Behandlung beginnen, haben bereits mehrere Therapieversuche hinter sich. Es gibt gute und weniger gute Erfahrungen, manchmal sogar Therapieabbrüche. Ihre Therapeutin wird sich nun besonders für die Umstände der Therapieabbrüche interessieren. Sie wird Sie nach den Umständen und Bedingungen fragen und ob Sie plötzlich und ohne Vorwarnung abgebrochen haben. Sie wird fragen, ob der Therapeut oder die Therapeutin die Therapie damals vorzeitig beendet hat und ob er/sie Ihnen die Gründe dafür genannt hat oder nicht.

Haben Sie ernste Probleme mit Freunden, Angehörigen oder Ihrem Partner?

Sicher, viele BPS-Betroffene haben Probleme mit Freunden und Verwandten, und die Daten zeigen, dass dieses enge soziale Umfeld eine wichtige Rolle im Heilungsprozess spielt. Manchmal wirkt das nahe soziale Umfeld als Verstärkersystem für dysfunktionales Verhalten. Zur Erklärung können Sie das Handout 2.6 IB17 (Zwischenmenschliches Verhalten ändern) heranziehen. Manchmal verursacht dieses Umfeld schwerwiegende Probleme aufgrund dysfunktionaler Interaktionsmuster, und manchmal können Mitmenschen Sie auf Ihrem neuen Weg unterstützen. Dementsprechend wird Ihre Therapeutin Ihnen helfen, Ihre engen Beziehungen sorgfältig zu bewerten, um möglicherweise gemeinsame Sitzungen in Betracht zu ziehen.

Warum interessieren sich DBT- Therapeutinnen dafür? Um in der Therapie erfolgreich zu sein, müssen Sie (a) überleben und (b) die Therapie fortführen. Hat man bei früheren Therapieabbrüchen „gelernt", dass man unangenehme Prozesse beenden kann, indem man zum Beispiel die Therapie abbricht, wird diese Idee auch in der DBT auftauchen. Machen wir uns nichts vor: Die therapeutische Arbeit, die Sie vor sich haben, kann sehr erfolgreich sein und Ihr Leben grundlegend verändern. Aber es werden harte, anstrengende und unangenehme Passagen zu überwinden sein. Sie werden lernen, Ihre Emotionen anzunehmen und mit ihnen umzugehen, und das wird Geduld erfordern. Ihre Therapeutin wird Ihnen helfen, aber sie kann Sie nicht festbinden. Deshalb sollte sie genau wissen, unter welchen Umständen Sie dazu neigen, mit dem Gedanken zu spielen, die Therapie abzubrechen. Sie wird Ihnen dann frühzeitig Unterstützung anbieten.

Wise Mind

Ich habe es oben schon erläutert: Im Rahmen der DBT spielen die Übungen zu *Wise Mind* eine tragende Rolle: Zusammen mit Ihrer Therapeutin werden Sie einige Tonaufnahmen machen, die Ihnen helfen, Ihr ganz persönliches Bild von *Wise Mind* zu entwickeln und zu vertiefen. Diese Tonaufnahmen sollten Sie täglich etwa zehn Minuten anhören. Erfahrene Patientinnen berichten übereinstimmend, dass diese Übungen dazu führen, dass sich nach etwa vier Wochen ein inneres Bild von Ruhe, Gelassenheit, Geborgenheit und Stärke entwickelt, auf das sie im Rahmen der weiteren Behandlung immer wieder zurückgreifen können.

Was sollten Sie für sich selbst klären? Therapieziele

Gleich zu Beginn wird Ihre Therapeutin mit Ihnen die Ziele der Behandlung vereinbaren. Das hört sich einfacher an, als es ist. Menschen mit BPS bringen in der Regel eine Vielzahl von oft unklaren Problemen mit. Und die sollen alle so schnell wie möglich gelöst werden. Das Motto lautet oft: „Ich muss erst wieder gesund werden, bevor ich aufhören kann, mich zu schneiden, Drogen zu nehmen oder auch nur daran zu denken, meine Ausbildung zu beenden." Dem steht unser Wissen gegenüber, dass gerade diese Verhaltensmuster (und auch die soziale Isolation) die Probleme oft noch verstärken. Ihre Therapeutin wird Sie also ermutigen, diese schädlichen Verhaltensmuster so schnell wie möglich durch neue Fertigkeiten zu ersetzen. Dieser Konflikt ist normal. Natürlich würden Sie das tun, wenn es so einfach wäre. Die DBT versucht also, ein Gleichgewicht zwischen Ihren persönlichen Zielen und dem Wissen der Therapeutin, wie sie zu erreichen sind, herzustellen. Es ist von entscheidender Bedeutung, dass Sie sich darauf einigen, an welchen Zielen Sie arbeiten werden.

Ihre Therapeutin wird sich vor allem dafür interessieren, was für Sie persönlich ein sinnerfülltes Leben bedeutet. Sie wird Sie danach fragen, was Ihnen im Leben wichtig ist und Freude bereitet. Anschließend wird sie Sie dabei unterstützen, daraus möglichst konkrete und lebensnahe Ziele abzuleiten. Sie sollten diese Ziele so formulieren, dass sie klar benennbar, greifbar und überprüfbar und vor allem für Sie realistisch zu erreichen sind. Ziele wie „ Ich sollte mich besser fühlen" sind nicht sehr effektiv. Sie können durch präzisere Formulierungen wie „Ich möchte im nächsten Jahr die Probleme an meinem Ausbildungsplatz gelöst haben" ersetzt werden. Auch die Vorgabe „Mein Ziel ist, dass meine Mutter mich endlich in Ruhe lässt" ist weniger sinnvoll, denn da die Mutter nicht in Therapie ist, kann man ihr Verhalten nur bedingt beeinflussen. Ein realistischeres Ziel wäre zum Beispiel: „Ich möchte erreichen, dass ich von zu Hause ausziehe und mich einmal im Monat mit meiner Mutter an einem neutralen Ort treffe."

Es geht immer darum, die Ziele so konkret wie möglich zu benennen. Es sollte zudem realistisch sein, sie in einem angemessenen Zeitrahmen zu erreichen. Ihre Therapeutin wird Ihnen dabei helfen. Die meisten Patientinnen tragen eine Vielzahl von Problemen und damit auch von möglichen Zielen mit sich herum. Es ist also wichtig, klug auszuwählen. Dabei hilft Ihnen das Arbeitsblatt 2.2 AB2.

Was sind Ihre größten Probleme bei der Emotionsverarbeitung?

Sie werden von Anfang an versuchen, mit Ihrer Therapeutin zu verstehen, was für Sie die zentralen Probleme im Umgang mit Emotionen sind. Sie können sehr unterschiedliche Ursachen haben, und entsprechend verschieden sind auch die therapeutischen Möglichkeiten, damit umzugehen. Die Emotionen können von Trauma-Erfahrungen bestimmt sein. Es kann daran liegen, dass bestimmte Situationen sehr starke Gefühle in Ihnen auslösen, die aber nicht wirklich zu den aktuellen Umständen passen, oder dass die Gefühle zwar durchaus stimmig sind, aber einfach zu intensiv erlebt werden. Manchmal liegt es daran, dass Sie das Gefühl haben, bestimmte Emotionen einfach nicht ertragen zu können. Ein anderes Mal wissen Sie einfach nicht, was Sie mit einer Mischung aus widersprüchlichen Gefühlen anfangen sollen. Und manchmal überwältigen Sie Gefühle aus der Vergangenheit – wie gesagt, es gibt viele verschiedene Ursachen für das Gefühlschaos. Gemeinsam mit Ihrer Therapeutin werden Sie hier Klarheit finden. Viele Borderline-Patientinnen leiden in besonderem Maße an der permanenten Angst, verlassen und/oder sozial abgewertet und zurückgewiesen zu werden. Sollte diese Problematik auch auf Sie zutreffen, so wird sich Ihre Therapeutin genau damit beschäftigen. (Hier sind das Infoblatt 2.5 IB29 sowie die Arbeitsblätter 2.5 AB16-20 sind hilfreich.)

Was Sie zuerst in den Griff bekommen sollten: Verhaltenskontrolle

Wenn Sie ernsthafte Probleme haben, Ihr Verhalten zu kontrollieren, sollte dies neben den oben beschriebenen sozialen Problemen auf der Liste der wichtigsten Behandlungsziele stehen. Die DBT versucht, Patientinnen zu helfen, die Selbstkontrolle über schwerwiegende Verhaltensstörungen frühzeitig wiederzuerlangen, um Krisen zu verhindern. Darunter verstehen wir zum Beispiel Drogen- und übermäßigen Alkoholkonsum, schwere Selbstverletzungen, aggressive Ausbrüche, massive Essanfälle und Erbrechen sowie hochriskante Verhaltensweisen. Dazu gehören aber auch schwerwiegende sozial schädigende Verhaltensweisen wie ungerechtfertigte Boshaftigkeit und Unfreundlichkeit oder die Angewohnheit, andere durch Suiziddrohungen in große Angst zu versetzen. Auch die Belastung von Beziehungen durch Trotzphasen und Schmollen fallen darunter.

Als Verhaltenstherapeutinnen gehen wir davon aus, dass die meisten dieser Verhaltensweisen irgendwann einmal nützlich waren, also im Sinne von Überlebensstrategien erlernt wurden. Sie führen aber immer noch zu Erleichterung oder Entlastung oder sogar Spaß und Freude –kurzfristig. Alle diese Verhaltensweisen sind im jeweiligen Moment unter den jeweiligen Bedingungen sinnvoll und auch verständlich, aber sie führen entweder zur Verschlimmerung von Krisen oder sie stabilisieren die Borderline-Störung.

Im Laufe der Therapie werden Sie lernen, welche Skills Sie einsetzen können, um diese schädlichen Verhaltensweisen zu kontrollieren. In einem ersten Schritt ist es jedoch wichtig, diese zu erkennen, zu benennen und vor allem zu beobachten, unter welchen Umständen sie auftreten. Sie sollten also eine beobachtende Distanz zu diesen Verhaltensmustern gewinnen. Dies ist der erste Schritt, um Kontrolle über sie zu erlangen.

Die weiteren Schritte: Umgang mit zu intensiven oder auch unpassenden Emotionen

Um dieses Ziel zu erreichen, werden Sie und Ihre Therapeutin zunächst einige Emotionen oder auch „emotionale Netzwerke" identifizieren, mit denen Sie die größten Schwierigkeiten haben. Dabei kann es sich um negative Gefühle wie Schuld, Scham oder Angst handeln, aber auch um positive Gefühle wie Stolz oder Nähe, die Ihnen sehr unangenehm sein können.

Im zweiten Schritt wählen Sie gemeinsam einige typische Schlüsselszenen aus, in denen Sie diese Gefühle erlebt haben. Diese können erst kurz, aber auch etwas weiter in der Vergangenheit liegen. Gemeinsam mit Ihrer Therapeutin werden Sie diese Szenen dann noch einmal durcharbeiten, um einen besseren, leichteren und sinnvolleren Umgang mit diesen schwierigen Gefühlen zu erreichen.

Viele Patientinnen berichten, dass sich ihr emotionales Erleben und ihre Einstellung zu sich selbst bereits nach wenigen Sitzungen grundlegend zu verändern beginnen. Vor allem, wenn man die Erfahrungen der Kompetenzgruppe (siehe unten) miteinbezieht, ergibt sich ein runderes Bild.

Ein sinnerfülltes Leben aufbauen

Zugegeben, wenn Sie erst am Anfang einer Therapie stehen und sich noch nicht vorstellen können, dass Sie lernen können, mit Ihren Gefühlen besser umzugehen, mag das etwas utopisch klingen. Die große Mehrheit der Patientinnen ändert jedoch nicht nur ihren Umgang mit Gefühlen, sondern auch ihre Grundeinstellung zu sich selbst. Das bedeutet tatsächlich eine erhebliche Veränderung, die sich auf viele Lebensbereiche auswirkt. Es geht daher immer auch um eine Neuausrichtung Ihres Lebens. Sie werden Ihre Werte überdenken, Ihre kurz- und langfristigen Ziele neu ordnen und versuchen, mithilfe Ihrer Therapeutin einige wichtige Ziele in Ihrem Leben umzusetzen. Die Unterstützung beim Aufbau eines sinnerfüllten Lebens ist das oberste Ziel der DBT.

3.3 Was versteht man unter komplexer PTBS?

Vielen Menschen, die in ihrer Kindheit oder Jugend schwerwiegende, oft länger andauernde zwischenmenschliche Gewalt erlebten, verarbeiten diese Erfahrungen auf ähnliche Weise. Dies betrifft zum einen die Erinnerungen an die traumatischen Erfahrungen, aber auch die Einstellungen und Erwartungen, die die Betroffenen sich selbst und anderen gegenüber entwickeln. Es handelt sich dabei um *„normale"* Reaktionen des Gehirns und der Psyche auf *nicht normale* Ereignisse. Dominieren die Folgen dieser traumatischen Erfahrungen das eigene Erleben und die Einstellung zu sich selbst und anderen, spricht man von einer komplexen Posttraumatischen Belastungsstörung (kPTBS).

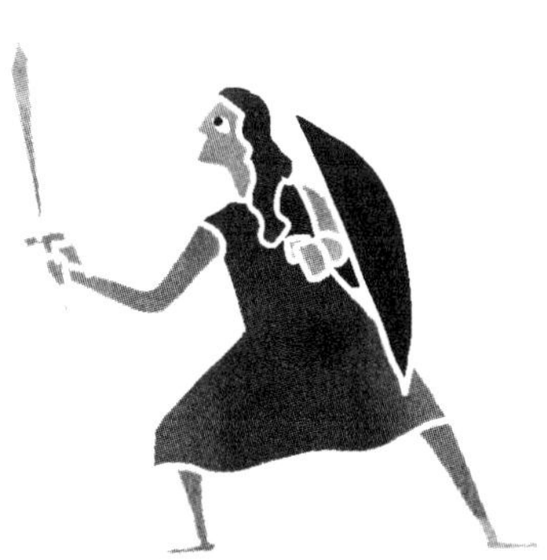

Die wichtigsten Symptome der komplexen Posttraumatischen Belastungsstörung betreffen

1. Das Trauma-Gedächtnis

- Die Betroffenen erleben häufig – und dann meistens unkontrollierbar – sehr lebendige Erinnerungen an die traumatischen Ereignisse in Form von Bildern, Gerüchen, Stimmen oder auch körperlichen Empfindungen.
- Manchmal können diese Erinnerungen so lebendig werden, dass sie das Gefühl haben, diese wiederzuerleben.
- Die Betroffenen bemühen sich, möglichst viele Auslöser dieser Erinnerungen zu vermeiden (z. B. bleiben zu Hause, vermeiden Sex, tragen unattraktive Kleidung, meiden unbekannte Orte, volle Züge oder Straßenbahnen usw.).
- Die Betroffenen kennen einige kurzfristige Möglichkeiten, diese Erinnerungen abzuschwächen (z. B. Selbstverletzungen, Drogen oder Alkohol, aggressive Durchbrüche usw.).
- Die Betroffenen leiden an Schlafstörungen mit Albträumen.
- Die Betroffenen hören bisweilen innere Stimmen, die ihnen bedrohlich vorkommen, manchmal sehen sie auch „Geister", also Personen, von denen sie wissen, dass andere sie nicht sehen.

2. Die Emotionen

- Die Betroffenen entwickeln immer wieder intensive, lang anhaltende Gefühle wie Hilflosigkeit, Scham, Schuld oder Ekel und Selbsthass.
- Die Betroffenen erleben häufig diffuse Gefühle von Angst und Bedrohung.
- Die Betroffenen erleben immer wieder sog. dissoziative Zustände, das heißt, sie erleben sich selbst und die Welt vorübergehend als weit entfernt und unwirklich. Manchmal bleibt die Zeit stehen, manchmal fehlen Erinnerungen.
- Die Betroffenen erleben immer wieder längere Passagen von ausgeprägter Depressivität und Niedergeschlagenheit.

3. **Die Einstellung zu sich selbst (Selbstkonzept)**

- Die Betroffenen denken schlecht über sich selbst und ihren Körper.
- Die Betroffenen empfinden, dass sie irgendwie „schuld“ haben an den Ereignissen; sie fühlen sich innerlich wie beschmutzt und ekelhaft und schämen sich für sich selbst und ihre Familie.
- Die Betroffenen haben manchmal das unbestimmte Gefühl, dass sie irgendwie schlecht und minderwertig oder gar „böse“ sind.
- Die Betroffenen haben das Gefühl, dass sie sich selbst und ihren Urteilen nicht richtig vertrauen können.
- Die Betroffenen hassen sich manchmal selbst.
- Die Betroffenen sind bisweilen von Suizidgedanken geplagt.

4. **Die Einstellung zu anderen**

- Die Betroffenen haben Schwierigkeiten, anderen zu vertrauen.
- Die Betroffenen haben das Gefühl, anders zu sein als alle anderen.
- Die Betroffenen haben das Gefühl, andere denken schlecht über sie oder wissen „irgendwie“ Bescheid darüber, was ihnen widerfahren ist.
- Die Betroffenen ziehen sich am liebsten von anderen Menschen zurück.

Kommen Ihnen einige dieser beschriebenen Symptome und Verhaltensmuster bekannt vor? Dann besprechen Sie dies mit Ihrer Therapeutin. Sie wird gemeinsam mit Ihnen die Diagnose klären.

3.4 Was ist DBT-PTBS?

Viele Betroffene erleben die komplexe PTBS als sehr belastend. Bisweilen bestimmt diese Störung über wesentliche Teile ihres Lebens. Und viele Betroffene versuchen über viele Jahre, diese Störung zu überwinden, ohne dass dies besonders erfolgreich wäre.

Wir haben ein Behandlungsprogramm entwickelt, das genau darauf zielt, die vier Problembereiche der komplexen PTBS, also Trauma-Gedächtnis, Gefühle, Selbstkonzept und Einstellungen zu Mitmenschen, zu verbessern. Da Programm heißt DBT-PTSD und wurde in zwei großen Studien wissenschaftlich untersucht (Bohus et al., 2013; 2020). Es zeigten sich ausgeprägte Verbesserungen in allen Bereichen. Von 100 Patientinnen, die diese Behandlung vollständig absolvierten, haben nach Abschluss der Behandlung etwa 80 Patientinnen keine wesentlichen Probleme mehr mit Trauma-Folgestörungen.

Die Behandlung hat drei Hauptziele:

Die Teilnehmerinnen an DBT-PTBS werden

1. das unkontrollierbare Wiedererleben von traumatischen Erinnerungen in kontrollierbare Erinnerungen verwandeln,
2. deren Annahmen über sich selbst und die Welt neu überdenken,
3. erfolgreicher versuchen, ein sinnerfüllteres Leben aufzubauen.

Wie lange dauert DBT-PTBS?

- Im stationären Setting dauert das Therapieprogramm ca. zwölf Wochen.
- Im ambulanten Bereich umfasst die Therapie insgesamt etwa 45 Einzeltherapie-Sitzungen. Sie können parallel dazu an einer DBT-Skills-Gruppe teilnehmen.

Wie ist die Therapie aufgebaut?

- Im stationären Setting gliedert sich das Behandlungsprogramm in mehrere Module: Einzeltherapie; Selbsthilfe-Training; Bezugspflege; Skills-Gruppen; Basisgruppen; Körpertherapie; Ergotherapie und anderes.
- Im ambulanten Setting gliedert sich das Behandlungsprogramm in drei oder vier Module: Einzeltherapie; Selbsthilfe-Manual; Krisenintervention; evtl. Skills-Gruppe.

Die Therapeutinnen nehmen an einer Beratungsgruppe teil, um sich Unterstützung zu holen und den Therapierfolg zu verbessern.

Was können Sie selbst zum Gelingen der Therapie beitragen?

Sie werden mit Beginn der Therapie von Ihrer Therapeutin ein Arbeitsheft erhalten. Dieses Selbsthilfe-Manual wird Sie durch alle Therapiephasen begleiten und Ihnen helfen, die Therapie Schritt für Schritt erfolgreich zu meistern. Das Manual besteht aus zahlreichen Informations- und Arbeitsblättern und wurde zusammen mit Betroffenen entwickelt. Sie können dieselbe DBT-Skills-Gruppe besuchen wie Patientinnen mit Borderline-Störungen. Die wichtigsten Skills können Sie aber auch von Ihrer Einzeltherapeutin lernen.

Für das Gelingen Ihrer Therapie sollten etwa 30 Minuten pro Tag investieren. Das sollten Sie sich wert sein. Besprechen Sie bitte alle Fragen mit Ihrer Therapeutin oder Ihrem Therapeuten.

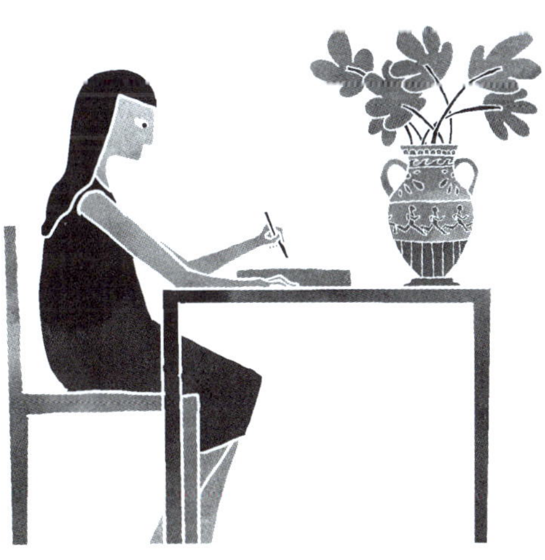

Was geschieht während der Therapie?

DBT-PTSD gliedert sich in neun Phasen:

1. Zuerst geben Sie Ihrer Therapeutin einen kurzen Überblick über Ihre Lebensgeschichte.
2. Im Anschluss besprechen Sie gemeinsam Ihre wichtigsten Werte und Ziele und überlegen, inwiefern die komplexe PTBS Sie aktuell daran hindert, diese zu erreichen.
3. Sie lernen, wie sich die komplexe PTBS in Ihrem ganz persönlichen Fall entwickelte, welche Ihrer Verhaltensweisen die Störung aufrechterhält und wie Sie diese überwinden können.
4. Sie klären zusammen mit Ihrer Therapeutin, welche Erinnerungen (Index-Erfahrung) Sie derzeit am stärksten belasten.
5. Sie arbeiten daran, mit sich selbst wohlwollender und unterstützender umzugehen *(Wise Mind)*.
6. Sie erlernen Fertigkeiten, um starkem Stress, Dissoziation und intensive belastende Gefühle wie Angst, Scham, Schuld und Ekel zu regulieren.
7. Sie setzen sich gemeinsam mit Ihrer Therapeutin intensiv mit Ihrer Trauma-Erfahrung im sicheren Rahmen der Therapie auseinander. Ihr Gehirn wird lernen, dass diese Erfahrungen tatsächlich der Vergangenheit angehören, und Sie werden erfahren, dass diese Erinnerungen Ihren Schrecken mindern.
8. Sie werden feststellen, dass das Wiedererleben traumatischer Ereignisse und damit verbundene Schuld, Scham und Ekelgefühle deutlich abnehmen. Sie lernen, die Ereignisse als Teil Ihres Lebens anzunehmen.
9. Abschließend arbeiten Sie daran, Ihr Leben gemäß Ihren eigenen Werten und Zielen neu auszurichten.

4 BORDERLINE-TRIALOG UND DBT-PEER-COACHING

Möglichkeiten, Erfahrungswissen konstruktiv zu nutzen

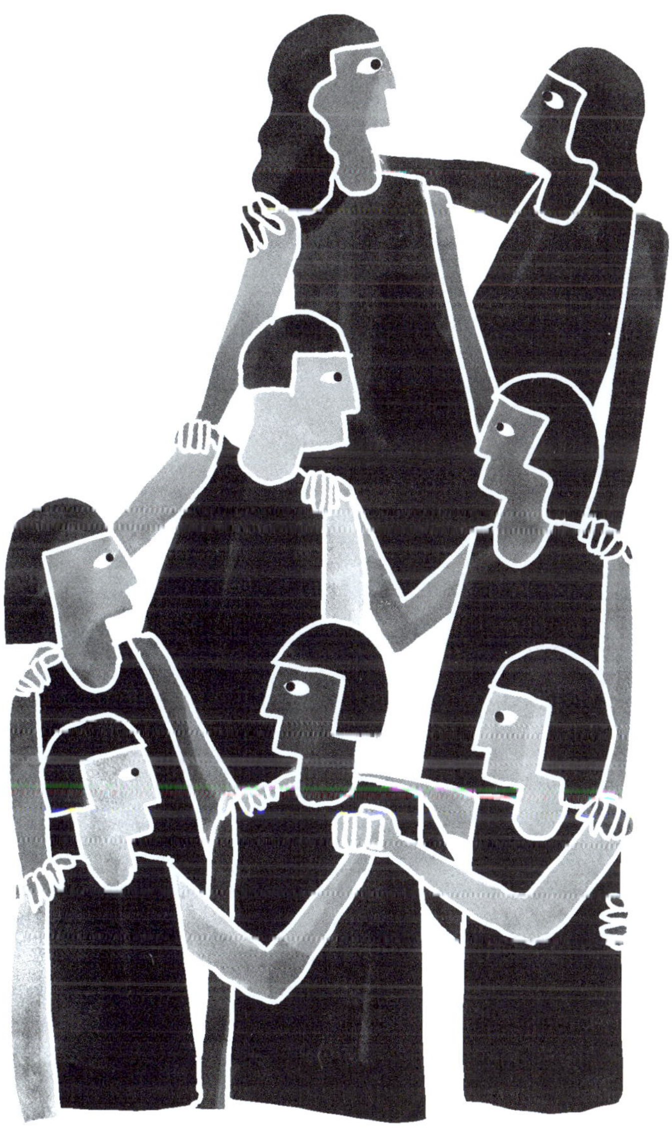

4.1 Borderline-Trialog: miteinander reden – voneinander lernen

Der folgende Text stammt aus der Feder der Leiterin der Borderline-Trialog-Kontakt- und Informationsstelle in Nürnberg. Anja Link ist selbst Borderline-Betroffene und hat dieses Konzept gemeinsam mit anderen Betroffenen entwickelt und zu einer Erfolgsgeschichte ausgebaut.

Seit 2004 werden in Nürnberg trialogische Veranstaltungen angeboten. Die Kontaktstelle dient aber auch als Anlaufstelle für Betroffene, Angehörige und Fachleute, die Information, Beratung oder Fortbildung suchen und anbieten.

Was ist ein Trialog?

Trialogische Gesprächsrunden sind Treffen, an denen drei verschiedene Gruppen ihre jeweiligen Sichtweisen vertreten und diskutieren. Borderline-Trialoge sind dementsprechend Veranstaltungen, zu denen Betroffene, Angehörige und Fachleute eingeladen werden, um gemeinsam, oft auf offener Bühne, zu diskutieren. Gestartet waren diese Trialoge als reine Präsenzveranstaltung, doch inzwischen gibt es auch einige Online-Angebote, die es auch Betroffenen ermöglichen, überregional teilzunehmen.

Den trialogischen Gedanken gibt es seit den 1980er-Jahren. Er war lange im Bereich der Psychose-Selbsthilfe verbreitet. Der Leitgedanke lautete, „nicht über die Betroffenen reden, sondern mit ihnen". Mich selbst hatte dieses Konzept sehr angesprochen, zumal auch die Angehörigen als wichtige Bezugspersonen beteiligt waren. Doch so, wie es Borderline-Betroffenen häufig ergeht, fühlte ich mich in diesen Runden mit meinen Anliegen trotzdem allein.

Es wuchs die Idee, einen störungsspezifischen Trialog zu probieren. Gemeinsam mit Christiane Tilly und Heiner Dehner, dem damaligen Psychiatriekoordinator der Stadt Nürnberg, planten wir dann 2004 den ersten bundesweiten Borderline-Trialog. Wir waren überrascht, als über 300 Menschen dieser Einladung folgten. Die positive Resonanz ermutigte uns, dranzubleiben. So gründeten wir direkt nach der ersten Veranstaltung die ersten Regional-Trialog im Raum Nürnberg und nachdem auch viele Anfragen nach Vorträgen und Beratungen kamen, konnte 2006 die Borderline-Trialog Kontakt- und Informationsstelle eröffnet werden. Dort habe ich die Möglichkeit, die Verbreitung der Borderline-Trialog-Idee zu unterstützen, und biete Beratung für Betroffene, Angehörige und professionell Tätige an.

Trialoge sind eine einmalige Gelegenheit, aus dem enormen Erfahrungsschatz der Teilnehmenden zu schöpfen und auch die eigenen Erkenntnisse zu teilen. Man trifft hier auf andere Betroffene jeder Altersstufe, die auf ihrem Genesungsweg unterschiedlich weit sind, man trifft auf Eltern, Partner, Geschwister und Fachleute.

Erfahrungen stehen im Mittelpunkt

Im Fokus steht: Wie können wir die Schwierigkeiten anderer besser verstehen? Was verbessert die Situation? Und immer wieder: Wie gelingt ein guter Umgang miteinander?

Der Ablauf eines Trialogs folgt zumeist einem einheitlichen Schema: Nach der Begrüßung durch die Organisierenden, einer Erinnerung an die Trialog-Regeln und einer Vorstellungsrunde wird ein Schwerpunktthema diskutiert, zum Beispiel Gesundung, Borderline-Störungsbild und Arbeit sowie Partnerschaft. Hierzu kann es einen vorbereiteten Input geben, das Herz eines Trialogs sind jedoch die Erfahrungen der Teilnehmenden.

Während es in der ersten Hälfte der Diskussion eher darum geht, die Herausforderungen zu beleuchten, um die unterschiedlichen Aspekte einer Situation noch besser zu verstehen, richtet sich der Fokus im zweiten Teil auf die Erfahrungen mit Lösungsstrategien. Hier werden individuelle Wege und Erkenntnisse zusammengetragen.

Es zeigt sich ein großer Fundus an positiven Bewältigungsmöglichkeiten. Eine beliebte Form der Abschlussrunde ist, dass reihum jede ihren bzw. jeder seinen – bisher geheimen – Super-Skill benennt.

Lernen und verstehen über einen Stellvertreter

Hilfreich ist in einem Trialog, dass man nicht unbedingt mit den eigenen Angehörigen und Fachleuten ins Gespräch gehen muss. Über die Stellvertreter-Funktion gelingt es leichter, die anderen besser zu verstehen. In wichtigen, nahen Beziehungen kann es schwierig sein, emotionale Themen zu besprechen. Gerade im Kontext von Borderline-Störungen werden oft heftige Gefühle ausgelöst, nicht nur bei den Betroffenen. Beispielsweise gelingt es nicht immer, mit den eigenen Angehörigen über die Thematik Selbstverletzung und Suizidalität zu sprechen. Sehr schnell werden Schuldgefühle ausgelöst oder Aussagen als Vorwürfe verstanden. Dennoch wäre es gut, darüber zu sprechen, um das

Gegenüber besser zu verstehen, um Lösungen, mit denen alle gut leben können, zu finden. Die Chance im Trialog besteht darin, beispielsweise auf andere Eltern zu treffen, die einem nicht emotional nahestehen. Durch diesen Austausch gelingt es, unvoreingenommen zuzuhören und sich in die jeweils andere Position einzufühlen. Mit dem gewonnenen Verständnis werden sich die eigenen Beziehungen verändern. Dies ist einer der stärksten Effekte des Trialogs.

Jeder und jede nimmt für sich selbst teil, um dazuzulernen. Das gilt insbesondere auch für die Fachleute: Therapeuten, Ärzte, Menschen mit Sozial- und Pflegeberufen. Auch sie sind Teilnehmende und haben die Möglichkeit, durch den Austausch dazuzulernen sowie die eigene Rolle zu reflektieren. Ihre Aufgabe im Trialog ist es nicht, Therapeutin oder Therapeut zu sein.

Die Teilnehmerinnen bekommen neben dem Austausch auch Feedback darüber, wie sie auf andere wirken – dies kann ermutigen, überraschen oder zum Nachdenken anregen.

Die innere Haltung ist entscheidend

Die Gruppe wird moderiert und strukturiert. Teilaufgaben der Moderation – auf die zeitliche Struktur zu achten, den roten Faden im Blick haben – werden auch von Teilnehmenden übernommen. Dies ist ein wichtiges Element im Trialog, dass nicht eine vorne steht und für alles verantwortlich ist, sondern die Gruppe gemeinsam das Geschehen trägt. Jede ist für sich selbst verantwortlich, und der Austausch geschieht wohlwollend und wertschätzend auf Augenhöhe.

Es gilt auch zu akzeptieren, dass Wahrnehmung und Wahrheit subjektiv ist – der Trialog ist kein Ort, an dem ausdiskutiert werden kann, wer mit seinen Beschreibungen recht hat. Jede Perspektive ist (ge-)wichtig, ohne Bewertung.

Vernetzt im Trialog

Organisiert werden Borderline-Trialoge von regionalen, trialogisch zusammengesetzten Teams im gesamten deutschsprachigen Raum.

Die Initiative für einen Trialog kommt häufig aus Selbsthilfegruppen, Beratungsstellen oder auch von stationären Behandlungsteams. Teilweise gelingt es, eine Finanzierung dafür auf die Beine zu stellen, ein Großteil dieser Angebote fußt jedoch auf ehrenamtlichem Engagement.

Eine Übersicht über die Orte, in denen es Borderline-Trialoge gibt, findet sich auf der Website der Borderline-Trialogstelle in Nürnberg http://www.borderlinetrialog.de.

Hier fließen Informationen zu den Trialogen zusammen und es werden regelmäßige Vernetzungstreffen für die Organisierenden angeboten. Auch hier wird voneinander gelernt, knifflige Situationen besprochen und vor allem auch kreative Ideen zur Umsetzung weitergegeben.

Die Trialog-Formate können variieren: Es gibt Einzelveranstaltungen als Tages-Workshops, groß angelegte Tagungen und Gesprächsgruppen mit kontinuierlichen Terminen. Ein leicht umsetzbares Format sind Blockseminare, weil man hier – je nach Ressourcen – den Aufwand gut steuern kann. Ein Borderline-Trialog-Blockseminar besteht aus einem Paket aus insgesamt fünf Terminen: Ein erster Informationsabend, an dem über Borderline und den Trialog referiert wird. Anschließend werden die Themen festgelegt, über die in den folgenden vier Abenden dann in trialogischer Runde gesprochen wird. In dieser Organisationsform können leicht neue Teilnehmende sowohl in den Trialog als auch in das Team einsteigen.

Zugehörigkeit und Ermutigung verbreiten

Wenn es vor Ort noch keinen Borderline-Trialog gibt, lohnt es sich, selbst einen aufzubauen. Dazu kann ich selbst aus vollem Herzen ermutigen, denn man lernt, über sich hinauszuwachsen! Schließlich ist nur so 2004 die Borderline-Trialog-Idee zur Realität geworden.

Diese Art zu arbeiten, Erfahrungs- und Fachwissen zu verknüpfen, erlebe ich, Anja Link, als sehr bereichernd und hilfreich. In den Beratungen bin ich häufig als eine Art Dolmetscherin tätig, kann die Erfahrungen aus den Trialogen teilen und vor allem Mut und Optimismus weitergeben. Mein großer Wunsch ist, dass sich das Nutzen dieser Doppelqualifikation (als Betroffene und als Beraterin) etabliert.

So ist die Arbeit als DBT-Peer-Coach schließlich eine weitere Möglichkeit geworden, die eigenen Erfahrungen zu etwas Wertvollem zu nutzen.

4.2 DBT-Peer-Coaching – ansteckende Gesundheit

„Ich leite in der Woche drei Skills-Gruppen, eine Achtsamkeits-, Selbstmitgefühls- und eine DBT-Fortgeschrittenen-Gruppe. Zusätzlich biete ich Einzelgespräche an unter dem Fokus DBT-Coaching oder Commitment. Regelmäßig mache ich auf einer Akutstation Fortbildungen für die professionellen Helfenden, gehe in Teams, um diese in Sachen Krisenplan, schwierige Fälle und Behandlungskonzepte zu beraten. Oft nehme ich an DBT-Basiskursen teil, stehe dort den Ausbildungsteilnehmenden Frage und Antwort und referiere über Schwierigkeiten bei der Vermittlung von Skills. Ich bin absolut begeistert über den Impact, den ich in der Patientenbehandlung vor Ort haben darf."

So vielfältig können die Aufgaben eines DBT-Peer-Coaches sein. Die Verfasserin Luisa ist Pionierin und hat mit acht weiteren Teilnehmenden den ersten Weiterbildungskurs 2020–2021 durchlaufen. Inzwischen hat sie einen unbefristeten Arbeitsvertrag an einer großen Münchner Klinik.

Der Grundgedanke im Peer-Coaching ist, das spezifische Erfahrungswissen zu nutzen – für sich und die oder den Coachee. Es geht aber auch darum, sich davon aber auch wieder lösen zu können und selbst flexibel damit umzugehen. Wir wollen uns nicht an die Diagnose-Identität binden, sondern einen sinnstiftenden Umgang damit ermöglichen.

Peer-Effekte nutzen

Borderline-Betroffene kennen sehr gut das Erleben, nirgends dazuzugehören, anders zu sein. Selbst auf einer psychiatrischen Station, auf der man oft erstmalig auf Menschen trifft, die psychische Probleme aus eigener Erfahrung kennen, fühlt man sich mit seinen Borderline-Erfahrungen häufig als nicht dazugehörig. Dann auf jemanden zu treffen, der dieses spezifische Erleben auch kennt, hat einen starken validierenden Effekt. „Ich bin ja gar nicht der einzige Alien", beschrieb eine Betroffene diesen Eindruck, als sie zum ersten Mal einen Borderline-Trialog besuchte. Die Identifizierung mit jemandem, der die gleiche Diagnose hat, ist hoch – im ungünstigen Fall, beim negativen Peer-Effekt, kann es dazu führen, dass man die dysfunktionalen Strategien des anderen übernimmt. Jemandem zu begegnen, der es geschafft hat, mit Borderline ein Leben nach seinen Werten und Zielen zu führen und für eine gute Lebensqualität sorgen konnte, kann wiederum sehr ermutigend und Hoffnung stiftend sein. So können ehemalige Borderline-Patientinnen ein sehr überzeugendes Cheerleading praktizieren: Wenn ich das schaffen konnte, schaffst du es auch!

DBT-Peer-Coaches sind Teamplayer

DBT-Peer-Coaches verstehen sich als Teil eines Behandlungsteams. Sie unterstützen nicht nur die Betroffenen, die „Coachees", sondern sie sind auch eine Brücke zwischen Patientinnen und Team, Sprachrohr und Übersetzer. In der Dialektisch-Behavioralen Therapie hat die Zusammenarbeit mit Betroffenen einen prominenten Hintergrund: Marsha Linehan war als Begründerin des Therapiekonzeptes früher selbst Borderline-Patientin.

Die Idee des DBT-Peer-Coaches war parallel zu Gründung des Borderline-Trialogs 2004 geboren, wurde lange als Vision gepflegt, bis 2018 der DBT-Dachverband die Umsetzung förderte. Der Dachverband ist nicht nur enger Kooperationspartner für die Weiterbildung, sondern fördert diese auch aktiv: DBT-Trainerinnen begleiten die Weiterbildung als Referentinnen in den Kursen, außerdem können Teilnehmerinnen Unterstützung zur Finanzierung der Weiterbildung beantragen.

Gut vorbereitet: Erfahrungs- und Fachwissen verknüpfen sich

Als klar war, dass Peer-Coaches ihren Platz in der DBT bekommen sollen, habe ich gemeinsam mit Yvonne Scharf und in Abstimmung mit dem Dachverband ein Curriculum entwickelt. Ziel der Weiterbildung ist, unsere Peers bestmöglich auf die Bandbreite der Aufgaben und ihre Rolle in den Teams vorzubereiten.

Neben dem Grundwissen zu den psychosozialen Versorgungsstrukturen haben Recovery und Empowerment-Elemente ihren festen Platz im Curriculum. DBT-Wissen wird aufgefrischt und erweitert und Know-how für das Coaching mitgegeben. Die Weiterbildung umfasst vierzehn Einheiten, die sich über einen Zeitraum von eineinhalb Jahren erstrecken. Die einzelnen Seminare sind aufgeteilt in einen Input- und einen Reflexionstag – für den Input kommt jeweils ein Referent bzw. eine Referentin aus dem Pool der DBT-Trainer und Trainerinnen für einen Themenschwerpunkt hinzu.

Die eigenen Genesungserfahrungen und das DBT-Wissen sollen von den Peer-Coaches in einer Weise eingesetzt werden können, dass sie die Coachees unterstützen und ermutigen. Um die

Voraussetzungen dafür zu schaffen, ist die Reflexion der eigenen Erfahrung unverzichtbar. Deshalb legen wir sehr großen Wert auf Reflexion, die auch im Austausch innerhalb des Kurses und in den supervisorischen Gesprächen stattfindet.

Während der Weiterbildungszeit muss eine Reflexionsarbeit geschrieben werden. Der Auftrag ist, sich zu überlegen, welche Aufgaben oder Konstellationen in der unterstützenden Rolle die schwierigsten Herausforderungen wären – die vielleicht sogar mit eigenen Triggern verknüpft sein könnte. Es geht in dieser Arbeit nicht darum, diese möglichen Schwierigkeiten unbedingt positiv auflösen zu können, sondern um die Auseinandersetzung und einen bewussten Umgang damit.

Unterstützer brauchen Unterstützung

Die Weiterbildung endet mit einer Prüfung und der Zertifizierung durch den DBT-Dachverband. Nach Abschluss der Weiterbildung ist man Teil eines Netzwerks, besucht Netzwerktreffen, um dort bei Kolleginnen und Kollegen Unterstützung bei der neuen Aufgabe zu finden und die Qualität der Arbeit zu gewährleisten. Peers, die in einem therapeutischen Team arbeiten, haben spezifische Anliegen und brauchen eine eigene Ansprechperson, um die eigene Rolle im Team zu reflektieren, um Loyalitätskonflikte aufzuspüren oder Gegenübertragungsprozesse zu identifizieren. Eine Gegenübertragungsreaktion kann sich anfühlen wie ein Rückfall, ist es jedoch nicht.

Das zu erkennen gelingt am besten in einer Supervision durch einen anderen ausgebildeten Peer. So gehören Supervisionsangebote durch Trainer, Vernetzungstreffen und ein Rezertifizierungsverfahren zum Gesamtkonzept des DBT-Peer-Coachings.

Blick in die Zukunft

Im Jahr 2024 finden die Kurse unter dem Dach des Förderkreises Borderline-Trialog e. V. in Nürnberg statt – perspektivisch wird es weitere Standorte auch in der Schweiz und in Österreich geben.

Die Kosten für die Weiterbildung müssen derzeit von den Teilnehmerinnen selbst getragen werden. Hier wäre es perspektivisch wünschenswert, wenn sich neben einem möglichen Stipendium durch den DBT-Dachverband weitere Unterstützungsmöglichkeiten auftun. In einigen Fällen übernimmt eine Klinik die Weiterbildungskosten und verknüpfte dies mit einer Anstellung. Dies ist ein schönes Beispiel, wie alle davon profitieren können.

Der Start ist gelungen, und die ersten Praxiserfahrungen sind für alle Beteiligten ermutigend. Eine wissenschaftliche Evaluation des Peer-Coachings steht noch aus. Um fundierte Zahlen bieten zu können, müssen wir diese Basis zunächst erweitern. Zurzeit gibt es noch einige Hürden, Stellen für Festanstellungen zu schaffen. Die DBT-Peer-Coaches sind Teil eines größeren Netzwerkes (www.imppeer.de), das sich dafür einsetzt, Wege zu ebnen und damit verlässliche Zukunftsperspektiven zu schaffen.

Anja Link

5 LITERATUR

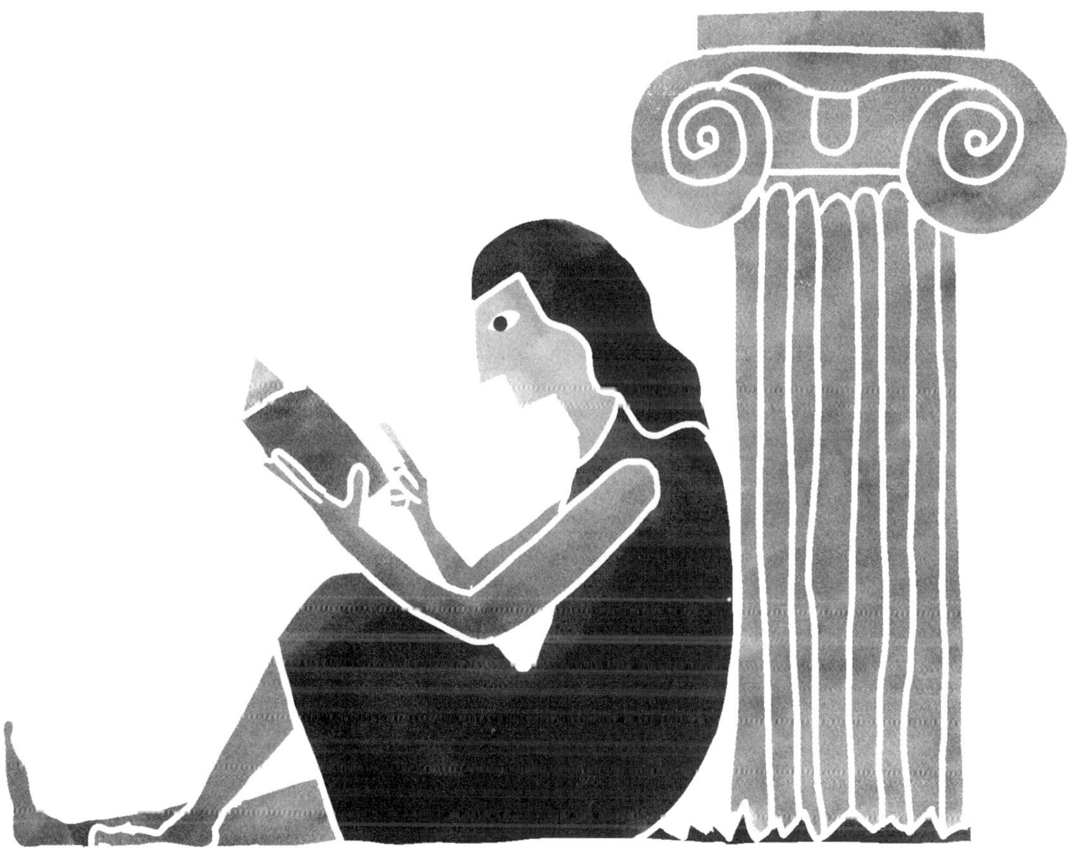

5.1 Zitierte Literatur

Bohus, M., Kleindienst, N., Hahn, C., Müller-Engelmann, M., Ludäscher, P., Steil, R., Fydrich, T., Kuehner, C., Resick, P. A., Stiglmayr, C., Schmahl, C., & Priebe, K. (2020) Dialectical Behavior Therapy for Posttraumatic Stress Disorder (DBT-PTSD) Compared With Cognitive Processing Therapy (CPT) in Complex Presentations of PTSD in Women Survivors of Childhood Abuse: A Randomized Clinical Trial. JAMA Psychiatry, Jul 2; 77 (12): 1235–1245.

Bohus, M., Dyer, A., Priebe, K., Krüger, A., Kleindienst, N., Schmahl, Ch., Niedtfeld, I. and Steil, R. (2013) Dialectical Behaviour Therapy for Posttraumatic Stress Disorder after Childhood Sexual Abuse in Patients with and without Borderline Personality Disorder: A Randomized Controlled Trial. Psychotherapy and Psychosomatics, 22; 82 (4): 221–233.

Linehan, M. Building a life worth living: a memoir. Random House Publishing Group, 2021.

Linehan, M. Cognitive-Behavioral Treatment of Borderline Personality Disorder, Guilford Press, 1993.

Linehan, M. DBT Skills Training Manual. Second Edition. The Guilford Press, New York, London. 2015.

Linehan, M. DBT Skills Training Handouts and Worksheets. The Guilford Press, New York, London. 2015

Orben, A., Przybylski, AK. The association between adolescent well-being and digital technology use. Nat Hum Behav. 2019 Feb;3 (2): 173–182.

Storebø, O. J., Stoffers-Winterling, J. M., Völlm, B. A., Kongerslev, M. T., Mattivi, J. T., Jørgensen, M. S., & Simonsen, E. (2020). Psychological therapies for people with borderline personality disorder. Cochrane Database of Systematic Reviews, (5).

Twenge, JM., Haidt, J., Lozano, J., Cummins, KM. Specification curve analysis shows that social media use is linked to poor mental health, especially among girls. Acta Psychol (Amst). 2022 Apr; 224: 103512.

5.2 Literatur für Betroffene und weiterführende Empfehlungen

von Auer, K. & Bohus, M. Interaktives Skillstraining für Jugendliche mit Problemen der Gefühlsregulation (DBT-A): Das Therapeutenmanual. Schattauer Verlag, 2017.

von Auer, K. & Kaess, M. Ratgeber Borderline-Persönlichkeitsstörung: Informationen für Eltern und weitere Bezugspersonen (Ratgeber Kinder- und Jugendpsychotherapie). Hogrefe Verlag, 2022.

Bohus, M. & Reicherzer M. Ratgeber für Borderline-Störungen und Angehörige. Hogrefe Verlag, 2020.

Borderline-Trialog Kontakt- und Informationsstelle in Nürnberg, www.borderlinetrialog.de. Tel.: 0911 / 424855-40

Bundeszentrale für Kinder und Jugendmedienschutz. Gefährdungsatlas. Digitales Aufwachsen. Vom Kind aus denken. Zukunftssicher handeln. 2. Auflage, 2022.

Dachverband Dialektisch Behaviorale Therapie e.V, Informationen zur DBT, Behandlungsangebote, Hintergrundinformationen, u.a. zum DBT Peer Coaching, www.dachverband-dbt.de

Knöpfler, E. & Alf, R. DBT-Skills to go! 64 Übungskarten für jeden Tag. Schattauer Verlag, 2022.

Max, E. & Kerp, EM. DBT-Strategiekarten: 64 Karten für die therapeutische Praxis. Schattauer Verlag, 2022.

Traselli, C., von Auer, K., Ginia, H. DBT-Familienskills: Ein Praxisleitfaden. Hogrefe Verlag, 2022.

Wawrzyniak, J. Screen Teens. Wie Jugendliche in die digitale Verantwortung begleiten. Kösel Verlag, 2022.

Wewetzer, G. & Bohus, M. Borderline-Störung im Jugendalter: Ein Ratgeber für Jugendliche und Eltern. Hogrefe Verlag, 2016.

Zimmermann, P., Förster, J., Reiske, S. DBT – Sucht: Dialektisch-Behaviorale Therapie bei Borderline- und Substanzgebrauchsstörungen (DBT-S). Hogrefe Verlag, 2021.